肝癌治疗的基础与实践

主　编　李　玉　曲宝林

副主编　张素静　俞　伟　戴相昆　刘小亮

天津出版传媒集团

天津科技翻译出版有限公司

图书在版编目(CIP)数据

肝癌治疗的基础与实践 / 李玉, 曲宝林主编.—天
津:天津科技翻译出版有限公司,2021.1
ISBN 978-7-5433-4037-4

Ⅰ.①肝… Ⅱ.①李… ②曲… Ⅲ.①肝癌–诊疗
Ⅳ.①R735.7

中国版本图书馆 CIP 数据核字(2020)第 134166 号

肝癌治疗的基础与实践
GAN'AI ZHILIAO DE JICHU YU SHIJIAN

出　　版　天津科技翻译出版有限公司
出 版 人：刘子媛
地　　址：天津市南开区白堤路 244 号
邮政编码：300192
电　　话：022-87894896
传　　真：022-87895650
网　　址：www.tsttpc.com
印　　刷　北京博海升彩色印刷有限公司
发　　行　全国新华书店
版本记录：889mm×1194mm　16 开本　29 印张　600 千字
　　　　　2021 年 1 月第 1 版　2021 年 1 月第 1 次印刷
　　　　　定价：280.00 元

(如发现印装问题,可与出版社调换)

编委会名单

主　编

李　玉　　曲宝林

副主编

张素静　　俞　伟　　戴相昆　　刘小亮

编　者（按姓氏笔画排序）

马　林　解放军总医院第一医学中心放射治疗科

王　宁　北方战区总医院放射治疗科

王　柱　湖南省中医院研究院附属医院放射治疗科

冯林春　解放军总医院第二医学中心放射治疗科

曲宝林　解放军总医院第一医学中心放射治疗科

刘　芳　解放军总医院第一医学中心放射治疗科

刘小亮　解放军总医院第一医学中心放射治疗科

李　丹　一州国际质子医学中心

李　玉　解放军总医院第一医学中心放射治疗科

李　东　一州国际质子医学中心

李纪伟　解放军总医院第一医学中心放射治疗科

吴　昊　内蒙古民族大学附属医院肿瘤科

张素静　河北医科大学第一医院肿瘤科

俞　伟　解放军总医院第一医学中心放射治疗科

柴广金　空军军医大学西京医院放射治疗科

徐寿平　解放军总医院第一医学中心放射治疗科

康静波　解放军总医院第六医学中心放射治疗科

阎　英　北方战区总医院放射治疗科

梁　军　空军军医大学唐都医院放射治疗科

蒋富强　解放军总医院第六医学中心介入治疗科

韩　萍　解放军总医院第五医学中心放射治疗科

戴相昆　解放军总医院第一医学中心放射治疗科

前　言

近年来,原发性肝癌(以下简称肝癌)的发病率及死亡率呈逐年上升趋势,据统计,其在癌症相关死亡中仅次于肺癌,位居第二。目前,手术切除仍然是肝癌的主要治疗方法。由于确诊时多数已属肝癌中晚期,失去手术治疗机会,因而手术切除者只占肝癌患者的 20% 左右。即使具备手术指征,术后发生复发及转移概率仍较大。尽管外科手术水平不断提高,但肝癌患者总生存期并无明显提高,所以寻求肝癌非手术治疗手段势在必行。

面对医院不断增加的肝癌患者,我们每个临床医生都在思考:为什么肝癌患者在确诊时通常都已到了中晚期? 为什么肝癌患者治疗的方法如此之多,但是临床疗效却未提高? 为什么局部治疗效果较好,但很快出现复发及转移? 带着这样的问题,我们对目前常见的治疗方法进一步探讨。肝动脉化疗栓塞是不宜手术切除肝癌的主要治疗方法,但对大肝癌、巨大肝癌疗效较差,其他局部手段,包括射频消融、微波消融、氩氦刀冷冻治疗技术等,只适用于病变较小者。既往由于放射治疗技术条件限制,以及正常肝脏耐受剂量低的限制,加上我国肝癌患者多由肝炎、肝硬化发展而来,正常肝脏的耐受剂量低,所以限制了放射治疗在肝癌方面的应用。即使从事放疗的专业人员,对放射治疗在肝癌方面的应用仍缺乏一定的认识。近年来,随着医学影像学与精确放射治疗的融合发展,逐渐改变了人们对放射治疗在肝癌应用方面的认识。尽管三维适形放射治疗和调强放射治疗在肝癌治疗方面得到广泛应用,但只有随着立体定向放射治疗的出现,特别是射波刀立体定向放射治疗技术的开展,才真正对肿瘤实施"实时追踪"立体定向放射治疗,提高了放射治疗在肝癌治疗方面的地位。

为了满足各层次医院医生对原发性肝癌深入了解的需要,并能给肝癌患者提供最佳的治疗方法,本书从基础知识及临床实践两方面进行阐述。基础知识方面包括:肝癌病理、临床表现、诊断、肝癌侵袭与转移特点、肝功能基础等。临床实践方面包括:各种方法综合治疗肝癌的不同案例、目前应用较多的介入治疗、射频消融、放射治疗、靶向药物等治疗方法,同时将其他治疗肝癌的方法在配合立体定向放射治疗时所遇到的问题一一提出,并进行讨论。特别是,对多种治疗方法有机结合及有序治疗进行了详细的说明,也对每个病例的治疗理念做了解读,并参考借鉴了国内外文献的治疗观点。

本书在肝癌治疗方面有较强的实用性,重点详细描述了放射治疗领域中的最新设备——射波刀立体定向放射治疗在肝癌中的应用,特别是射波刀与其他治疗方法配合应用方面取得的实际疗效。在本书第 4 章至第 7 章以及第 9 章中,作者提出自己在肝癌治疗中的独到见解(特别是对以肝硬化为背景的大肝癌、巨大肝癌提出分靶区、分阶段立体定向放射治疗），将各个学科的技术与射波刀立体定向放射治疗技术密切配合，使它们的临床作用发挥到极致，从而也使立体定向放射治疗在肝癌治疗中有了一席之地，若更进一步发展，或许将使其与外科治疗平分天下。

作者根据自己应用放射治疗肝癌 30 余年，以及血管介入、非血管介入治疗肝癌 20 余年的经验，特别是近 10 年来应用目前较先进的立体定向放疗设备射波刀治疗各阶段肝癌的心得体会，对有关肝癌治疗的方方面面做详细的解读，旨在给肝癌患者提供更好的治疗平台，达到改善患者生存质量，以及延长患者生存期的目的。

我们相信本书的出版对放疗科、肿瘤内科、外科及介入治疗的同道有所帮助，并希望有助于从事肿瘤放射治疗人员学习和提高立体定向放射治疗实用性的临床技能。由于编写时间仓促，以及我们的经验和知识有限，难免有疏漏和错误，敬请同道们给予指正。

中国人民解放军总医院第一医学中心放射治疗科

致　谢

　　本书的完成得益于我与解放军总医院第一医学中心放射治疗科的完美合作，以及我 20 余年介入治疗、30 余年放射治疗的经验，在此感谢一路走来支持和帮助我的各位领导及同事。感谢原沈阳军区总医院的刘瑞庭院长，给我提供放射治疗专业的平台；感谢中国人民解放军总医院的吕吉云院长，给我提供射波刀治疗肝癌的平台；感谢中国人民解放军总医院的任国荃院长，给予更高的放射治疗肿瘤的平台，谢谢你们！再次表示衷心的感谢。

目　录

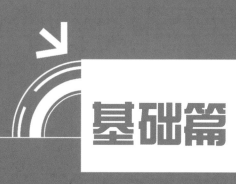

基础篇

第 **1** 章

肝脏肿瘤病理学

第1节　组织学分类

原发性肝细胞肝癌(HCC)是最常见的肝脏恶性肿瘤。在世界各地,尤其是在非洲和亚洲,已成为严重的疾病。在这些高发区,乙肝病毒(HBV)慢性感染是首要的发病原因。正因如此,乙肝疫苗已成为降低肝硬化和肝癌发生的有效方法。在西方国家,长期酗酒是一个主要病因。肝和肝内胆管肿瘤组织学分类如图1-01-1。

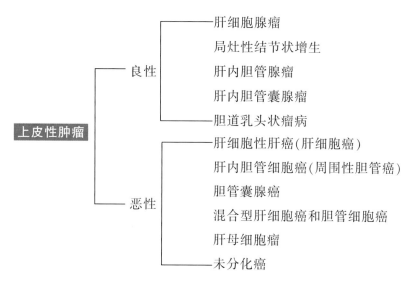

图 1-01-1　肝和肝内胆管肿瘤组织学分类。(待续)

非上皮性肿瘤
- 良性
  - 血管平滑肌脂肪瘤
  - 淋巴管瘤和淋巴管瘤病
  - 血管恶性瘤
  - 婴儿型血管内皮瘤
- 恶性
  - 上皮样血管内皮瘤
  - 血管肉瘤
  - 胚胎性肉瘤(未分化肉瘤)
  - 横纹肌肉瘤
  - 其他

杂类肿瘤
- 孤立性纤维性肿瘤
- 畸胎瘤
- 卵黄囊瘤(内胚窦瘤)
- 癌肉瘤
- 卡波西肉瘤
- 横纹肌样瘤
- 其他

造血和淋巴样肿瘤

继发性肿瘤

上皮性异常
- 肝细胞不典型增生(肝细胞改变)
  - 大细胞型(大细胞改变)
  - 小细胞型(小细胞改变)
- 不典型增生结节(腺瘤样增生)
  - 低级别
  - 高级别(不典型腺瘤样增生)
- 胆管异常
  - 增生(胆管上皮和胆管周围腺体)
  - 不典型增生(胆管上皮和胆管周围腺体)
  - 上皮内癌(原位癌)

杂类病变
- 间叶性错构瘤
- 结节性改变(结节性再生性增生)

炎性假瘤

图 1-01-1(续)

第2节　肝脏肿瘤的临床病理学特点

一、肝细胞癌

1.定义

肝细胞癌(HCC)是一种起源于肝细胞的恶性肿瘤。最常见的病原学因素包括病毒性感染(HBV、HCV)、饮食性黄曲霉素 B1 的摄入以及慢性酗酒。

2.肝活检

HCC 的明确诊断依赖于病变的组织学检查,尤其是在 AFP 阴性的患者。在 22G 细针超声或 CT 引导下经皮穿刺活检可以提供足够诊断的组织,并且出血或肿瘤沿着穿刺道种植的危险性最小。但在 AFP 水平明显增高而可能适于进行 HCC 切除或肝移植的患者,并不推荐肝活检。

3.大体观察

HCC 的大体特点随肿瘤大小和有无肝硬化而变化。总的来说,多数与肝硬化相关的 HCC 趋向于呈膨胀性生长,伴有纤维包膜和肿瘤内分隔,而无肝硬化的 HCC 趋向于呈巨块型和无包膜。不同程度的浸润性生长、门静脉瘤栓和肝内转移在进展期肿瘤很常见,并呈现不同的大体形态。少见情况下,大量的微小肿瘤结节广泛分布于肝,可能与肝硬化时的再生结节难以鉴别。

4.肿瘤播散

HCC 的一个特点是侵犯血管,尤其是门静脉。在进展期 HCC 的尸检中,>70%的病例可见门静脉瘤栓。肝内转移多是由于肿瘤通过门静脉分支播散所致。肿瘤侵犯主要胆管在临床并不常见,但在尸检中发现约有 6%的病例中存在肿瘤侵犯。肝外转移多为血行性的,肺是最常受累的器官。局部淋巴结转移常见,而远处淋巴结则很少累及。

5.组织病理学

HCC 由类似肝细胞的肿瘤细胞组成。间质由衬覆单层内皮细胞的血窦样腔隙所组成。与正常的肝组织血窦内皮细胞不同,HCC 的内皮细胞免疫组化 CD34 和Ⅷ因子相关抗原阳性。超微结构观察显示,在内皮细胞和肿瘤细胞小梁间有基底膜样结构、基底膜样物质免疫组化层粘连蛋白和Ⅳ型胶原阳性。因此,血窦样腔隙类似毛细血管。血窦的这种表型改变称为"毛细血管化"。HCC 组织结构和细胞形态变化很大,不同的结构和细胞形态常组合在一起。

5.1 结构类型

(1)小梁状(板状):这一型在高、中分化 HCC 中最常见。肿瘤细胞呈条索状排列,宽度不一,被血窦样腔隙所分隔。高分化癌呈细的小梁状结构,而去分化的时候则小梁增粗。

(2)假腺样型和腺泡样型:HCC 多呈腺样结构,常混合有小梁状结构。腺样结构多由单层肿瘤细胞所组成,其中一些腺样或腺泡样结构由癌细胞间扩张的胆小管样结构所组成。总之,高分化癌比中分化癌的腺样结构单一。

(3)实性型:血窦样腔隙不明显,呈裂隙样,使肿瘤呈实性外观。

(4)硬化型:这是少见类型,其特点为沿血窦样腔隙有明显的纤维化,伴有不同程度的肿瘤小梁的萎缩,即使在小肿瘤也能观察到。硬化型不应与胆管细胞癌或纤维板层型肝癌相混淆。类似的纤维化改变在化疗、放疗及经化疗动脉栓塞后,也可出现。

5.2 细胞学亚型

(1)多形性细胞:肿瘤细胞及核的大小、形态和染色有显著差异。常可见到奇异的多核或单核巨细胞,在少见情况下,可见破骨细胞样巨细胞。总的来说,多形性肿瘤细胞缺乏黏附性,无明显的小梁状结构。多形性细胞常见于低分化癌。

(2)透明细胞:肿瘤由透明胞质的瘤细胞所组成,胞质内富含糖原。该型有时候难以与转移性的肾透明细胞癌鉴别。

(3)肉瘤样变:HCC 偶尔呈肉瘤样,具特征性增生的梭形细胞或奇异巨细胞。当肿瘤出单一肉瘤样细胞组成时,难与肉瘤(如纤维肉瘤和肌源性肉瘤)相鉴别。肉瘤样形态占主要时,肿瘤则称为"肉瘤样 HCC"。

(4)脂肪变:弥漫性脂肪变性在直径<2cm 的早期肿瘤中很常见。随着肿瘤体积增加,脂肪变也随之减少,进展期肿瘤的脂肪变也相当少见。肝癌发病机制中相关的代谢异常和肿瘤早期的血供不足,提示小肿瘤中发生脂肪变的可能机制,但确切机制尚未明确。

(5)胆汁产生:偶尔可见到胆汁,多表现为扩张的小管或假腺体中的胆栓。当胆汁产生明显时,肿瘤呈黄色,甲醛固定后变为绿色。

(6)玻璃样包涵体:在 HBsAg 阳性的肿瘤患者中,偶可见到。包涵体用改良地衣红、维多利亚蓝、醛复红可着色,免疫组化显示抗 HBsAg 抗体阳性。在肿瘤播散到门静脉或肝外转移灶时,则未见到包涵体,目前认为,多数是包埋于肿瘤之中 HBsAg 阳性的肝细胞中。

5.3 纤维板层型 HCC

这一型常发生于无肝硬化的青少年之中。在亚洲和非洲很罕见,而在西方国家则相对多见。肿瘤细胞呈片状或小梁状生长,被成簇的透明胶原所分隔形成板层结构。瘤细胞较大,多角形呈嗜酸性胞质,粗颗粒状,核仁明显。胞质的嗜酸性颗粒是由于大量的线粒体所致。常可见到苍白小体,偶尔也可显示与胆汁相关的铜染色。

5.4 未分化癌

未分化癌非常罕见,占肝上皮性肿瘤的 2%以下。男性多发,而无有关地理分布的资料。在好发部位、临床特点、症状、体征中,与肝细胞癌相比无差别。

6.分级

按照组织学分级,HCC 分为高分化、中分化、低分化和未分化 4 型。

6.1 高分化 HCC

这一型最常见于直径<2cm 的早期小肿瘤,罕见于进展期肿瘤。病变由轻微异型和核/浆比增高的细胞组成,排列成细小梁状,常见假腺样或腺泡样结构和脂肪变。

6.2 中分化 HCC

该型最常见于直径>3cm 的肿瘤,肿瘤细胞排列成 3 个(或以上)细胞宽度的小梁状。瘤细胞有丰富的嗜酸性胞质、圆形的核及明显的核仁。假腺样结构也很常见,而且假腺体中常含有胆汁或蛋白性液体。

6.3 低分化 HCC

该型呈实性生长,无明显的血窦样腔隙,在大的癌巢中仅见裂隙样血管。瘤细胞显示增高的核/浆比和明显的多形性,包括奇异巨细胞。低分化 HCC 在早期小肿瘤中相当罕见。

6.4 HCC 的恶性进展

HCC 即使是在单一结节中组织学差异也很大。从组织学分级观点看,大多数直径<1cm 的癌结节呈高分化癌组织的均一分布,而有 40%的直径为 1~3cm 的癌结节由 2 种以上类型的不同组织学分级的组织组成。较低分化的癌组织常位于中央,而高分化的癌组织则包围在外周。高分化肿瘤的区域随着肿瘤的增大而减少,当肿瘤直径达到 3cm 时,则完全被分化差的癌组织所代替。当在高分化癌结节中的低分化区域呈膨胀性生长时,结节常呈"结节套结节"表现。

7.HCC 的多中心发生

HCC 常呈多发性肝内结节。染色体等位基因丢失和肿瘤抑制基因的突变失活的遗传学分析提示,这些结节的多中心独立发生。这些研究显示,癌结节明显来自门静脉瘤栓或围绕主要的大肿瘤的卫星结节,显示了肝内的转移。而当其他的结节满足下列 3 个标准之一时,可考虑多中心 HCC。

(1)多发性的早期小 HCC 或合并的早期小 HCC 和经典性 HCC。

(2)上述两者或较小者外周区域存在高分化 HCC。

(3)多发性 HCC,有明显不同的组织学类型。多中心 HCC 与高肿瘤复发率相关,即使治愈性切除后,还可能导致治疗困难和预后不佳。增生灶的存在、小细胞不典型增生、非肿瘤肝组织增生活性增高及基础肝疾病的进展是多中心 HCC 发生的风险因素。

8.癌前病变和良性病变

8.1 早期小 HCC 和癌前病变

由于影像学技术的迅速发展和广泛应用,在临床上检测出早期小 HCC 的数量增加了。肝移植已成为一种高选择性治疗肝硬化和 HCC 患者的常用手段。对切除肝和移植肝的研究揭示了关于早期小 HCC 和意义不明的结节性病变的形态学特点的新的信息。最惊人的发现是与肝硬化相关的 HCC 可能源自癌前病变，而高分化 HCC 更进一步发展为分化差的类型。

8.2 早期小 HCC 的组织学特点

尽管一些小 HCC 显示了经典的特点，但大多数直径<1.5cm，肉眼所见为模糊的结节，边界不清，镜下为均一分布的高分化癌组织。细胞密度增加，核/浆比增加，染色加深（嗜酸性或嗜碱性），呈不规则的细小梁状，常伴有腺泡样或假腺样结构和脂肪变。在直径<2cm 的肿瘤中，约 40% 有弥漫的脂肪变。肿瘤结节中可见很多汇管区，并可见瘤细胞侵犯。在肿瘤边缘，肿瘤细胞增生好像替代正常肝细胞（替代性生长），无包膜。这些小肿瘤可能符合肝的"原位癌"或"微浸润癌"。肿瘤不破坏周围包括肝汇管区在内的肝结构，接受门脉血供而不显示血管造影增强。与此相对，经典的 HCC，即使是小的高分化的癌，也显示血管增强而无门脉血供。有时可见间质浸润，但需除外血管侵犯和肝内转移。此外，这些病变是可局部治愈的，长期预后好，可临床定义为"早期 HCC"。

8.3 腺瘤样增生（不典型增生结节）

病变特点为明显增大的单个硬化结节，肝板增厚。

在行外科切除的 HCC 患者肝和移植出的硬化肝中，大多数小结节病变<1.5cm。结节有不同程度的不典型性，但缺乏明确的恶性特征。肉眼下，多数病变呈模糊的结节，与有明确边界的高分化小 HCC 区别不大；几乎不可能将其与癌和大的再生性结节相区别。镜下特点为细胞密度呈中度增加，有轻微不规则的小梁状生长。结节内可见较多肝汇管区，但无浸润。结节内有时可含有明显的局灶高分化癌。临床随访发现，其中很多发生明确的 HCC，因此被认为是一种癌前病变。一些结节含有细胞密度明显增加、更加不规则的小梁状结构和较多的脂肪变的区域，具有高分化 HCC 的特征，但病变程度不足以诊断肝癌。这些小灶性病变称为"腺瘤样增生"或"不典型增生结节"。其他术语，包括有"大再生性结节""增生性结节"和"交界

性病变"。腺瘤样增生（低级别不典型结节）、不典型腺瘤样增生（高级别不典型增生）和早期 HCC 鉴别诊断的形态学标准仍在讨论当中，这主要是由于缺乏客观的表型和基因型标志。

8.4 局灶性肝细胞不典型增生（LCD）

（1）大细胞不典型增生：肝细胞不典型增生（LCD）一词首先是由 Anthony 等提出的，用以描述特征性的改变，即细胞增大、核多形性、多核肝细胞，常成团出现或占据整个硬化结节。仅在 1% 的普通肝病患者、7% 的肝硬化患者及 65% 的肝硬化合并 HCC 患者中发现有这种改变。LCD 与 HBsAg 血清阳性有强相关性。他们认为，出现 LCD 患者有发生 HCC 的高风险，这种患者应进行连续 AFP 测定随访。

（2）小细胞不典型增生：在小细胞不典型增生时，核/浆比增高，比例介于肝癌和正常肝细胞之间。与大细胞不典型增生相比，有正常的核/浆比。此外，大细胞不典型增生特征性的多核和大核仁在小细胞不典型增生则没有。小细胞不典型增生的细胞比大细胞不典型增生更趋向于形成小圆形的病灶。基于形态学和形态测定学研究，Watanabe 等认为，小细胞不典型增生比大细胞不典型增生更可能是一种癌前病变。

8.5 肝细胞腺瘤

一种由非常类似正常肝细胞的细胞组成的良性肿瘤，排列呈板状，被血窦所分隔。大体检查腺瘤呈质软、圆形、黄褐色的肿块，常有坏死、出血和纤维化。纤维性的包膜不常见。在 2/3 的病例中呈单一病变。当病变>10 个时，建议诊断为"腺瘤病"。腺瘤组织学上由良性形态的肝细胞组成，排列成 1~2 个细胞厚度的肝板。腺瘤缺乏汇管区，由动脉和静脉供给营养。在大多数病例中，肿瘤细胞大小形态一致，偶尔可见轻到中度的细胞异型性。核分裂象几乎没有。胞质内常见脂褐素、脂肪和透明细胞病变（由于水或糖原聚集）。出血、梗死、纤维化和肝紫癜也可见到。

活检时，鉴别诊断可能是困难的。提示肝细胞癌的特点包括核分裂象、高核/浆比、肝板>2 个细胞厚度。在正常时的网织蛋白结构丧失，而肝细胞腺瘤时还存在。使用 CD34 免疫组化染色显示典型的弥漫毛细血管化，而肝细胞腺瘤时，则为阴性或仅显示局灶阳性。任何导管分化的证据提示再生性病变，如局灶性结节性再生（FNH）。腺瘤外周部分的肝汇管区可能

混淆诊断。鉴别诊断时,临床情况是需要着重考虑的。大多数患者有已知的危险因素,尤其是使用避孕药和促蛋白合成类固醇。糖原贮积病也与此相关。在缺乏已知病因或肝硬化时,腺瘤的诊断要小心,而此时,往往不典型增生结节、癌和大的再生性结节更多见。

8.6 局灶性结节性增生(FNH)

一种由增生的肝实质组成的病变,被纤维分隔成小结节, 可形成星状瘢痕。多数 FNH 病变是无症状的。梗死可导致腹痛,但很少发生肝破裂。当存在>1个的 FNH 病灶时, 患者常有系统性异常血管生成的特征,包括肝血管瘤、颅内病变(血管畸形、脑膜瘤、星形细胞瘤)和肌性大血管发育不良。大多数 FNH 呈单发、实性、分叶状结节。肝表面的病变可能突破肝包膜。切面界限清楚,但无包膜,颜色比周围肝组织苍白。经典 FNH 是由中心星状瘢痕和围绕于周围的实质小结节所组成的。尽管大多数病变的颜色比周围肝组织苍白,但存在一类较少见的毛细血管扩张型,有明显充满血液的管腔。组织学上,由于通常是一根具有多级分支的单一动脉提供血供,因此 FNH 有规则的层次结构。每个终末分支位于 1mm 的小结节的中央。大动脉常有中膜退行性改变和偏心性内膜纤维化。在无门静脉的纤维间质中可见动脉,而且通常无导管。常见增生的小导管,有时可很明显,通常伴有明显的慢性胆汁淤积(胆盐沉积、铜聚集)和中性粒细胞浸润。新生的 FNH 只是小区域的增生或扩张的血窦, 在更明确的 FNH 病变时更明显。罕见的毛细血管扩张型 FNH 有类似的血供,但有至少占 1/4 的明显扩张的血窦。

FNH 的组织学鉴别诊断, 包括肝硬化和肝细胞腺瘤,前者分隔中含有汇管区。如果未取到导管成分,则不能做出明确的诊断。

8.7 结节性再生性增生(NRH)

病变特点为肝内散在的小的再生性结节,与阻塞性门脉血管疾病和腺泡萎缩相关。但肝重量正常,包膜表面呈颗粒状。切面呈弥漫结节状,大多数结节为1~2cm。偶尔可有成簇的结节直径达数厘米。与周围萎缩的肝实质相比,小结节颜色更苍白。镜下正常结构轻微扭曲,广泛的萎缩混合有众多单腺泡再生性结节。结节由正常形态的肝细胞排列成 1 个细胞宽的肝板,中央可见汇管区。萎缩区域的肝细胞,小梁细,伴有血窦扩张。无明显的实质-间质纤维化,但可见较多小门静脉阻塞。NRH 的组织学诊断依赖于结节结构

的存在和缺乏实质纤维化。当两组相邻的肝细胞分别是正常的和萎缩时,结节值得怀疑。网织蛋白染色有助于鉴别。而大结节,则在不完全分隔或退变的肝硬化中常有,尤其是在有痊愈的门静脉血栓的肝中。在小活检时,有这样形态的肝硬化难以除外。

二、肝内胆管细胞癌

1.定义

由类似胆管的细胞组成的一类肝内恶性肿瘤。肝内(或周围性)胆管细胞癌(ICC)来自肝内胆管上皮的任何部位, 如肝内大胆管 (段和区胆管及细小分支)、肝内小胆管。而起源于右叶和左叶胆管交界处或邻近部位的胆管细胞癌, 则称为肝门胆管细胞癌,其被认为是肝外病变。

2.大体观察

ICC 可起源于肝内胆管上皮的任何部位。病变呈灰、灰白色,实性质韧,尽管部分肿瘤呈管内生长,有时可形成息肉。典型的肿瘤由大小不等的结节组成,常有融合。还可见到汇管区侵犯。中心坏死或瘢痕很常见,切面有时可见黏液。ICC 累及肝门的病例难与肝门胆管细胞癌鉴别,后者有胆汁淤积、胆道纤维化、胆管炎及脓肿形成。在与肝石症相关的 ICC 中,肿瘤有沿含结石的胆管增生和播散的趋向。在一些 ICC 病例中,含结石的肝叶或肝段常萎缩。

3.肿瘤播散

ICC 可直接侵犯周围的肝实质、肝门及胆管。在相对晚期时,几乎所有病例都有肝内转移。在相对早期时,血管侵犯是常见的组织学发现,提示早期转移的发生。其局部淋巴结转移率比 HCC 高。血行播散发生较晚,尤以肺多见;其他部位包括骨、肾上腺、肾、脾和胰腺。在罕见情况下, 肿瘤通过广泛的胆管内播散至全肝。肿瘤细胞也可浸润大的肝内胆管周围腺体及其导管。组织学上与反应性增生的胆管周围腺体难以区分。

4.组织病理学

大多数 ICC 是腺癌,呈管状和(或)乳头状结构,有不同程度的纤维间质。伴肝吸虫或肝石症的 ICC 与非流行地区的 ICC 相比,无明显组织学类型差异。

4.1 腺癌

这种常见的 ICC 类型生长于肝实质和肝门,组织学特征有明显的异质性和不同程度的分化。在早期,多为相对一致的管状结构,也可见到索状或微乳头结构。细胞大小不一,多为立方或柱状,可有多形性。细胞核较小,核仁常不如 HCC 时明显。来自大的肝内胆管的 ICC 呈导管内乳头状癌和原位癌,沿胆道管腔播散。一旦侵犯到导管周围组织,病变可呈高、中、低分化腺癌,伴有胆管腔内相当程度的纤维组织增生和狭窄或阻塞。ICC 的一个重要特点是,有丰富的纤维间质。激活的血窦周细胞(肌纤维母细胞)混合在肿瘤之中,产生的细胞外基质蛋白导致纤维化。通常肿瘤中心部位硬化明显,细胞密度低,而周边部位癌细胞增殖活跃。癌细胞巢呈小梁状或条索状,扩展压迫肝细胞或沿血窦浸润。偶尔癌细胞直接与肝细胞相邻。因此,汇管区混杂在肿瘤之中,类似富含弹力纤维的结缔组织,无纤维包裹。

ICC 常侵犯汇管区和门脉管(淋巴管、小门静脉);也可侵犯周围神经,尤其是在大的管腔内。不论浸润与否,高分化管状癌必须与先前存在的非肿瘤性的小胆管相区别。癌细胞侵犯神经周围常有不等的癌性腔隙。①腺鳞癌和鳞癌:前者是在腺癌中含有较多的明确鳞状细胞癌样成分,如角化和(或)细胞间桥。后者是完全由鳞状细胞组成的癌。在进展期的 ICC 中偶可见到。②胆管细胞癌:癌细胞排列成小的、规则的窄小梁状结构,类似小导管或赫令管,细胞比通常的 ICC 大。③黏液癌:间质中可见大量细胞外黏液,常在肉眼下可见。癌细胞内含黏液,漂浮在黏液湖中。组织学与其他器官所见相似。这类肿瘤临床进展迅速。④印戒细胞癌:一种恶性肿瘤,有大量孤立的细胞,其内充满黏液。完全由印戒细胞组成的 ICC 非常罕见。⑤肉瘤样 ICC:胆管细胞癌有梭形细胞的区域,类似梭形细胞肉瘤、纤维肉瘤或恶性纤维组织细胞瘤。这一亚型生物学行为较差。可见散在的癌灶,包括鳞癌。⑥淋巴上皮瘤样癌:已有 2 例伴有腺癌的未分化淋巴上皮样癌的报道。这些病例中可检测到编码 EBV 的核 RNA。⑦透明细胞亚型:特点为腺泡样或管状结构中的明显过度生长的透明细胞。肿瘤细胞淀粉酶消化后,PAS 染色阳性,提示具有黏液。⑧黏液表皮样癌:类似来自涎腺的黏液表皮样癌。

4.2 鉴别诊断

(1)肝细胞癌:一些 ICC 呈条索状生长,类似 HCC 的小梁状结构。条索总是被结缔组织间质而非血窦所分隔,也缺乏小管和胆汁。几乎所有的 ICC 都显示弥漫的 CK7、CK19 阳性,而在 HCC 只有少部分阳性。肝细胞抗原(Dako)在 HCC 时表达,而 ICC 为阴性。

(2)转移性癌:在组织学上,ICC 不能与胆管或胰腺来源的转移性的腺癌相区分。偶尔在邻近胆管可见不典型增生改变提示肝内来源。此外,弥漫的 CK20 表达多为转移性腺癌,尤其是来自结肠。而 CK7 多见于 ICC,而转移性癌中,CK7 阳性少见。

(3)硬化性胆管炎:ICC 侵犯胆管周围时,难以与硬化性胆管炎相鉴别,尤其是在只有活检标本时。最重要的诊断肿瘤的标准是,细胞的重度异型性、肿瘤细胞随机、弥漫浸润胆管壁和周围神经侵犯。

5.分级

ICC 根据其形态学可分为高、中、低分化腺癌。在常见类型腺癌中,高分化癌形成均一的管状或乳头状结构,中分化癌显示中度扭曲的管状,伴有筛状或条索状结构,而低分化癌则为严重扭曲的管状结构,有明显的细胞多形性。

三、混合型肝细胞癌和胆管细胞癌

1.定义

一种少见的肿瘤,包含肝细胞癌与胆管细胞癌两种成分,而且交互混杂在一起。

该肿瘤必须与同时发生于肝的独立的肝细胞癌和胆管细胞癌区别开。有些病例中的肿瘤,可以相距很远,也可相互接近。有研究表明,与肝细胞癌相比,该肿瘤有更高的淋巴结转移率。有作者报道,混合型肝细胞癌和胆管细胞癌患者的预后比肝细胞肝癌差。

2.大体观察

大体观察,其形态与肝细胞癌相比没有明显差别。在以胆管细胞癌为主要成分的肿瘤中,由于具有纤维间质,肿瘤切面质地硬。

3.组织病理学

混合型肝细胞癌和胆管细胞癌是指具有肝细胞癌和胆管细胞癌两种成分的肿瘤。肿瘤中同时存在胆汁及黏液。肿瘤中若缺乏两种成分中的一种都不能归为这种类型。肝细胞成分表达 CK8、CK18，而导管上皮成分表达 CK7、CK19。但事实上免疫组化标志物的表达没有截然的分界。在实际工作中，通过多克隆 CEA（混合胆管糖蛋白）显示胆小管以及免疫组化表达 Hep Par 来确定肝细胞癌成分；通过酶消化后 PAS 显示中性上皮黏液来确定胆管细胞癌成分。

四、胆管囊腺瘤和囊腺癌

1.定义

一种良性（囊腺瘤）或恶性（囊腺癌）的囊性肿瘤，衬以有乳头突起的内皮，上皮为黏液性，偶尔也可以是浆液性。病变源于近肝门的导管。这类病变源于囊性先天性畸形、寄生虫感染等。

2.大体观察

囊通常为多房性，典型病例囊直径为 5~15cm。在囊腺癌中，可以看到大的乳头状区域以及厚囊壁内灰白色实性区域。

3.肿瘤扩散和分期

囊腺癌肝内播散和转移至肝十二指肠韧带中的淋巴结，远处转移多见于肺、胸膜和腹膜。分期根据肝肿瘤 TNM 分类。

4.组织病理学

4.1 囊腺瘤

常为多房性，有边界清楚的纤维包膜，包膜内可以有平滑肌组织。囊内容物为稀薄乳状或胶状液体，或者是黏液性半固体物。存在两种组织学亚型。①黏液型：更常见，衬以位于基底膜上分泌黏液的柱状、立方形或扁平的上皮细胞；可以见到息肉状或乳头状突起。约 5%病例显示有神经内分泌分化。②浆液型：由多发的小囊腔组成，衬以单层立方形细胞，细胞质内含有糖原。肿瘤细胞位于基底膜上，但没有纤维间质。

可有鳞化。

4.2 囊腺癌

通常为多房性，内含黏液。恶性病变不一定累及所有衬覆的上皮，通常是多灶性的。肿瘤边界清楚，完整切除可以取得很好的预后。与肝内胆管囊腺瘤的区别在于细胞异型、核分裂象及间质浸润。一些胆管囊腺癌被误诊为胆管囊腺瘤就是因为取材不充分，导致没有出现恶性的细胞学特征以及间质浸润。

五、肝母细胞瘤

1.定义

一种具有多种分化方式的恶性胚胎性肿瘤，它由相似于胎儿性上皮性肝细胞、胚胎性细胞及分化的间叶成分（包括骨样基质、纤维结缔组织和横纹肌纤维）组成。

2.部位

80%的肝母细胞瘤为单发肿物，其中 57%位于右叶，15%位于左叶，28%位于两叶。其余 20%的病例为多发性肿物，位于一叶或两叶。

3.大体观察

肝母细胞瘤直径为 5~22cm，重为 150~1400g。单个或多发病变边界清楚，有不规则的假包膜将病变与正常肝组织分开。单纯的胎儿型肝母细胞瘤可呈与正常肝相似的灰棕色，混合型肝母细胞瘤则颜色不等，可为棕色、绿色或白色。病变通常为结节状，切面肿瘤向外膨隆。坏死和出血区域常见，为棕色或红色、柔软或胶状组织。

4.肿瘤扩散

临床显示，40%~60%的肝母细胞瘤因肿瘤巨大或累及两叶肝而无法手术切除。但是这些病例通过化疗，约有 85%的肿瘤缩小至可以手术切除。肿瘤扩散包括局灶侵及肝静脉或上腔静脉。

5.组织病理学

肝母细胞瘤具有多种组织学类型，并且不同病例所占比例各不相同。一些肿瘤完全由胎儿型上皮细胞或小的未分化细胞构成,其他肿瘤则包含多种组织类型,包括胎儿型及胚胎型上皮细胞、纤维结缔组织、骨样物质、骨骼肌纤维、鳞状上皮细胞巢及含有黑色素的细胞。

5.1 胎儿型上皮细胞型

其约占病例的 1/3。胎儿型上皮细胞型肝母细胞瘤由与发育过程中胎儿肝的肝细胞相似的小立方细胞组成,这些肿瘤细胞通常构成窄的小梁状。肿瘤细胞核小而圆,染色质细腻,核仁不明显。细胞胞质细颗粒状或透明,反映其糖原和脂质的含量不同,并在低倍镜下形成"明暗"区域。2~3 层肿瘤细胞构成的小梁间可以看到毛细胆管,但很少有胆栓形成。

5.2 混合性胎儿型和胚胎型

其约占病例的 20%,由胎儿型和成片或成簇的胚胎型上皮细胞构成。后者细胞卵圆形或多角状,胞质少,核染色质深。细胞黏附性差,形成假菊形团、腺样或腺泡状结构。

5.3 粗大小梁型

在胎儿型或混合性胎儿型和胚胎型上皮肝母细胞瘤中,3%的病例存在宽大的小梁(厚度为 6~12 个或更多的细胞)。这些粗大小梁由胎儿型和上皮型上皮细胞以及胞质丰富、核较大的第三种细胞共同构成。虽然这种小梁与假腺体型肝细胞肝癌的小梁相似,但前者细胞只有轻度核染色质深染和红细胞大小不一,核分裂也少。

5.4 小细胞未分化型

小细胞未分化型是指肝母细胞瘤完全由无黏附性片状小细胞构成,这些肿瘤细胞与神经母细胞瘤、Ewing 肉瘤、淋巴瘤和横纹肌肉瘤中的蓝色小细胞相似,占肿瘤的 3%。该型是肝母细胞瘤最缺乏分化的一型。这一型通常难以识别其肝来源,少量的糖原、脂质、胆色素以及胞质内细胞角化都有助于与转移性小细胞肿瘤鉴别。

5.5 混合性上皮和间叶型

肝母细胞瘤中最常见(44%)的类型是胎儿型和胚胎型,上皮成分伴有原始间叶以及间叶来源的组织。在这些混合性肿瘤中,80%的病例除了可见上皮细胞外,还有成熟或不成熟的纤维组织、骨样组织和软骨组织。其余 20%病例还有其他成分。混合肿瘤的间叶成分散在分布于胎儿型和胚胎型上皮成分之间。

原始间叶组织由轻度黏液变性的间质构成,间质内含有大量具有长形核的梭形细胞。

5.6 伴有畸胎瘤特征的混合型

其除了具"简单"混合上皮、间叶肝母细胞瘤中见到的特征外,约 20%的病变还具有其他特征,包括横纹肌、骨、黏液上皮、复层鳞状上皮以及黑色素。这些成分可散在也可与其他成分混合。

六、肝原发性淋巴瘤

1.定义

肝原发性淋巴瘤可定义为发生在肝的结外淋巴瘤,大多数为局限在肝内的肿块。尽管邻近淋巴结的累及和远处的淋巴结扩散也可能出现,但主要的临床症状表现在肝,治疗也主要针对肝进行。

2.组织病理学

2.1 B 细胞淋巴瘤

肝原发性淋巴瘤主要是弥漫大 B 细胞型,成片弥漫大细胞,核大,核仁明显,表达广谱 B 细胞标志物 CD20 和 CD79α。偶尔可出现 Burkitt 淋巴瘤,与消化道其他部位发生的 Burkitt 淋巴瘤形态上相同,免疫组化表达 CD20、CD79α 和 CD10,bcl-2 通常为阴性。低级别 B 细胞淋巴瘤,如 MALT 型也可以发生在肝内,表现为特征性的汇管区内大量淋巴细胞浸润。这些异型淋巴细胞形态上类似中心细胞围绕在反应性淋巴滤泡周围,淋巴上皮病变由中心细胞样细胞和胆管上皮组成,CK 染色可明显标志出淋巴上皮病变内的胆管上皮细胞。正常肝细胞结节可穿插在肿瘤内。肿瘤细胞表达广谱 B 细胞标志物 CD20 和 CD79α,CD5、CD10 和 CD23 阴性表达,CyclinD1 亦无表达。慢性淋巴细胞性白血病和 B 细胞型非霍奇金恶性淋巴瘤继发累及肝时,主要分布在汇管区,但非霍奇金恶性淋巴瘤和多发性骨髓瘤时,也可呈结节状浸润。

2.2 肝脾 T 细胞淋巴瘤

以肝窦内大量单一形态的中等大小淋巴细胞浸润为特征,细胞胞质嗜酸性,核圆形或轻度锯齿状,染色质中度分散,可见嗜碱性小核仁。肝内轻度肝窦扩张,偶尔呈现假紫癜样病变。肝窦周纤维化也可出现,门脉浸润程度不一。在该型淋巴瘤诊断时,脾和骨髓一般已受累及,表现为与肝相似的窦内浸润。免疫组化表达 CD2、CD3、CD7 和细胞毒性颗粒相关蛋白 TIA-1。一般不表达 CD5。大部分病例为 CD4 阴性/CD8 阳性,小部分为 CD4 阴性/CD8 阴性,CD4 阳性亚型极为少见。部分表达 CD16 和 CD56。所有病例均不表达 βF1,但均表达 T 细胞受体 γ。

七、肝继发性肿瘤

1.定义

肝外原发性肿瘤转移到肝的恶性肿瘤。美国和日本尸检研究表明,40%的肝外癌症发生肝转移。

2.病因及病理发生

肝有丰富的体循环(动脉)和门脉系统(静脉)血液供应,给血流中流动的肿瘤细胞提供了潜在的机会。循环血中的肿瘤细胞的潴留是由肝窦内库弗细胞调控的,各种生长因子加强了这一作用,如转化生长因子 α(TGFα)、肿瘤坏死因子(TNF)、胰岛素样生长因子-1(IGF-1)等。当沉积的肿瘤细胞团增大时,它们通过自身的血窦内皮细胞诱导血管生成,增加它们存活的机会,此时肉眼已能明显可见。

腹腔器官肿瘤经门静脉转移到肝,而其他部位肿瘤经体循环动脉转移。淋巴道转移较少,经腹水扩散到肝很少见。

肝硬化时,转移癌相对少些。据报道,脂肪肝的转移癌罕见,而饮酒过度明显增加了肝转移癌的发生。

大多数情况下,肝转移癌是全身系统疾病的一个方面,但结直肠癌、神经内分泌肿瘤和肾透明细胞癌是例外,它们有时在肝内形成单发癌结节。

3.原发部位

大多肝继发性肿瘤是转移癌,淋巴瘤累及次之,肉瘤最少。最常见的肿瘤原发部位依次为:上消化道(胃、胆囊、胰腺)、结肠、肺、乳腺、食管和泌尿生殖器官。前列腺癌和卵巢癌主要转移到相应的淋巴结、脊柱和腹腔。在临床活检中,有 20%的霍奇金和非霍奇金恶性淋巴瘤累及肝的病例,尸检发现率高可达 55%。肉瘤转移到肝少见,有一篇研究报道表明,活检中发现大部分来自腹腔内平滑肌肉瘤;另一篇报道尸

检中有34%的发现率。在英格兰和威尔士随机抽取肝活检中,最常见的转移癌是腺癌(39%),其次是其他非特殊类型的癌(36%),最后是未分化小细胞癌、特殊类型的癌及淋巴瘤。

4.大体观察

不论是结肠癌还是直肠癌的原发部位,其肝内转移癌的分布是一致的,但在另一项研究中,右半结肠癌转移到肝右叶,左半结肠癌转移到肝左叶。转移癌几乎都是多发结节,或弥漫浸润,但很少是孤立或大块状(如结肠癌、肾透明细胞癌)。典型的胃、胰腺及结直肠腺癌可见由于肿瘤坏死或瘢痕形成导致的癌脐,转移癌周围可见血管环绕。黏液分泌丰富的腺癌呈透明胶冻状,高分化角化型鳞癌呈颗粒状。转移的类癌呈假囊状。继发出血提示血管肉瘤、绒癌、甲状腺癌或肾癌、神经内分泌肿瘤、血管平滑肌肉瘤。一些弥漫浸润型癌(如小细胞癌)、淋巴瘤和肉瘤呈柔软鱼肉状。转移的乳腺癌在治疗前后可导致肝纤维致密丰富,呈颗粒状(癌型硬化)。继发钙化也是结直肠癌的特点,对预后无影响。恶性黑色素瘤转移常见,呈褐色-黑色。原发肿瘤切除很久以后,仍可出现肝转移。

5.组织病理学

肝活检标本可通过经皮或经颈静脉影像引导楔形切除或细针穿刺获得,或针吸组织进行细胞学检查。这些方法各有优缺点,但经皮引导下细针穿刺是目前应用最广泛。它可提供适合各种用途所需的组织标本,包括特殊染色、免疫组化和分子生物技术。细针穿刺组织固定前细胞印片进行细胞学检查可以提供快速诊断。

肝细胞癌通常需要与转移癌鉴别,肝细胞癌具有以下特点可兹鉴别:排列呈梁状,有血窦,缺乏间质,产生胆汁,无黏液分泌,多克隆 CEA 染色阳性等;另外肝输出蛋白(白蛋白、纤维素、α-1-抗胰蛋白酶)、CK 和 hep Par1 抗原表达等免疫表型对鉴别诊断也很有用。比较类似肝细胞癌的转移癌主要来自肾上腺皮质和肾,无色素的恶性黑色素瘤也可带来诊断困难,但 S-100 和 HMB45 免疫组化染色阳性可以鉴别。

原发性胆管细胞癌和转移性腺癌鉴别困难,有时甚至是不可能区别开的。胆管细胞癌可呈现任何一种腺癌组织类型,管状腺癌最多见,也可以是黏液腺癌、

印戒细胞癌、乳头状癌、囊腺癌或未分化腺癌等。分泌黏液、CEA 阳性几乎可出现在所有原发性和继发性腺癌。不同部位的转移癌形态也类似，但小管状、管状乳头状腺癌一般来自胃、胆囊和肝外胆管树；印戒细胞癌提示来自胃。可能结肠和直肠癌转移是最容易辨别出来的，它们几乎都是呈大小不等、形状不一的腺体结构，内衬高柱状上皮，腔内含坏死碎片。结直肠转移癌通常边界清楚，其他转移的腺癌更加弥漫，而且结直肠转移癌坏死较多，可见钙化。

腺癌周围的肝内胆管出现原位癌是诊断胆管细胞癌最有力的证据，但有时会与转移的结肠癌侵入胆管相混淆。不同的 CK 染色有助于肝原发性癌和消化道转移腺癌的鉴别，CK7、CK19 阳性和 CK20 阴性者为胆管细胞癌，CK7 阴性、CK20 阳性者为转移癌。

乳腺癌可出现肝窦内弥漫浸润，影像学上类似肝硬化改变，事实上乳腺癌肝转移也可以伴有脾大、腹水和食管静脉曲张；全身化疗后，肝硬化加重。锌-α2-糖蛋白、GCDFP-15 和雌激素受体可鉴别出乳腺癌。出现转移的乳腺隐匿癌极罕见，大部分患者出现肝转移时，有乳腺癌病史。

临床上源于肺的肝转移癌多是肺小细胞癌，由于肿瘤弥漫及粟粒状的转移方式而使肝大。原发肿瘤可能较小，没有症状，不易查出。肺鳞癌及腺癌也转移到肝，其原发肿瘤常已明确。食管和宫颈的鳞癌转移情况与上述类似，头颈部的鳞癌很少转移到肝。神经内分泌肿瘤、胰岛细胞癌、类癌具有器官样细胞巢、一致的细胞形态和血管分布，以及免疫组化 CgA、Syn、NSE 染色阳性等特点。胰岛细胞癌可分泌特有的激素，如胰岛素、胰高血糖素、胃泌素、血管活性肠肽及生长抑素等，它们可以引起相应的临床症状，或在血液和肿瘤组织中检测到。

大部分转移到肝的肉瘤都是胃肠道间质肿瘤，CD34 及 c-kit 阳性，子宫平滑肌肉瘤也可转移到肝。某些癌，特别是肾细胞癌，可以呈肉瘤样改变，易误为转移的肉瘤。

许多血液系统病变，如白血病、骨髓增殖性病变、霍奇金及非霍奇金淋巴瘤等，都会累及肝。白血病弥漫浸润肝窦，霍奇金及非霍奇金淋巴瘤可在肝内形成瘤样包块，有时低级别的非霍奇金淋巴瘤也会出现汇管区弥漫浸润。

少见的肝内转移肿瘤，包括甲状腺、前列腺和性腺来源的肿瘤，可通过相应的免疫组化染色，如甲状腺球蛋白、前列腺特异抗原、AFP 和 β-HCG 等鉴别出。

组织学三联症，即胆管增生、白细胞浸润和灶性肝窦扩张，常出现在肝占位性病变周围。细针穿刺时，容易漏掉。组织活检时，只要看到有这个特点，则提示为肝转移性肿瘤。

在剖腹手术时，胆管腺瘤、硬化性血管瘤和小的肉芽肿等 3 种病变，易误诊为转移癌。

（李玉　俞伟）

第 2 章

原发性肝癌的临床表现与诊断

第1节　概述

原发性肝癌(以下简称"肝癌")是全球第五大常见肿瘤,占肿瘤死亡第二位。据报道统计,2018 年约有 84 万人被新诊断为肝癌,并有 78 万人死于肝癌。世界卫生组织(WHO)的组织学分类,肝癌分为肝细胞癌(占 75%~85%)、肝胆管细胞癌(胆管腺癌和胆管囊腺癌)、肝细胞及胆管混合癌。

发展中国家的肝细胞癌发病率为发达国家两倍,在亚洲、非洲,由于乙型和丙型肝炎发病率较高,所以肝细胞癌发病率较高。在中国,肝癌死亡率位居第二。在高发病率国家,男女比例为 8:1,在低发病率国家,男女比率为 2~3:1。我国绝大多数肝癌是肝细胞型(91.5%)。原发性肝癌的大体病理形态可分为三型:结节型、巨块型和弥漫型。按肿瘤大小,传统分为小肝癌(直径<5cm)、大肝癌(直径>5cm)。现在新的分类为:微小肝癌(直径≤2cm)、小肝癌(>2cm,≤5cm)、大肝癌(>5cm,≤10cm)和巨大肝癌(>10cm)。肝癌极易侵犯门静脉旁支,癌栓经门静脉系统形成肝内播散,甚至阻塞门静脉主干引起门静脉高压的临床表现。肝外血行转移最多见于肺,其次为骨、肝门淋巴结、胰周、腹膜后、主动脉旁及锁骨上淋巴结转移。此外,向横膈及附近脏器直接蔓延和腹腔种植性转移也不少见,但脑转移少见。

肝癌的诊断应遵循两个基本原则。第一个原则是早期,对已出现明显症状和体征者,诊断常无困难,而早期肝癌常无症状或体征,或临床表现缺乏特异性。因此,必须加强肝癌的筛查工作,目前将"高危人群"的定期体检作为筛查的手段,可达到事半功倍的效果。肝癌"高危人群"指的是男性,40 岁以上,有肝炎病史或肝硬化者。因而,临床医生对有肝癌高危因素的人群应注意检诊,有可疑症状者加强诊断力度,以免漏诊。另一个原则是全面,诊断中不仅包括定性诊断,即回答是不是肝癌的问题,还应包括定位诊断,即了解肝癌的位置、大小、有无转移灶,以及与肝内外主要血管和胆管的解剖关系等,前者确立肝癌的诊断,后者对治疗方法的选择有重大指导价值。

第 2 节　原发性肝癌的临床表现

一、原发性肝癌的症状

原发性肝癌早期多无症状，一旦出现临床症状，病情已进入中晚期，又因为常常以肝硬化为背景，致使临床症状复杂，缺乏特异性。其肝硬化的严重程度可显著影响肝癌的临床表现，同时肝功能储备、肿瘤大小、部位与表现症状和肿瘤体积关系密切。

早期肝癌可无任何症状而延误检查，使肿瘤逐渐增大，发展至中、晚期出现症状。最为常见的是肝区疼痛，主要因肿瘤迅速生长，肝包膜张力增加所致。其中食欲减退、腹胀、恶心、腹泻等所致的胃肠道症状可占 30%；肿瘤所致的机体消耗而产生乏力、消瘦占 30%；门脉高压症造成食管胃底静脉曲张破裂或急性胃黏膜病变，所致呕血、黑粪也占一定比例。有些患者无任何症状和体征，体检也可发现肝癌。对中度或者重度肝硬化患者而言，进行性加重的黄疸、腹水、震颤、意识障碍、意识模糊和肝性脑病等，这些肝衰竭和门静脉高压的症状和体征，有时是肝癌的主要表现。Lam 等对肝功能不全所表现出的症状，如踝关节水肿、肝掌和蜘蛛痣等，认为是其伴随的体征。体格检查时能够发现肝大导致的上腹部形态的不对称，这是由于肿瘤压迫将右侧肋缘推向前方的缘故。巨块样肿瘤通常导致右侧横膈的明显抬高，可以导致轻度的呼吸系统症状，临床上可以通过叩诊实音和右下肺呼吸音缺失来获得诊断线索。在这些病例中，有时会出现胸腔积液。因此，胸片可发现右肺下叶的肺不张。右上腹部疼痛是肝细胞癌患者最常见的临床表现之一，疼痛可放射至右肩，但疼痛的强烈程度不一致，可由单纯的不适到中度的钝痛再到持续性的激烈疼痛(后一种情况很少发生)。疼痛的出现与疾病的进展和肿瘤迅速生长后牵张肝包膜有关。急性疼痛的发生也可由肿瘤相关的一些并发症引发，如肿瘤内部出血或急性坏死。急性疼痛的出现也可能反映了位于肝脏表面的肿瘤破裂出血而导致的继发性腹膜内出血，这是肝癌临床表现中最值得注意的急腹症之一，其可危及生命。肿瘤破裂常常是自发性的，但也可发生于腹部钝性外伤或者异常的肌肉收缩之后。腹部体检时，触诊过度用力，也是肿瘤破裂的一种原因。

二、原发性肝癌的体征

肝大为常见的体征，发生率为 50%~90%。腹部杂音可能来自肝癌有关血管，发生率为 6%~25%。腹水发生率为 30%~60%，常由肝脏基础疾病引起，偶尔可能由血性腹水引起。脾大比较常见，主要是肝病引起门脉高压所致。体重减轻常见，特别在肿瘤生长较快或肿瘤较大时，更加明显。腹部触诊通常可以触及肿块，而且由于可能并存的动静脉瘘使约 25% 的患者可听到动脉杂音。由于在整个肝脏区域内均可听到这种杂音，因此，其能够与主动脉杂音进行鉴别。这种杂音和患者的体位无关，比主动脉杂音更加响亮、粗糙，而且持续时间较长。

Lang 等报道，晚期肝硬化以及门脉高压并发的曲张静脉出血，也可能是隐匿性肝癌出现的首发症状，其发生率约为 3%。尽管很难证明肝细胞癌与出血的直接因果关系，但在影像学上可证实肿瘤已侵犯门静脉系统，这可能使肝硬化的门脉高压进一步恶化，出现胃肠道出血的情况。门静脉回流血量的减少可能使曲张静脉的出血更加难以控制，同时也促进了门脉高压性胃病的发生。据报道，肝癌患者发生曲张静脉出血后，住院死亡率和 1 年死亡率分别为 20% 和 80%。如此低的生存率主要与持续性难以控制的出血、内镜下硬化剂治疗后再出血，以及肝衰竭的发展有关，而且是在原有肝功能损伤的基础上发生的突发性出血并伴随着血流动力学改变的直接结果。Yeo 等报道，在胃肠道出血的肝癌患者中，仅有一半是由于静脉曲张所引起。在另外一些非静脉曲张性出血的患者中，十二指肠溃疡是最常见的原因。此外，肿瘤还能够直接侵犯胃及十二指肠，引起较为罕见的胃肠道出血。

在肝细胞癌的诸多临床表现中，出现黄疸症状的占 5%~44%，根据其病理生理特点可知：①在所有黄疸患者中占 90%，肝细胞性黄疸是正常肝组织不足的表现，主要由于肿瘤在已经硬化的肝脏中浸润所致。这些患者预后不佳，约有 90% 的患者在首发症状出现后 10 周内死亡。②其他一些较少导致肝细胞性黄疸的原因，包括隐匿性病毒性肝炎的复发、酒精性或药物性肝炎等。③与之相对，肿瘤导致胆管梗阻，也能产生黄疸。④持续性、进行性加重的黄疸是胆汁淤积的特征性表现，常常掩盖或伴随着其他症状或体征。据报道，在肝细胞癌患者中，梗阻性黄疸的发生率为 0.5%~13%。

Lau 等报道，根据梗阻性黄疸发生机制以及胆管造影的表现，可将患者分为 3 种不同的梗阻类型：

(1)原发肿瘤侵蚀胆管系统的分支，并且向肝门部蔓延，可到达肝总管。这类梗阻性黄疸的患者常常因肿瘤栓塞或者自由流动的肿瘤碎片而引起肝内外管腔的堵塞。自由流动的肿瘤碎片如若引起肝外胆管系统的堵塞，患者会出现间歇性黄桓，并常伴随有绞痛。

(2)由于肿瘤生长侵入胆管系统分支的外壁引起胆管出血后，导致血凝块形成而引起的胆管梗阻。

(3)由于腔外肿瘤直接压迫胆管系统引起的黄疸。在这种情况下，肿瘤压迫或包裹一些主要的肝内胆管使得近端胆管扩张，此类型比较少见的梗阻原因还包括肝门部淋巴结转移对肝总管的压迫。

不明原因的间歇性发热(伴随白细胞增多)也是肝细胞癌患者的另一个临床表现，据报道，有 6%~54% 的患者出现过这种症状。虽然认为肿瘤坏死是可能引起发热的一种解释，但引起发热的真正原因尚不清楚。

肝静脉系统的侵犯是肝细胞癌常见的并发症。肿瘤可通过肝静脉向下腔静脉蔓延扩散，引起部分或完全性梗阻，产生典型的 Budd-chiari 综合征。临床表现包括突然出现可向腹股沟区延伸的严重凹陷性水肿、张力性腹水和肝大。腔静脉内的血栓若进入右心房，可能导致突发性的呼吸困难，成为这类患者猝死的可能原因。还有报道表明，纵隔区域的转移淋巴结压迫上腔静脉可产生上纵隔综合征。

肝细胞癌的临床症状也与肿瘤远处转移或副癌综合征产生的肝外症状有关。作者综合大量文献认为，肝细胞癌出现最初症状时，肝外转移的发生率为 42%。通过淋巴途径或血行性转移，肿瘤可播散至肺、骨、胸腹部淋巴结、肾上腺和大脑等，并可能产生各种各样的临床症状。在少数情况下，上述的症状能够完全掩盖原发性肿瘤对正常肝脏的破坏，可能成为无症状性肝癌仅有的临床表现。溶骨性骨转移经常会引起疼痛和病理性骨折，最常被侵犯的骨骼包括股骨颈、肋骨、椎骨、颅骨和骶骨等。椎骨破坏可使神经根受压，产生典型的神经根症状，如疼痛、麻木感和针刺感等，随后，可因脊髓破坏而导致肌力下降或截瘫。肺部转移通常没有症状，偶可引起呼吸困难、咳嗽和咯血等。腹膜的转移可能导致腹水的产生，这也是门静脉受侵犯伴随门脉高压逐渐恶化的一个表现。

在肝细胞癌整个病程中，高达 20% 的患者可表现出各种不同的副癌综合征，其中约 50% 的病例在肝细胞癌诊断时，可被发现。副癌综合征的产生原因可能与代谢紊乱或激素样蛋白质的产生有关。副癌综合征其中一个病因就是自发性低血糖，根据其病因不同可被分为两类：①A 型自发性低血糖是一种轻度的代谢性低血糖，通常出现在肿瘤分化差、生长快速的患者病程终末期。②B 型自发性低血糖是由于肿瘤产生一种具有胰岛素活性的胰岛素生长因子-Ⅱ。其能使肿瘤对葡萄糖的利用增加，而在肝病中，这则是糖异生和糖原分解作用减少所致。B 型自发性低血糖常导致难以控制的严重低血糖，甚至可危及生命。约有 5% 的肝癌患者可能在病程的早期出现 B 型自发性低血糖。低血糖患者可能出现一种或多种神经系统症状，如意识模糊、嗜睡、癫痫、急性精神错乱、昏睡或昏迷等。意识模糊和嗜睡也与高钙血症有关。虽然大多数高钙血症的患者伴有骨转移，然而由于甲状旁腺相关蛋白的大量产生，作用于甲状旁腺激素受体，4.5% 的患者发生假性甲状旁腺功能亢进。虽然红细胞增多症因为肝硬化患者过多的血浆容量、假性降低的血红蛋白浓度和血细胞比容所掩盖而难以被发现，但还是有 2%~10% 的患者被发现。异位促红细胞生成素的生成或者由肿瘤产生的促红细胞生成素底物，以及肝脏对促红细胞生成素灭活的减少，均在红细胞增多症的发展中起作用。

在 2.7% 的肝癌患者中，发现血小板增多症与血小板生成素水平的升高有关。最近的报道表明，分泌性多肽增多引起水样泻导致的电解质紊乱能够使一些肝癌患者的全身性动脉血压升高。在少数情况下，男性肝癌患者会呈现女性化症状,如青少年性早熟、男性乳腺发育（尽管可能与共存的肝硬化有关）,或者明显的女性化。其他副癌综合征的表现包括发生率为 13% 的高胆固醇血症（血清胆固醇>250mg/dL）、冷纤维蛋白原血症、异常纤维蛋内原血症和类癌综合征等。

肝癌患者出现的各种皮肤症状,虽然不具有特异性,但也常被提及。其中包括圈状糠疹、皮肌炎、迟发性皮肤卟啉病、落叶型天疱疮和 Leser–Trelat 征（突然出现并迅速加重的脂溢性角化病）。

第 3 节　影像学检查

影像表现在肝硬化发病过程中起着很重要的作用,各阶段肝硬化,其影像学表现各自不同。肝炎可使肝脏发生不同程度的纤维化,生成瘢痕组织、再生结节,以及不典型增生结节,可发展肝细胞肝癌,并改变肝脏正常血液循环,引起门脉高压,甚至导致门静脉血液逆流,这些都会在影像表现中有所显示。

一、超声

超声是肝硬化肝癌患者常用的筛查方法,也是最实惠的成像方式,并且无电离辐射。

超声检查具备以下一些优点:

(1)操作简便,适于重复。

(2)费用低而且是一种无创检查,适于普查。

(3)对肝脏肿瘤病变检查的敏感性高达 90% 以上。

超声检查也有以下一些缺点:

(1)准确性受操作者水平的影响较大。

(2)由于每项检查探头摆放位置不同而造成结果的重复性差。

(3)肥胖、肋骨及肠气等会影响检查质量。

(4)对肝脏肿瘤病变检查的特异性为 50%~70%。而没有特异性的超声征象,会让检查的准确性受肝硬化或再生结节影响。

肝细胞肝癌的超声表现为回声的高可变性。小病灶(<5cm)通常是低回声,肝纤维鞘周围常见低回声晕。大病灶(>5cm)通常为混合回声。但几乎很少用于肝细胞肝癌的分期。彩色多普勒超声:偶可见新生血管和动静脉瘘,以及非特异性的高速波形特征。能量多普勒信号多变,不能很好地区分肝细胞肝癌与转移灶。

二、CT

对于再生结节来说,一般平扫很难发现。在增强扫描时,结节与周围肝实质强化相似。含铁色素的再生结节在平扫时,偶尔也表现为低密度。不典型增生结节在平扫时,有时可表现为高密度,而在增强扫描时,通常为等密度。

肝细胞肝癌,平扫 CT 不做增强对比较难发现肝癌。平扫 CT 时,病变通常表现为低密度。片状脂肪低密度提示肿瘤内部有脂肪,而更低密度则提示肿瘤有坏死。增强扫描时动脉期时的小病灶呈明显均匀强化,大病灶呈不均匀强化。短时的肝脏密度减低与局部门脉闭塞导致的楔形异常灌注有关。有些学者认为,动脉早期与晚期强化的不同与血流动力学和肿瘤形态有关。门脉期时的小肝癌由于动脉血液中造影剂流失通常不易显示,大肝癌可持续不同程度的强化。延迟期时,无论病灶大小,都不易显示。CT 在肝癌的诊断中起着重要的作用。对疑诊肝癌的患者进行 CT 检查,目的在于发现病变、鉴别诊断、术前分期和了解胆管系统情况。为提高肝肿瘤的检出率,动态扫描的方法应用较多,此时肝癌常表现为高密度病灶。应用此种方法,检出肝肿瘤的准确率为 80%~90%,如与延迟 CT 扫描结合应用,还可提高其灵敏度。

随着强大的后处理软件的发展,CT 多维重建能力正逐渐提高。

三、MRI

MRI是肝硬化肝癌患者常规的筛查手法,其快速脉冲序列不断演变提供的高质量成像,拥有较好的软组织对比度,以及优良的多维重建能力。目前,细胞外液对比剂(传统的钆对比剂)、肝胆特异性对比剂、网状内皮细胞性对比剂、血池性对比剂等多功能造影剂使肝脏成像具有灵活性。静脉注射对比剂后,MRI可对肝脏病灶进行连续评价,具体如下:

(1)再生结节。在T1WI中,不含铁色素再生结节可显示为稍高信号,而含铁色素再生结节更容易观察。在T2WI中,不含铁色素再生结节不易观察,含铁色素再生结节显示为低信号。在T1增强扫描中,不含铁色素再生结节不易观察(极少数表现为动脉期强化),含铁色素再生结节通常表现为低信号。在诊断肝硬化中,TMRI是描述肝硬化结节的金标准。

(2)不典型增生结节。在T1WI及T2WI中,大的不典型增生结节可表现为均匀高信号。在T1增强扫描中,很少强化,若强化则提示有微小肝癌的可能。

(3)肝细胞肝癌。MRI是诊断肝细胞肝癌最敏感、最准确的影像学检查。在T1WI中,由于脂肪化生、纤维变性和坏死的程度不同,信号也不相同。若富含脂肪、糖蛋白,一般不会出现高信号。在T2WI中,通常都是高信号,"结中结征"(在不典型增生结节均匀T2高信号内,可见小的T2高信号结节)常见。在T1增强扫描中,小病灶(<2cm)通常在动脉期快速增强,门脉期及延迟期造影剂消退。大病灶(>2cm)通常在动脉期或门脉早期呈不均匀结节样强化。扩散成像(DWI)通常与其他序列结合使用,对病灶敏感性很高,能很好地显示病变形态特征,为后续的TACE治疗和放射性栓塞治疗帮助很大。

MRI与CT和超声相比优点明显,其确定病变可在矢状面、冠状面或任意平面成像均可完成,也不需造影剂即可显示血液流动情况。因此,在肝脏肿瘤的诊断上,MRI的准确度明显优于CT,其对比分辨率亦优于超声和CT,而空间分辨率则与CT比较相差无几。MRI在显示病灶细微结构方面亦优于CT,如显示假包膜、卫星灶和肝静脉或门静脉受侵情况。当肝癌病灶>2cm时,MRI检出率可达97.5%。

四、动脉造影

进行动脉造影可以观察到扩张的滋养动脉、新生的血管、肝动脉–门静脉瘘、门脉海绵样变性和门脉受累的征象。对于肝脏血管,动脉造影具有显示清晰、完整的优势。其适应以下几种情况:

(1)临床高度怀疑肝癌者。

(2)其他影像学检查结果出现矛盾者。

(3)脂肪肝出现密度增高区,需在肝癌、血管瘤或肝实质岛之间进行鉴别诊断。

(4)CT或超声发现肝内直径<2cm的肿块。

(5)对肝癌患者进行手术切除可能性的评估。

肝动脉造影术的发展带来了3D CT横断面图像技术的产生。在血管造影术时,如果能提供实时3D信息治疗计划,可能会大大降低整体辐射剂量。另外,动脉造影对病灶的鉴别诊断比传统CT更敏感。

五、核医学

在临床中,核医学也显示了不可替代作用,如在非肝硬化中锝硫胶体不均匀摄取;在肝硬化锝硫胶体中点样摄取;在镓扫描中,90%病灶为高摄取。而全身18F FDG PET/CT也可用于HCC转移后再分期。

第4节 肝脏功能检查

由于肝脏的功能十分复杂,对具体患者来说,需要做哪些试验,应当有针对性地进行合理选择,一般应注意以下几个方面。

一、反映肝实质细胞损害的试验

可以反映肝实质细胞损害的试验包括:

(1)谷氨酸丙酮酸转氨酶(GPT)和谷氨酸草酰乙酸转氨酶(GOT)是诊断肝胆系疾病中应用最广的酶。GPT大多存在于细胞质内,而肝细胞内的GOT有相当部分存在于线粒体内。一般认为,浆内的转氨酶能与组织液正常交换,较易逸出,故在肝实质细胞损害时,GPT增高的幅度大于GOT。

(2)乳酸脱氢酶(LDH)广泛存在于机体各组织之中。在一些肝脏疾病中,血清LDH活力可有不同程度的改变。但在其他脏器病变或恶性肿瘤时,LDH亦常增高,故缺乏特异性。

(3)吲哚菁绿是一种阴离子染料,为肝脏高摄取物质。在血浆中,与白蛋白及α-脂蛋白结合,迅速被肝脏摄取,并通过胆汁排泄。其清除率可反映有效肝血流量。如给予较大剂量(5mg/kg)的吲哚菁绿,既可增加本试验的灵敏度,又可反映有功能的肝细胞数。

(4)血清胆红素测定对测知肝细胞损害不是一个灵敏的指标。但在肝脏疾病中,血清胆红素浓度明显增高常反映有严重的肝实质细胞损害。

(5)尿内尿胆原。正常人每日排尿胆原为0~6μmol。部分病毒性肝炎和肝硬化患者由于肝细胞功能损害,肝脏不能将自肠道重吸收的尿胆原处理,以致从尿液中排出增多。

二、反映肝脏间质炎症反应的指标

可用于反映肝脏间质炎症反应的指标为γ球蛋白、IgG、IgA、IgM等。

三、反映肝外或肝内胆汁淤积的指标

1.总胆固醇

血清内总胆固醇增高主要见于各种原因引起的肝内或肝外胆汁淤积和滞留,其原因可能是胆固醇由肝脏产生过多,因排泄障碍而反流入血液。在肝实质细胞性病变时,总胆固醇下降,提示肝细胞功能明显减退或伴有营养不良。

2.碱性磷酸酶(ALP)

ALP主要来自肝脏和骨骼。肝外胆管阻塞或肝内胆汁淤积时,ALP可显著增高,其增高程度与胆管阻塞程度有关。肝内占位性病变(原发性肝癌、转移性肝癌、肝脓肿等)时,ALP的活力与病变范围有关,病变范围越广泛,酶活力增高越明显。

3.γ-谷氨酰转肽酶(γ-GTP)

γ-GTP增高的主要机制为:肝炎时,坏死邻近细胞内酶的合成亢进;阻塞性黄疸时,由于胆道排泄障碍,酶向血液逆流;肝癌时,癌细胞的逆分化,酶的生成增多,使其γ-GTP合成亢进。手术切除肝癌后,γ-GTP恢复正常,癌肿瘤复发时,又见其上升。有研究发现,γ-GTP同工酶Ⅱ对肝细胞癌的特异性不亚于AFP,而且灵敏度更高,与AFP联合检测,使肝癌诊断正确率达94.4%。

四、反映有效肝细胞总数的试验

反映有效肝细胞总数(即肝脏储备功能)的试验:①人血清白蛋白血浆内的蛋白质除了免疫球蛋白外,几乎都是在肝脏内合成的。在肝脏慢性和严重损害时,往往有血浆白蛋白浓度的改变,可以反映肝实质的储备功能。但在失代偿期肝硬化、静止期慢性活动性肝炎、急性肝炎甚至这三者相当严重时,白蛋白亦可在正常范围内。因此,血浆白蛋白测定不是反映肝实质细胞损害的一个灵敏指标,仅在某种意义上可反映有功能的肝实质细胞总数。②凝血酶原时间肝实质细胞损害时,在肝脏内合成的凝血因子,如纤维蛋白原、凝血酶原、V、Ⅶ、Ⅸ、Ⅹ因子等,可有不同程度的减少。临床上以凝血酶原时间测定应用最广,可作为肝脏合成功能的指标。

五、肿瘤标志物检测

(1)肿瘤标志物。目前,最常用的监测肝细胞癌的方法是检测血清甲胎蛋白(AFP)。虽然这项检查已经广泛使用,但通过测定 AFP 水平来检测肝细胞癌的方法,其灵敏度和特异度还是有限。相应的其他检测方法也具有高敏感度,能够在早期检测出肝细胞癌,使患者有机会获得根治性治疗。但是,不同的肝癌类型的 AFPde1 水平有很大差异,约10%的肝癌不产生AFP,30%的肝癌产生微量。此外,生物学标志物还具有容易检测、可重复性强、侵入性小、容易被患者和医务人员接受等特点。表 2-04-1 列出了目前正在研究的各种肝细胞癌标志物。

虽然 AFP 测定在筛选肝细胞癌患者时起着重要

的作用,但有些报道指出,由于其假阳性率和假阴性率较高,当 AFP 在区分肝细胞癌和良性肝脏疾病时,具有以下两种局限性:①未患肝细胞癌的急性重型病毒性肝炎患者的血清 AFP 水平也会显著升高。若将20ng/mL 作为区分肝细胞癌患者和 HCV 感染患者的临界值时,其灵敏度仅为 41%~65%,而相应的特异度为 80%~94%。②有 30%~40%的肝癌患者 AFP 为阴性,需辅以血清酶学或其他方法才能做出诊断。

(2)γ-谷氨酰转肽酶。健康成年人血清中的 γ-谷氨酰转肽酶(γ-GTP)主要由肝脏 Kupffer 细胞和胆管内皮细胞分泌,在肝细胞癌和胎儿肝脏组织中,其活性增加。因此,采用 γ-GTP 可使诊断肝癌的灵敏度得到明显提高,也可作为 AFP 的一种很好的补充标志物,用于诊断肝细胞癌。

(3)α-L-岩藻糖苷酶(AFU)。其是一种可以水解糖蛋白和糖脂中岩藻糖苷键的酶。肝细胞癌患者的血清 AFU[(1418±575)nmol/(mL·h)]明显高于正常成年人[(504±122)nmol/(mL·h)]、肝硬化患者[(831±261)nmol/(mL·h)]和慢性肝炎患者[(717±206)nmol/(mL·h)]。有报道指出,当把 AFU 的临界值定为 870nmol/(mL·h)时,其诊断肝细胞癌的灵敏度和特异度分别为 82%和 71%,而把 AFP 临界值定为 400ng/mL 时,其诊断肝细胞癌灵敏度和特异

表 2-04-1 具有潜在价值的肝细胞癌标志物

标志物	标本来源	灵敏度(%)	特异度(%)
AFP(30ng/mL)	血清	65	89
AFP-L3(15%)	血清	75~97	90~92
磷脂酰肌醇蛋白聚糖-3(GPC3)	组织	72	100
GGT-Ⅱ	组织	85	97
AFU[870nmol/(mL·h)]	血清	82	71
DCP(40mAU/mL)	血清	52	87
人类肝细胞生长因子	血清	100	64
90K/Mac-2BP 糖蛋白	血清	46	61
转化生长因子-β₁	血清	69	66
红细胞结合多胺	血清	43	92
组织多肽特异抗原	血清	73	71
C反应蛋白	血清	48	58
端粒酶活性	组织	100	50
微卫星 DNA 分析	组织	100	80
肝细胞癌相关基因1	组织	89	
高尔基蛋白73	血清	76	69

度则分别仅为 39% 和 99%；联合检测这两种标志物可使诊断的灵敏度提高至 83%。该结果提示，AFU 可作为 AFP 的一项很有价值的补充指标，用于检测肝细胞癌。

(4)肝细胞癌、肝硬化和慢性肝炎患者的 α-L-岩藻糖苷酶(AFU)活性。血清 AFU 活性与肝脏疾病的严重程度呈正相关。AFP 与 AFU 鉴别诊断肝细胞癌和肝硬化能力的比较，两者的诊断无显著性差异。

(5)去 γ-羧基凝血酶原(DCP)。其是一种由维生素 K 缺乏或其拮抗剂 II 诱导产生的蛋白酶 (PIVKA-II)，是肝脏在合成凝血酶原过程中羧化作用被干扰而产生的异常产物。它同时还对肝细胞癌细胞系具有自体促分裂原的作用。与健康成年人和良性肝病患者相比，肝细胞癌患者血清中的 DCP 浓度会升高，但与血清 AFP 浓度是否升高无关。

血清中的 DCP 水平也可被用作肝细胞癌患者的临床病理指标或预后指标，在反映肝细胞癌侵袭性方面要优于 AFP。此外，有报道认为，在肝细胞癌患者中，同时测定血清中的 DCP 水平和肿瘤组织中的 DCP 表达，其预后的预测价值要高于两者中的任意一种。因此，血清中的 DCP 是研究最广泛的肝细胞癌筛查标志物。

综上所述，血清 AFP 的正常范围为 10~20ng/mL，一旦超过，肝细胞癌患者的 AFP 就可能变为阴性。由于存在较高的假阴性率和假阳性率，AFP 在鉴别肝细胞癌和非恶性肝病时，也存在很大的局限性。目前，血清 AFP-L3 和 DCP 已经开始被广泛用作肝细胞癌的补充肿瘤标志物。有研究表明，与单独检测 AFP 相比，以上两者在鉴别肝细胞癌和非恶性肝病、检测小肝细胞癌和判断预后方面更有价值。由于全球肝硬化和慢性肝炎患者的数量庞大，因此，在诊断小肝细胞癌时，AFP-L3 和 DCP 可能比 AFP 作用更大。总之，AFP、AFP-L3 和 DCP 是检测肝细胞癌最常用的血清肿瘤标志物，对这些标志物进行联合检测可以提高准确性，尤其是区分肝细胞癌和非恶性肝病时。

(曲宝林　俞伟)

第 **3** 章

肝癌的肝功能基础

第 1 节　肝癌的肝功能基础概述

随着对肝癌研究的深入和各种肝癌治疗新技术及新药物的发展,目前,肝癌的治疗手段逐渐丰富,肝癌治疗方法呈多样化。针对不同病情的肝癌患者,合理治疗选择相对较为困难,目前尚缺少治疗规范。

合理治疗的选择需要考虑患者的全身情况、肝功能的储备情况和肿瘤局部所具有的特点等多方面因素,目前在国际上尚无统一的治疗选择标准。其原因主要在于肝脏疾病本身的特殊性,即肿瘤局部因素对患者生存有影响除外,患者肝硬化程度也可影响到患者生存。肝癌患者最终有相当部分是由于肝硬化所导致的肝衰竭或上消化道出血而死亡,而并非肿瘤局部因素。因此,选择合理的治疗需要对患者肿瘤进展情

况和肝硬化程度两方面均进行较为合理的评估。虽然多家研究机构先后推出了十余种肝癌的分级或分期评估系统,但是至今为止,国际上对肝硬化和肝脏肿瘤仍无十分理想的评估标准和方法。多数治疗规范的制订仍主要集中在早期肝癌的手术、移植和微创的治疗选择上,如欧洲肝癌研究协会制订的"BCLC 分期系统"等,这些分期方法对中晚期肝癌的治疗尚无确定的广泛接受的选择标准。同时,这部分患者的临床治疗选择也较为混乱,一般多根据临床经验进行治疗选择。目前还缺乏大量的循证医学数据作为临床佐证,这仍需要在今后的研究更进一步探索。

第 2 节　肝脏储备功能检测及评估

近年来,肝脏外科取得了快速发展,在大的肝脏外科中心,肝切除的死亡率都<3%。但各种治疗,特别是手术治疗后,肝衰竭仍然是术后主要的死亡原因。因此,治疗前必须准确评估患者肝脏的储备功能。

大量的临床研究表明,多种因素与术后患者的肝衰竭有关,如患者肝硬化的程度、肝脏的储备功能、肝脏手术中创伤的大小(包括切除的范围、肝门阻断时间与术中失血情况)等。目前,国内患者的临床特点是

80%以上的肝癌患者均合并有不同程度的肝炎、肝硬化。因此,术前需要对此进行仔细评估,以确定治疗的策略和具体的实施方式,这对于有效的预防和减少术后肝衰竭的发生率,以及降低死亡率都极为重要。

目前,放疗和手术前肝脏储备功能检测及评估方法主要包括以下 4 个方面:

(1)常规的肝功能检查,如胆红素、胆汁酸和凝血酶原的变化等。

(2)一些肝功能的半定量检测,如吲哚菁绿试验(ICG)、利多卡因代谢试验(MEGX)、口服葡萄糖耐量试验、胰高血糖素负荷试验、氨基比林廓清实验和13C-美沙西定呼气试验等。

(3)影像学检测方法,包括肝脏体积的测定、功能性肝脏体积测定评价等。

(4)肝功能的其他检测,包括门静脉压力的测定、肝脏纤维化指数等。

一、肝功能的常规检测

常规肝功能检查可对肝功能进行初步的评价,主要指标为胆红素、胆汁酸及凝血酶原的检查,如血清谷草转氨酶(AST)、血清谷丙转氨酶(ALT),其他尚有碱性磷酸酶(ALP)、γ-谷氨酰转肽酶(γ-GTP)、亮氨酸氨基肽酶、5'-核苷酸酶、人血清白蛋白和转铁蛋白、血脂和脂蛋白等,均可从不同侧面反映肝脏的功能状态。

1.胆红素

胆红素测定对测知肝实质细胞损害不是一个灵敏的指标,胆红素浓度明显增高常反映有严重肝实质细胞损害。胆红素是红细胞破坏的终末产物。血清胆红素浓度反映了人体内此种代谢终末产物的生成和排泄之间的平衡。实验室检查包括间接(非结合胆红素、肝脏代谢前的胆红素)和直接(结合胆红素,肝脏代谢后的胆红素)两种胆红素。其分别具有不同的含义,如间接胆红素升高可提示溶血或肝细胞的损伤或坏死;直接胆红素升高可提示肝脏胆汁排泄障碍或胆道梗阻。血浆胆红素水平是肝高剂量照射和手术后的独立风险因子,但应与其他指标结合起来评估。放疗后和肝切除术后,胆红素持续升高预示可能发生器官衰竭。

2.白蛋白

白蛋白是评价肝脏合成功能的重要指标。虽然白蛋白的代谢机制到目前为止仍不十分清楚,但在人体中白蛋白仅在肝脏合成,其循环半衰期为 20 天,因而其水平的高低可一定程度上反映肝脏蛋白质的合成功能。研究发现,多种因素可以影响白蛋白水平的高低。因此,临床上用白蛋白对肝功能进行分析判断时,需要除肝脏以外影响因素的作用,如患者营养状态、甲状腺激素或肾上腺皮质类固醇水平的高低,以及某些疾病所致的白蛋白排出过多等情况,如烧伤、败血症、肾病综合征、蛋白丢失性肠病等。在排除其他上述特殊因素后,人血清白蛋白浓度是评价肝脏合成功能变化的较客观指标。然而,由于白蛋白正常合成速率为 110~200mg/(kg·d),半衰期较长,故白蛋白浓度仅能反映出肝功能的慢性变化过程,只对评估肝脏的放疗和手术的风险具有重要价值。换言之,白蛋白测定不是反映肝脏损害的一个灵敏指标,仅在某种意义上可反映有功能的肝实质细胞总数。

3.前白蛋白(PA)

同白蛋白一样,PA 是肝脏合成的一种糖蛋白,属于血清快速转化蛋白,在肝脏的合成率为 99%。由于其半衰期短(约为 1.9 天),故能较白蛋白(Alb)更为敏感地反映肝脏炎症及患者肝功能损害的情况与其他指标。如与总胆红素相结合,还可用于肝脏功能评估及指导治疗。

4.胆碱酯酶

胆碱酯酶(CHE)是一类催化酰基胆碱水解的酶,又称酰基胆碱水解酶。CHE 是一个重要的反映肝脏代偿能力的指标。肝脏合成 CHE 后,立即释放到血液中,且半衰期短(约为 10 天),故血液中 CHE 浓度能反映其合成速度。当肝脏受损时,肝细胞变形坏死,肝脏合成功能下降,血清 CHE 活性就会降低,而且降低程度与病情严重程度正相关。如 CHE 持续低下,则提示病情严重,而且预后不良。CHE 活性能准确地反映肝脏病理损害的程度,肝硬化时,肝脏大量的纤维结缔组织增生,肝细胞数量明显减少,故肝硬化患者CHE 降低最为显著。

5.碱性磷酸酶

人体内多种组织细胞均具有 ALP 的活性，包括肝、胆管、小肠、骨、肾、胎盘和白细胞等，因此，这些组织的病变均可出现 ALP 水平的改变。非肝胆系统的疾病，如骨肿瘤，或肝胆系统的疾病，如肝实质细胞损害和胆道梗阻等均可出现 ALP 水平升高。具体而言，ALP 活性升高会出现以下情况：①酶自身的合成增加；②酶从肝外胆道的排泄受阻；③细胞损伤时的酶释放增加。在肝脏外科临床上，上述 3 种情况均可出现，但以肝外胆道受阻时的 ALP 升高最为明显，其次为肝肿瘤，也可出现 ALP 的表达异常。研究发现，ALP 的升高可在一定程度上预示肝脏疾病或转移病变的严重性。大多数情况下，ALP 的升高都有明显的原因。但如升高原因不明时，可用电泳等方法检查肝功能中的相关酶类，特别是其同种异构酶的变化，以进行鉴别诊断。临床上最常用的方法是同时检测 5-核苷酸酶、亮氨酸氨基肽酶和 GGT 的活性。这是因为，这些酶与 ALP 同时升高时，常提示肝脏疾病的存在。

6.ALT 与 AST

肝转氨酶中的 ALT 大多存在于细胞质内，而 AST 相当部分存在于肝细胞内线粒体内。一般认为，细胞质内的转氨酶能与组织液正常交换，较易逸出，故在肝实质细胞损害时，ALT 增高的幅度大于 AST。有学者认为，在肝实质细胞损害时，与线粒体结合的转氨酶转移到细胞质内，从而易于逸出，而肝细胞膜不一定被破坏。换言之，肝细胞坏死时，线粒体内的酶可直接释放入血，即 AST 高于 ALT。另外，升高的程度通常反映肝坏死的严重性，临床中需结合其他指标综合判断肝脏的功能。

7.转铁蛋白

转铁蛋白在肝脏合成，其半衰期较白蛋白短，故测定血清转铁蛋白能够反映肝功能亚急性变化的情况。此外，在急性或慢性肝病时，脂类和脂蛋白电泳也有改变，这主要是由于合成异常所致。有关转铁蛋白的测定方法虽有很多研究，但迄今未在临床广泛应用。

8.凝血试验

肝脏是合成凝血因子的主要场所。凝血酶原时间可用于对肝衰竭的判断。凝血酶原时间延长是 Child-Pugh 评分的一部分，不仅提示缺少凝血酶复合物，而且提示缺少凝血因子Ⅸ和凝血因子Ⅻ。对单个凝血因子检测，如凝血因子Ⅴ的浓度低于 10%，说明肝功能损害严重，预后不良。此外，凝血因子Ⅷ与凝血因子Ⅴ的比值也具有一定的参考意义。

9.γ-球蛋白

γ-球蛋白由单核-吞噬系统合成，主要组成包括免疫球蛋白(IgG、IgA 和 IgM)和 C 反应蛋白。肝功能损害时，往往导致人血清白蛋白降低，而由肝外合成的球蛋白则增高，尤其是 γ-球蛋白。在免疫性疾病时，γ-球蛋白可显著升高，但对肝硬化患者，除外自身免疫性疾病后，γ-球蛋白升高可认为是肝硬化程度或肝功能损伤的重要预测指标。一般认为，术前 γ-球蛋白>26%，术后发生肝衰竭的可能性明显增高。

二、肝功能的半定量检测

除了肝脏的常规功能检测外，一些肝脏的半定量功能检测也可从不同程度反映肝脏的功能。其中 ICG 和 MEGX 在临床上研究较多，尤其是欧美等国家将它们与总胆红素或肝脏残余体积测定相结合，用于临床上肝功能评估及治疗的选择。

1.吲哚菁绿试验(ICG)

ICG 静脉注入后，可选择性地被肝细胞摄取，再逐步排入胆汁中，ICG 不从肾排泄，也不参加肠肝循环，因而检测 ICG 的吸收和排泄情况可以反映有效的肝脏血流量和肝脏的储备功能。一般情况下，正常人静脉注射 ICG 15 分钟后，97%从血中消失，因此通常以 15 分钟血中 ICG 潴留率(ICG R15)或 ICG 最大清除率(ICG RMAX)作为衡量肝储备功能的指标。也有研究以 ICG 血浆消失率作为衡量肝功能的指标。ICG 排泄试验能够客观地反映肝脏吸收及排泄功能，对外科术式的选择、手术时机的确定有一定的作用。

有人将 ICG 与总胆红素结合用于肝脏手术治疗的选择，认为在胆红素正常情况下，ICG R15≤10%时，可行右半肝、扩大右半肝或左三叶切除。ICG R15 在 10%~19%时，可耐受左半肝切除。ICG R15 在 20%~29%时，可行段切除。ICG R15 在 30%~39%时，可考虑行肿瘤局部切除术。在 ICG R15>40% 时,则只能行肿瘤挖除术。在肝癌合并门静脉高压手术治疗选择方面,当 ICGR 15≤20% 时,肝脏体积代偿良好者可实施肝切除+门奇断流联合手术。当 ICG R15>20%,实施联合手术前应充分准备,这样会加强肝脏对手术的耐受性。当 ICGR 15>25% 时,特别是肝硬化致肝脏明显缩小者,不宜施行联合术。此外,目前 ICG 检测尚有一些局限性,其原因为:①目前 ICG 的检测标准范围并不一致;②术中术后发生肝衰竭患者的 ICG R15 波动范围较大,而 ICG 本身只是对肝脏吸收排泄功能的反映。多因素分析显示,ICG 也不是患者术后肝衰竭的相关因素。因此,ICG 在肝功能评估中的确切作用还有待深入研究。

2.利多卡因代谢试验

利多卡因经细胞色素 P450 系统的氧化去甲基化作用后,可生成单乙基甘氨酰二甲苯胺(MEGX),最终得以清除。静脉注射利多卡因 15 分钟后测定 MEGX 清除量,可定量评定肝脏的功能。该方法临床上常应用于肝移植供体和受体肝功能的监测等过程。利多卡因清除率受下列 3 个因素影响:有活力的肝细胞数、肝细胞色素 P450 酶的活力,以及肝血流量。有研究表明,在 200 名患不同肝脏疾病的患者及 23 名器官捐赠者中进行 MEGX 试验,结果显示,当 MEGX<25ng/mL 时,患者在肝切除术后易发生肝功能不全;而当 MEGX<10ng/mL 时,肝硬化患者的平均寿命不超过 1 年。同时也有研究认为,术前 MEGX 值低于 25ng/mL,与肝切除术后肝功能不全及术后并发症有关。此外,也有研究发现,残余肝脏体积与 MEGX 的存在有一定的相关性,可用术前及术后 MEGX 的变化来反映肝脏残余体积的变化,进而对术后肝功能进行评估。

3.氨基比林呼气试验(ABT)

体内代谢时,氨基比林在肝脏细胞色素 P450 酶的催化下,去除 N 位上的 2 个甲基,最终生成氨基安替比林,去除的甲基最终代谢生成二氧化碳。口服放射性核素 14C 标记的氨基比林后,间隔 2 小时收集呼出的 CO_2 样本,通过检测呼出气中的 CO_2 可反映肝脏细胞色素 P450 酶的功能。该试验反映肝脏内微粒体的功能,即有活力肝组织的功能,可较敏感地反映肝

细胞的代谢功能,准确反映肝细胞的炎症、坏死及纤维化情况,可用于判断患者预后。

肝硬化患者 ABT 值明显降低,若与临床生化指标、Child-Pugh 分级相结合,可用于肝衰竭诊断。肝炎后肝硬化患者的 ABT 值与 Child-Pugh 分级显著相关,可一定程度上反映肝脏的功能储备并用于预后患者判断。有研究认为,ABT 在肝硬化分期方面的敏感性要高于利多卡因代谢试验。监测门静脉分流术患者 ABT 的结果显示,术后存活 1 年以上者的 ABT 值显著高于 1 年内死亡者。而每日监测肝移植患者的 ABT,能较其他肝功能检查更好地预测急性排斥反应。但将 ABT 作为反映肝脏储备能力的手段还存在其局限性。细胞色素 M50 可受许多内外因素诱导活化或抑制,如吸烟、药物等,可间接影响 ABT 结果。

4.口服葡萄糖耐量试验

肝病患者易发生糖耐量异常,其原因可能为:①肝细胞破坏,胰岛素受体数减少;②糖原合成酶、葡萄糖激酶等活性下降;③外周组织对胰岛素不敏感。通过葡萄糖耐量试验曲线图形可以反映肝细胞线粒体能量代谢的状态和糖原合成的能力。有研究也将其用于肝切除术后风险的评测,如葡萄糖耐量试验曲线呈 P 型患者,可行肝切除术,术后恢复顺利;而曲线呈 L 型患者,则对手术的耐受性差,术后易发生肝衰竭。

5.胰高血糖素负荷试验(GI)

肝脏是胰高血糖素作用的主要靶器官,胰高血糖素通过刺激肝细胞中 cAMP 的合成来调节糖、脂肪及蛋白质的代谢。通过测定胰高血糖素刺激后血中 cAMP 的浓度变化,可以间接反映肝功能的状况。如肝硬化患者在胰高血糖素负荷后,血糖调节能力明显减弱,血糖峰值浓度与基础浓度之差,可反映与肝硬化患者的肝功能状况。

6.14C-美沙西定呼气试验

14C-美沙西定口服吸收入血后,在肝细胞滑面内质网内可由加单氧酶系即细胞色素 P450、烟酰胺腺嘌呤二核苷酸磷酸、细胞色素 P450 还原酶对其进行 O 位脱甲基反应,产生甲醛,后者继续氧化为 14 CO_2 经肺排出体外,最后由 Breath-Mat 呼气质谱仪检测。14 CO_2 排出的速率和量,即能反映肝细胞加单氧酶系

的活力。加单氧酶系是微粒体内最主要的生物氧化酶系，肝脏的生物转化功能主要在肝细胞微粒体内完成，所以通过14C-美沙西定呼气试验可检测加单氧酶系的氧化功能，反映相关的肝细胞器内质网的结构、数量及功能，进而体现肝细胞的存活状况。有人利用 Breath-Mat 呼气质谱仪对正常人和肝硬化患者进行了测定，证实该试验能即时反映肝细胞储各级代偿情况，而且得到的结果为完全量化的数据，为临床肝脏部分切除患者围术期肝功能的评估提供了有价值的参考。

三、影像学检查对肝脏储备功能评估

1.肝脏体积测定

研究发现，肝脏体积与患者肝硬化程度有一定相关性。通过 CT 测定计算肝脏和肿瘤的体积，得出肝实质的切除率，CT 测量发现肝硬化患者肝脏体积随着肝硬化程度增高而逐渐减少，Child A、B、C 三组平均肝脏体积分别为（1092±276）cm^3、（868±162）cm^3、（652±76）cm^3（$P<0.001$）。而外科临床研究发现，肝最小剩余体积与肝储备功能相关。肝储备功能好时，即使剩余体积小，也不会发生肝衰竭；反之，即使保留了更多的肝脏，也有发生肝衰竭的可能。因此准确地评估肝脏剩余体积就是术前准确估计肝储备功能的问题。正常人可切除70%的肝脏，而肝硬化者一般不能超过50%的肝脏体积，因此术前肝脏残余体积测定有助于指导外科手术治疗选择。特别是有研究将肝脏体积和 Child 分级结合评估，进行外科手术治疗的选择。多项研究认为，当无肝硬化患者肝脏残余体积≤25%，而伴有肝硬化患者肝脏残余体积≤40%时，患者术后严重并发症明显增加。有研究发现，所有死于术后肝衰竭患者的剩余肝体积均<250mL/m^2，剩余肝体积<250/m^2 者术后肝衰发生率为38%，而剩余肝体积>250/m^2 者肝衰竭发生率为0%。也有学者联合 Child-Pugh 分级、ICG 清除率和肝脏体积测量等指标，用于原发性肝癌肝切除的指导，但肝脏残余体积多少为安全线，仍然有争议，这需通过进一步研究加以认识。

2.功能性肝脏体积测定

去唾液酸糖蛋白受体（ASGPR）是一种存在于人和哺乳动物肝细胞表面的特异性受体。用锝标记的去唾液酸糖蛋白半乳糖化人血清白蛋白（^{99m}Tc-GSA）可识别 ASGPR。其作为 ASGPR 的配体，可用单光子发射计算机断层成像技术（SPECT）扫描测定，以反映功能性肝脏体积。研究发现，该技术对于手术前的风险评估和预测术后并发症要比肝脏体积测定更有意义。有研究表明，从 111 名肝切除术患者的 Child-Pugh 评分、ASGPR 血液清除率、ASGPR 肝脏 15 分钟摄取率、ICG R15、ASGPR 浓度、全肝 ASGPR 量、肝实质体积、切除实质分数、术中出血量、残余肝 ASGPR 量等指标中，发现仅残余肝 ASGPR 量在预测术后肝衰竭方面具有相关性，当它低于 0.05mmol/L 时，术后肝衰竭发病率为 100%。

四、肝脏储备功能的其他检测方法

除上述检测方法在临床应用外，还有多种肝储备功能分析方法曾在临床上试用，如磺溴酞钠排泄试验、动脉血酮体比例检测、半乳糖廓清试验等，但以上方法由于经济性或操作性等种种原因，均未能在临床上得到广泛应用。而对肝功能的准确评估目前依然成为临床上研究的热点和难点，特别是肝癌患者绝大多数伴有肝硬化，术前对于肝硬化肝脏的功能评估，目前仍没有一个十分理想的方法。除了检测 ICG 进行手术风险评估外，欧洲研究者对门静脉压力测定和肝纤维化的无创测定研究较多，认为两者可能在肝硬化肝功能评估上也能起一定作用。

1.门静脉压力测定

Bmix 最早检测了肝硬化患者的门静脉压力变化情况，认为门静脉压力可一定程度反映肝脏纤维化和肝实质细胞损害的程度。根据门静脉压力的高低可以指导临床上手术治疗的选择。一般认为，术前测定肝静脉楔压或者肝静脉压力梯度，可以反映门静脉压力的情况，证实当肝静脉压力梯度（HVPG）≥10mmHg（1mmHg=0.133kPa）时，行肝切除术发生不可逆性肝功能损害的机会明显升高。为此，欧洲肝癌研究协会制定的 BCLC 分期中，将门静脉压力的测定作为肝癌治疗选择的重要依据。

2.肝纤维化的评估

已有研究证实,肝脏手术后肝衰竭的发生与肝脏炎症的活动以及纤维化程度密切相关。但肝脏炎症和肝纤维化程度仍难以用较为客观的指标来衡量。转氨酶等现有的肝功能指标的变化并不能完全反映肝脏的炎症状况和肝脏本身的纤维化程度。有研究用肝脏的组织学炎症分级来预测术后肝衰竭发生的可能,但术前要获取非肿瘤性的肝脏组织较为困难。近年来,有研究报道,一些指标既能反映肝炎活动程度,又能反映肝脏纤维化程度,因而可能对术后肝衰竭发生有较好的预测性,如血清中的Ⅳ型 7S 胶原 (7S collagen),其在血中浓度的升高,与术后肝性脑病、不可逆性胸腔积液和腹水的发生密切相关。而当 7S 胶原≥12ng/mL 时,所有患者都死于术后肝衰竭。也有研究将常规血清学检查组合形成纤维化指数用于肝纤维化的无创评估。自 2001 年以来,在国际一流杂志上发表的肝脏纤维化诊断模型有多种, 如 Fibrotest、Forns 指数、纤维化可能性指数、欧洲肝纤维化模型、上海肝纤维化组模型等。Fibrotest 研究者认为,α2-巨球蛋白、GGT、球蛋白、总胆红素和载脂蛋白 A1 等 5 个指标,可用于肝脏纤维化程度检测评估;而上海肝纤维化组模型研究者认为,α2-巨球蛋白、年龄、GGT、透明质酸等 4 个指标, 可用于肝脏纤维化程度检测评估。这些模型中涉及的多数参数是目前实验室常用血液学检测指标, 联合应用对 HBV、HCV 感染后肝纤维化、肝硬化的诊断有一定的临床应用价值。其无创特性备受关注, 但这种指数与纤维化程度的相关性,与肝功能的储备的相关性,以及是否可用于肝癌手术后风险的预测都需要进一步研究。

第 3 节　肝功能的分级、分期系统

除了对肝功能进行评估外,研究者还结合不同指标制定出了不同的肝癌分级和分期评估系统,用于肝癌治疗的选择和预后判断。

常用的肝癌分级、分期评估系统包括 Child-Pugh 分级 、MELD、TNM、Okuda、BCLC、CLIP、JIS、CUPI 分期以及中国肝癌协会分期等,这些标准针对肝癌不同的研究人群制定,有各自的适用人群,因而不能在全球范围内统一应用。同时,在现有研究基础上制定的这些分级及分期方法仍有很大缺陷,需要在今后进一步深入研究加以修改及补充。

一、Child-Pugh 评分系统

Child-Pugh 评分是应用最广的评估系统,由白蛋白(合成功能)、胆红素(排泄)、凝血酶原时间(合成)、腹水(门脉高压)和肝性脑病(门体分流)组合而成。系统的组成及评分的分值见表 3-03-1。

Child-Pugh 评分系统是最早应用于临床的肝癌分级系统,应用最为广泛、简单、可靠,可以用于初步预测肝脏疾病治疗后的死亡率和并发症发生率。一般来说,Child-Pugh A 级可耐受 50% 的肝脏切除,Child-Pugh B 级可耐受 25% 的肝脏实质切除。而 Child-Pugh C 级则是肝切除术的绝对禁忌证。但 Child-Pugh 评分系统并未涉及影响肿瘤预后的一些重要相关因子,因而相对而言,其用于详细的治疗指导及预后评估仍有缺陷,多作为重要参考因素,与其他相关因素结合构成不同的分级方法。其根据分值可分为以下几个等级:A 级,5~6 分;B 级,7~9 分;C 级,10~15 分。

对肝细胞癌患者而言,Child-Pugh 评分主要用于评估其手术风险,而且肝切除术的效果与 Child-Pugh 评分值有显著相关性。Child-Pugh A 级的患者死亡率要低于 Child-Pugh B 级和 C 级的患者,而生存率则较高。合并肝硬化的肝细胞癌患者,如为代偿功能良好的 Child-Pugh A 级,则肝切除术后,对生存率并无不良影响。

表 3-03-1　Child-Pugh 评分

指标	1分	2分	3分	单位
总胆红素	<34(<2)	34~50(2~3)	>50(>3)	umol/L(mg/dL)
人血清白蛋白	>35	28~35	<28g/L	
国际标准化比率(INR)	<1.71	1.71~2.20	>2.20	无
腹水	无	经药物治疗后,可控制	难控制	无
肝性脑病	无	Ⅰ级或Ⅱ级 (或经药物治疗后能控制)	Ⅲ级 (或难控制)	Ⅳ级 无

二、MELD 评估体系

2001 年,Kamah 等提出了新的评估体系,即终末期肝病模型(MELD)。MELD 评分通过血浆胆红素浓度、肌酐浓度和国际标准化比值计算得出,计算方法较为复杂,公式为:

$3.8 \times \log e[胆红素(mg/dL)] + 11.2 \times \log e(INR) + 9.6 \times \log e[肌酐(mg/dL)] + 6.4 \times (病因:胆汁性或酒精性 0;其他 1)$

他们最初将 MELD 成功地用于评估肝硬化患者经 TIPS 后的短期生存率,之后发现,其还可以较准确判断终末期肝病患者 1 周、3 个月、1 年的死亡危险度。

该模型的正确性在 4 组患者中得到验证,包括失代偿期肝硬化住院患者、非胆汁性肝硬化门诊患者、原发性胆汁性肝硬化患者和自 20 年以来患肝硬化的患者,这些患者 3 个月病死率的统计值分别为 0.87、0.80、0.87 及 0.871。

因此,MELD 评分被认为可评估终末期肝病患者病情严重程度,可代替 Child-Pugh 评分决定终末期肝病患者肝移植的先后顺序。

三、TNM 分期

AJCC 在 2002 年改良简化了原肝癌分期标准,改进后的第 6 版 TNM 分期能更有效地对预后进行评估,并在全球均得到一定的应用,接受程度较为广泛。其在原有基础上包含了反映肿瘤的生物学特性的相关因素(肿瘤大小、数目及血管侵犯),对不同病因、不同肝癌临床病理特点的患者的预后判断均有一定的预测作用。但最为重要的是,TNM 分期没有考虑影响肝癌患者生存的肝功能这一重要因素,因而其对预后的作用存在重大缺陷。2001 年,国际肝癌协作组分析了手术治疗的 143 名生存期超过 5 年的肝癌患者后,发现影响 5 年生存率的唯一因素是肝脏的纤维化情况。因此,为了弥补 TNM 分期不足,AJCC 和 UICC 联合应用肝脏纤维化评分方法及 TNM 评分来评估患者预后。

四、Okuda 分期

Okuda 分期由 Okuda 等在 1985 年提出。其是第一个将肿瘤情况与肝功能包括腹水、白蛋白以及胆红素结合在一起的评分方法,它更是目前唯一一个提供了未加干预措施的各期肝癌患者生存期资料的评分方法。但是 Okuda 评分法没有纳入一些重要的与预后有关的因素,如血管的侵犯、肿瘤的数目等;并且总胆红素 3mg/dL 的标准也过高。因此,Okuda 评分对于早期肝癌的鉴别能力较差,难以将之与进展期肝癌区别开来。

五、BCLC 分期

BCLC 分期是 1999 年巴塞罗那肝癌小组提出的,是在几个 RCT 研究的基础上,结合肿瘤性质、肝功能、身体状况等做出的一种分期。其将肝癌患者分为 4 期:早期(Stage A,能接受根治性治疗的患者)、中期(Stage B)和进展期(Stage C)(中期和进展期定义为不能采用根治性治疗的患者)及晚期(Stage D,生存时间预计不超过 3 个月者),归纳出每期中对预后有明显作用的因素,合并后形成新的分期方法,每期又适用于不同治疗措施。BCLC 分期最大的特点是具有对治疗的指导作用和对早期患者的鉴别作用,而且临床实用性很强。但是对中晚期肝癌的指导作用有限,而且目前尚无 BCLC 分期的研究报道,其适用性尚需进一步探讨。

六、CLIP 评分法

CLIP 评分法是由意大利肝癌小组于 1998 年对 435 名肝癌患者进行回顾性分析后提出的。其对各参数在预后方面的作用进行了更精确的量化。他们应用 Cox 多元分析模型筛选出 4 个与预后有关的因素:Child-Pugh 评分、肿瘤形态、甲胎蛋白和门静脉栓子,根据其风险系数构建了这个评分方法。该方法按照肝脏受累超过或者低于 50% 来划分,这就决定了这项评分法无法用于识别早期患者。另外,它也缺乏癌症相关症状的评估,而后者是癌症患者预后评估的关键内容。

七、JIS 分期

JIS 分期是 Kudo 等在 2003 年将 TNM 分期与 Child-Pugh 评分结合起来而整合成一个新的评分方法。近年来,在 4500 名患者中进行研究证实,JIS 分期评分的正确性优于 CLIP 评分法。但此评分系统尚未在日本以外的国家得到应用。

八、香港中文大学预后系数(CUPI)评分系统

CUPI 评分系统是 2001 年香港中文大学在对 926 名华裔肝癌患者采用 Cox 多元回归分析后总结出来的。它包含 TNM 分期、临床症状、腹水、甲胎蛋白、总胆红素和碱性磷酸酶等 6 个参数,依其回归系数确定相应分值,并根据总的积分将患者分为高、中、低三个危险组。经比较,认为其在合并有乙型肝炎的 HCC 患者中,较 TNM 分期、Okuda 分期、CLIP 评分法能更好地将患者进行分组,并对患者预后进行评估。但目前尚无明确证据证明,其在其他种族肝癌人群中的适用性。

九、中国肝癌协会分期

中国是在 2001 年正式实行分期的,中国肝癌协会分期是在中国 1977 年肝癌分期基础上,结合 AJCC/UICC 的 TNM 分期、肝功能的 Child-Pugh 分级及影像学检查结果而形成的一种分期方法。但中国 2001 分期法相对于目前国际上出现的几种分期法来说,方法相对复杂,而且分期是建立在肝癌患者术后分析的基础上,如果将之应用到大多数无法手术的患者,尚需进一步临床试验验证。

综上所述,各分期、分级在预后评估及治疗指导上都做了一定的探索。但鉴于肝脏疾病本身的特殊性,好的评估体系必须考虑到患者全身情况、肝功能的情况,以及肿瘤局部情况。在上述多种分期系统中,TNM 分期和 BCLC 分期应用最广,受认可程度最高,但两者存在一定缺陷。例如,TNM 分期虽然引进了肝纤维化评分,但对肝功能涉及不够,而 BCLC 分期则对中晚期肝癌治疗选择作用较为局限性等。

此外,研究发现肿瘤患者的生存和预后很大程度上与肿瘤分子生物学特性相关,目前现有分期对此方面尚未涉及,关于肝癌的多种蛋白质组学的研究,可能为此提供新的研究方向。

目前,有研究者以特殊信号转导通路激活状态对肝癌进行分期。

还有研究表明,可以根据分子生物学特点对肿瘤进行分期,也就是涉及肝癌的"分子分型"。最近,有人报道了一个在 HBV 患者中区分 HCC 预后的基因标志,通过 406 个基因标志分析揭示两个不同亚型 HCC 患者之间分子通路机制的生物学差异。该研究小组还报道了另外一种具有肝系特征预后极差的 HCC 亚群,表现出了可能源自祖细胞的肝母细胞瘤样基因标志特征。

此外,也有多项研究应用基因表达谱分析以探索与术后肿瘤复发相关的基因标志。

综上所述,随着对肝代偿功能、肿瘤起源等研究的深入,特别是分子生物学、基因组、蛋白组学等研究的更进一步发展,人们对肝脏疾病本质的认识也不断地加深,从而也不断地为临床肝功能的评估提供新的思路和方法。总体而言,目前的肝功能评估体系以及肿瘤分期仍然需要进一步完善。针对肝硬化、肝癌的研究进展,极有可能发现一些新的诊断和评估指标,为肝脏疾病的治疗提供指导,进而降低手术治疗后的并发症,提高治疗的针对性。

(张素静　李玉)

第 **4** 章

金标植入

第1节 概述

射波刀(CyberKnife)立体定向放射外科系统的原理最初是在 1991 年由 Guthrie 和 Adler 提出,它综合了许多与众不同的技术。其独特的 5 大追踪系统:6D 颅骨追踪、脊柱追踪、金标追踪、肺追踪和同步呼吸追踪,对于静态目标照射精度优于 0.9mm,动态目标的照射精度优于 1.5mm。具有 6 个自由度的机械手,可自由、灵活地携带加速器精确到达预定位置,加速器发出的射线从身体外的半球空间中以非等中心、非共面的形式聚焦照射肿瘤。软组织中的肿瘤,因缺乏可被追踪的骨性标记,致使精度的提高成为最大的技术挑战。金标追踪技术出现,解决了软组织中肿瘤的高精确追踪问题。

金标是个纽带,它把射线与肿瘤紧密相连;金标是个桥梁,它把机械手的动态修正与呼吸动度相关联;金标是个参照物,它为射波刀摧毁肿瘤提供空间坐标;金标是众多尖端技术的核心关联点,它把 6MV 加速器、6 自由度机械手、立体成像的影像系统、同步呼吸追踪系统和多维治疗床等连成一个有机、巧妙的共同体。

在金标追踪技术应用中,有人夸有人贬,夸它是因为解决了软组织中肿瘤的高精确照射问题,贬它是因为金标植入带来的操作麻烦和手术风险。

软组织肿瘤(包括肝肿瘤、肾癌、胰腺癌、前列腺癌、腹膜后肿瘤及转移淋巴结等)追踪的问题是,这些组织无可追踪的标记。只有当金标植入软组织肿瘤病灶后,在放射治疗过程中才有标记可循,才能发现:①肿瘤位置是否改变;②金标位置与肿瘤位置是否相关;③在整个呼吸周期中是否将治疗传递与肿瘤运动相同步。

第 2 节 金标植入

一、金标植入原则

由于软组织无可被追踪的结构,为了精确追踪软组织中的肿瘤,需要在肿瘤内或旁植入金标,以金标为参照物,通过对金标的追踪实现对肿瘤的追踪。常规放疗是以体表标记为参照物,无法真实反映出肿瘤的真正位置和动度。金标植入到软组织肿瘤内或旁,反映的是肿瘤真实位置和动度。影像系统通过确定金标的位置来确定肿瘤的位置,通过金标的动度反应肿瘤的动度,以金标为参照物追踪照射肿瘤。金标要准确地植入到指定位置,并要求金标在体内稳定,一般金标植入 7~10 天后执行治疗。植入的金标要符合植入原则,在追踪中才能够被精确追踪,使用 3 颗或更多金标可显著提高照射精确度。一般推荐使用 4~6 颗金标。金标和植入术中所用的穿刺针如图 4-02-1 和图 4-02-2。金标植入应符合以下要求:

- 金标与金标之间距离不<2cm。
- 距离病变部位的最大距离<5~6cm。
- 金标在 45° 方向上不能共线。
- 金标两两连线的角度>15°。

二、金标规格

植入金标的规格必须满足追踪算法的要求,否则会被错误识别,表 4-02-1 列出了可用于追踪的金标规格(仅供参考)。在脊柱追踪系统研制出之前,治疗脊柱、骨骼内或旁的肿瘤需要在骨骼上植入金标。脊柱追踪系统应用后,免除了植入手术所带来的痛苦,让这些部位肿瘤的治疗更加简单、舒适。

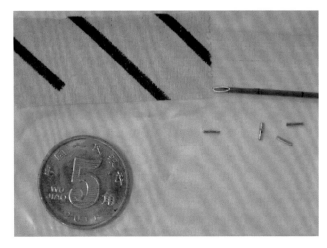

图 4-02-1 消毒并密封包装的金标(4 颗)。

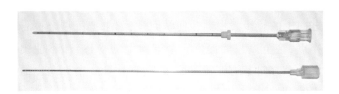

图 4-02-2 穿刺针。

表 4-02-1　用于软组织追踪的金标规格

制造商	类型	制造商部件号	尺寸(直径×长度)	说明
CIVCO	金粒子	MT–NW–887–808	0.8mm×3mm	3 颗经过消毒的软组织金标
		MT–NW–887–809	0.9mm×3mm	3 颗经过消毒的软组织金标
		MT–NW–887–812	1.2mm×3mm	3 颗经过消毒的软组织金标
	CyberMark™ 金粒子	MT–NW–887–851 (–853)	1mm×5mm	尺寸为 1.5mm×5mm 软组织金标,已消毒,并放置针中(1 个或 3 个一包)
	Coupled™ 标识	MT–NW–887–710 MT–NW–887–709	1mm×3mm 0.8mm×3mm	相对固定距离连接的两个 3mm 软组织金标,已消毒,并放置针中
RadioMed	Visicoil™	FP–0755	0.75mm×5mm	运送载体上的螺旋形软组织金标,易于应用到多种针头接口中
	螺旋形金 标识	VC–075–005–PL VC–010–005–PL	1.1mm×5mm	尖端具有骨蜡的预装针的螺旋形软组织金标 尖端具有骨蜡的预装针的螺旋形软组织金标
Olympus	金球	不适用	直径为 1.5mm	单个金球
Alpha Omega	金粒子	SMG0242–025	0.8mm×5mm	25 个金粒子/瓶,未消毒包装。19 号薄壁活检针,10~11cm 或 15cm 长

第 3 节　金标追踪

一、金标追踪原理概述

　　肿瘤的运动不仅有 3 个方向上的平移,还有 3 个方向上的旋转。根据几何学原理,如果把每颗金标看作点,这个点只能提供 3 个方向上的平移,却不能提供 3 个方向上的旋转。那么,若想计算 3 个方向上的旋转,即计算 6 维偏差,至少需要 3 颗金标。

　　射波刀能够利用金标追踪系统高精度的照射肿瘤,主要依靠其功能齐全的配置:

　　(1)一对相互垂直的 X 线机和非晶硅探测器构成的能进行立体成像的影像系统。医生根据拍摄的立体影像确定金标的立体空间位置,从而确定肿瘤位置。

　　(2)具备平移和旋转的多维运动治疗床,能够对患者位置进行精确调整。

　　(3)灵活的机械手,可对靶区位移能够精确地修正。

　　(4)利用影像系统探测金标的移动(内运动)的同时,用同步呼吸追踪器探测患者体表的呼吸动度(外运动),当这两者将金标移动与体表的呼吸动度关联起来,即建立患者的呼吸运动模型。然后,将呼吸运动模型数据加载到机械手的控制系统中,使加速器发出的射束随肿瘤运动而同步照射。

　　金标追踪(fiducial tracking),其中的"fiducial"是基准的意思,这个基准是指追踪参考的基准;"金"字意思是金属,并非专指黄金,是指植入到体内的金属标志物,所以翻译为"金标"。金标不能狭义地理解为黄金制作的标志物,可以是不锈钢,也可以是纯金。采用金属的目的是在影像上利用软组织与金属对射线衰减差异进行区分和识别,而且在影像上金属边界要比其他物质清晰,可以方便提取。金标是植入到体内的,这就要求金属具有很好的稳定性和组织融合性的同时,还要求最大限度地降低金属对身体的损伤,所以金标一般采用纯金制作,并需要相关的安全认证和技术设计要求。

二、确定金标的步骤

　　金标追踪算法确定金标分为 4 个步骤,分别为:①搜索"斑点";②筛选最佳的"斑点";③"斑点"转化为候选金标;④从候选金标中确认真正的金标。金标追踪有两种不同模式,分别是搜索模式和追踪模式。

在搜索模式中,软件在整个影像上同时搜索所有的金标。在追踪模式中,软件单独寻找特定区域里的每一个金标。

1.搜索"斑点"

在确认金标的过程中,通过调整感兴趣区(ROI)的阈值去搜索斑点。此时软件会产生一些高对比度的从最小到最大像素值的黑色和白色影像,图像从全白直至全黑,使用阈值搜索影像上的斑点,然后通过调整像素的最小值和最大值, 查找黑底影像上的斑点,如图 4-03-1。软件搜索有"斑点"的区域并计算搜索到的每一个"斑点",这里的斑点是指在影像中任何地方发现的高对比度的区域。

2.筛选最佳的"斑点"

软件寻找与期望特征最相符的"斑点",创建阈值

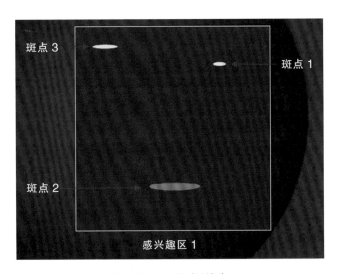

图 4-03-1　"斑点"搜索。

堆。对于每一个感兴趣区,软件会产生一个阈值堆,在相同的位置逐个图观察和搜索目标。一般是从影像全白的一边开始搜索,然后到影像全黑的一边,直至搜索完全部的区域。在这期间,软件在不同的最小和最大的像素值之间曝光影像,所以呈现出的是从稍暗背景开始,然后逐渐变成黑色的背景。在这个步骤中,软件追踪每一个斑点,假如该斑点经多次曝光后,仍在相同的位置,此时软件会自动计算出每一个斑点出现的次数,如图 4-03-2。

目标的密度越大,斑点出现的次数越多。斑点出现的次数以百分比形式表示,软件就是利用这个百分比确定目标的对比度。例如,该目标 100 次里面出现 13 次,则该目标的对比度为 0.13。从一个阈值图像到另一个阈值图像的过程中,每一个斑点的大小和形状随斑点出现和消失而改变。在这个步骤中,软件观察每一个斑点的所有样本,寻找与金标特征最相符的一个。首先,软件摒弃与金标大小和形状不相符的斑点,这样可以帮助缩小搜索范围。然后,软件观察留下来的斑点每一次出现的情况,将其特征与所要追踪金标的大小和形状进行对比。根据软件观察的结果,挑选出与金标最相符的斑点。最后,软件观察这些保留下来的每一个"最适合的斑点",依据每个斑点与相应金标之间的特征相符性进行排列, 给出各斑点等级列表,如图 4-03-3。

3."斑点"转化为候选金标

软件从每个 X 线相机获得的影像上搜索 3D 目标,并将这些"斑点"两两组对,这些组对的斑点成为候选金标,实现从 2D 斑点转化为 3D 候选金标。比较

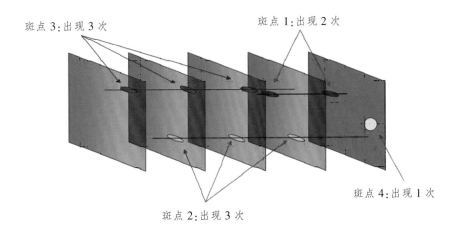

图 4-03-2　斑点出现次数示意图。

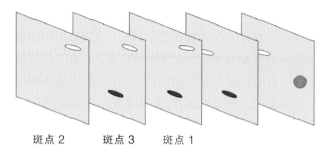

图 4-03-3　摒弃在大小和形状上与期望值不一致的斑点，找出与金标最相符的斑点样本，将这些斑点保留为最适合的斑点，然后按相符性进行排列。

A 相机和 B 相机上每个斑点的位置，满足 X 轴配对公差的斑点成为斑点对或候选金标。直至这一步，金标提取软件开始考虑每一个相机上的 ROI，此时软件把每一个斑点的位置与另一个相机上相应的 ROI 内的位置进行比较。由于影像的 X 轴相对应的是患者的 Z 轴（上下方向），因此斑点的 X 轴是与患者 Z 轴相关联。一对斑点位置在设定的 X 轴配对公差内，就假定为源自患者的一个相同的 3D 目标，该目标就成了候选金标。从图 4-03-4 中可以看出，这对斑点满足 X 轴配对公差，此时斑点的 Y 轴位置在这个步骤中并不重要。我们知道相机实际上是垂直于这个影像的面，如果一个斑点相对于另一个相机具有不同的 X 值，这就意味着此斑点在患者上的位置也不同（上/下方向）。然而，一个目标满足了 X 轴配对公差，并没有位于两个相机的中心（左/右方向），此时斑点在两个相机上的 Y 值就会不同。

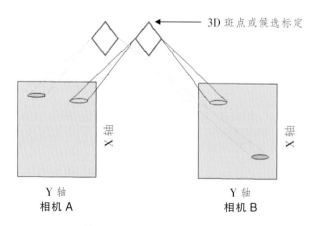

图 4-03-4　X 轴配对公差，比较相机 A 和相机 B 中斑点的位置，如果两者之间的位置差小于定义的 X 轴配对公差，则该斑点成为候选金标。

4.确认真正的金标

系统检查所有的候选金标，选择最佳的候选金标组合，并最终确认真正的金标。首先使用所有的候选金标创建金标组合；然后与 DRR 中的参考组合比较，摒弃不可能的组合，不考虑单个金标，只考虑金标组；最后从剩余的组合中选择最优。以 5 颗金标追踪为例，此时可能会出现候选金标超过 5 颗。影像上发现 1 颗金标的附近有 5 颗外科手术用的吻合器，且靠得非常近，这些吻合器所形成的斑点可能与相应的斑点通过了 X 轴配对公差，且斑点由金标产生，甚至可能 1 或 2 个斑点由外科手术用的吻合器产生。如何让软件发现真正的金标呢？软件通过产生的金标配置结构进行搜索。一旦发现正确的配置，然后就可以确定每一颗金标。以 5 颗金标为例，我们发现有 18 颗候选金标，软件会从 18 颗候选中选择 5 颗最可能的金标组合。每一种合成的结构将会与 DRR 中结构配置相比较，最不可能的结构配置就会被摒弃，如图 4-03-5。例如，金标配置的结构形状为锥形，5 颗金标按照线性组合的配置将会从这个考虑中被摒弃。

一旦不可能的结构被摒弃，剩下来的结构就与参考结构相似。因为没有绝对的参考，软件会将金标的位置进行对比，辨认金标只能通过它们相对其他金标的位置进行。因此，软件必须首先发现正确的金标配置结构，然后从这个正确的结构中提取和确认单个的金标，这样可以对发现的配置结构中所有的金标进行确认。如果系统在搜索 5 颗金标过程中，发现有 4 颗非常符合，而第 5 颗却不能被发现，则整个结构将判断为不相符，所有的金标都不会被确认。

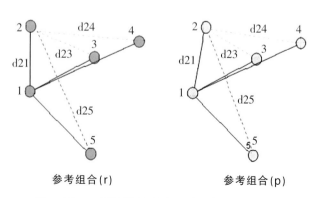

图 4-03-5　刚性限制，相似组合之间的距离比较。

三、金标配置

通过对比实际的与配置结构中可能成对的金标之间的距离,选择正确的配置结构。这两个距离之差必须小于刚性误差,才可以考虑为正确的配置结构。这样就有两种可能, 一个或更多的结构通过审核,或没有一个结构被审核通过。如果所有可能成对的金标的距离差在刚性限制值之内, 那么配置结构通过审核,并考虑为最终的评估,如图 4-03-6。如果只有配置结构通过刚性限制,那么就可以被确认为正确的配置结构,从而金标可以被用于计算。

如果结构配置通过刚性限制的审核,那么软件必须从这些配置中选择正确的。软件会通过两种方式选择最终的结构配置。第一种方式,平均刚性误差法,如果一种结构的刚性误差比其他的小,那么这个结构的排列级别就高(图 4-03-7)。早期版本的软件,如果遇

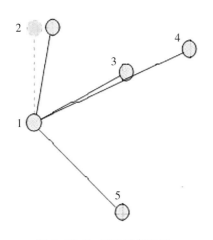

图 4-03-6　刚性限制通过。

到这种情况,这就是最终的结果,配置也将会被审核通过。然而,现在发现平均刚性误差并不是最佳正确配置结构的指标, 新的软件将执行一个差异检查,对配置结构中每一个斑点的品质进行评估。任何一个斑点的误差值都被关联起来,实质上去测量与期望特征之间的偏差。软件会自动从所有通过刚性误差检查的配置中选择总误差最低的结构配置(总体品质最高的斑点)作为最终配置结构。

在有些情况下,没有一个配置结构能够通过刚性误差审核,这种状况表明,所发现的每一种配置结构中金标的刚性误差都超出限定值。这种情况是由多种原因造成的,一般是由于金标移动或金标识别错误造成的。还有一种可能,是几颗金标的动度不同造成的。使用斑点品质检查,软件从这些没有通过刚性误差检查的配置结构中选择最佳的,然后通过检查所有成对的金标的刚性误差,再确定最可能引起刚性误差超限的金标。当发生此种情况时,我们将会看到一个错误的信息,最可能引起刚性误差超限的金标被标记成红色,如图 4-03-8。在这种条件下是无法追踪的,软件会提示 1 颗或多颗金标不能被使用,在追踪之前必须采取措施纠正此问题。

四、金标追踪模式

之前提到的追踪模式,当软件在这个模式下,会在影像特定的区域搜索金标。该区域是根据金标在 DRR 中的位置而确定的。但是若患者超出这个位置,金标就不会出现在期望的感兴趣区。当遇到这种情况,需要调整位置,让软件能够在正确的区域搜索到

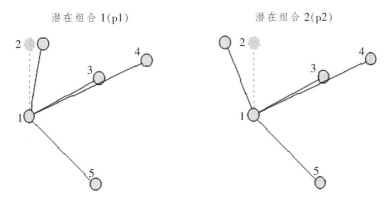

潜在组合 1(p1)　　　　　　　　潜在组合 2(p2)

平均刚体值(p1)<平均刚体值(p2),因此潜在组合 1 比潜在组合 2 优先选择　　图 4-03-7　平均刚性误差对比。

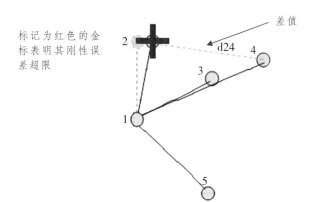

标记为红色的金
标表明其刚性误
差超限

图 4-03-8　如果任意两个候选项之间的距离大于设定的刚性
公差,则组合淘汰。如果没有组合通过刚性误差检测时,将会从
检测失败的最佳组合中选出一个匹配项。

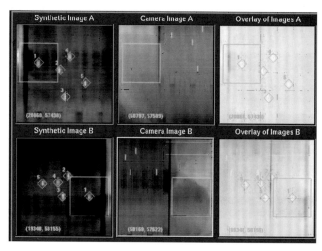

图 4-03-9　绿色方框为感兴趣区(ROI)。

金标。完成这一步需要:offset 或重新设定 ROI,如图
4-03-9。

　　当调整某颗金标时,我们如何知道相关指标信息
呢? 这时,软件会提供一个帮助工具。在对金标追踪
中,我们可以打开"Display Blobs"功能键显示出两个
相机上每颗金标的相关指标,斑点将以黄色的菱形显
示出来。

　　如图 4-03-10 所示,我们可以看到金标 5 的一个
斑点被确认为金标(带有绿色+的黄色菱形区),右边
那个斑点则没有被确认为金标。假设这个斑点是真正
的金标,而另一个是被误识别的,此时软件会选择第
二个斑点作为代替,这样你就需要调整参数去包含你
所想要的金标而排除另一个错误识别的斑点。首先,

　　在右侧大的显示窗上点击鼠标右键显示成像日志。然
后点击感兴趣的斑点,它的相关指标就会显示在日志
上。此时,我们可以看到该斑点的等级排列、在影像上
的 X 和 Y 位置、斑点的像素区域、阈值和对比度,如
图 4-03-11。不同的斑点可以出现相同的值,这就需
要用户去选择所期望的斑点的追踪参数。

　　如果斑点有不同的阈值,可以通过调整阈值范围
使其高于或低于想要目标的阈值,这是通过强制的方
法使软件观察其他斑点和排除考虑为金标的斑点。以
上图为例,设置阈值范围为 20 000~30 000,将会从认
为是金标的斑点中排除 3 个,如图 4-03-12。

　　对比度就是在阈值调整阶段斑点出现的次数。对
比度值可以用于设置一个斑点出现的最小百分比,但

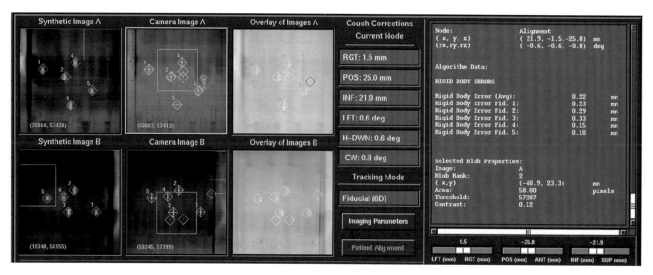

图 4-03-10　成像日志中金标的相关指标。

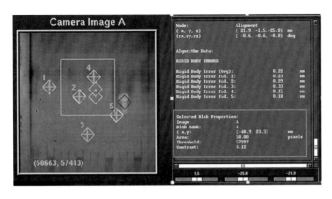

图 4-03-11　成像日志。

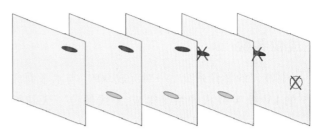

图 4-03-13　更改对比度值会在设置阈值过程中排除出现次数少的斑点。

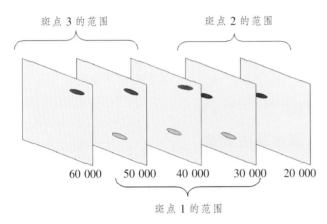

图 4-03-12　设置想要标记斑点的阈值的上限和下限（从全白到全黑），错误的设置会将实际的基准排除在外。

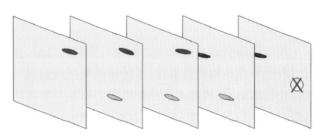

图 4-03-14　调整像素区域设置可以排除与形状限制不相符的斑点。

整界面，通过调整参数得到最佳的对比度。在调整图像中，注意不要曝光过度，否则很难确认金标。曝光过度可以调整 kV 或 EX 提高影像质量，此时不可调整 mAs。

五、金标追踪中成像与追踪参数

1.影像获取间隔时间

　　实时影像功能，并不是像摄像机那样连续获取影像，而是间隔一定的时间获取一次 X 线影像，间隔时间为 5~150 秒，可自由调节。为何要间隔获取影像，这是因为：①X 线连续曝光，球管因高温耐受不了；②患者不能接受长时间、大范围、额外的 X 线照射，可能会造成严重的放射性损伤。获取影像的间隔时间因具体情况而定，患者动度大的，即追踪的目标很不稳定时，间隔时间要短，缩短金标位置监测时间，提高修正频率，达到提高照射精度的目的。患者配合程度好，呼吸平稳，间隔时间可以调长，减少受照时间。

　　影像引导和实时追踪技术的应用，不是百益而无一害，事物总存在两面性，X 线也不例外，益处是获取了 X 线影像，弊端是 X 线对患者身体造成一定

　　这个斑点已被考虑为候选金标。如果一个斑点出现的次数比其他的多且又想排除这个斑点，使用对比度这个参数是无法实现的。需要我们注意的是，对比度值依赖于阈值的设置，如图 4-03-13。通常情况下，阈值范围越低，对比度越会增加。因此，在调整对比度的同时，不要调整阈值范围。要想同时使用这两个功能，应先调整阈值，重新计算图像，然后再调整对比度。

　　像素区域与斑点的形状和大小相关联，通过调整像素区范围，可以排除高于或低于想要斑点像素的斑点，如图 4-03-14。也可以利用阈值范围，设置的阈值范围不高于或低于想要斑点的像素区。

　　有些金标，无论如何提高它们的提取参数，都无法确认。软件允许用户在追踪中不使用该金标，并从候选金标中排除。

　　金标提取十分依赖于对比度，因此正确的 X 线技术对提取过程很重要。体胖的患者，想要获得很好的对比度是十分困难的。软件提供一个 X 线参数调

的损伤。

2.成像参数

射波刀的影像系统由一对互成90°、与水平面成45°的 kV 级 X 线成像系统组成,X 线源位于天花板上,非晶硅影像探测器采用落地式(G3)或隐藏式(G4),落地式由于影响射线的入射已被隐藏式替代。非晶硅探测器的分辨率为 512×512(G3)或 1024×1024(G4)。成像参数界面有 3 项,分别为电压、电流和曝光时间,通过调整它们,可获得最佳的影像,如图4-03-15。

实时影像功能可以关闭,影像引导摆位之后,照射过程中不在获取患者影像,系统始终按照摆位时的条件执行照射,不再考虑治疗中患者的移位和肿瘤的动度。同步呼吸追踪中,关闭实时影像,将不再更新呼吸模型。

3.算法参数

金标追踪使用金标提取算法提取 DRR 影像中金标的周围区域,将它与实时 X 线影像相关联,候选金标的位置可以使用关联影像、两个实时 X 线影像中金标的相对位置和金标之间的相对位置进行识别,操作界面如图4-03-16。金标提取算法将会计算金标可信度,用以衡量所提取金标的正确性。追踪精度受追踪中心与肿瘤的距离及金标与肿瘤动度一致性的影响,要求距离<6cm。计算平移至少需要 1 颗金标,计

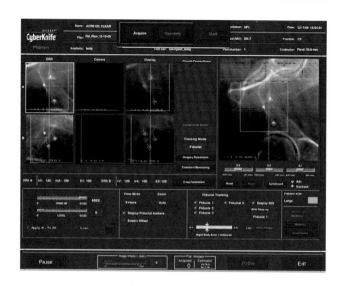

图 4-03-16　金标追踪模式操作界面,利用此界面可以监视和验证治疗中患者的摆位和追踪结果。

算旋转至少 3 颗金标。

4.基本算法参数

算法参数栏显示金标追踪算法,自由度(DOF)为6D,3 个方向上旋转限制的默认值,如图4-03-17。标准治疗床旋转为 1.5°,俯仰为 1.5°,钟摆为 3°,机器人床旋转为 1.5°,俯仰为 2°,钟摆为 3°,代表着在这 3个方向上允许的最大角度,超过此角度则会停止照射,需要通过调整治疗床使其不大于默认值。3 个方向出现旋转偏差,可以通过点击"机械手旋转修正"功能键对旋转偏差进行修正。标准治疗床是一个具有五

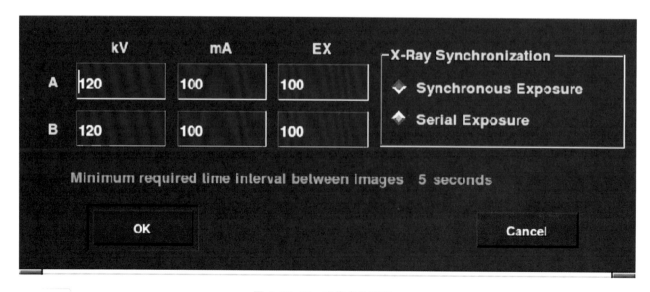

图 4-03-15　成像参数界面。

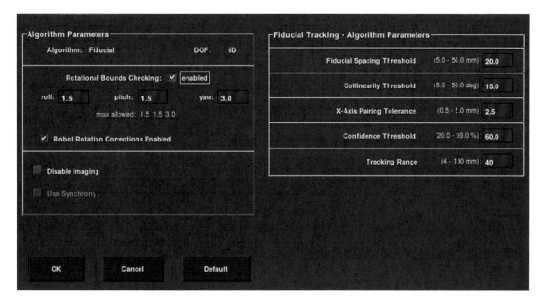

图 4-03-17　金标追踪算法模式的参数设置。

维运动能力的平台,在钟摆角度上需要人工调整。治疗中,如果影像系统监测到患者有运动,每次都靠治疗床来修正,则会大大加长治疗时间,操作也相对烦琐。此时,灵活的机械手凸显出其自由的优势,可以轻松、灵活地进行微小偏差的修正。治疗床与机械手有机结合,在摆位误差修正和治疗中患者的位移修正时,无论是在精度还是在灵活性上都是其他设备所无法比拟的。

参数设置左侧的窗口,分为三栏。第一栏显示的是算法类型为金标,自由度为 6,这里的自由度是指满足金标追踪的条件可以实现 6 维偏差的计算和 6 维的修正。6 维偏差计算是指计算 DRR 与实时影像上配置金标的 3 个平移和 3 个旋转的偏差。CT 定位和治疗时由于患者不能准确地躺在同一位置,即存在摆位误差,同时也会因内部器官的运动肿瘤的位置引起的误差,这个误差是一个多自由度误差,因此需要在平移和旋转方向进行修正。第二栏为旋转限制检查,此项可以手动关闭,但关闭之后影像系统将不对旋转进行检查,即使旋转超限机器也可继续治疗。第三栏为成像,此功能决定在治疗中是否开启实时影像追踪功能。如选取此功能,治疗前采用影像引导摆位,治疗中利用实时影像获取金标位置,及时修正偏差,监测患者位移,建立呼吸追踪模型。由于这个过程需要捕获患者影像及修正位移,因此治疗时间变长,但这给金标追踪过程中精确照射带来保证。关闭此功能,影像引导摆位之后,利用先前的影像追踪照射,无

论患者如何移动,都可以正常进行。

5.金标追踪算法

金标追踪算法参数分为两个位置显示,刚性误差在操作界面下端显示,金标间隔阈值、线性阈值、X 轴配对公差、可信度阈值和追踪范围在金标追踪算法参数栏显示。由于人体是非刚性物体,体内的金标因各种原因发生移动,如金标自身的移位、器官的平移和旋转、呼吸动度引起的位置变化等,而治疗计划中生成的 DRR 中的金标配置是固定不变的。金标追踪是以固定的金标配置为追踪参考,动态结构与静态结构相匹配,完全的绝对配准是不可能的。因此需要通过调整各项参数,进行非刚性配准,以使在允许的范围内实现金标的高精确追踪。

6.刚性误差

对于两个或更多金标构成的金标配置,将计算实时 X 线影像中每对金标之间的距离,并将该距离与 CT 重建后确定的相应距离进行比较,这两个距离之间的差值称为刚性误差(图 4-03-18),刚性误差控制区如图 4-03-19。

以 3 颗金标为例,两两金标之间共存在 3 个刚性误差值,每个值分别对应每对金标,每对金标的刚性误差由以下参数确定:$F_{1-2/CT}$、$F_{1-3/CT}$、$F_{2-3/CT}$、$F_{1-2/Live}$、$F_{1-3/Live}$、$F_{2-3/Live}$,其中 $F_{1-2/CT}$、$F_{1-3/CT}$、$F_{2-3/CT}$ 分别为 DRR 中金标 1 和 2、1 和 3、2 和 3 之间距离,$F_{1-2/Live}$、$F_{1-3/Live}$、$F_{2-3/Live}$ 分别为实时影像中 1 和 2、1 和 3、2 和 3 金标之间的距离。每对

金标之间的刚性误差分别为：

- 金标 1 和 2 之间的刚性误差

$$RBE_{1-2}=F_{1-2/CT}-F_{1-2/Live}$$

- 金标 1 和 3 之间的刚性误差

$$RBE_{1-3}=F_{1-3/CT}-F_{1-3/Live}$$

- 金标 2 和 3 之间的刚性误差

$$RBE_{2-3}=F_{2-3/CT}-F_{2-3/Live}$$

刚性误差阈值范围为 0.5~5mm，默认值为 1.5mm，设定的误差为允许最大值，如果任何一对金标的 RBE 值超出此范围就会发生错误并中断治疗。金标由于移位而产生 RBE 过大时，可以考虑增加刚性误差阈值或禁用移位的金标，增大刚性误差阈值，可能会导致定位偏差增大。

金标复选框出现黄色实心方块，表明该金标导致刚性误差超限，也有可能显示多个黄色方块，则表明有多个金标导致刚性误差超限。红色实心方块表示该金标是导致刚性误差超限的主要原因（图 4-03-20）。只显示一个红色实心方块，表明该金标影响最大。禁用红色实心方块的金标，可以处理刚性误差超限的错误，但可能会导致金标数量不足。

为了更直接地看到哪个金标引起的刚性误差超

限，可以打开成像日志。以图 4-03-21 为例，该示例采用 5 颗金标追踪，刚性误差以降序排列（图 4-03-22），导致误差最主要的金标位于列表顶部。

金标的感兴趣区（ROI），用于在金标提取算法中指示候选金标的搜索区域，每个金标位于相应 ROI 框的中心。

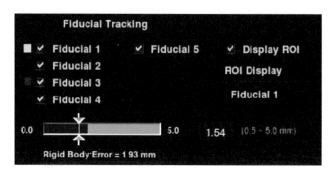

图 4-03-20　红色实心方块指示金标 3 刚性误差影响最大。

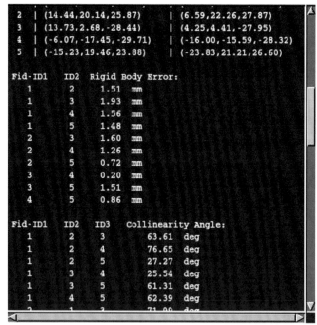

图 4-03-21　5 颗金标追踪的成像日志，显示每对金标的刚性误差。

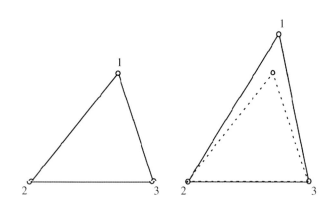

图 4-03-18　左图为利用 CT 影像重建的 DRR 中金标之间的位置关系。右图为实时影像中金标的位置关系，可见金标 1 的位置发生了变化。

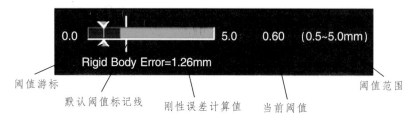

阈值游标　默认阈值标记线　刚性误差计算值　当前阈值　阈值范围

图 4-03-19　刚性误差控制区。

7.金标间隔阈值

用于精确评估旋转所需金标之间的最小距离,范围为 5~50mm。如果金标间隔小于该阈值,则会报错并中断治疗。通过降低此阈值,可以强制计算旋转偏差,但降低金标间隔阈值,金标提取算法计算的旋转值可能不准确,甚至会引起更大的误差。金标植入过程中应该注意金标间的距离,要求>20mm。计划设计过程中,要仔细观察 CT 影像和 DRR 中金标之间的距离。若发现金标距离过小,提前发出精度预警,并在流程质控单或治疗单上标注。若金标数量足够多,可建议禁用可能对精度造成严重影响的金标。20mm 是默认值,不要为了降低追踪难度而随意调低此阈值,防止增大照射误差。

8.共线性阈值

用于设置 3 个金标两两连线后线条之间的最小角度,该参数用于衡量金标(3 个为一组)的共线程度,角度阈值范围为 5°~50°。通过降低此阈值,可以调整计算旋转偏差,但金标提取算法计算的旋转值可能不准确,甚至可能引起更大的误差。金标共线性越高,旋转校正的精确性越低。因此,在植入金标时,尽量避免在 45°方向上共线。

当金标在 45°方向上共线时,一个影像板上金标间距足够大,而在另一个影像板上金标间距非常小,甚至靠到一起无法分辨。出现这种情况是非常棘手的,若都用,则可能引起金标识别和计算错误,识别错误导致配准错误,计算错误导致摆位不准和误差修正错误。若选用一个,可能会引起金标识别错误导致配准错误。若都不用,则浪费了共线的金标,可能会由于金标数量不足导致无法计算旋转。

RBE$_{1-3}$	1.93
RBE$_{2-3}$	1.60
RBE$_{1-4}$	1.56
RBE$_{1-2}$ 和 RBE$_{3-5}$	1.51
RBE$_{1-5}$	1.48
RBE$_{2-4}$	1.26
……	

图 4-03-22　刚性误差以降序排列。

9.X 轴配对公差

该参数用于设置两个投影(X 线成像系统中的 A 相机和 B 相机)中候选金标之间沿上下方向的最大相对距离,阈值范围为 0.5~5mm。如果此距离超过该公差值,则金标追踪算法不会将每个投影中的候选金标视作相同的金标。此参数用于消除对金标的误判,但金标长度过长(>5mm)或金标与投影影像中的另一物体过于接近,从每个 X 线影像探测器上获取的上下方向上的位移差值会大于此阈值。这可通过增大其参数来处理此情况。如果增大 X 轴配对公差,则金标提取算法可能无法正确识别金标配置,但不会生成错误消息。此时,必须以目测方式判断金标识别是否正确。

10.金标可信度

用于设置金标提取算法的最小检测可信度,提取算法会计算一个可信度,用于衡量提取的金标配置的精确性,阈值范围为 22%~99%。如果减小可信度,金标提取算法可能无法正确识别金标配置,但不会生成误差消息,因此需要目测方式判断金标配置是否正确。由于患者体胖等因素造成成像质量差,可能会因可信度低导致金标无法识别。此时,可以降低可信度,但要肉眼检查金标的正确性。

11.金标追踪范围

用于设置参考金标的方形区域的高度和宽度,金标提取算法在实时影像中对区域进行搜索和识别金标,阈值范围为 4~100mm。可以通过调整此参数,以确保金标在追踪范围内。操作中,可以通过减小该参数数值,排除误判为金标的结构。如果金标提取算法找不到超出此范围的金标,可增大此参数。

12.手动移动金标 ROI

在找错或找不到金标的情况下,可以手动移动金标 ROI,帮助金标的提取。Offset 功能是手动移动全部的 ROI 与实时影像中的对齐,通过目测的方式将这些点与认为是金标的点对齐,点击关联计算,可以计算出 6 维偏差。若金标识别正确,则可调整患者的位置。该功能是帮助软件去寻找金标,减少拍片次数,并可帮助快速摆位。

13.金标追踪模式中金标监控

在治疗中,间隔一定的时间获取实时影像,运用算法计算出此时金标的相关数据,将每次获取的数据点连成线,就构成了该参数的变化曲线,如图4-03-23。该显示区是基于时间轴显示以下参数的计算值。

- dxAB:X轴配对公差,单位为mm。
- Spacing:金标间距,单位为mm。
- Rigid Body:刚性误差,单位为mmv。
- Confidence:可信度,以百分比形式显示。
- Collinearity:共线性,单位为度。

14.单颗金标追踪

金标植入术是一种微创手术,因植入位置不同所面临的手术风险也不同,也就有了难易之分。手术风险小的位置往往会按照要求植入足够数量的金标,而风险大的位置往往植入的金标较少。当金标数量和空间分布不能满足旋转计算要求时,则要制订一个辅助计划,即是利用靠近肿瘤位置的一段脊柱制订一个脊柱追踪计划。这个计划的前提是假定肿瘤的旋转角度与脊柱的旋转角度接近或一致。通过脊柱追踪计算出3个方向上的旋转,对患者进行初次摆位,然后再利用金标追踪计算出3个方向的平移,进行第二次摆位。需要注意的是,由于在软组织中1颗金标没有可参照的目标,治疗期间金标是否发生移位无法确定,一旦金标移位,则照射靶区也随之偏移,可能会发生放疗事故。

也许有人会问,肺追踪技术相当于单颗金标追踪,为何却可以精确追踪呢?这是因为,肺部肿瘤不同于其他部位肿瘤,首先肿瘤在肺内是相对稳定的;其次是治疗前先利用脊柱摆位,之后追踪中心从脊柱转换到肿瘤,它会检测肿瘤的追踪中心与脊柱追踪中心的相对几何关系。因此,肺追踪不能简单地认为和其他追踪一样,其有相应的精度保障。

15.金标在体内的稳定时间

金标植入1周后,才可以CT定位和射波刀治疗,这个时间并不是一成不变的确定值,是存在个体差异的,要因情况而定。在治疗过程中,可能会发生个别金标移位,这可以利用刚性误差进行检查,确定发生移位的金标。若金标数量足够多,此时可以摒弃认为发生移位的金标,此时体现出多个金标的益处。若金标数量有限,无法判断哪颗金标发生移位,则应立即终止治疗,重新进行CT定位和治疗计划设计。对射线非常敏感的肿瘤,在照射过程中肿瘤体积发生变化,金标也发生相应变化,此时需要利用离线自适应技术(ART),重新定位、计划设计,确保照射的准确。金标追踪过程中,金标与肿瘤的相对几何稳定性至关重要,其直接决定治疗精度。因此,每次治疗时,都要仔细判断追踪金标的正确性,检查是否发生位移。患者CT定位后,应尽快治疗,定位与治疗间隔时间过长,体内的金标位置可能会发生变化,导致治疗精度失准。

16.放射性粒子应用于金标追踪

有些患者在病变区植入了放射性粒子,可利用病变区的放射性粒子作为追踪目标。放射性粒子作为金标使用,免去了金标植入术,省去了粒子在体内稳定的时间,但在追踪上增加了技术风险。治疗前,要根据

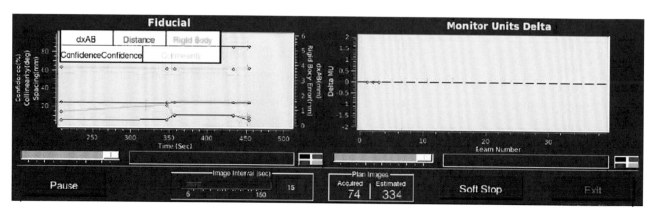

图4-03-23　金标追踪模式中金标监控。

粒子的分布和在体内的稳定性判断是否可用。若粒子间距太小且密不可分,则很难追踪;若粒子太多,在计划中选择金标要慎重。在两张 DRR 中仔细斟酌,确保在两个影像板上都能够容易区分,一般选择周边的粒子。

第4节　CT引导下金标植入

一、肝脏金标植入

　　肝脏肿瘤是我国主要病种之一,2011 年 2 月至 2013 年 12 月,在 CT 和穿刺引导仪的引导下为 1438 名肝癌患者共植入 5173 颗金标,最少的植入 2 颗,最多的植入 9 颗,平均植入 3.6 颗。植入过程如下:

　　(1)利用 CT 和定位光栅确定植入位置、深度和角度,并准确记录,如图 4-04-1。

　　(2)局部消毒,标记植入点,做好穿刺植入前的准备工作,如图 4-04-2。

　　(3)根据 CT 定位影像上确定的穿刺部位(点)、深度、角度,设定激光穿刺引导仪的激光线角度,在激光引导下进行穿刺,如图 4-04-3。图 4-04-4 为第二次穿刺。操作医生和配合人员要确保植入坐标的准确性,避免左右方向、穿刺深度等错误。

　　(4)抽出针芯,放置金标到针套内,利用针芯将金标推到植入点,如图 4-04-5。在放置金标前,抽出针芯的过程中,可能出现血液从针套流出,导致金标无

法植入。放置金标后,应缓慢抽出针芯,避免金标连同被带出体外。

　　(5)肝内多发或巨大肝癌,需要植入更多的金标以满足追踪的要求, 图 4-04-6 为巨大肝癌植入 6 颗金标,图 4-04-7 为肝内多发肿瘤植入 8 颗金标。

　　在穿刺肝、胰腺或其他软组织时,出血是最可能的并发症。在将穿刺针向病变部位插入时,特别是胰腺病变部位,可能会经过胃、肠等,应采取多种措施尽

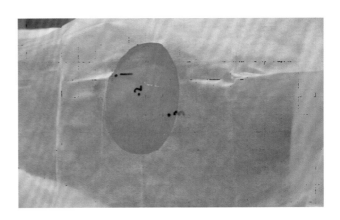

图 4-04-2　标记穿刺点。

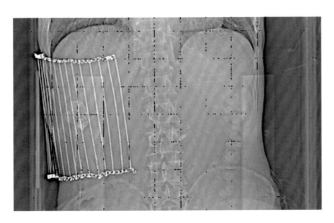

图 4-04-1　CT 定位影像。

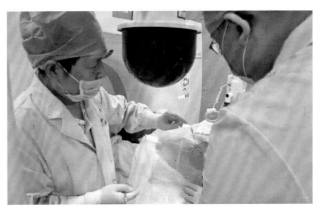

图 4-04-3　在激光引导下穿刺。

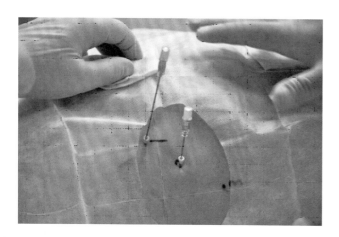

图 4-04-4　第二次穿刺。

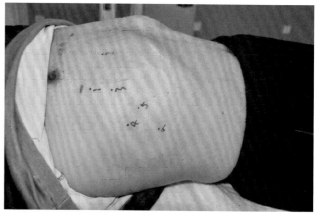

图 4-04-6　巨大肝癌植入 6 颗金标。

量避免穿刺这些结构,尤其是大肠,如缓慢进针刺激胃或小肠引起蠕动,以避免穿入胃或小肠。但如果进入大肠,则建议对患者进行为期 3 天的广谱抗生素治疗。如果在进针时发现很多动脉血沿着针流出,则不建议在此位置放置金标,而应将针取出,并评估患者的情况。如果情况稳定,则改为在其他位置放置金标。在胰腺金标植入实际操作中,不得不经过一些组织,按照危险程度从小到大排序为:胃、肝、小肠、大肠。植入后的金标影像,图 4-04-8 为 4 颗金标追踪,图 4-04-9 为 5 颗金标追踪,图 4-04-10 为 6 颗金标追踪,图 4-04-11 为 8 颗金标追踪。

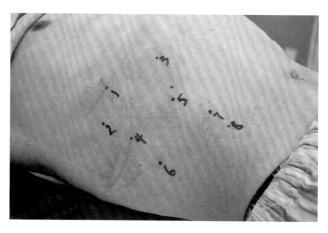

图 4-04-7　肝内多发肿瘤植入 8 颗金标。

二、肝脏金标植入并发症处理

金标是一种微创手术,具有一定的手术风险,可能导致肝内出血。因此,穿刺位置和深度要确保准确,

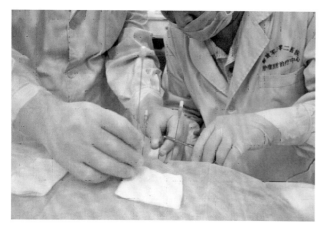

图 4-04-5　放置金标。

术后要严密观察。

图 4-04-12 为 1 例金标植入术后肝内出血的案例。颜某,男,79 岁,CT 提示"肝脏右后叶下段巨大占位性病灶",于 2012 年 9 月 12 日植入 6 颗金标,术后 2 小时患者血压波动较大,急查腹部 CT,支持肿瘤破裂出血诊断,随即行介入止血治疗。

不是每个植入的金标都能被用于追踪,不能满足金标植入原则的金标,在追踪时,可能被弃用。以下是金标植入失败案例,如图 4-04-13。金标 45°共线、两两连线角度<15°、金标间距小等都会造成植入的金标无法使用。

三、CT 引导下肝内单针 2 颗金标植入

金标植入有多种方法,可以在超声和 CT 引导下

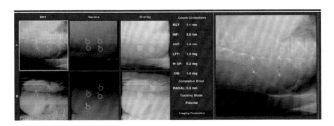

图 4-04-8　4 颗金标追踪影像。

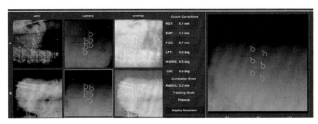

图 4-04-10　6 颗金标追踪影像。

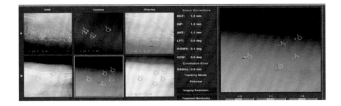

图 4-04-9　5 颗金标追踪影像。

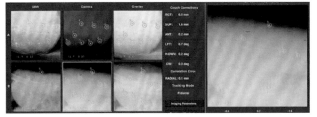

图 4-04-11　8 颗金标追踪影像。

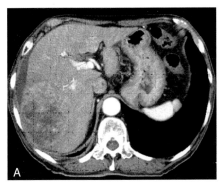

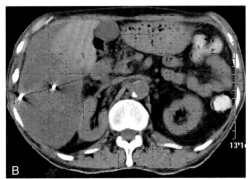

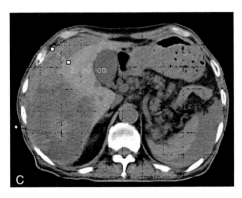

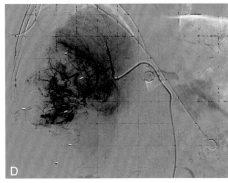

图 4-04-12　金标植入术后肝内出血的案例。(A)金标植入前；(B) 金标植入后；(C)CT 检查肝内出血；(D)介入止血治疗。

经皮穿刺植入，也可以在电子导航气管镜下植入。传统的方法一次只能植入 1 颗金标。金标植入是一种微创手术，仍然会给患者带来痛苦和手术风险。肝脏肿瘤患者在治疗前需要植入 4~6 颗金标，如果采用 1 针植入 1 颗金标技术，每名患者需要穿刺 4~6 次。为了提高植入效率以及减少金标植入带来的痛苦和风险，作者在 CT 引导下，在 1 针植入 1 颗金标的技术基础上发展了 1 针植入 2 颗金标技术，并经过 2 年多的检验，实现 1 针 2 颗金标技术与 1 针 1 颗金标技术的成功率基本接近。

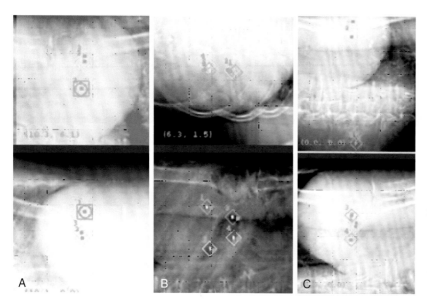

图 4-04-13　金标植入失败案例。(A)金标 2 和 3 间距小，造成追踪时 2、3 金标容易认错，为了安全起见，停用 2 和 3；(B)金标 1、2 共线，金标 3、4 在 45°共线，即使停用 2、4 金标，也容易认错；(C)金标 1、2、3、4 共面，之间连线角度<15°，无法计算旋转偏差。

2011 年 8 月至 2012 年 7 月间，共有 429 名肝脏肿瘤患者(男性为 274 名，女性为 155 名，平均年龄为 49 岁，年龄范围:19~74 岁)采用在 CT 引导下 1 针 2 颗金标技术植入金标，共植入 1252 颗金标。肿瘤的最小体积为 3.9cm³，最大体积为 978.3cm³。金标由纯度为 99.99% 的黄金制成，圆柱体，规格为 0.8mm×5mm，周围带有螺纹。使用的穿刺针型号为 18G，由针芯、针套和套环组成，长度为 15cm。植入金标使用的设备有 CT 机、穿刺引导仪和定位光栅。

单针双金标操作步骤:

第一步，对金标、穿刺针等器材进行消毒。患者平躺到 CT 床上，双手放于头部两侧。

第二步，将定位光栅放置于患者体表，利用 CT 获取肝脏和光栅的影像。在 CT 影像工作站上利用"距离"和"角度"测量工具确定 2 颗金标的植入角度和第 1 颗金标的植入深度。

第三步，首先利用定位光栅确定穿刺点左右方向的坐标，然后测量穿刺点到扫描起始点之间的距离，确定头角方向的坐标。根据左右和前后方向的坐标，就可以在患者体表确定植入点，用记号笔在患者体表点上标记。打开穿刺引导仪，根据在 CT 影像上测量的穿刺角度设定激光的方向。移动穿刺引导仪，使激光点瞄准穿刺点。

第四步，在植入处对体表进行消毒和局部麻醉。根据第二步确定的第 1 颗金标的穿刺深度，把套环正确放置到针套体表的刻度上。穿刺针沿着激光的方向

经皮肤进入到肝脏内，直至套环到达体表。抽出针芯，把第 1 颗金标放置到针套内，使用针芯把金标推到肝脏内，完成第 1 颗金标的植入。

图 4-04-14(A)为穿刺针达到指定深度，植入第 1 颗金标的影像;图 4-04-14(B)为第 1 颗金标植入完成后穿刺针朝外抽出一段距离，植入第 2 颗金标的影像。

第五步，最为关键的一步，有两种操作方式，一种方式是针芯与针套缓慢拔出 30~50mm，并停留在原处 3~5 分钟，抽出针芯，把金标放置到针套内，使用针芯把第 2 颗金标推到肝脏内;另一种是在沿针道植入化疗粒子，再把第 2 颗金标植入到肝脏内。

图 4-04-14(C)为 2 颗金标植入完成后的影像，在同一个层面上可清晰地看到 2 颗金标。针芯与针套在原处停留的 3~5 分钟，在这期间，可以继续在其他位置进行金标植入，这样可以更加快速地完成操作。停留 3~5 分钟的目的是降低第 2 颗金标与第 1 颗金标间距<20mm 的发生概率。图 4-04-14(B)为针朝外抽出后的影像，可以看到穿刺针留下的气道;图 4-04-14(C)为停留 3~5 分钟后的影像，此时针道已经闭合。

第六步，获取金标 CT 影像，测量金标之间的距离和连线角度，根据金标植入原则进行评估。这 2 颗金标在同一针道内，金标容易沿着针道运动，导致金标间距非常小。2 颗金标由于是共面植入，所以需要测量 2 颗金标的连线与水平线的角度，检查是否存在 45°共线。

图 4-04-15(A)为测量 2 颗金标之间的距离，图

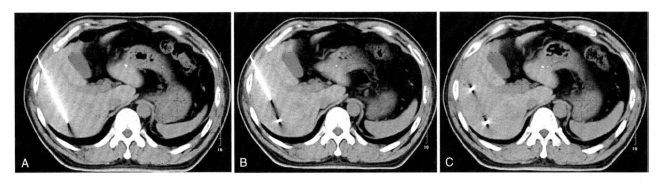

图 4-04-14　穿刺过程中的影像。(A)为植入第 1 颗金标;(B)为针套朝外抽出一定的距离,植入第 2 颗金标;(C)为 2 颗金标植入后的影像。

4-04-15(B)为测量金标连线的角度。

单针双金标技术植入的结果。单针双金标技术植入的 1252 颗金标中, 有 18 颗 (1.44%) 金标间距<20mm, 24 颗 (1.92%) 金标在 45°方向共线, 17 颗(1.36%)金标移位到其他器官,成功率达到 95.28%, 如图 4-04-16。1252 颗金标如果选用单针单金标技术,需要穿刺 1252 次,而选用单针双金标技术只需要穿刺 626 次。影响单针双金标技术成功率的重要因素之一是 45°共线 (在 1252 颗金标中, 有 24 颗金标在 45°方向上共线)。在金标追踪中,共线导致无法正确识别金标,容易认错,影响照射的精确性和安全性。24 颗 45°共线的金标中, 有 4 颗 (16.67%) 在 0°~35°范围内,14 颗(58.33%)在 35°~55°,6 颗在(2.5%)55°~90°。从 3 个角度范围植入的数量上分析,0°~35°有 4 颗(1.05%),35°~55°有 14 颗 (31.82%),55°~90°有 6 颗(0.72%)。在 35°~55°这个范围植入金标,共线的概率较高。金标 45°方向共线的特征就是 2 颗金标在一个

影像板上有足够的间距,而在另一个影像板上间距非常小。

单针双金标技术最大的难点就是解决 2 颗金标间距<20mm 和 45°共线问题, 穿刺针朝外抽出 30~50mm 并在原处停留 3~5 分钟后,或植入第 1 颗金标后,沿原针道植入化疗粒子,再植入第 2 颗金标,这样可以解决金标间距小的问题。植入化疗粒子的两个目的, 一是阻止第 1 颗金标因负压和血流沿针道运动,导致 2 颗金标距离非常近;二是化疗粒子可以降低穿刺带来的种植转移。治疗时,患者复位,身体会有一定的旋转角度,因此要避开在 35°~55°方向穿刺,解决 45°共线问题。由于 2 颗金标在同一针道内,需要将穿刺针朝外抽出 30~50mm, 这就要求穿刺方向上的肝脏厚度至少要有 50mm。如果植入的区域肝脏厚度<50mm,这种技术就会受到限制,所以部分肿瘤患者需要使用单针单金标和单针双金标两种技术进行植入。单针双金标技术提高了植入效率,同时由于穿刺次数

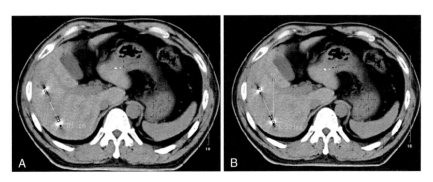

图 4-04-15　(A)为测量 2 颗金标之间的距离;(B)为测量金标连线的角度。

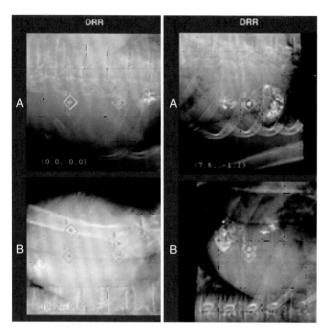

图 4-04-16 (A)金标在 45°方向共线;(B)为金标间距小。

减半,降低了成本,减少了穿刺带来的风险。

四、超声引导下金标植入

Jae Hyun Kim 等回顾了 2008 年 6 月到 2011 年 3 月超声引导下金标植入的病例。77 名患者(男性为 45 名,女性为 32 名,平均年龄为 60 岁)经皮超声引导金标植入,共植入了 270 颗金标。其中 104 颗植入胰淋巴结,39 颗植入胰腺,31 颗植入前列腺。64 名患者的 222 颗金标是经腹部路径植入,另外 13 名患者的 48 颗金标经直肠路径植入。刺入皮肤的位置用聚维酮碘消毒后,保持无菌状态,再注入局部麻醉剂(1%的利多卡因,10mL)。在超声引导下,使用 18G 穿刺针在靶区上以及周围置入 2~6 颗金标,金标的尺寸

为 0.9mm×3mm。根据并发症 SIR 分类体系,对轻度、严重并发症进行划分。轻度并发症分为两类(A.无须治疗,无后遗症;B.正常治疗,无后遗症;仅包括过夜观察)。严重并发症分为四类[C.需要治疗,短期住院(<48 小时);D.需要住院治疗,护理级别升高,延长住院时间(>48 小时);E.持续不良后遗症;F.死亡]。

在 77 名患者身上植入 270 颗金标,其中 1 名患者出现了严重并发症(约 1.3%),16 名患者出现轻度并发症(约 20.8%)。出现严重并发症的患者以往接受过胆总管癌的胰十二指肠切除术。植入后,患者诉说植入部位有局部疼痛,予以止痛剂和保守治疗。但金标植入 11 小时后,患者体温升至 38.6℃,出现呼吸困难和右侧腹疼痛。植入术后的 5 天内,患者的胸腔积液逐渐增加。此后,针对胸腔积液进行了经皮导管植入。植入导管后患者的情况逐渐好转。金标植入两周后,CT 扫描显示肝周围新出现了囊下积液,以及周围肝内胆管的胆管扩张,怀疑是胆汁瘤。16 名患者(约 20.8%)出现了轻度并发症,仅需要过夜观察,无须或仅需轻微治疗。11 名患者出现腹部疼痛,其中 4 名在随访期内无须特别处理。此外,有 2 名患者轻度发烧,无须后续处理,1 名患者的皮肤穿刺部位出现了轻度的血肿,除了简单的敷料之外,无须特殊处理。在经直肠超声引导下,14 名患者接受了金标植入。1 名患者出现了暂时性的血尿症,但持续时间不超过 1 天,也无须特殊治疗。另 1 名患者出现短暂性排尿困难,需要借助导尿管。没有患者出现需要长期住院治疗的严重并发症。此外,由于超声在三维空间中的准确度不如 CT,在区分金标空间位置上逊于 CT。当植入 3 颗以上金标时,确定金标的相对空间位置较差,因此要更为谨慎。

第5节 金标移位

金标植入后,在体内并不是稳定不变的,可能在治疗前和治疗中发生移位,会给照射的安全性和精确性带来影响。2011年6月至2012年6月,作者利用射波刀治疗了437名肝脏肿瘤患者,在肝脏内共植入1586颗金标。

金标移位分为治疗前移位和治疗中移位。治疗前移位:金标植入到肝脏后一周行CT定位,发现金标从肝脏移位到其他器官或移位到体外。治疗中移位,肝脏肿瘤的照射次数为2~5次,在这个过程中金标发生移位导致追踪无法使用,并通过再次行CT定位确定发生移位。

金标移位的风险评估。对安全性造成影响,金标是参照物,金标移位则照射位置也发生改变,可能引起放射性损伤,甚至事故。一般情况下,金标数量少于3颗,只能计算3个平移偏差;3颗及以上金标追踪,可以计算6维偏差,移位可能引起用于追踪金标的数量少于3颗,导致照射精度下降。对437名肝脏肿瘤患者的金标移位情况进行整体统计,包括治疗前和治疗中的移位,共有62名患者发生金标移位,发生概率为14.18%。1586颗金标中共有73颗金标发生移位,发生概率为4.6%。治疗前共有27名患者发生金标移位,发生移位概率为6.18%;共有34颗金标移位,发生概率为2.14%。治疗中共有35名患者发生移位,发生概率为8.01%;共有39颗金标移位,发生概率为2.46%。植入时,穿刺针抽出使针道内产生负压以及血流、器官运动等因素,可能导致金标发生移动。在行CT定位时,发现有些金标从肝脏移位到肠管(图4-05-1A)、肾脏(图4-05-1B)、脾脏(图4-05-1C)、胸壁(图4-05-1D)等器官,有些在体内没有发现。治疗前27名金标移位患者中,有6名移位肠管、3名移位脾脏、4名移位肾脏、6名移位胸壁、8名移位体外,移位其他器官和体外的概率分别是74.07%和25.93%。移位的34颗金标中,有9颗移位肠管(26.48%)、4颗移位脾脏(11.76%)、4颗移位肾脏(11.76%)、6颗移位胸壁(17.65%)、11颗移位体外(32.35%)。

金标的体表虽然设计有螺纹,但仍能发生移位,这是由于血流、器官运动等原因造成。金标是照射肝脏肿瘤的参照物,金标发生移位,也就意味着参照目标的移位,如果选用了移位的金标,照射也就偏离了正确位置。治疗前金标移位,导致用于追踪金标数量的下降,如果追踪金标的数量少于3颗,则精度下降;如果导致追踪金标的数量只有1颗,则会影响到治疗的安全性。单颗金标追踪,由于没有可参考的目标是无法判断是否发生移位的,同时由于金标数量少于3颗,安全性和精确性都得不到保证。2颗金标追踪,由于2颗金标互为参考治疗期间,以及肿瘤的变化等因素,会造成金标移位,如图4-05-2。图4-05-2A为计划设计时该层面3颗金标,图4-05-2B为第二次治疗时发现只有2颗金标,CT重新定位确定有1颗金标移位。由于负压、血流以及操作技术等原因,可能会造成金标沿着针道移到胸壁,导致金标在追踪时无法使用,如图4-05-3。金标移位到胸壁之后,不能代表肝脏的动度和位置,因此,在计划设计时,需要摒弃这些移位的金标。

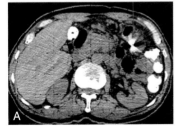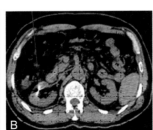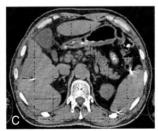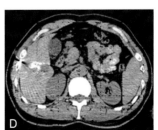

图4-05-1 金标移位。(A)移位到肠管;(B)移位到肾脏;(C)移位到脾脏;(D)移位到胸壁。

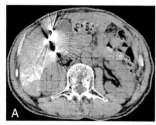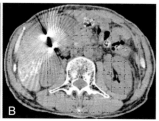

图 4-05-2　治疗中的金标移位。(A)计划设计时,该层面有 3 颗金标;(B)第二次治疗时,发现只有 2 颗金标。

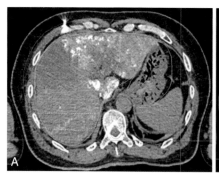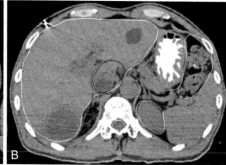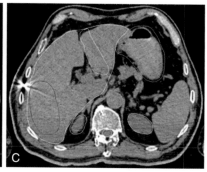

图 4-05-3　金标移位到胸壁,肋间隙中闪亮的带有伪影的为金标。

第 6 节　射波刀的流程质控

一、射波刀 QA 案例

射波刀 QA 项目分为每日、每月、每季度和每年,检测内容多、细,频率高,成本高,这是其复杂的结构、特殊的追踪技术和高精准度所要求的。射波刀 QA 要求每天治疗前通过拍片检测射波刀的精度,由于只检查两个垂直的射束,判读时要仔细。作者从 2012 年 10 月 21 日的射波刀 QA 检测案例发现,第一次射波刀 QA 检测的偏差超过规定值,但第二次射波刀 QA 检测结果却正常了。紧接着,进行 E2E 测试,发现射野中心确实发生偏移,后经检查发现固定螺丝松动。

射波刀 QA 验证检测只检测两个垂直射束,并且机械手不进行位置误差修正,需要手动将 6 维偏差调整得很小。第一次检测的误差为 2.49mm(图 4-06-1),第二次拍片检测结果为 1.07mm(图 4-06-2)。如果到此为止,也许就发现不了问题而继续治疗。紧接着第

三次检测,误差为 2.86mm,可以确定射波刀的精度存在问题,如图 4-06-3。于是,进行 E2E 测试,颅骨追踪的误差为 2.72mm(图 4-06-4),脊柱追踪的误差为 3.82mm(图 4-06-5),因此通报有关人员对射波刀进行检测。

检查发现,准直器的筒与治疗头相连的螺丝松动(图 4-06-6),导致治疗头前段摇晃,致使射波刀 QA 检测结果摇摆不定,E2E 检测偏差超过规定值。

二、射波刀的流程质控

设备越精密,开展的放疗技术越先进,需要的质控就越严格。低分割放疗单次剂量高(10~20Gy),次数少(1~5 次),如果精度和准确度得不到保障,该技术就无法安全、有效实施。为了更能详细地描述,以肝癌射波刀治疗为例。从安全、精确和可追溯的角度考虑,把射波刀治疗肝癌的整个流程分成 10 个环节,分

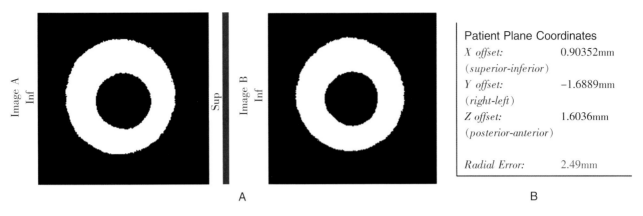

图 4-06-1　第 1 次射波刀 QA 检测。(**A**)为照射后的胶片;(**B**)测量的偏差为 2.49mm。

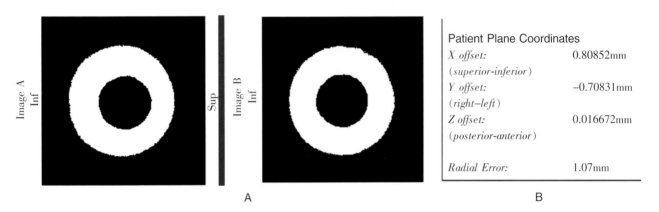

图 4-06-2　第 2 次射波刀 QA 检测。(**A**)为照射后的胶片;(**B**)测量的偏差为 1.07mm。

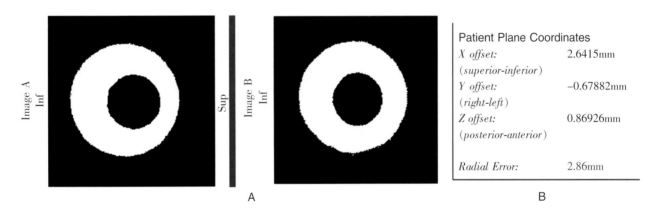

图 4-06-3　第 3 次射波刀 QA 检测。(**A**)为照射后的胶片;(**B**)测量的偏差为 2.86mm。

别为:患者信息登记、金标植入、体位固定、CT 定位、靶区勾画、治疗计划设计、质量保证、治疗执行、正确性检查和患者资料归档,如图 4-06-7。

　　流程质控列出了每个环节中可能影响治疗安全性和精确性的各种错误操作,并说明错误操作会带来的后果。射波刀治疗过程中的实时影像会被系统自动保存,每天治疗完成后,我们可以通过实时影像检查患者信息、治疗次数、处方剂量、患者摆位和追踪照射的正确性。如果发现错误,可以及时中止第二天的治疗,避免给患者造成更严重的损伤。因此,正确性检查在流程质控中是非常重要且有效的。

　　物理上的 QA 是确保射波刀照射安全性和精确

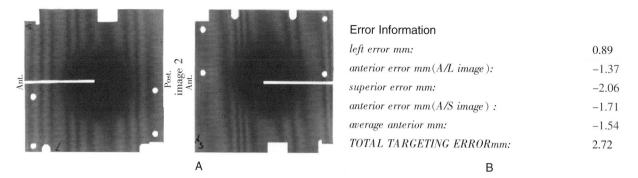

Error Information

left error mm:	0.89
anterior error mm(*A/L image*):	−1.37
superior error mm:	−2.06
anterior error mm(*A/S image*):	−1.71
average anterior mm:	−1.54
TOTAL TARGETING ERRORmm:	2.72

A　　　　　　　　　　　　　　　　　B

图 4-06-4　第 1 次 E2E 检测(颅骨追踪)。(A)为照射后的胶片;(B)测量的偏差为 2.72mm。

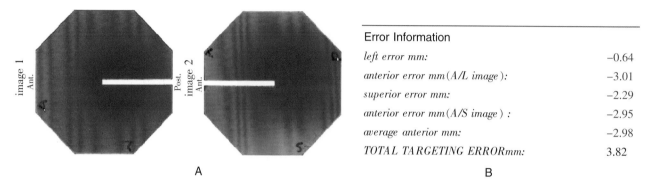

Error Information

left error mm:	−0.64
anterior error mm(*A/L image*):	−3.01
superior error mm:	−2.29
anterior error mm(*A/S image*):	−2.95
average anterior mm:	−2.98
TOTAL TARGETING ERRORmm:	3.82

A　　　　　　　　　　　　　　　　　B

图 4-06-5　第 2 次 E2E 检测(脊柱追踪)。(A)为照射后的胶片;(B)测量的偏差为 3.82mm。

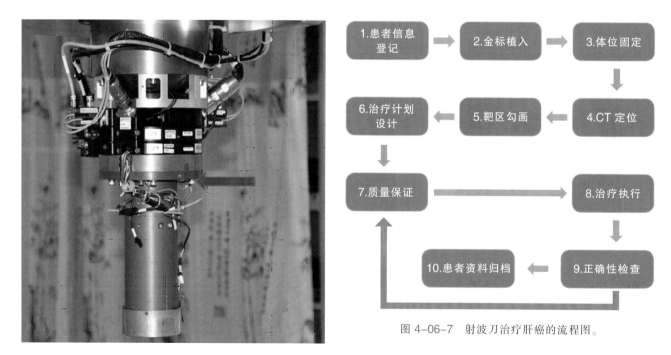

图 4-06-6　准直器的筒与治疗头相连的螺丝松动。

图 4-06-7　射波刀治疗肝癌的流程图。

性的关键工作,但只靠物理上的 QA 无法保证整个治疗环节不出问题,任何一个环节都可能影响最终治疗的安全性和精确性。因此需要流程质控。2011 年 2 月,作者所在医疗中心在应用 G4 射波刀系统之初就很快发现,流程中的环节之间也是彼此互相影响的,环节之间要紧密衔接,才能保证流程的顺利和安全。

1.患者信息登记

登记的内容包括患者的姓名、性别、年龄、床号、原发部位、治疗部位、病理诊断、病理分期、联系电话等相关信息。肝癌患者需要行金标植入术,虽说是微创手术,但也要注意患者是否有其他病史,如心脏病、高血压、癫痫等,并提醒医生在金标植入术中要注意患者的病情变化。

若患者有其他疾病,在金标植入等环节中,要准备相应的抢救药品和器材。若肝内多病灶,则标注肿瘤的分布情况,提示金标植入时要考虑全部肿瘤追踪的需要,避免因金标数量不足而再次植入金标。

2.金标植入

金标植入的目的是在肿瘤内或旁植入 4~6 颗金标,为射波刀治疗提供追踪目标。登记金标植入的时间、部位、数量,是针对单个靶区植入还是多个靶区植入。植入的金标在 45° 方向上共线,会导致 2 颗金标在一个实时影像上很难区分。2 颗金标的距离<2cm,或金标的两两连线角度<15°,则计算的误差较大。2 颗金标间距非常小, 容易认错。金标到肿瘤的距离>6cm,则追踪精度下降,同时可能会影响计划设计时射线束的分布。没有登记金标植入的时间,则可能会由于金标在体内的时间过短引起金标移位。患者其他疾病复发,没有准备急救器材和药品,导致患者因抢救不及时而死亡,会引起医疗纠纷。若金标植入的数量<3 颗,需要制订一个辅助计划。若患者咳嗽剧烈,则要在 CT 定位和治疗前减轻咳嗽。有粒子植入、金属吻合器、金属支架等,提前判断是否会影响金标的识别和确认。患者有癫痫等疾病,提示在治疗时要密切关注患者。

3.体位固定

肝癌患者一般采用真空袋固定,要求患者自然平躺在真空袋内,仰卧位,双手放两侧。由于治疗时使用同步呼吸追踪,患者要身着呼吸背心。患者穿的衣服带有扣子、金属等物品,会影响 CT 定位、治疗时金标的识别和追踪。耳环、发卡等饰品,可能会刺破真空袋,也可能会掉落到设备中引起故障。患者身体倾斜或部分身体悬空,则治疗时很难复位。体位固定器太紧,会在注射造影剂时影响手臂的移出,从而导致基准图像与辅助图像融合困难。呼吸背心太紧,让患者呼吸困难;呼吸背心太松,则不能反映出患者的体表动度。若患者中有同姓名的,或体重超过 100kg 的,需要进行标注。若患者疼痛导致难以平躺 30 分钟以上的,在 CT 定位和治疗前需要进行止痛。若患者体内有金属吻合器,不符合 MRI 扫描要求的,需特别标注。

4.CT 定位

肝癌采用金标追踪,金标植入后 1 周才可以定位。获取的影像,包括 CT 平扫、CT 增强、MRI、PET 和 3D 血管造影等图像,其中 CT 平扫图像作为基准图像用于剂量计算,其余图像皆为辅助图像。金标在体内的时间<1 周,在体内可能不稳定,治疗中容易发生金标移位,从而导致照射不准确。层厚>1.5mm,可能有些金标在影像上不能显示出来。不等厚度扫描、范围<20cm、层数>512 层,CDMS 不接收影像数据。扫描区域不完全包括整个横断面,计划设计时会影响射束的选择。如果基准图像和辅助图像都没有以脊柱中线为参考进行扫描,则会导致图像融合时重合度差,影响靶区的勾画。若胃内造影剂太多,则会影响剂量计算或金标的配准。若辅助图像与基本图像融合时偏差大,那么,对感兴趣器官勾画时,要在 CT 平扫图像上核查。下列情况要进行标注:获取的是 4DCT 影像,采用放射性粒子作为追踪目标,患者呼吸波动较大,金属吻合器影响金标识别,金标移位到其他器官,金标数量<3 颗等。

5.靶区勾画

勾画靶区及感兴趣器官,确定靶区的处方剂量、治疗次数,若有多个靶区,还需要确定治疗顺序。这时,中间的剂量变更没有登记和告知,将会导致处方剂量错误,因此要注意以下几点。①标注肿瘤治疗的方式是不是连续治疗、隔日治疗、多个靶区同时或交替治疗;②肿瘤靠近胃、肠时,应关注患者的胃肠道反应;③多靶区时,应注意剂量的叠加和敏感器官的受量;④如果肿瘤体积较大,应评估正常肝脏的体积受量。

6.治疗计划设计

根据勾画的靶区、靶区的处方剂量、敏感器官的限量等进行治疗计划设计,使靶区达到处方剂量,同时很好地保护正常器官。密度模型选择错误,会导致计算不准确。多靶区计划设计不当,容易发生高剂量在敏感器官上叠加。碘油沉积严重,会影响金标的确认。多个靶区治疗,没有更改用于追踪的金标,没有核对处方剂量,会导致照射剂量错误。辅助计划的靶区位于敏感器官,如果被错误执行,可能会引起放射性损伤。值得注意的是:①可用金标的数量少于 3 颗,需要使用辅助计划;②有金标间距太小、在 45°角共线、金标附近有金属干扰物的情况要进行标注;③利用放射性粒子追踪或有停用的金标,需要在 DRR 图中标注。

7.质量保证

质量保证是安全、精确和有效治疗的前提,质量保证检测的关键数据体现在每名患者的治疗单中,是治疗的重要依据。治疗单需要记录的有:射波刀 QA 结果、E2E 结果、剂量一致性结果等。

8.治疗执行

治疗执行是按照计划系统设计的方案,将射线精确地照射到肿瘤上。金标识别错误,则照射不准确。以放射性粒子作为追踪标记,粒子多,容易认错。体内有手术吻合器,导致个别金标不能使用,或被系统错误地认为是金标。呼吸追踪标记放置位置不当,建立的呼吸模型不准确。患者呼吸动度大,呼吸模型建立困难或不准确,会增大照射误差。用于金标追踪的数量只有 1 颗,则可以通过观察金标与周围组织的相对位置判断金标是否有移位。如果金标与周围组织相对位置变化较大,主要是金标移位或呼吸运动所致。为了降低追踪难度,故意停用某些金标,会增大照射误差。治疗期间,肿瘤缩小导致的金标移位,需要重新定位。另外,需要注意以下几点:①标记停用的金标和容易认错的金标;②对金标的数量<3 颗患者治疗时,需要利用辅助计划摆位;③个别金标动度大,容易报错;④患者肩很宽,超过 PDP;⑤患者肥胖,金标可信度低,需要仔细识别。

9.正确性检查

利用射波刀 CDMS 检查治疗执行的正确性、金标追踪的正确性和照射剂量的正确性。尽管下列操作很简单,但却很有用:①可以检查当日的治疗是否正确,确定明日是否继续治疗;②发现错误要及时更正,避免更加严重的错误。如果发现执行了辅助摆位计划或金标追踪是错误的,应立即停止治疗,并对危险性进行判断。

10.患者资料归档

患者资料包括治疗前的影像(CT、MRI、PET/CT 和 DSA)、金标植入影像、计划讨论记录、计划报告、治疗过程记录、实时影像等。详细和完善的资料有助于总结成功经验,分析失败原因。没有这些详细的资料,可能会延续错误的方法,导致更大、更多的错误。不利用这些资料进行总结和研究,也就无法提高我们的放射治疗技术水平。这些资料也有助于问题的追溯,如肿瘤复发、敏感器官损伤,追溯治疗时的剂量、位置、精度的正确性。因而,治疗后的患者资料归档是很有必要的。

第 7 节　射波刀精度的相关测试

一、脊柱辅助摆位条件下金标追踪的精度检测

在实际操作中,由于植入术中器官的运动、植入位置的限制、植入技术水平、金标移位、金标刚性误差大、金标两两连线角度<15°等因素,会使植入的金标数量和质量上无法满足追踪要求。当金标数量少于 3 颗时,往往采用脊柱辅助摆位提供旋转偏差法,才能再进行金标追踪。本节主要论述的是利用仿真人模体和肺部动态模体检测脊柱辅助摆位条件下金标追踪的精度,如图 4-07-1 和图 4-07-2。仿真人模体计划

的设计:把球方内的圆球靶区作为照射区域,准直器为 25mm。肺部动态模体计划的设计:把肺部模体内的圆球靶区作为照射区域,准直器为 15mm。若追踪金标数量为 1 颗或 2 颗,选择邻近靶区的一段脊柱设计一个辅助摆位计划。而仿真人模体可设计一个脊柱追踪计划,用于与金标追踪精度进行对比。

仿真人模体验证结果,如图 4-07-3。仿真人模体为静态验证,整个模体中的组织与金标的位置关系是固定的。1 颗或 2 颗金标联合脊柱辅助摆位平均照射精度为 1.11mm 和 1.05mm。3、4、5 和 6 颗金标的平均照射精度分别为 1.07mm、0.92mm、0.97mm 和 1.15mm。从表 4-07-1 可以看出这 6 种情况下的追踪精度为

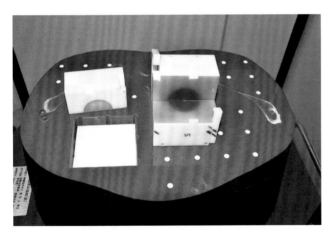

图 4-07-1　仿真人模体、球方模体和 EBT3 胶片。

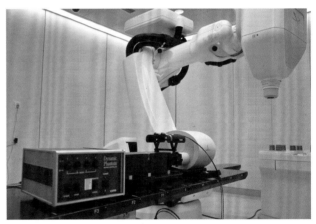

图 4-07-2　肺部动态模体。

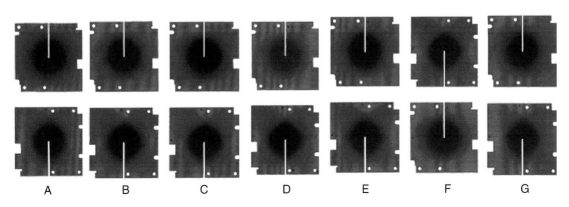

图 4-07-3　仿真人模体中照射后的 EBT3 胶片。(A~F)分别为 1~6 颗金标追踪;(G)为脊柱追踪。

1±0.15mm,偏差很小,可以认为它们具有同等的照射精度。为了进行更好地对比,更清楚地认识静态模体的特殊性,对同一靶区采用脊柱追踪,平均精度为1.13mm。由此可以看出,金标联合脊柱辅助摆位、3颗及3颗以上金标追踪、脊柱追踪等对于静态模体具有同等的照射精度,均优于1.5mm。1~6颗金标追踪的精度在 L、A(A/L)、S、A(A/S)和 A 方向上的相对偏差非常小。

肺部动态模体验证结果,如图4-07-4。该模体模拟人的肺部组织结构和肺部肿瘤的运动,"肿瘤"的周边植入6颗金标,用以验证射波刀追踪动态肿瘤的精度。1颗、2颗金标联合脊柱辅助摆位的平均照射精度为1.03mm 和0.7mm,3、4、5和6颗金标的照射精度分别为0.58mm、1.02mm、0.65mm 和0.96mm。从表4-07-2 可以看出6种情况下的追踪精度为1±0.42mm,均<1.5mm。因此可以认为,它们具有同等的照射精度。1~6颗金标追踪的精度在 L、A(A/L)、S、A(A/S)和 A 方向上的相对偏差非常小。

表4-07-1 仿真人模体的不同数量金标追踪的照射精度(单位:mm)

	1颗	2颗	3颗	4颗	5颗	6颗	脊柱
L 方向偏差	−0.37	−0.30	−0.27	−0.23	−0.35	−0.24	−0.45
A 方向偏差(A/L)	0.97	0.83	0.58	0.65	0.56	0.62	0.62
S 方向	−0.74	−0.91	−0.88	−0.67	−0.75	−0.97	−0.88
A 方向偏差(A/S)	0.71	0.64	0.50	0.51	0.46	0.52	0.68
A 向平均偏差	0.69	0.74	0.54	0.58	0.51	0.57	0.65
总偏差	1.11	1.05	1.07	0.92	0.97	1.15	1.13

注:S、L、A 分别代表人的头、左和前方向。

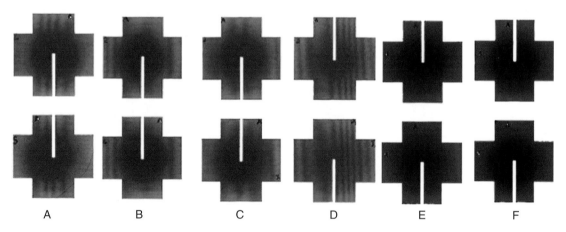

A　　　　B　　　　C　　　　D　　　　E　　　　F

图4-07-4 肺部动态模体中照射后的 EBT3 胶片。(A~F)分别为1~6颗金标追踪。

表4-07-2 肺部动态模体不同数量金标追踪的照射精度(单位:mm)

	1颗	2颗	3颗	4颗	5颗	6颗
L 方向偏差	−0.53	−0.5	−0.31	−0.57	0.1	−0.29
A 方向偏差(A/L)	−0.08	0.01	−0.13	−1.12	−0.26	−0.7
S 方向	0.87	0.4	0.46	0.03	0.6	0.54
A 方向偏差(A/S)	−0.26	−0.56	−0.26	−0.57	−0.17	−0.79
A 向平均偏差	−0.17	−0.28	−0.19	−0.84	−0.21	−0.74
总偏差	1.03	0.7	0.58	1.02	0.65	0.96

注:S、L、A 分别代表人的头、左和前方向。

利用与靶区相邻的一段脊柱进行辅助摆位,目的是为照射提供旋转偏差。仿真人模体是静态模体,因此其腹部区域的器官也是静态的,但人体腹部器官是运动的,因此仿真人模体中测量的结果只能作为静态模体验证的结果。在 CT 定位和照射中,模体内的金标、脊柱与靶区三者的相对位置是十分固定的,因此利用 1 颗或 2 颗金标照射的精度与 3~6 颗金标照射以及单纯脊柱追踪的精度基本相同。在实际治疗中,如果肿瘤与脊柱的位置相对固定,可以利用脊柱辅助摆位金标追踪,或者直接使用脊柱追踪,实现肿瘤的高精确照射。肺部模体为动态模体,与人体肺部结构相似,内部的"肿瘤"能够上下(头/脚)方向往复运动,因此模体只是模拟肿瘤在一个方向上的规律运动,无法模拟肿瘤的旋转、前后和左右运动。对于 1 颗或 2 颗金标追踪计划,执行时首先利用脊柱获取靶区在 3 个旋转方向上的偏差,退出脊柱辅助计划,然后再进入金标追踪计划,利用金标获取 3 个平移上的偏差。此时已得到了肿瘤的 6 维偏差,照射时就可联合同步呼吸追踪照射靶区。该测试是一种端到端打靶测试,验证的是整个系统和过程的照射精度,包括 CT 定位、计划设计、剂量计算、影像引导、机械臂、呼吸追踪、照射等。该模体中脊柱与肿瘤在旋转方向上的相对位置是固定的,而身体中肝脏、肺等器官的肿瘤由于自身运动和肺部呼吸动度的影响,存在平移和旋转运动,旋转偏差并不与脊柱一致,因此该验证只能作为参考。总之,对于相对静态的肿瘤和运动的肿瘤,如果肿瘤在旋转方向与脊柱相对一致,使用 1 颗或 2 颗金标追踪的精度与 3~6 颗金标追踪具有同等照射精度。当金标数量不足时,可以采用脊柱辅助摆位金标追踪,从而可以很好地解决金标数量不足的问题。

二、利用仿真人模体检测脊柱追踪精度

射波刀通过脊柱追踪,可以对骨转移瘤、脊髓内肿瘤、腹膜后淋巴结肿瘤等与脊柱位置关系相对固定的肿瘤实施大分割、高精确、安全有效的治疗。目前,用于脊柱追踪精度验证的主要是头颈模体,可以验证颈椎追踪的精度。其他部位的椎体或骨头的追踪精度无法得到验证,本节主要论述利用头颈模体、肺部模体和仿真人模体对颈椎、胸椎、腰椎、骶椎、髂骨、股骨追踪精度的检测结果,为射波刀治疗这些部位的肿瘤提供参考依据。

头颈模体脊柱追踪的检测结果,如表 4-07-3 和图 4-07-5。在计划设计时选择不同的颈椎作为配准中心,目的是检测脊柱追踪系统对不同椎体的追踪精度。追踪区位于颈椎 2 和颈椎 4,照射精度分别为 0.54mm 和 0.68mm,达到了射波刀系统设计的亚毫米精度要求。从测量结果可以看出,不同的颈椎具有同等照射精度,对于颈椎内、颈椎旁或与颈椎空间位置相对固定的肿瘤,利用射波刀照射则精度可以达到亚毫米。

肺部模体脊柱追踪的检测,追踪区位于胸椎 5 和胸椎 8,照射精度分别为 0.5mm 和 0.65mm,精度均优于 1mm,对于不同的胸椎射波刀具有同等的照射精度。

仿真人模体脊柱追踪的检测结果。仿真人模体与人的骨骼和组织结构相似,该实验中利用其腰椎、骶椎、髂骨和股骨检测脊柱追踪精度。腰椎 3~5、骶椎、髂骨和股骨的追踪精度分别为 0.7mm、1.9mm、2.18mm 和 2.03mm,除腰椎追踪的精度可以达到亚毫米外,其余 3 处追踪精度为 (2 ± 0.18)mm。对这三处分别再进行 2

表 4-07-3 三种模体的脊柱追踪照射精度(单位:mm)

	头颈模体		肺部模体		仿真人模体			
	颈 1~3	颈 3~5	胸 4~6	胸 7~9	腰椎	骶椎	髂骨	股骨
L 方向偏差	−0.33	0.38	−0.30	−0.11	−0.38	0.26	−0.78	0.1
A 方向偏差(A/L)	−0.67	−0.19	−0.29	−0.28	0.42	1.8	2.1	2.04
S 方向	0.09	−0.55	0.22	−0.6	−0.41	0.38	−0.05	0.32
A 方向偏差(A/S)	−0.18	−0.22	−0.36	−0.16	0.40	1.88	1.98	1.98
A 向平均偏差	−0.43	−0.21	−0.32	−0.22	0.41	1.84	2.04	2.01
总偏差	0.54	0.68	0.5	0.65	0.7	1.9	2.18	2.03

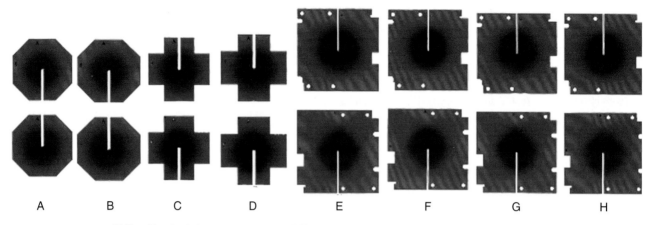

图 4-07-5　模体照射后的胶片：(A 和 B)为头颈模体胶片；(C 和 D)为肺部模体胶片；(E~H)为仿真人模体胶片。

次测量，骶椎追踪的精度为 2.11mm 和 1.97mm，三次测量的平均精度为 1.99mm；髂骨再进行 2 次测量的追踪精度为 2.23mm 和 2.21mm，三次测量的平均精度为 2.21mm；股骨再进行 2 次测量的追踪精度为 2.08mm 和 2.05mm，三次测量的平均精度为 2.05mm。

头颈、肺部和仿真人模体都是静态模体，模体的脊柱是不可弯曲的，该测试为静态脊柱追踪精度检测。从测试结果可以看出，颈椎、胸椎、腰椎的追踪精度均优于 1mm，骶椎误差稍大，达 1.99mm。脊柱追踪系统也可以对其他部位的骨头进行追踪，如髂骨、股骨转移瘤或旁边的肿瘤。通过测试得到髂骨、股骨的平均追踪精度分别为 2.21mm 和 2.05mm，高于射波刀要求的 1mm，但可以满足临床需求。射波刀与加速器不同，它不能利用激光灯进行治疗前摆位，必须通过 5 种追踪方式中的一种进行摆位，利用脊柱追踪系统的高精确性来追踪骨头可以很好地解决这些部位肿瘤的治疗问题，同时免去金标植入带来的痛苦。

三、脊柱追踪系统

1.概述

脊柱追踪是一种骨性配准，但不同于颅骨追踪的刚性配准，它是一种非刚性配准。脊柱可以发生弯曲，因此追踪区的 81 个节点会因脊柱的弯曲而发生变化，如图 4-07-6。脊柱追踪系统可以追踪脊柱、大的骨骼或植入骨骼等结构，包括所有的颈椎、胸椎、腰椎、骶椎区域，以及股骨、髂骨等大的骨骼结构。在脊柱追踪系统未出现之前，需要在脊柱、骨骼上植入金

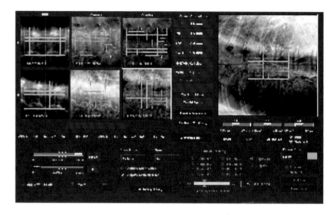

图 4-07-6　脊柱追踪操作界面。

标，利用金标追踪来追踪这些部位的肿瘤，这不仅操作烦琐，而且有创伤。

在计划时，需要定义一个包含 81 节点网格的感兴趣区。在执行治疗时，实时影像上的脊柱追踪区与 DRR 上的影像特征进行配准。追踪系统通过监测与 DRR 中节点相对应的实时影像中的节点位移，计算目标位移，为机械手位置修正提供数据。脊柱追踪系统能够计算追踪区 6 个自由度的位移。

2.脊柱配准参数

有关脊柱配准参数值范围如下：目标 dxAB 阈值范围为 0.5~5mm，默认值为 2.5mm。drAB 阈值范围为 0.5°~5°，默认值为 2°，是 X 线机 A 和 B 左右旋转角度允许的最大绝对偏差值。错误节点阈值范围为 1%~70%，默认值为 50%，数值越大，对错误节点的包容度越大，追踪结果的可信度就越低，认错的概率也上升。错误节点是在实时影像中由于骨骼结构的缺少、噪

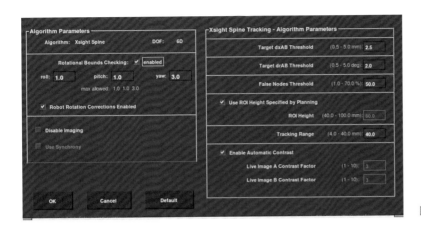

图 4-07-7　脊柱追踪参数调整界面。

点、干扰物等而错误识别的节点。感兴趣区高度为 40~100mm,默认值为 60mm,用于设定追踪的感兴趣区(ROI)的高度。追踪范围阈值为 4~40mm,默认值为 40mm。依据照相机 A 和 B 的阈值范围(为 1~10)和默认值(为 3),设置实时影像中脊柱和影像背景之间的影像对比度,如图 4-07-7。实时影像对比度系数的值由目标定位系统(TLS)自动确定,自动调整实时影像中的像素密度与 DRR 中的密度进行匹配。如果目测检查显示实时影像中的自动对比度不足以匹配 DRR 影像中的对比度,可以手动设定。

3.脊柱配准操作过程

患者平躺到治疗床上,移动治疗床使室内的激光灯粗略对准体内脊柱配准的区域,完成初始摆位。获取患者影像,根据肋骨、肝脏、胸腔、椎体等一些特征

进行初次影像摆位。将 DRR 中的脊柱与实时影像中的进行仔细配准,观察配准区及配准区以外的特征,反复确认正确性,计算出位置偏差,精细摆位。如果在计划阶段追踪框过大,包含了过多的软组织,容易引起配准困难。配准区的脊柱由于体位固定器或身体位置变化,引起脊柱形变较大,可尝试通过再次复位来解决。

配准完成后,启动治疗。影像系统间隔一定的时间获取实时影像,检测患者的位移,并更新机械手位置修正参数。不要过分相信脊柱追踪算法的计算结果,算法计算的只是追踪区的节点,而不考虑之外的脊柱信息。如果两个椎体十分相似(如胸椎 10、11、12 和腰椎 1),即使椎体错误配准算法也会计算出位置偏差。脊柱认错,照射也就发生错误。在脊柱配准时,不仅要对追踪区进行正确性检查,还要对追踪区外的骨

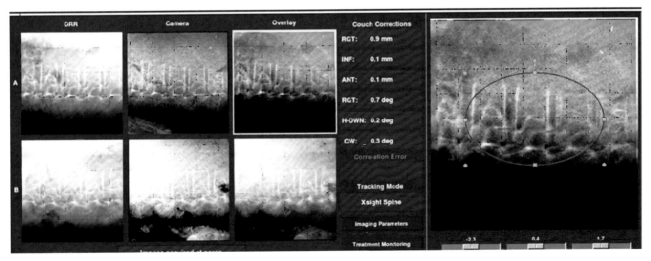

图 4-07-8　第一次和第二次治疗脊柱配准错误的实时影像,圈内标记的追踪区的脊柱相似度很高,但仔细辨认可以看出肋骨不匹配,同时其他椎体椎间隙由于不重合产生多层重叠影。

性标记进行检查,如肋骨、椎间隙等,确保准确。

4.脊柱配准错误案例

宋某,男性,57 岁,原发性肝癌,腹膜后淋巴结转移。治疗时间:2013 年 3 月 8 日至 3 月 20 日。肿瘤长度:10.3cm。处方剂量:7Gy×6F=42Gy,缩野加量一次 7Gy,总剂量为 49Gy。2013 年 4 月患者复查,发现照射部位的肿瘤增大,并且肠管受到损伤。首先检查治疗计划,靶区勾画正确,敏感器官剂量未超过阈值,无过错。然后调取患者治疗时的实时影像记录,发现第 1 次和第 2 次椎体配准错误,操作人员错误地把胸椎 12 认为是腰椎 1,导致照射位置错误,如图 4-07-8。该患者共 7 次治疗,2012 年 3 月 8 日执行第一次治疗,胸椎 12 与腰椎 1 识别错误。3 月 10 日执行第二次治疗,未发现第一次的错误,治疗时同样把胸椎 12 错误识别为腰椎 1。而后续 5 次治疗均正确执行。

原因分析:

原因一,操作员没有仔细核对椎体,同时过分信任了影像系统识别、计算的结果,没有细心地利用其他标志物(如胸椎 12 对应的肋骨)进行确认,没有拖动整个椎体图像检查其他椎体的配准情况,导致错误的发生。

原因二,患者的两个椎体非常相似,以至于计算机能快速地计算出结果并在治疗中不报错;远处相邻的脊柱弯曲程度也十分相似,没有进行细致检查。

原因三,第二次操作的技术员以真空袋上的标志为粗略摆位参考,过分信任了第一次操作的人员,同时加上计算机很快计算出结果,犯了同样的错误。单次剂量为 7Gy,错误照射 2 次,总剂量为 14Gy,照射部位整体向下偏移 1 个椎体(2.68cm)。

四、同步呼吸追踪系统

无论是呼吸门控还是呼吸抑制技术,不仅操作麻烦,而且患者感觉不舒服。射波刀的同步呼吸追踪技术利用红光高速探测器,能快速获取粘贴于患者体表的追踪标记的动度,而且无压迫,如图 4-07-9。同步呼吸追踪系统追踪的是体表动度而不是肿瘤动度,需要联合金标、肺和脊柱追踪系统使用,建立内运动(金标、肺肿瘤或脊柱)与外运动(体表标记)之间的关联,即建立呼吸模型。该模型同步传输至机械手,实现机械手快速的自动修正和动态跟随照射,从而实现动态肿瘤的 4D 照射,如图 4-07-10。

操作步骤如下:患者穿呼吸追踪背心躺到治疗床上,粘贴呼吸追踪标记,调整呼吸追踪探测器对准标记,让患者呼吸尽量平稳。利用影像系统对患者进行摆位,如利用金标、肺肿瘤或脊柱摆位。检查标记灯的状态,进行手动或自动建模。呼吸周期划分为 8 个不重叠的时间区域,称为"相位"。如果模型覆盖呼吸周期的 8 个相位中至少有 7 个相位的模型点,覆盖完全吸气和完全呼气的点,覆盖率接近 100%,这便是最好的模型。图 4-07-11 为建立的呼吸追踪界面。

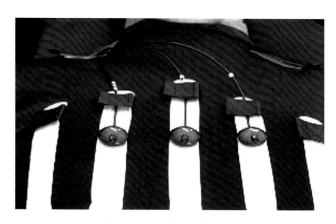

图 4-07-9　呼吸追踪标记。

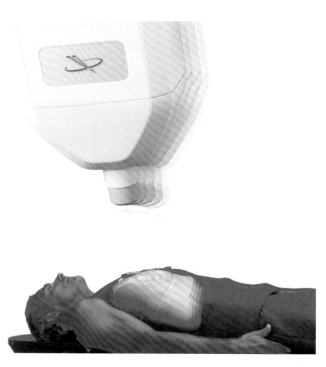

图 4-07-10　同步照射肿瘤。

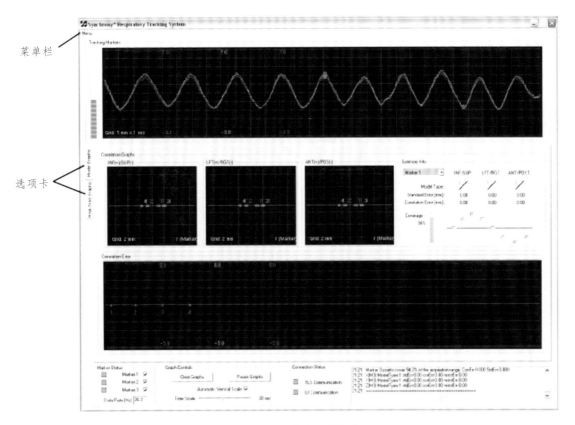

菜单栏

选项卡

图 4-07-11　呼吸追踪界面。

（李玉　戴相昆　刘小亮　李丹）

第 5 章

肝硬化肝癌放疗过程中和放疗后的肝脏保护

第1节 放疗过程中的肝脏保护

原发性肝癌(简称肝癌)是常见恶性肿瘤。由于起病隐匿,早期无症状或症状不明显,但其进展迅速,当确诊时,大多数患者已经达到局部晚期或发生远处转移,致使治疗困难,预后差。如果仅采取支持对症治疗,造成自然生存期很短,就会严重威胁患者的身体健康和生命安全。

一、肝脏的生化功能

肝脏具有 5 大功能,包括代谢功能:糖类、蛋白质、脂肪、维生素及激素等;合成功能:白蛋白、纤维蛋白原及凝血因子;排泄功能:胆汁的制造与排泄;转化作用:药物在肝被转化成活性形态才能发挥功效;解毒功能:各种有毒物质在肝内经过解毒程序转化成无毒,再由尿液或胆汁中排出体外。反映肝脏功能的常用指标有如下几种。

1.血清 ALT 和 AST

血清 ALT 和 AST 水平一般可反映肝细胞的损伤程度,为最常用指标。

2.血清胆红素

通常血清胆红素水平与肝细胞对胆红素处理能力和肝细胞坏死程度相关,但需与肝内、外胆汁淤积所引起的胆红素升高进行鉴别。肝衰竭患者血清胆红素可呈进行性升高,一般每天可上升≥1×正常值上限(ULN),最高可上升≥10×正常值上限。亦可出现胆红素与 ALT 和 AST 分离的现象。

3.人血清白蛋白

反映肝脏合成功能,慢性乙型肝炎、肝硬化和肝衰竭患者可出现人血清白蛋白下降的现象。

4.凝血酶原时间 (PT) 和凝血酶原活动度 (PTA)

PT 是反映肝脏凝血因子合成功能的重要指标,PTA 是 PT 测定值的常用表示方法,对判断疾病进展和预后有较大价值。近期内 PTA 进行性下降至 40%以下为肝衰竭的重要诊断标准之一,如果下降至<20%则提示预后不良。亦可采用国际标准化比值(INR)表

示此项指标,INR 升高与 PTA 下降的意义相同。

5.胆碱酯酶

可反映肝脏合成功能,对了解病情严重程度和监测肝病发展有参考价值。

6.甲胎蛋白(AFP)

AFP 明显升高主要见于 HCC,但亦可提示大量肝细胞坏死后的肝细胞再生,故应注意 AFP 升高的幅度、动态变化及其与 ALT、AST 的消长关系,并结合患者的临床表现和肝脏超声显像等影像学检查结果进行综合分析。

二、肝脏储备功能的评估

1.Child-Pugh 分级(表 5-01-1)

按积分法,5~6 分为 A 级;7~9 分 B 级;10~15 分 C 级。

2.ICG 清除试验

主要是反映肝细胞摄取能力 (有功能的肝细胞量)及肝血流量,重复性较好。一次静脉注射 0.5mg/kg 体重,测定 15 分钟时的 ICG 在血中的潴留率(ICG-R15),正常值<12%,或通过清除曲线可测定肝血流量。

3.肝静脉压力梯度检测(HVPG)

正常的门静脉压力为 5~10mmHg,下腔静脉或肝静脉的压力≤5mmHg。HVPG=门静脉压力-肝静脉或下腔静脉的压力,如果 HVPG≥6mmHg,提示肝硬化的存在。如果 HVPG<10mmHg,提示肝癌手术的预后效果好。HVWP 是间接反映肝窦压力的指标,而检测的方法是肝静脉楔压(HVWP)-自由肝静脉压力(FHVP)。

4.肝脏体积的评估

可以采用 CT 和(或)MRI 扫描,计算预期切除后剩余肝脏的体积。标准残肝体积则是评估肝切除术患者肝脏储备功能的有效且简便的方法,对预测患者术后发生肝功能损害的程度及避免患者术后发生肝衰竭有重要的临床指导作用。已有研究表明,采用 CT 扫描测定标准残肝体积(SRLV)<416mL/m^2 者,在肝癌切除术后,重度肝功能代偿不全发生率比较高。

三、放疗前后的肝功能保护

1.概述

HBV 和 HCV 持续感染是 HCC 发生、发展和复发的危险因素,更是 HCC 患者死亡的危险因素。因此,降低 HBV 和 HCV 复制水平是防止 HBV 和 HCV 相关 HCC 的关键手段之一。而抑制病毒复制可减少肝脏炎症活动、逆转肝纤维化,减少终末期肝病的事件的发生,降低 HCC 的发生率,有助于提高 HBV 和 HCV 相关性 HCC 患者的总体生存率。在针对 HCC 的综合治疗基础上,通过抗病毒治疗将 HBV 和 HCV 的复制抑制至最低水平,旨在减少 HCC 的复发,减少 HBV 和 HCV 的再激活,控制疾病进展,改善生命质量,延长生存期。抗病毒治疗可改善肝脏功能,减少终末期肝病事件的发生,为 HCC 的综合治疗创造条件。

2.病因治疗

2.1 HBV 慢性感染

HBV 慢性感染是 HCC 发生的主要病因之一,HCC 发生与 HBV DNA 水平有关。高 HBV DNA 水平患者发展到 HCC,需要的时间短于低 HBV DNA 者;抗病毒治疗可减少 HCC 的发生;肝硬化是 HCC 发生的独立危险因子。因此,降低 HBV DNA,抑制 HBV DNA 复制,控制炎症活动都将有助于提高 HBV 相关 HCC 的整体生存率。

2.2 HBV 相关性 HCC 患者的抗病毒治疗

应用于 HBV 相关性 HCC 患者的抗病毒药物有两类:干扰素-α(IFN-α)和核苷(酸)类似物(NA)。目

表 5-01-1　肝功能 Child-Pugh 分级

	评分		
	1	2	3
总胆红素(μmol/L)	<34	34~35	>51
人血清白蛋白(g/L)	>35	28~35	<28
凝血酶原时间延长	1~3 秒	4~6 秒	>6 秒
腹水	无	轻度	中度
肝性脑病(级)	无	1~2	3~4

前,抗 HBV 治疗的 NA 包括拉米夫定(LAM)、阿德福韦酯(ADV)、恩替卡韦(ETV)和替比夫定(LdT)。替诺福韦酯(TDF)应用于抗 HBV 治疗。综合国内外资料分析表明,HBV 相关性 HCC 患者应用 NA 可降低复发率和病死率,并提示 NA 应用是降低 HCC 复发的独立影响因素,而且应用 NA 有助于残肝体积增加,提高序贯治疗的耐受性,改善总体预后。HBV 相关性 HCC 部分患者检测 HBV DNA 为阴性者,应防范 HBV 再激活,其机制在于肝细胞核内共价闭合环状 DNA(cccDNA)的持续存在。Yeo 等报道,HBV 相关性 HCC 患者系统化疗后,HBV 再激活率高达 36%。TACE 术前、术中或术后,给予 NA 可减少 HBV 的再激活。

总之,抗病毒治疗在 HBV 相关性 HCC 患者中的应用有两方面的临床意义:①防止或减低 HCC 的复发,尤其是远期复发,改善肝功能,延长患者的生存期;②减少因抗肿瘤治疗导致 HBV 再激活,降低肝病终末期时间的发生率。临床上应根据患者的具体情况决定抗病毒治疗的时机和方案。HBV 相关性 HCC 患者检测 HBV DNA 阳性时,在 HCC 综合治疗基础上,均应给予 NA 抗病毒治疗(1,A)。患者在接受抗肿瘤治疗中,宜尽早以 NA 治疗,降低 HBV DNA 水平,减少 HBV 的再激活(2a,A)。HBV 相关性 HCC 确诊后,检测 HBV DNA 阴性接受 TACE,放射治疗或全身化疗者,建议治疗前及时加用 NA 治疗,以避免 HBV 再激活。HBV 相关性 HCC 患者应用 NA 可选择拉米夫定(LAM)、阿德福韦酯(ADV)、替比夫定(LdT)和恩替卡韦(ETV)。如果替诺福韦酯(TDF)上市后,也可选择,建议优先选择轻度高耐药屏障药物(ETV 或 TDF)。

2.3 HCV 相关性 HCC 患者的抗病毒治疗

更多的文献证实,IFN-α 抗病毒治疗可提高 HCV 相关性 HCC 患者的生存率,因此应当重视抗病毒治疗在病毒相关性 HCC 整体治疗中的作用。

HCV 相关性 HCC 应用抗 HCV 治疗方案有:SOC(Peg-IFN-α-2a/2b 联合 RBV)或 IFN-α 联合 RBV,不能耐受 RBV 者可单独用 Peg-IFN-α/IFN-α,上述方案可根据患者机体情况选择。HCV RNA 阳性的 HCC 患者,在手术切除、放射治疗、局部消融、TACE 等综合治疗基础上应给予抗 HCV 治疗(2a,A)。抗病毒治疗前,需评估患者肝脏病理、生理状态,由专科医

师安排抗病毒治疗方案。肝功能代偿期患者,应给予标准剂量的抗 HCV 治疗方案。肝功能 Child-Pugh 评分 B 级患者,宜采用低概率启动逐步加量策略,逐步提高 IFN-α/Peg-IFN-α 剂量以期获得较高 SVR,并提高患者对抗 HCV 治疗的耐受性(2a,B)。Child-Pugh 评分 C 级者,不推荐应用 IFN-α/Peg-IFN-α,以免诱发严重不良事件。

四、HBV、HCV 相关性 HCC 患者的抗病毒和抗感染治疗前景

1.抗病毒治疗前景

作者认为,基于近年 HBV、HCV 相关性 HCC 中应用抗病毒治疗纳入 HCC 规范化综合治疗方案,HBV、HCV 相关性 HCC 患者抗病毒治疗的意义在于:降低病毒相关性 HCC 的复发率,减少终末期肝病时间的发生率,提高患者综合治疗的安全性,为其综合治疗创造条件。总之,在 HBV、HCV 相关性 HCC 的诊疗过程中,必须重视抗病毒治疗,多学科医师共同商讨检测和治疗方案,通过包括抗病毒治疗的综合治疗方案控制病情进展,防范 HCC 的复发,提高患者生活质量,最大限度地降低死亡率。目前,针对 HCC 患者的 HBV DNA,在接受肿瘤治疗前,尽早给予核苷(酸)类似物(NA)抗病毒治疗,优先选择恩替卡韦和替诺福韦酯等强效、高耐药屏障药物。也可根据情况选择其他核苷(酸)类似物。即使 HBV DNA 阴性的患者,在接受 TACE、放疗和化疗时,也应高度重视 HBV DNA 的重新激活,如监测过程中,转为阳性,就要及时给予 NA 治疗。如果 IFNα 治疗无禁忌,可以选用。针对 HCV 的抗病毒治疗:抗-HCV 治疗将改善 HCV 相关性 HCC 患者的预后。Meta 分析结果也证实,肝癌术后应用 IFNα 可以使 HCC 的复发率下降。因此,HCV 相关 HCC 的患者如果 HCV RNA 阳性,建议在根治性手术、TACE 和 RFA 等综合治疗的基础上给予抗病毒治疗。

2.抗感染治疗前景

抗感染治疗针对各种肝炎均有效,可以分为如下几类(见表 5-01-2)。

表 5-01-2　抗感染治疗的分类

种类	代表药物	作用机制	应用临床体会
抗炎保肝类	甘草酸制剂	调控各种炎症因子,发挥抗炎保肝作用	抗炎保肝机制明确,生化指标改善作用迅速;不良反应偶发
抗氧化剂类	水飞蓟宾类	清除活性氧,对抗脂质过氧化,抗氧化	抗氧化作用强,毒副作用小;作用缓和,恢复肝生化指标速度慢
膜保护剂	多烯磷脂酰胆碱	修复细胞膜,增加细胞膜流动性,调节脂代谢	改善细胞功能,增加细胞结构完整
解毒剂	硫普罗宁、还原型谷胱甘肽	清除自由基,调节体内谷胱甘肽平衡,解毒	硫普罗宁曾报道过有严重不良反应,改善肝功能速度及幅度不佳
保肝降酶	双环醇	清除自由基,抗氧化,保护细胞膜、线粒体膜	保肝降酶,生化指标改善作用速度快,幅度大

第2节　放疗后的肝功能评价

　　我国 80% 以上的原发性肝癌患者具有肝硬化基础,因此,肝癌治疗方法的选择除考虑肿瘤因素外,肝功能基础及治疗所造成的肝功能损伤也是尤为重要的考虑因素。

　　随着放射治疗技术的进展、放疗精确度的提高,放射治疗在肝癌治疗中的作用越来越受到重视,作者认为,放射治疗后需要重点关注以下几点:①肿瘤局部控制率;②对放射治疗肝功能的影响。为此,作者总结了 2011 年 2 月至 2014 年 1 月用射波刀治疗大肝癌(5~10cm)的 63 名患者的临床经验,并对比其放射治疗前后肝功能情况;虽然目前尚未发表,但对临床工作有实际的指导意义。

一、一般资料

1.入组标准

　　(1)PS 0~1。

　　(2)大肝癌(5~10cm)。

　　(3)复查次数≥2 次。

　　(4)复查时间≥6 个月。

　　(5)TNM 分期:Ⅰ~ⅢB 期。

2.临床资料

　　大肝癌患者 63 名,均有肝炎肝硬化基础,其中男性为 52 名,女性为 11 名;年龄为 23~75 岁(中位年龄为 55 岁)。经病理学确诊为 5 名,影像学确诊为 58 名。BCLC 分期:早期(A 期)为 16 名,中期(B 期)为 16 名,进展期(C 期)为 31 名。肝功能 Child-Pugh 分级:A 级为 56 名,B 级为 7 名。

二、方法

1.治疗方法

　　所有患者先行 CT 引导下金标植入术,术后第 2 天行肝动脉化疗栓塞术(TACE),待介入术后的不良反应消失(1 周左右)后,行 CT 定位,采用热塑固定体位,行腹部增强扫描定位,由医师勾画靶区,物理师进行优化,医师、物理师共同确认计划,医师、物理师、技师共同校位拍验证片,由技师实施放疗;照射 5~7 次,DT50~56Gy。术后每 3~6 个月入院复查。另外,统计射波刀立体定向放疗后 3 个月、6 个月、9 个月、12 个月、18 个月、24 个月的肝功能情况,与放疗前进行统计学分析。

2.观察指标

(1)反映肝细胞损伤指标:谷丙转氨酶(ALT)/谷草转氨酶(AST)。

(2)反映肝脏代谢功能:总胆红素(TBIL)/直接胆红素(DBIL)。

(3)反映胆道病变指标:碱性磷酸酶(ALP)/γ-谷氨酰转肽酶(γ-GTP)。

(4)反映肝脏合成功能指标:白蛋白(ALB)/胆碱酯酶(CHE)/凝血酶原时间(PT)/活动度(PA)。

三、统计学分析

应用 SPSS 16.0 统计软件,计量资料以($\overline{X}\pm S$)表示,采用配对样本 t 检验。如果 $P<0.05$ 为差异,则有统计学意义。

四、结果

1. ALT、AST 放疗后与放疗前相比无统计学差异

指标 时间	ALT($\overline{x}\pm s$)			
	放疗前	放疗后	τ	ρ
3 个月	36.20±22.21	30.73±15.12	1.546	0.129
6 个月	35.70±22.16	30.26±14.95	1.442	0.156
9 个月	31.90±15.1	29.75±13.27	0.627	0.536
12 个月	33.40±15.65	31.03±28.13	0.414	0.682
18 个月	34.70±13.77	37.12±32.46	−0.269	0.791
24 个月	29.60±13.89	28.00±17.02	0.29	0.777

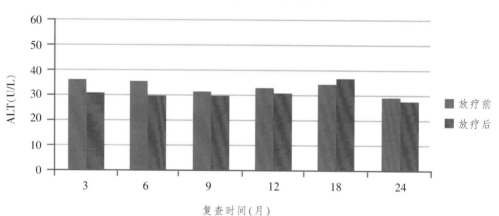

患者血浆中的 ALT 表达水平

指标 时间	AST(x±s)		τ	ρ
	放疗前	放疗后		
3 个月	46.40±26.35	43.12±15.44	0.926	0.359
6 个月	43.10±20.43	42.32±19.52	0.282	0.779
9 个月	40.70±20.22	39.43±21.87	0.292	0.773
12 个月	43.40±25.63	44.84±31.76	−0.214	0.832
18 个月	45.50±30.94	49.82±36.15	−0.39	0.702
24 个月	36.00±12.72	34.33±16.53	0.357	0.728

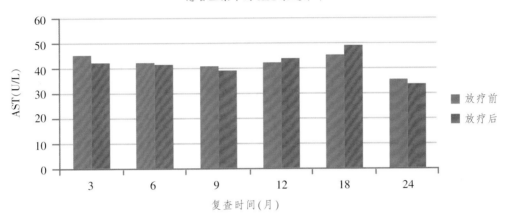

患者血浆中的 AST 表达水平

2. TBIL、DBIL 放疗后与放疗前相比无统计学差异

指标 时间	TBIL(x±s)		τ	ρ
	放疗前	放疗后		
3 个月	14.2±13.06	17.19±12.8	−1.222	0.228
6 个月	14.1±12.83	17.31±13.01	−2.106	0.06
9 个月	15.4±16.76	16.04±15.25	−0.5	0.621
12 个月	15.2±15.8	17.06±11.37	−0.542	0.592
18 个月	17.9±20.48	22.52±20.88	−0.762	0.457
24 个月	10.8±3.82	14±7.55	−1.771	0.104

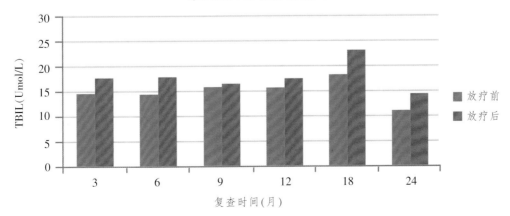

患者血浆中的 TBIL 表达水平

指标 时间	DBIL(x±s)		τ	ρ
	放疗前	放疗后		
3 个月	8.36±11.34	8.54±8.8	0.093	0.926
6 个月	7.91±11.18	10.10±8.63	1.12	0.268
9 个月	9.37±14.69	9.29±11.54	0.083	0.934
12 个月	8.70±14.18	8.77±6.54	0.027	0.979
18 个月	9.77±18.39	10.21±10.67	0.094	0.926
24 个月	4.32±2.02	5.67±2.93	2.101	0.059

患者血浆中的 DBIL 表达水平

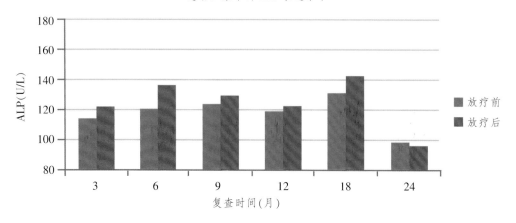

3. ALP、GGT 放疗后与放疗前相比无统计学差异

指标 时间	ALP(x±s)		τ	ρ
	放疗前	放疗后		
3 个月	114.02±56.59	122.20±38.46	−1.154	0.254
6 个月	120.26±58	135.48±58.52	−1.456	0.152
9 个月	123.36±65.31	129.54±55.74	−0.568	0.575
12 个月	119.65±65.83	122.68±60.53	−0.277	0.784
18 个月	129.88±85.51	141.41±90.06	−0.811	0.429
24 个月	99.00±35.02	96.58±34.98	0.287	0.779

患者血浆中的 ALP 表达水平

	GGT(x±s)		τ	ρ
	放疗前	放疗后		
3 个月	112±111.02	107.39±55.87	0.301	0.765
6 个月	122±115.45	113.54±92.29	0.421	0.676
9 个月	125±141.09	93±58.09	1.193	0.243
12 个月	105±69.79	89.06±76.75	0.904	0.373
18 个月	101±85.22	79.59±74.68	0.786	0.444
24 个月	85±52.52	56.58±36.63	1.745	0.109

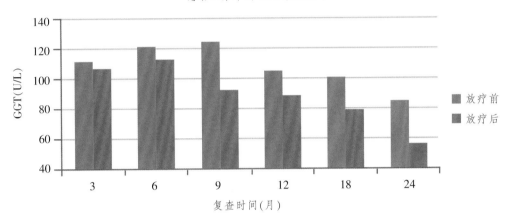

患者血浆中的 GGT 表达水平

（1）ALB 放疗后的 3、6、12、18、24 个月较放疗前下降,差异有统计学意义,但放疗后的白蛋白水平在正常值下限上下波动,未明显低于正常值。

	ALB(x±s)		τ	ρ
	放疗前	放疗后		
3 个月	37.71±5.02	34.16±4.42	4.836	0
6 个月	38.20±4.86	35.22±4.57	3.654	0.001
9 个月	37.43±3.81	35.79±4.96	1.932	0.064
12 个月	37.45±4.14	34.84±4.75	3.357	0.002
18 个月	38.53±3.32	34.12±5.44	2.951	0.009
24 个月	39.17±3.54	35.08±4.78	2.696	0.021

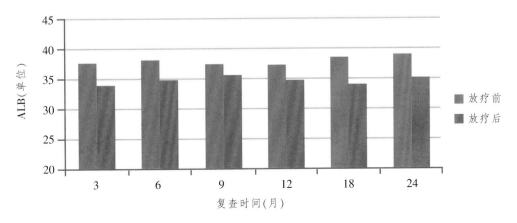

患者血浆中的 ALB 表达水平

(2)CHE 放疗后的 3、6、18 个月较放疗前下降,差异有统计学意义。

CHE(x±s)		τ	ρ
放疗前	放疗后		
3 个月	5069.41±1866.47	4554.12±1654.44	2.821	0.007
6 个月	5453.10±1877.96	4725.48±1692	3.266	0.002
9 个月	5305.14±2174.86	5384.14±1783	−0.251	0.804
12 个月	4938.68±2106.73	4632.74±1587.22	0.895	0.378
18 个月	5618.82±1843.43	4362.00±2243.3	3.215	0.005
24 个月	5665.58±2437.83	4708.50±2086.64	2.061	0.064

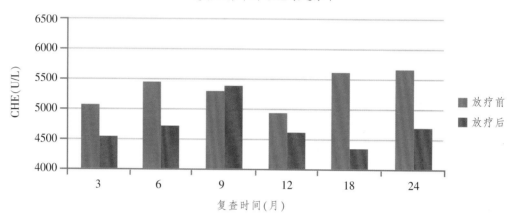

患者血浆中的 CHE 表达水平

(3)PT 放疗后与放疗前相比无统计学差异。

PT(x±s)		τ	ρ
放疗前	放疗后		
3 个月	12.3±1.15	12.36±1.7	0.182	0.856
6 个月	12.1±1.25	12.46±1.49	1.36	0.18
9 个月	12.2±1.31	12.2±1.51	0.106	0.916
12 个月	12.3±1.24	12.76±1.52	1.432	0.163
18 个月	11.7±0.95	11.98±3.47	0.367	0.718
24 个月	11.7±0.75	11.63±1.27	3.601	0.604

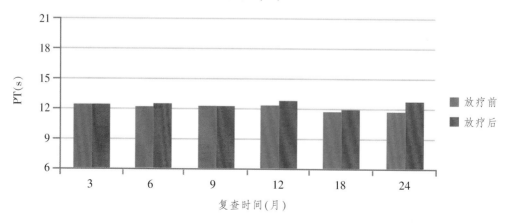

凝血酶原时间(PT)

第 3 节　结论

以肝硬化为背景的肝癌患者,选择手术的患者仅为 15%~20%,而大多数患者都选择各种微创治疗。近年来,随着放疗技术的发展,特别是在立体定向放射治疗技术中以射波刀为代表的实时追踪照射技术达到了真正意义上毫米误差的精确放射治疗,作者认为,肝硬化肝癌患者放射治疗主要考虑的应为:①以保护正常肝组织为前提（以 AAPMTG101 报告为标准）;②给肿瘤组织致死剂量(生物剂量 100Gy 以上);③虽然是肝硬化的肝组织,但放疗前应预测肝硬化的肝组织能否代偿(从 Child-Pugh 分级看这组病例,A 级占 88.9%)。作者认为,对于高剂量放射治疗肝硬化患者的肿瘤,应注意的是以下几个方面:①肿瘤位置(如位于肝脏边缘),其决定了对肝脏损害的程度;②

肿瘤大小(必要时,分靶区治疗也是为保护正常肝组织);③肿瘤与敏感器官的关系(如左肝Ⅱ、Ⅲ段与胃的关系,右肝Ⅵ段与肠的关系,肝顶部肿瘤与肺组织的关系)。依据上述肝脏、肿瘤、肿瘤与敏感器官的关系不同情况等,放射治疗时,如果需要分靶区,减少肿瘤体积,降低因肿瘤体积大对正常肝组织的辐射剂量,其目的都是保护正常肝组织。所以,在放射治疗时,保护肝组织要将各方面因素综合考虑。一般情况下,降低射线对正常肝组织的辐射剂量是第一位的,而放疗过程中用药则是第二位。

（李玉　韩萍）

第 **6** 章

肝硬化肝癌的立体定向放射治疗

第1节　概述

目前,对肝硬化背景下的肝细胞癌应首选手术治疗,尤其是肝部分切除术仍是治愈这一疾病的最好方法。但肝硬化肝癌的肝部分切除术是复杂的手术操作,较正常肝脏切除术风险高,如何降低切除术并发症的发生率和手术死亡率,即使具有丰富经验的医生也不敢小觑,其主要风险包括出血、脓血症(主要由胆汁漏和腹腔内脓肿导致)、腹水和肝衰竭。因此,有许多非手术疗法被推荐用于治疗肝细胞癌。多数肿瘤具有明确且能被普遍接受的分期系统,但是肝细胞癌目前尚不能用普遍接受的分期系统来指导临床治疗。事实上,肝细胞癌患者进行肝切除的选择是复杂的,需要将包括肿瘤侵犯、潜在基础肝脏疾病、肝功能储备、一般情况等诸多因素都应考虑进去。肝细胞癌无法切除的一般标准包括:肿瘤体积巨大,肝切除后剩余肝脏不足,广泛和双叶多发病灶,肝外转移,门静脉主干、肝静脉、下腔静脉癌栓等。对肝硬化为背景下的肝脏实施高剂量立体定向放射治疗(SBRT)与正常肝脏相比有很大的区别。SBRT主要特点是单次治疗剂量大、分次少(1~5次)、高生物等效剂量、小野集束照射、剂量分布集中、靶区周边剂量梯度变化大和靶区周边正常组织剂量小等。掌握肝硬化背景下的肝脏和正常肝脏之间的区别,有助于更适当地选择病例,也有助于在对肝硬化患者实施高剂量SBRT过程中做出更恰当的决策。肝硬化肝脏的放射治疗各种相关问题之间相互影响,不重视这些问题会导致严重并发症产生,从而增加放射治疗并发症的发生率,甚至对患者的长期生存造成不利影响。本章将就肝硬化为背景下的肝细胞癌施行高剂量SBRT的相关问题予以论述。

第2节 高剂量立体定向放射治疗的相关问题

1.硬化肝脏不能像正常肝脏那样耐受缺血而给手术增加困难,但却为放射治疗提供机会。尽管在高剂量SBRT过程中,由于肿瘤血管缓慢纤维化,肝血流缓慢被阻断的效果仍有争议。但作者用高剂量SBRT对肝硬化肝脏照射后发现,由于此过程中阻断进入肝肿瘤内血流,增加进入正常肝血流(主要指门静脉血流)的同时,也增加正常肝脏体积。然而,对肝硬化背景下的肝脏体积增大影响与无肝硬化肝脏相比是不同的。

2.在硬化肝脏的肝周韧带(冠状韧带、三角韧带和圆韧带)中,通常存在大量薄壁、扩张的侧支血管和淋巴管,这些扩张的侧支血管和淋巴管包绕硬化肝脏。肝硬化的程度越重,外周血管的扩张越明显。而且,在肝硬化患者中,出血倾向和凝血功能障碍更常见,而高剂量照射会增加上述表现。

3.有文献认为,正常肝脏可耐受多达75%~80%原体积的肝切除。一个正常的肝脏可耐受较大体积的肝切除,通过肝细胞再生,可逐渐在6个月内恢复到原有的体积,并得以恢复。然而,硬化肝脏的再生能力小于正常肝脏,当切除较大体积的硬化肝脏时,残余肝脏很少能通过再生恢复到原有的体积。此类患者可能在术后早期就死于肝衰竭或发生慢性肝衰竭而导致生活质量降低。目前,由于还没有不同程度肝硬化再生能力差别的数据,对肝硬化患者而言,行肝部分切除术后,剩余无瘤肝脏应尽可能大地保留。所以,作者认为:①肝硬化背景下的肝癌,由于硬化肝脏内肝结节容易术后可再发生肝癌;②为多保留无瘤肝脏易引起术后复发;③再发肝癌或术后复发,都使下步治疗产生困难。因而,这些同时也为肝癌患者提供很大的非手术空间。

4.肝硬化合并门静脉高压可能会增加高剂量SBRT的困难。长期存在的门静脉高压所引起的脾功能亢进可致白细胞、血红蛋白和血小板减少,而血小板减少则会导致出血倾向。照射前行脾栓塞,可使白细胞、血红蛋白和血小板增加,故可进行放射治疗。但由于高剂量SBRT会使门静脉阻力升高,如果存在食管静脉曲张,曲张静脉会在门静脉高压加重时破裂。由于上述原因,高剂量SBRT后,嘱患者在饮食上严格注意避免稍硬食物。必要时,可行经颈静脉门体静脉分流术(TIPS)。

5.一般来说,肝硬化再生结节(特别是在肝炎后大结节性肝硬化时)有时很难与小的肝细胞癌区别开来。因此,依靠术中视诊和触诊来切除肝细胞癌是不可靠的。而且,这类肝细胞癌经常质地较软,当它隐藏于坚硬的硬化肝实质里,肿瘤的实际位置和范围难以明确。这些癌结节难以在术中发现,因此,在放射治疗前,应行血管造影检查,以明确是结节还是肝细胞癌。

6.肝硬化患者的肝脏营养状态和肝功能通常与正常肝脏患者也不相同。营养和肝功能状态的评价包括在Child-Pugh评分标准中,该标准用于评估肝硬化患者的预后。营养不良和肝功能可导致放射治疗后的肝脏恢复不佳。因此,放疗前、中、后的营养支持和肝功能维护在硬化肝脏病的治疗中是非常重要。

第3节 高剂量立体定向放射治疗前的患者选择、一般情况评估和肝功能储备评估

一、患者选择

对肝硬化背景下的肝癌施行高剂量 SBRT 前,需常规进行肝功能试验和影像学检查。吲哚菁绿(ICG)清除试验的数据对肝硬化患者进行肝脏高剂量 SBRT 十分重要。患者的一般情况和并存疾病,在肝脏放疗前应仔细评估和治疗。目前,还没有就某个个体器官功能障碍的严重程度作为肝脏高剂量 SBRT 的禁忌证取得一致意见。作者对大肝癌和巨大肝癌采用分靶区、分阶段高剂量 SBRT,其目的是减少正常组织受照射剂量,并可以大大增加肿瘤照射剂量。但消化性溃疡的发生率在肝硬化患者中较高,推荐放疗前常规进行术前胃十二指肠镜检查,可以发现食管和(或)胃底曲张静脉存在的程度。严重的食管下段静脉曲张在进行肝高剂量 SBRT 前,需要治疗。由于肝脏受高剂量 SBRT 会加重门静脉高压,因而,在照射后,这些食管曲张血管破裂的机会较大,并随着时间延长还可能导致应激性溃疡出血。因此,在照射前针对消化性溃疡疾病的治疗是必要的。作者认为,更好的治疗选择是,在肝高剂量 SBRT 前行内镜下食管下段曲张静脉结扎或硬化剂注射治疗。此外,如果存在消化性溃疡,也可使用抗酸剂、H2 受体阻滞剂或质子泵抑制剂来治疗。

二、患者一般情况评估

放疗前检查包括腹部 CT、MRI,胸部 CT,必要时,进行 PET-CT 检查,全血细胞计数、肝肾功能和全凝血酶谱检查。65 岁以上的患者应常规进行心肺功能评估。Lau 等对肝硬化患者手术治疗的经验显示,血小板计数$<50×10^9$/L 或凝血酶原时间延长超过 4 秒时,为异常。当两种异常同时存在时,表明肝切除术后的负性影响大。但是,单独一项异常不影响肝切除手术的开展,只需用血小板浓缩物、新鲜冷冻血浆纠正凝血功能即可。但是作者认为,当两种异常同时存在时,我们不主

张进行肝切除,因为其不是放射治疗的禁忌证。

三、肝功能储备评估

肝切除体积和肝高剂量 SBRT 在无肝硬化情况下多无争议,正常肝脏可耐受多达 75%的肝放疗和肝切除。肝硬化患者肝切除最大的危险是治疗后的肝衰竭。肝脏的安全放疗体积取决于肝硬化的程度、肝功能储备、正常肝体积及肝再生能力。无肝硬化或者肝硬化代偿良好的患者,进行根治性放疗后,数周内可完全增生正常的肝脏的体积。但是,肝硬化失代偿的患者肝脏再生能力较差,即使放疗,亦难以维持放疗前肝脏功能。因此,在放疗前,对肝功能评估及对放疗后残存肝功能的预测皆对于减少放疗后的危险有重大意义。应当从临床评价开始,如常规的血生化检查(肝功能、凝血酶谱、血小板计数),此外,还包括多个定量的肝功能评估方法。目前,尚无被普遍认可的用于评价肝功能的检测方法,因为任何一种方法都无法完全顾及肝功能的各个方面。

Child 基于血清胆红素、白蛋白、腹水有无和肝性脑病及患者的营养状态,建立第一个用于肝硬化患者肝功能储备评估的分级方法,即 Child 分级。Child 分级最初被用于肝硬化合并门静脉高压患者行分流术的危险评价。后来 Pugh 对其进行了修改,以凝血酶原取代了营养状态这一指标。作者认为,两者建立的 Child-Pugh 分级用于高危患者的评估具有简单可靠、重复性高的特点,所用的参数对肝脏的合成和解毒功能进行了估算,将肝脏功能分为代偿期、非代偿发展期及失代偿期,并可作为预后的评价指标。根据 Child-Pugh 分级,对 Child-Pugh A 级的患者能够耐受 50%的肝体积进行高剂量 SBRT,而对 Child-Pugh B 级的患者能够耐受 25%的肝体积则进行高剂量立体放疗,而分级为 Child-Pugh C 级的患者被视为放疗相对的禁忌证。我们通常仅对肝功能 Child-Pugh A 级、部分 Child-Pugh B 级并正常肝脏体积$>700cm^3$ 的患者

实施肝肿瘤高剂量立体放疗治疗。这是因为,并非所有的肝功能 Child-Pugh A 级的患者都具备同等程度的肝功能储备。例如,Child-Pugh B 级或 Child-Pugh C 级患者经过保肝、护肝等治疗,分别可以将肝功能调解到 Child-Pugh A 级或 Child-Pugh B 级,所以就不具备同等肝功能的储备。为了弥补 Child-Pugh 分级预测的不足,目前又出现了众多的定量评价肝功能和以影像学手段测量残肝体积的方法。但是,每一种检查都仅评价了肝功能的某个方面,因此,单独应用均受到限制,有必要联合应用。尽管大多数医生有些依赖于生化检查和 Child-Pugh 分级来评价肝功能,但还是有些医生采用了更为复杂的定量肝功能检测手段,如吲哚菁绿(ICG)试验,或者是联合功能性和容积检测方法。肝功能定量检测的原理建立在肝脏对外源性的药物排泄动力学基础之上。肝脏对外源性物质的清除与肝脏的灌注和排除率成一定比例。ICG 15 分钟潴留率(ICG R15)实验在预测肝切除的安全限度及术后肝衰竭方面具有重要作用。正常的 ICG R15 值为 3.5%~10.6%,多数医生将 ICG 高于 14% 作为肝切除的排除标准,这是因为其表明肝功能储备严重不足。

如果放疗前正常肝脏的肝体积小,放疗后易发生肝功能障碍的概率就较大。对于部分预计手术后残肝体积小的病例,有研究者采取了术前门静脉栓塞(PVE)可以诱导栓塞侧肝细胞发生凋亡,而对侧正常肝脏的肝细胞则代偿性增殖,致使未栓塞侧肝脏体积增大。如果照射前患者的正常肝脏体积不足,进行 PVE 可以增加正常肝脏的体积,减少照射后发生肝功能障碍的概率。那么以此类推,对巨大肝癌照射前除可进行 PVE 外,也可对肝癌某一区域进行高剂量照射,使肿瘤组织血管闭塞,造成这部分血流反向流入正常肝组织,增加正常肝组织体积,这同样会使照射后发生肝功能障碍的概率大大降低。

第 4 节　高剂量立体定向放射治疗前的正常肝脏范围的确定、肿瘤范围评估

一、正常肝脏范围的确定

基于影像学研究,正常肝脏的肝体积可以在照射前做出预测。但是正常肝脏的肝体积肝血液的流入道(门静脉、肝动脉)和流出道(肝静脉)必须完好。由于硬化肝脏的再生能力低于正常肝脏,进行高剂量 SBRT 时,正常肝脏的肝体积应尽可能留大一些,并尽可能或必须降低正常肝体积辐射剂量,以减少照射后早期肝衰竭的可能性。肝硬化患者进行肝高剂量立体定向放射治疗的选择标准和如何确定肝高剂量 SBRT 范围,目前还没有一致意见。现在已有许多方案来预测肝高剂量照射的安全范围,以提高肝硬化肝脏的安全性。

放疗医生选择 Child-Pugh 评分 A 级的患者进行肝癌放疗,但是我们的经验提示,尽管同属于 Child-Pugh 评分 A 级患者的肝功能也不尽相同。对 ICG 潴留率高的 Child-Pugh 评分 A 级患者进行较大肝癌体积照射,易引起照射后肝损伤。在放疗界,已提出<700m³ 正常肝体积不考虑放疗。作者认为,为保证肝硬化患者肝脏照射的安全,是否以存在腹水、血清胆红素水平和清除率作为判断肝照射范围的主要标准。当肝细胞癌存在挤压边缘时 (尤其是包膜完整的肿瘤),如果肿瘤紧邻肝内主要的脉管系统(定义为门静脉左支、右前支和右后支;三条主要的肝静脉,即右、中和左肝静脉),肿瘤切除可能很困难。不过,这为我们高剂量 SBRT 提供一个治疗机会,尽管肿瘤较大而肿瘤包膜完整,经高剂量 SBRT 后,患者仍有可能获得长期生存。

作者认为,肝细胞癌的预后主要受其生物学行为和肿瘤分期影响,一项病理学研究也显示,较宽的切缘并不能保证肿瘤的完全切除。这个观念对合并肝硬化的肝细胞癌高剂量 SBRT 病例选择至关重要。进行这些合并肝硬化的肝细胞癌肝高剂量 SBRT,应适当扩大肝细胞癌照射的范围并保证安全性,并且不影响长期生存率。

二、肿瘤范围评价

肝细胞癌最常用的检查为计算机断层扫描(CT)和磁共振成像(MRI)。不同对比度层面的差异表现,对于评判肝细胞癌的分级至关重要,特别是对于准备放射治疗的患者。三期 CT 扫描时,以 4~8mL/s 的速度注入对比剂后,肝动脉期在 20~30 秒出现,肝实质早期为 40~55 秒,门静脉期为 70~80 秒。典型的肝细胞癌动脉期密度增强最为显著;随着对比剂的快速消失,门静脉期与周围肝实质相比密度减低。对进行高剂量 SBRT 者而言,重要的信息包括肿瘤的大小、位置,以及同肝动脉、门静脉之间的关系,还有整个肝脏的大小和正常肝脏的肝体积。血管侵犯也可以同时得到判定。良性栓子和癌栓的区别有时比较困难,但应用对比剂后,早期强化则高度提示为癌栓。

肝细胞癌合并血管侵犯预后不良,常通过门静脉分支扩散,目前,对其最佳治疗方案仍存有争议。根据 BCLC 合作组推荐的治疗方案,合并血管侵犯的肝细胞癌患者只适于姑息性或者研究性的治疗,而不应进行肝切除。肿瘤侵犯门静脉时,预后通常较差,因为很可能已经通过门静脉发生了肝内转移。一般来讲,只有当瘤栓局限于门静脉一级分支而未侵犯门静脉分叉时,才建议手术治疗。但瘤栓侵及门静脉分叉或者主干时,是否进行肝切除治疗则存在争议。通常认为,肿瘤侵犯肝静脉与腔静脉汇合处或者下腔静脉是肝切除的禁忌证,这就为我们进行高剂量 SBRT 提供适应证。肝细胞癌发生肝外转移是常见的,特别是晚期患者,应当考虑到肝外转移以及临床特征,正确评估肝细胞癌的范围,确定合适的治疗手段(包括介入、放疗、化疗及微创治疗等)。肺、腹腔淋巴结、骨是最常见的肝外转移部位。因此,晚期肝细胞癌患者应当进行 PET-CT 扫描,以排除肝外转移。

正电子断层扫描(PET)以 18-氟-2-脱氧-右旋葡萄糖(FDG)为追踪剂,作为非侵袭性的诊断工具用于各种恶性肿瘤检测,其作用已被证实。因其诊断转移性肝癌的敏感性较高,已成为转移性肝癌的有效诊断方法。

三、肝细胞癌体积大小

肿瘤的大小不是用高剂量 SBRT 根治性放疗的明确限制因素,而是根据正常肝脏体积大小及肝内有无转移灶。近来,以甲胎蛋白(AFP)和 B 超对肝细胞癌高危人群进行筛选使得越来越多的肝细胞癌患者获得早期诊断。小肝细胞癌高剂量根治性放疗后的 3 年生存率已达到 70%。

目前,对使用肝切除治疗大肝细胞癌(>10cm)的作用仍存有争议。然而,考虑到晚期肝细胞癌尚无有效的治疗手段,大肿瘤较小肿瘤而言更难治愈,这在放疗之前就已为人所知。很难达到理想效果的主要原因之一是,大肿瘤照射体积较大,照射时因为周围正常组织的耐受量有限,很难达到根治量。在计划设计中发现,随着肿瘤体积的增大,肿瘤边缘的剂量梯度不再陡峭。为了保护敏感器官,容易出现肿瘤的漏照射,这主要由敏感器官的剂量限制和采用较大尺寸的准直器造成。漏照射容易导致肿瘤的未控和复发,特别是紧邻敏感器官一侧的肿瘤。为了提高肿瘤的覆盖率,解决靠近敏感器官的肿瘤边缘剂量不足的问题,作者对巨大肝癌进行分靶区治疗计划设计。采用逆向计划设计,根据 AAPM TG101 报告设置敏感器官的耐受剂量,进行剂量计算和评估。在治疗计划设计时,把计划靶区(PTV)分成 3 个子靶区,分别为 PTV1、PTV2 和 PTV3。PTV1 和 PTV3 为计划设计区,PTV2 是 PTV1 与 PTV3 之间的间隔区。单靶区计划设计下的肿瘤覆盖率为 56.85%~66.51%,分靶区计划设计的肿瘤覆盖率为 92%~99%。其结果是肿瘤覆盖率提高了 32.49%~35.15%。分靶区计划设计优点是大大提高了肿瘤的覆盖率,弊端是增加了患者的治疗次数,延长了治疗时间。设置间隔区的目的是避免高剂量区在靶区衔接处叠加,造成敏感器官损伤和剂量浪费。从大量病例计算中可以得到间隔区的长度为 1.5~2cm。

作者实施大肿瘤的分靶区治疗,是有前期条件的。一是要有照射精度的保证,射波刀利用金标和同步呼吸追踪照射肝脏肿瘤,精度优于 1.5mm。二是要确保敏感器官的受量在相对安全的阈值范围内,以确保患者治疗的安全性。总之,分靶区就是把一个大靶区分成几个小靶区,肿瘤体积的减小使剂量曲线变得更加陡峭。

第 5 节　结论

高剂量 SBRT 应作为合并肝硬化肝细胞癌的一种治疗选择。充分掌握肝硬化相关问题的知识可以更好地进行病例选择、合理地确定肝脏肿瘤体积的安全照射范围、提供适当的照射后继续保护肝功能手段。目前,对硬化肝脏进行肝高剂量 SBRT 不再被认为是一项危险的照射,尽管有人提倡对合并肝硬化的肝细胞癌进行肝移植,但在供肝不足的情况下,对肝细胞癌患者行肝高剂量 SBRT 仍旧是最好的治疗选择,即使对复发性肝细胞癌也是如此。

（李玉　柴广金）

第 7 章

射波刀如何分靶区治疗巨大肝癌

第1节 概述

通常，我们将直径≥10cm的肿瘤定义为巨大肝癌。

射波刀治疗设备不具有治疗大肿瘤的功能，但该设备具有真正的实时影像引导追踪靶区的技术和独有的非共面及非等中心照射特性，比其他的放疗系统更加灵活，而且射线分散，总精准度可达亚毫米。特别是对肝硬化背景下的肝癌而言，不恰当的放射治疗设备将会导致放射性肝病，甚至肝衰竭。然而，射波刀能够对肝脏内有动度的肿瘤，通过金标、呼吸对其追踪，并对动态肿瘤进行静态治疗，可以说是实质意义上的全身放射外科设备。

在临床治疗中，大肿瘤往往不能进行放射治疗根治，因为大肿瘤照射体积较大，周围正常组织耐受量有限，很难达到根治量。作者认为：在众多放疗设备中，对于肿瘤病灶的消除，没有什么再比射波刀设备和它所固有技术更先进的。除了像外科手术切除肿瘤病灶外，

其还能继续保存体能和功能组织，为后续治疗的衔接提供了可行性的保障。在这一点上，作者经过多年的临床实践和总结万余名患者的治疗结果，已证实无疑。

在射波刀临床应用基础上，我们开始临床研究巨大肝癌分靶区治疗模式。在计划设计中发现，随着肿瘤体积的增大，肿瘤边缘的剂量梯度不再陡峭。如果保护敏感器官，易出现肿瘤的漏照射，这主要是由敏感器官的剂量限制和采用较大尺寸的准直器造成。漏照射容易导致肿瘤的未控和复发，特别是紧邻敏感器官一侧的肿瘤。

如果射波刀最大的准直器为60mm，可以治疗大肿瘤吗？这使作者探索，会有哪种特殊技术通过该设备在肿瘤上分靶区。下面，我们通过以下几点来说明在肿瘤上分靶区是否可行、是否安全、未来能否有人接受。

第2节　射波刀技术的质量控制和保证

设备越精密,开展的放疗技术越先进,需要的质量控制越严格。射波刀技术的特点是对动态肿瘤可采用"实时跟踪"照射,为此,必须采用质量控制来实现两大目标:安全与精确。

用射波刀开展的立体定向放射治疗,要求高精确,其低分割放疗单次剂量 为 10~20Gy,1~5 次完成。如果精度和准确度得不到保障,该技术是无法安全实施的。质量控制的主要工作包括有:保证数据采集的正确性和精确性、保证(每天、每月、每季度和每年)设备的精确性和安全性、保证影像系统和影像引导摆位的精确性、保证治疗前能够快速检测设备的精确性、保证治疗计划设计的准确性和保证治疗中照射的准确性。质量保证与质量控制是放射治疗的生命线,其包括有:医生确定摧毁目标、物理人员计划保证摧毁目标、技术人员执行摧毁目标、质量控制同保证仪器保证准确和精确的摧毁目标。如果没有质量控制和保证,一切结果都是未知的。

第3节　金标在放疗中的作用和移位与精度

一、金标的作用

金标植入到组织中不再取出,需要选择一种对身体损伤小的,在影像上又能被识别的标志物。由于黄金具有很好的组织融合性,便成为我们的最佳选择。

作者使用的金标规格为 0.8mm×5mm, 黄金的纯度为 99.99%,圆柱状,带有螺纹。

在 CT 和穿刺仪的引导下,以穿刺的方式在软组织中的肿瘤内或旁植入金标,然后通过对金标的实时追踪实现对肿瘤的追踪。影像系统找到金标也就找到了肿瘤,确定了金标的位置也就确定了肿瘤的位置,获取金标的位置同时,也获取体表的动度(金标追踪联合同步呼吸追踪)。

二、金标移位与精度

作者对金标的考虑:

(1)金标在治疗前和治疗中都可能发生移位,可能会对软组织肿瘤放射治疗的安全性和精确性造成影响。如果是治疗前发生移位,可通过再次植入及时弥补;如果是治疗中移位,可重新 CT 定位。

(2)单金标追踪风险大,需慎重。金标是参照物,参照物位置改变,照射位置也随之改变。如果偏离靶区而照射到敏感器官,可能会引起放射损伤,甚至事故。作者利用射波刀照射肝脏肿瘤的次数一般为 3~5 次,单次剂量为 10~15Gy。

(3)精确角度考虑。个别金标移位导致用于追踪金标数量的下降,可能引起照射精度下降。金标数量少于 3 颗, 只能计算 3 个平移上的偏差;3 颗和 3 颗以上可以计算 6 维偏差(3 个平移和 3 个旋转)。

第4节 巨大肝癌分靶区的研究背景、解决的问题和达到的结果

一、研究背景

巨大肝癌无法手术切除(即使手术切除术后复发、转移发生率很高),而血管介入及其他微创治疗对其仅是姑息治疗。既往放射治疗效果不好,一般放疗设备无法实施。自射波刀技术出现后,作者利用射波刀"实时追踪"精确放疗的技术特点,对肝脏内动态的小肝癌进行根治性放疗获得很好的临床效果。但对大肿瘤而言,因肿瘤体积大,治疗计划设计困难,肿瘤边缘剂量不足,胃、肠管受量过高,目前尚无法提高疗效。在这种情况下,对肝脏巨大肝癌在肿瘤上采用分靶区放射治疗,要遵循肿瘤放射治疗的两个根本原则:①肿瘤周围敏感器官低剂量;②肿瘤内高剂量。这样的话,既能像外科手术切除肿瘤病灶,还能继续保存体能和功能组织,为后续治疗的衔接提供了可行性的保障。

二、巨大肝癌分靶区解决的问题

巨大肝癌分靶区照射的目的是为了解决以下的几个问题:

(1)解决靠近敏感器官的肿瘤边缘剂量不足而导致容易复发的问题。

(2)降低胃、肠等敏感器官的剂量,降低并发症。

(3)分靶区剂量分布的适形度可以提高肿瘤剂量,增加肿瘤控制率。

(4)肝脏为并联器官,可更好地保护正常的肝脏。

(5)保护皮肤。

三、巨大肝癌分靶区达到的结果

(1)能够提高靶区覆盖率,最大化地灭杀肿瘤。

(2)能够更好地保护正常肝脏,减少肝功能损伤。

(3)能够更好地保护周围敏感器官,如胃、肠、肾等。

第5节 肿瘤分靶区治疗需要考虑的问题

一、如何确定肝内肿瘤植入金标的位置和数量

在一个疗程内对巨大肝癌进行分靶区、交替照射,设备的照射精度是关键,射波刀的精度能否满足要求,取决于对肝内肿瘤植入金标的位置和数量。一般来说,瘤体内需植入 5~7 颗金标作为追踪目标,由于肝脏受呼吸运动的影像,因此采用金标追踪/同步呼吸追踪,精度可以达到 1mm 以内。

二、巨大肝癌分靶区照射时,如何分区

金标植入的数量和分布是有特殊要求,一般分靶区照射,涉及两个靶区,一上一下。因此,肿瘤区的上、中、下都要植入金标,在追踪时,金标数量要达到 3 颗以上。

三、在肿瘤上如何分靶区

一是依据肿瘤的形状进行分靶区,是横向分靶区还是纵向分靶区,都要根据肿瘤的位置、敏感器官的关系来定。二是观察肿瘤与敏感器官的距离,如右肝巨大肝癌分靶区,一般上靶区稍大,因为上靶区距离胃肠远。而下靶区肿瘤紧贴肠道且很不规则,靶区一般较小,这样可以用小准直器,利用其剂量跌落快的特点,仔细的"雕刻"式照射,以保护肠道。分靶区后,左肝要很好保护。

四、两靶区的间隔如何确定

若靶区分割时无间距,则会导致在分界处剂量超高,旁边的器官的受量也随之增大,这样带来的是剂量的浪费和敏感器官的过量照射。间距过远,则间隔区剂量不足,肿瘤容易复发。因此,需要在两个靶区之间确定适当的距离,让两个靶区的叠加剂量达到间隔区肿瘤的致死剂量。上靶区计划设计出来后,测算出肿瘤边缘的剂量,当接近一半时,这一层作为中间层。然后,再对下靶区的截止层进行测算,这时,不仅考虑上靶区对中间层的贡献,而且还要考虑下靶区使用准直器的大小,以及剂量下降快慢等因素。一般的是,下靶区距离中间层的距离稍小。两层之间的间隔距离经验值为 1.5~2cm。

五、叠加区剂量如何测算

作者认为,关于叠加剂量的问题应注意叠加剂量时的正常肝所受剂量,以及敏感器官叠加剂量后的敏感器官的剂量。在肿瘤上分靶区,两个靶区间剂量测算应为:①可以利用计划系统将计划融合,叠加后,评估融合计划的绝对剂量;②可以利用第三方软件,如 MIM 进行计划融合,转化为等效生物学剂量再进行评估。

六、分靶区照射应注意什么

巨大肝癌分靶区照射时(如右肝巨大肝癌分靶区),最应注意的是两个靶区之间的间隔区的剂量是否达到处方剂量,左肝、敏感器官的总受量是否过大。

七、剂量计算是单纯采用物理上的剂量还是生物剂量

两者都要考虑,因为这里增加了时间因素,也需要计算生物剂量。在放射治疗中,除了物理学(即高剂量)的优势外,生物剂量也是很重要的。从 5R'* 方面来解释,似乎单次生物高剂量对肿瘤杀伤效果还较低。在常规放疗(CRT)中,从 5R' 方面来解释,尽管肿瘤具有放射敏感性,但在单次剂量中则略显不足。5R' 的建模研究提示,SBRT 效果弱于 CRT,但在动物模型及临床中,SBRT 效果确实超过 CRT。

CRT 临床效果低于 SBRT 的原因可能有以下 4 个方面:

(1)T 细胞高度放射敏感,CRT 对 T 细胞反复杀伤,抑制了 T 细胞的抗肿瘤效应。而 SBRT 却激活了 CD8+ 的 T 细胞,所以高剂量放疗增加抗肿瘤免疫性。

(2)高剂量下的血管损伤,导致内皮细胞凋亡(> 8~10Gy 才凋亡),并带来继发性肿瘤杀伤。一般而言,SBRT 对肿瘤紊乱血管的修剪及正常化有作用,高剂量放疗增加抗肿瘤免疫性。

(3)血管损伤带来的继发性肿瘤杀伤,是因肿瘤细胞死亡继发于血管丢失而造成的。

(4)肿瘤新生血管是结构和功能异常的血管:渗漏、弯曲、膨胀、缺乏周细胞覆盖。

SBRT 除了物理学优势之外,还有放射生物学的优势。SBRT 的生物学优势可能与内皮细胞及肿瘤微血管密切相关。因此,SBRT 联合免疫治疗是未来的研究方向。

---

*5R' 即:①亚致死性细胞损伤的修口;②放疗后细胞的再群化;③细胞周期的再分布;④存活细胞的再氧合;⑤细胞放射敏感性。

第6节　巨大肝癌分靶区治疗的原因、设计方法及评价内容

一、巨大肝癌分靶区治疗的原因

(1)巨大肝癌,体积大。若将其作为一个靶区照射,选用的准直器一定要大,这就会使射束多且十分分散,造成计算机对计划的优化效果较差和剂量下降梯度控制困难,因而也会对正常肝、胃、肠损伤较大。

(2)靶区体积大,造成漏照和放射性并发症出现的概率高。这是由于右肝上靶区和下靶区则需要保护的器官多,既要保护这些敏感器官,又要给肿瘤足够的剂量。靶区体积大导致剂量梯度差,如果靶区剂量达到要求,敏感器官却受量过高;如果敏感器官得到很好的保护,肿瘤区却出现漏照射,这样会出现顾此失彼的现象。此时设计出的治疗计划肯定不精确。

(3)因为右肝的上下靶区动度差别大和左肝动度大,追踪精度欠佳。

(4)如果一个靶区照射,受照范围大,而且剂量高,容易严重损伤皮肤。

二、分靶区治疗的设计方法

(1)肿瘤位于肝右叶,在头脚方向,一般为 7~

13cm 的大块肿瘤,可采用上下分靶区治疗。

(2)肿瘤位于肝左叶,头脚方向>5cm,可采用上下分靶区治疗。

(3)肿瘤位于肝左叶,头脚方向<5cm,可采用左右分靶区治疗。

(4)在计划系统上把肿瘤分为 3 个靶区,分别为:靶区 1、靶区 2、靶区 3。

(5)靶区 1 和靶区 3 为计划设计区,即直接作为靶区设计;靶区 2 为靶区 1 和靶区 3 的剂量叠加区,即为间接靶区设计区。

(6)先对靶区 1 进行计划设计,然后根据靶区 1 的剂量分布确定靶区 3 的剂量。

三、分靶区治疗的评价内容

(1)胃、肠、肾、皮肤等敏感器官的叠加剂量。

(2)靶区 1 和靶区 3 肿瘤的适形度和覆盖率。

(3)靶区 2 肿瘤的叠加剂量。

第7节　巨大肝癌分靶区治疗的缺点和优点

一、巨大肝癌分靶区治疗的缺点

(1)增加了治疗次数,使治疗时间延长,以 10Gy(5 次)为例,分段后治疗时间为 10 天。

(2)射波刀治疗时,需要间隔一定的时间进行拍

片,治疗次数翻倍,则相应的拍片次数也大量增加,患者受到更多的额外低能 X 线辐射。

(3)在金标植入时,要有针对性的植入,肿瘤的上、中、下等 3 个位置都要植入金标。在治疗肿瘤上部分时,选用上部和中间的金标,治疗肿瘤下部分时,选用中间和下面的金标,中间金标为共用金标。

二、巨大肝癌分靶区治疗的优点

(1)巨大肝癌分靶区后,两个靶区体积相应变小,计划设计也相应简单,离敏感器官远的可用大准直器照射;靠近敏感器官的肿瘤可用小准直器进行"雕刻"。靶区得到足够的剂量,而且正常组织能够得到很好的保护。

(2)分靶区照射的剂量叠加后,正常的左肝或右肝受量要明显降低,能够得到最大限度的保护。

(3)由于是两个靶区,可选择的入射路径大幅增加,因而剂量叠加后,胃、肠、皮肤等敏感器官受量大大降低,再有加上交替治疗,时间的延长,生物剂量降低,敏感器官得到很好的保护。

(4)分靶区治疗后,由于上下靶区选用与自身动度一致的金标,精度也得到很好的保障。

第8节 巨大肝癌分靶区计划设计病例

肝右叶巨块肿瘤,形状像"倒金字塔",上端体积较大,邻近左肝、十二指肠;下端细长,临近肠管。沿头/脚方向把一个大靶区分成 3 个子靶区,分别是 PTV1、PTV2 和 PTV3(如图 7-08-1)。肿瘤长度为 10.87cm,总体积为 289.87cm³;正常肝脏体积为 1306.28cm³。PTV1 的长度为 7.37cm,体积为 238.68cm³。PTV2 的长度为 1.5cm,体积为 29.38cm³。PTV3 的长度为 2cm,体积为 21.81cm³。

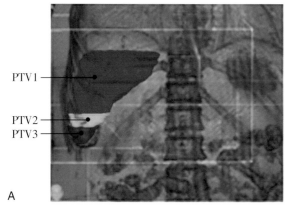

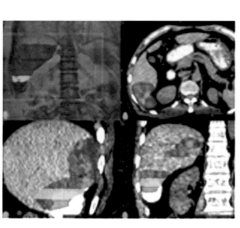

图 7-08-1 肝右叶巨大肝癌。(A)分靶区示意图;(B)三维重建图。

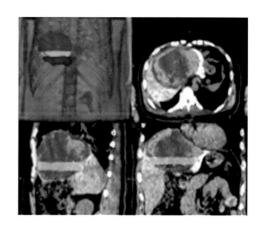

图 7-08-2 肝左叶巨大肝癌。(A)分靶区示意图;(B)三维重建图。

如果为肝左叶肿瘤时,把 PTV 分成 3 个靶区(如图 7-08-2),依次是 PTV1、PTV2 和 PTV3。肿瘤长度为 10.25cm, 总体积为 1010.38cm³。PTV1 的长度为 6.38cm,体积为 714.26cm³。PTV2 的长度为 1.75cm,体积为 175.84cm³。PTV3 的长度为 2.12cm, 体积为 120.28cm³。

同时需要评估的有:十二指肠(10cm³)、胃(10cm³)、肠管(5cm³)、脊髓(10%)、肾脏(50cm³)、皮肤(10%)。另外,间隔区(PTV2)的剂量评估为:把 PTV2 分成若干薄层, 评估 PTV1 和 PTV3 对每一层的贡献剂量,再对每一层生物剂量计算。

肝右叶巨大肝癌单靶区与分靶区计划设计结果对比,不同计划中的敏感器官受量如表 7-08-1 中的病例 1。单靶区计划设计:83%的剂量曲线覆盖 66.51%的 PTV 体积,漏照射体积为 97.07cm³。分靶区计划设计:PTV1,77%的剂量曲线覆盖 99%的体积, 漏照射体积为 2.39cm³。PTV3,57%的剂量曲线覆盖 99%的肿瘤体积, 漏照射体积为 0.22cm³。PTV2 的剂量由 PTV1 和 PTV3 贡献而得到。为了精确计算 PTV2 的剂量,采用分层评估的方法。PTV2 的长度为 1.5cm,沿头脚方向分成 4 个层面,间隔 3.75mm,4 个层面分别为 V1、V2、V3 和 V4。PTV1 和 PTV3 对 PTV2 的不同层面的剂量

贡献如表 7-08-2 中的病例 1。PTV2 的覆盖率为 99%,漏照体积为 0.34cm³。分靶区设计时的总漏照射体积为 2.95cm³。分靶区比单靶区计划设计减小了 96.12cm³ 的漏照体积,肿瘤覆盖率由 66.51%提高到 99%。

肝左叶肿瘤单靶区与分靶区计划设计结果对比,不同计划中的敏感器官受量如表 7-08-1 中的病例 2。单靶区计划设计,80%的剂量曲线覆盖 56.85%的肿瘤体积,漏照射体积为 308.20cm³。分靶区计划设计:PTV1,75%的剂量曲线覆盖 92%的体积, 漏照射体积为 57.14cm³。PTV3,76%的剂量曲线覆盖 92%的肿瘤体积,漏照射体积为 9.62cm³。PTV2 的长度为 1.75cm,沿头脚方向分成 4 个区,分别为 V1、V2、V3、V4。PTV1 和 PTV3 对 PTV2 的不同层面的剂量贡献如表 7-08-2 中的病例 2。PTV2 的漏照体积为 14.07cm³。分靶区计划设计的漏照体积为 80.83cm³。分靶区比单靶区计划设计漏照体积减小了 227.37cm³, 漏照体积减小了 73.77%。肿瘤覆盖率由 56.85%提高到 92%。

总之, 分靶区就是把一个大靶区分成几个小靶区,肿瘤长度和体积的减小能够使剂量曲线变得更加陡峭。巨大肝癌通过分靶区计划设计,可以明显提高肿瘤覆盖率,大大减少肿瘤的漏照射体积。不过,分靶区计划设计也增加了治疗次数,延长了治疗时间。

表 7-08-1　不同计划中的敏感器官受量(单位:Gy)

敏感器官	病例 1			病例 2		
	PTV	PTV1	PTV3	PTV	PTV1	PTV3
十二指肠(10cm³)	12.54	10.58	4.38	12.37	10.45	4.23
胃(10cm³)	13.65	9.7	5.06	17.5	10.32	9.44
肠管(5cm³)	12.6	13.85	9.64	15	14.66	8.15
脊髓(10%)	12.04	14.81	3.80	13.75	18	7.86
肾脏(50cm³)	8.14	7.45	4.64	25.44	19.10	5.68
皮肤(10%)	11.78	8.85	4.34	7.88	8.85	4.34
左肝(平均)	7.13	6.59	2.69	5.08	5.73	4.49

表 7-08-2　PTV1 和 PTV3 对 PTV2 的不同层面的剂量贡献(单位:Gy)

层面	病例 1			病例 2		
	覆盖率	PTV1	PTV3	覆盖率	PTV1	PTV3
V1	99%	45.45	10.52	92%	41.43	18.52
V2	99%	38.89	18.78	92%	33.83	27.42
V3	99%	26.62	32.92	92%	26.62	34.24
V4	99%	22.72	37.71	92%	21.33	40.73

第 9 节　结论

综上所述,对有肝硬化为背景的肝癌,特别是大肝癌或巨大肝癌,用射波刀放射治疗有以下几个特点:

(1)射波刀治疗大肿瘤是可行的,尤其是分靶区治疗,通过多年的临床观察,其是安全有效的。

(2)作者用射波刀分靶区治疗有以下几个优点:①高精度,动态目标精度优于 1.5mm(同步呼吸追踪),静态优于 1mm(脊柱、金标追踪);②治疗中实时追踪,监控患者的位置变化并能及时调整;③软组织肿瘤照射,具有非常成熟的金标植入技术,确保追踪金标的数量。

(3)分靶区治疗最关键的是:①两个靶区的间隔距离;②两个靶区衔接处危及器官的剂量的叠加剂量。

(4)分靶区不当可能出现的是敏感器官的损伤,如皮肤、肠管等。

(5)分靶区需要注意的细节为:①肝脏分靶区,需要植入足够数量的金标(5~7 颗)和金标植入位置;②腹膜后巨大肿瘤或转移淋巴结除植入金标外,应配脊柱追踪,所以在脊柱追踪计划设计时,注意更换追踪的椎体;③如果间隔区剂量不足,则会导致肿瘤复发。

综上所述,放疗医生对巨大肝癌实施分靶区照射最终的目的是,给予肿瘤致死剂量,对正常肝组织予以保护。这就需要其与肝病专科医生配合,应在肝病专科医生掌握及纠正肝功能情况下,实施巨大肝癌分靶区照射、多学科合作综合治疗,要纠正各学科之间各自而治,同时在治疗肝内肿瘤与保护肝功能之间找出最佳结合点,应根据患者病情恰当选择分靶区的治疗方式和剂量分布,都有助于提高肝癌患者生存期和生存质量。经过多年临床研究和应用,作者认为,目前形成的分靶区的标准模式将逐渐成为巨大肝癌放射治疗模式。

(李玉　张素静　刘小亮　李继伟)

第 **8** 章

介入治疗

第1节 概述

介入治疗是指在医学影像技术（如 DSA、CT、超声波、MRI）引导下，用穿刺针、导丝、导管等精密器械进行治疗和获取病理材料的过程，其核心是以微小的创伤获得与外科手术相似或更好的治疗效果。

介入是为减少患者痛苦、减少治疗性创伤、提高诊疗水平等开展的工作。作者对介入治疗可用 4 个字概括："通""堵""注""取"。

一、通

通即是对人体各种管腔因各种原因造成狭窄或闭塞的病症进行再通，以及造瘘形成管腔的技术。包括：①动脉狭窄或闭塞病变，如肾动脉狭窄引起的高血压，肠动脉狭窄引起的肠道缺血、腹痛，髂内动脉狭窄引起的阳痿，四肢动脉狭窄引起的缺血性疼痛、跛行、坏疽等。②急慢性肺动脉栓塞或闭塞性病变，引起的呼吸困难，甚至呼吸衰竭。③静脉狭窄或闭塞，如上腔、下腔大静脉狭窄或闭塞引起的头颈、四肢水肿或腹水。④各种原因导致食管、肠管狭窄，如造成吞咽困难和肠梗阻，胆道狭窄发生阻塞性黄疸。对以上血管和非血管狭窄和闭塞性病变的再通，主要采取经皮穿刺、球囊导管扩张成形术和支架置入术。有时，也可取代传统外科血管手术，并达到效果相同或更佳，更可以使过去很多难治、不治之症变得迎刃而解。

二、堵

专业上称为"栓塞"，是采用吸收性明胶海绵、钢丝圈、无水酒精、组织黏合剂等进行栓堵的治疗技术。对恶性肿瘤，如肝癌、肾癌、骨与软组织肉瘤，以及盆腔恶性肿瘤等，通过栓塞肿瘤供血动脉，使癌组织缺血坏死，让肿瘤萎缩或消失。对某些良性肿瘤，如子宫肌瘤、肝海绵状血管瘤等，可避免外科手术，保留组织器官。各种原因引起的内脏或其他部位出血，通过血管插管造影，发现出血部位，也可使用栓塞治疗，收到立竿见影的止血效果。

三、注

指用微细导管、细针向组织或器官内注入各种药物进行治疗的技术。抗癌药物动脉灌注，适合全身几乎各部位实体恶性肿瘤。肿瘤供养动脉给药，可以增加肿瘤局部药物浓度,同时还可减轻药物全身毒副作用。溶栓药物动脉灌注用于全身各部位急性、亚急性动脉、静脉血栓形成和栓子堵塞。对于最常见的脑动脉血栓致脑梗死、四肢血管血栓致四肢痛、水肿等,局部溶栓治疗是急性和亚急性期首选治疗方法之一。无水酒精和其他硬化剂注射,如经皮注射无水酒精治疗小肝癌,可获得与外科手术相媲美的疗效。

四、取

是指通过介入技术获取体内组织或血样进行活检诊断,对体内异常积液、积脓进行抽吸、置管引流以及异物取出的技术,并能够在术前或放射治疗前做病理诊断。

第 2 节　诊断标准

尽管制订了 HCC 临床诊断标准,但由于疾病的多样性和不确定性,临床上具体病例仍需仔细鉴别、严密追踪或建议做选择性肝动脉造影或进行肝穿刺活检,才能对 HCC 确诊。

一、AFP 值

AFP≥400μg/L,能排除妊娠、生殖系胚胎源性肿瘤、活动性肝病及转移性肝癌,并能触及肿大、坚硬及有大结节状肿块的肝脏,或影像学检查有肝癌特征的占位性病变者,可诊断为 HCC。

二、临床表现

有肝癌的临床表现,同时有肯定的肝外转移病灶(包括肉眼可见的血性腹水或在其中发现癌细胞),并能排除转移性肝癌者,可诊断为 HCC。

三、影像诊断

诊断标准仍以病理学诊断为金标准,国内外公认

的所有实体肿瘤中,唯有 HCC 可采用临床诊断标准。同时满足以下条件中的两项时,可确诊为 HCC。

1.具有肝硬化以及 HBV 和(或)HCV 感染的证据。

2.典型 HCC 影像学特征:CT 和(或)MRI 检查显示肝脏占位在动脉期快速不均质血管强化,而静脉期或延迟期快速洗脱。

(1)如果肝脏占位直径≥2cm,CT 和 MRI 两项影像学检查中有一项显示肝脏占位具有上述肝癌的特征,即可诊断为 HCC。

(2)如果肝脏占位直径为 1~2cm,则需要 CT 和 MRI 两项影像学检查都显示肝脏占位具有上述肝癌的特征,方可诊断为 HCC。

(3)血清 AFP≥400μg/L 持续 1 个月,或≥200μg/L 持续 2 个月,并排除其他原因引起的 AFP 升高,包括妊娠、生殖系胚胎源性肿瘤、活动性肝病及继发性肝癌等,也可诊断为 HCC。

第3节 介入治疗的基础与适应证和禁忌证

原发性肝癌是一种恶性程度很高的恶性肿瘤,首选的治疗方法为手术切除,不过,大多数病例发现时已失去外科手术的机会。能够手术切除的仅为20%左右。对不能手术切除的原发性肝癌经动脉介入治疗已被公认为是非手术疗法中的首选方法。作者结合临床实践和系统研究,以及规范化方案来介绍肝癌的介入治疗。

一、经肝动脉灌注化疗的原理

原发性肝癌血供的95%~99%来源于肝动脉,而正常肝组织血供的75%~75%来自门静脉,仅25%~30%源于肝动脉,这一解剖学特点使得经动脉的介入治疗成为一种可供选择的治疗方法。肝动脉灌注化疗(HAI)主要是利用化疗药经肝动脉给药后在肝脏肿瘤中有良好的首过效应。

1.动脉化疗的区域性优势

区域性优势可用数学公式表明:

$$Rd = \frac{1 + Cltb}{Qx(1 - Ex)}$$

注:Rd=区域性优势;Cltb=全身药物消除率;Qx=灌注血管的血流量;Ex=灌注器官的药物吸收率。

上式说明介入治疗的区域性优势,主要取决于不同抗肿瘤药物的药代动力学参数。有资料表明,半衰期短、全身消除率高的药物区域性优势大。如果同时阻断肿瘤供血的血管,可以进一步增加区域性优势。因此,临床上进行介入化疗时,常用半衰期短、全身消除率高的药物,如氟尿嘧啶(5-Fu)、顺铂(DDP)、阿霉素(ADM)等。通常并用栓塞或动脉结扎的方法,阻断肿瘤的供血或减少局部肿瘤灌注血管的血流量(Qx值),进一步提高化疗的区域性优势。

2.动脉化疗的药代动力学优势

药代动力学研究表明,药物经由静脉注入后,可有分布Ⅰ相或分布Ⅱ相。分布Ⅰ相指在药物分布达到平衡之前的一段时间。此时药物的分布是由局部血流量决定的,器官供血量大时,药物在局部分布就多。而动脉内药物灌注术(IA)是经由供血动脉给药,药物首先进入靶器官,其分布Ⅰ相较静脉注药有了极大改变,使靶器官药物分布量不受血流分布影响,成为全身药物分布量最大之所在。假如某器官的血流占全身的10%,以同样的药量和注速在靶动脉内灌注,瞬间局部药物分布量可较前者提高约10倍。分布Ⅱ相又称为快速再分布相,出现于注药后数分钟至数小时。它除受器官血流灌注量的影响外,尚受药物的脂溶性和蛋白结合性影响。一般来说,此时,动脉内给药的靶器官药物分布亦较静脉给药方式多。这就是动脉途径的优势所在。

外周血浆有最大药物浓度(Cmax)和血浆药物浓度时间曲线下面积(AUC)为药代动力学研究的重要参数,其值过高将增加药物的毒副作用发生的机会,过低则影响疗效。动脉内给药时,由于靶器官的首过代谢(特别在肝脏)和首过提取作用,使得Cmax和AUC较以同等的量和注速经静脉注射者明显降低,可取得提高疗效和减少药物毒、副作用的目的。

动脉内给药时,减少靶器官的血流量能提高其药物接受量。根据药代动力学模型动脉内给药接受的药量,可用下列公式表示:

$$Rt = 1 + \frac{表面总体清除率}{肿瘤血流量}$$

注:Rt为靶器官药物接受量;表面总体清除率表示除靶器官以外机体组织对药物的清除程度;肿瘤血流量可视为靶器官的血流量;1为常数。

在表面总体清除率已确定的情况下,欲提高Rt值,只能通过减少肿瘤血流量才能达到,由此产生动脉阻滞化疗性(IA)的概念。实验表明,采用减少肿瘤血流(如球囊导管阻塞和可降解微球阻塞)的方法,可进一步提高局部药物接受量6~7倍。同时Cmax和AUC值变小,血药浓度在一定时间呈缓升和缓降的曲线,这可使靶器官的药物浓度在较长时间内保持较其他部位高13~15倍。

首过效应在经动脉途径给药中有明显特点。首过效应主要指药物第一次通过靶器官时被代谢和摄取的现象,也包括一些其他效应。

大多数药物在肝脏进行代谢,首过效应在肝的 IA 时表现十分明显。用 FCNU(福莫司汀)100mg/m² 剂量对肝脏转移瘤患者行 IA 和静脉注射药代动力学比较,发现 IA 时,药物的肝首过摄取率最高达 0.9,因此 AUC 较静脉注射减少 50%。正常组织的药物接受量明显减少,相应药物副作用明显减低。Mori 等用不同剂量和注速对小猪的肝动脉注入 5-Fu 时发现,小猪肝动脉血流平均为 41.2mL/min。当以 5mg/(kg·d)的剂量和 5mL/d 的注速灌注时,肝静脉和外周静脉血中测不到 5-Fu,可见药物几乎完全被肝脏提取和代谢。

药物经静脉注射后,历经漫长的途径达靶器官时,已有相当数量的药物与血浆蛋白结合,而使具有生物活性的游离药物量减少,从而使药效降低。DDP(顺铂)经静脉给药后 2 小时,98%与血浆蛋白结合,仅 2%的游离药物发挥抗癌作用。IA 药物直接在靶血管注入,途径便捷,到达靶器官时,药物蛋白结合率较静脉给药低得多,药物效价可提高 2~22 倍,疗效提高 4~10 倍。此种效果也应归于首过效应。

药物通过 IA 时的首过效应能达到提高疗效和减低副作用的效果。某些因全身用药时副作用大而使用量受限的药物,采用 IA 给药方式,则可安全使用。

抗癌药物通过与载体的结合,更有选择性地进入肿瘤组织是提高抗肿瘤药物分布的另一个方式。以脂质体为载体是目前广泛采用的一种形式。脂质体在水中形成微球,将抗癌药物包围在内,通过改变脂质体的大小、成分、电荷来改变其生物物理性质。在肿瘤细胞内,溶酶体释放磷脂酶来促使抗癌药由脂质体内释放,从而延长肿瘤药物的作用时间。在介入治疗中,以碘化油为载体的碘油-抗癌药混悬液或乳化剂是应用最普通的给药方法。

3.动脉化疗的生物学效应

有学者报道,头颈、四肢及乳腺肿瘤经动脉灌注化疗药物后,可见到局部肿瘤有组织学改变,1 周内肿块消退明显。电镜观察发现治疗后 4 天,肿瘤细胞出现空泡,1 周内肿瘤细胞出现肿胀,细胞器完全溶解。证明肿瘤细胞有不可逆的损伤,说明介入化疗对局部的肿瘤组织可产生明显的生物学效应。

二、肝动脉化疗栓塞

1.肝动脉化疗(HAC)是向肝动脉注入化疗药的增加药物和肿瘤接触面积的优势,目的是使药物在肿瘤组织中获得相对体循环更高的浓度,以更好杀伤肿瘤细胞并减少治疗副作用。

2.肝动脉栓塞治疗(HAE)是将肝癌供血动脉阻塞使其缺血坏死的方法。

3.肝动脉化疗栓塞(TACE)是将化疗与栓塞结合的方法,既包涵肝动脉栓塞阻断了肿瘤的血供,又可以使化疗药停留在局部,缓慢释放持续发挥抗肿瘤作用。因此,TACE 治疗肝细胞癌是目前肝癌非手术治疗中使用最广、疗效较好的方法之一,并已被公认是不能手术切除肝癌的首选治疗方法之一。虽然 TACE 是治疗肝癌较好方法之一,但由于肝癌血供特点,给 TACE 治疗带来很多不确定性。

目前多项研究表明:

1.肝癌确有门静脉和肝动脉双重血供,尤其小肝癌及经多次肝动脉栓塞术后的病灶。其中 2~7mm 的小肝癌仅 19.2%为门静脉供血,7~30mm 的肿瘤主要为肝动脉供血。但在大肝癌周边由于癌细胞生长活跃,营养要求量大,往往有双重供血(占 75.3%)。

2.肝癌出现后,由于肝动脉压力及扩张,使肝动脉交通支开放,肝动脉血通过交通支血管进入门静脉再进入肿瘤,所以高压的动脉血可以阻止低压的门静脉血进入病灶。但如果肿瘤压迫肝动脉发生狭窄或阻塞时,动脉血流压力低,门静脉可代偿对肿瘤的供血。肝动脉与门静脉之间这种互补关系,提示对肝癌进行 TACE 治疗时,仅注意肝动脉的栓塞,而忽视门静脉是不够的。

3.肝癌肝外动脉供血的 3 种情况

(1)肝动脉以外肝癌本身固有的动脉供血,与肝动脉是否闭塞或狭窄等无关,而与肝癌所在部位和大小有关,占约 66.0%(如右膈下或右肾上腺动脉主要供 Ⅶ、Ⅷ 段肝癌;胃十二指肠及网膜动脉主要供 Ⅳ、Ⅴ、Ⅵ 段肝癌;左膈或胃左动脉主要供 Ⅱ、Ⅲ、Ⅳ 段肝癌等)。

(2)肝动脉化疗栓塞后,供给动脉发生闭塞所致的肝癌肝外动脉供血占约 25.2%(血供来源主要取决于肝癌部位、范围及肝动脉闭塞的位置)。

(3)肝癌切除后,复发小肝癌一般由网膜动脉供血,是由于术中肝创面用网膜组织缝扎止血所致,约占8.8%。

综上所述,肝癌肝外动脉供血的形成规律与机制,以及肝癌发生肝外动脉供血的基本规律为就近原则,即肿瘤就近从周边组织脏器获取血供。其发生机制为:

(1)肝癌浸润性生长,波及毗邻组织脏器。

(2)肿瘤体积大,瘤组织缺血缺氧,侧支循环开放。

(3)肝动脉闭塞,肝外侧支循环开放。正如Liovert等进行了涉及3个因素的研究发现,TACE治疗肝癌仅是缓解病情。

三、肝癌介入治疗适应证与禁忌证

1.肝动脉化疗灌注适应证与禁忌证

适应证

(1)失去手术机会的原发性或继发性肝癌者。

(2)肝功能较差或难以超选择性插管者。

(3)肝癌手术后,复发或术后预防性肝动脉灌注化疗者。

禁忌证

没有绝对禁忌证,但对于全身情况衰竭者、肝功能严重障碍、大量腹水、严重黄疸及白细胞<3000者,应禁用。

2.肝动脉栓塞(HAE)适应证与禁忌证

适应证

(1)肝肿瘤切除术前应用,可使肿瘤缩小,有利于切除,同时能明确病灶数目,控制转移。

(2)小肝癌。

(3)外科手术失败或切除术后复发者。

(4)肝癌切除术后的预防性肝动脉化疗栓塞术。

(5)各种原因不能手术切除的肝癌,肿瘤占据率<70%,或不愿接受手术治疗者。

(6)作为射波刀治疗前的准备。TACE可使肿瘤缩小,使肝癌获得根治的机会,并可发现微小子灶,以利射波刀治疗时确定靶区范围。

(7)控制肝癌破裂出血和较大的动静脉分流。

禁忌证

(1)肝功能严重障碍,大量腹水或重度肝硬化,肝功能属Child-Pugh C级。

(2)门静脉高压伴逆向血流以及门脉主干完全阻塞,侧支血管形成少者。

(3)感染,如肝脓肿。

(4)癌肿占全肝的70%或70%以上者(若肝功能基本正常,可采用少量碘油分次栓塞),或全身已发生广泛转移者。

(5)全肝衰竭者。

(6)有血管造影禁忌证者。

一些学者认为,肝癌的介入治疗无绝对的禁忌证,故TACE的适应证有越来越宽的趋势。但作者认为,肝脏储备功能的好坏,是决定是否行TACE治疗或TACE治疗次数的关键,所以,选择适当的病例进行介入治疗的目的是保障治疗的成功。在肝癌患者中,80%~85%有慢性肝病、肝硬化病史,肝脏储备功能受到不同程度的损害,加上肝癌本身的损害,再进行TACE,也会造成不良后果。

第4节 肝动脉化疗栓塞术操作程序和栓塞注意点

一、肝动脉化疗栓塞术前准备和操作

1.术前准备

术前准备包括术前检查、术前治疗、术前交代、术中所用药品及器材准备等。

术前检查的目的在于明确诊断、分期以及了解患者脏器的功能状态。应包括心、肝、肾、凝血功能和糖代谢状态，以及有无转移等。这些检查对适应证和禁忌证及术后可能出现的并发症的判定有重要意义。此外，还需要检测AFP(甲胎蛋白)或其他肿瘤标志物，以起到辅助诊断及判断疗效和推测肿瘤活性度的作用。影像学检查是确定介入治疗适应证最重要的依据。

术前治疗主要是针对并存慢性疾病的治疗，包括高血压、心脏病、糖尿病等，用药方案依照以往的用药或相关科室会诊意见进行。另外，对肝功能状态不佳的患者应进行保肝治疗。

术前交代是医生与患者及其家属进行有效沟通的必要步骤。术前交代应包括疾病诊断、病情估计、治疗可能获得益处、存在的风险等内容。并请家属和(或)患者签订手术知情同意书；以诊断为目的的DSA及碘油CT检查也应向患者或家属明确交代。

手术前一天应准备好术中所用药品，术前4小时禁食水。

器材准备包括常规介入手术包、穿刺针、导管鞘(4~5F)、导丝(0.035in)各种超选择导管、微导管及不同种类栓塞剂。

进行穿刺部位皮肤准备、抗生素试敏。

2.操作步骤

(1)动脉穿刺插管。一般选择股动脉入路，如有困难，可选择肱动脉或锁骨下动脉入路。股动脉穿刺点选择腹股沟韧带下1~1.5cm，股动脉搏动明显处。穿刺点常规消毒铺巾，2%利多卡因3~5mL局部逐层麻醉，于股动脉搏动明显处采用Seldinger方法或改良

Seldinger方法穿刺股动脉置入导管鞘。经鞘送入导管并透视下将导管送至腹腔动脉等肝脏供血动脉。

(2)选择性动脉造影。将导管置于肝总动脉进行造影，对比剂总量为30~40mL，流量为4~6mL/s。图像采集应包括动脉期、实质期及静脉期。

若发现肝脏某区域血管稀少或缺乏，则需探查其他血管，此时常需行选择性肠系膜上动脉造影(图8-04-1至图8-04-4)。

而图8-04-5至图8-04-7则是发现异位起源的肝动脉或侧支供养血管。

术中经右侧股动脉穿刺插管至腹腔动脉造影，见脾动脉、胃十二指肠动脉、肝固有动脉显影，脾脏增大明显，肝右叶见片状染色，肝左叶未见异常染色，肝脏血管扭曲明显。用微导管插至肝右动脉近肿瘤血管开口处后，注入博安霉素20mg与5mL碘油混悬液，摄片见碘油聚积良好。

(3)动脉灌注化疗。在仔细分析造影片表现，明确肿瘤的部位、大小、数目及供血动脉后，超选择插管至肝固有动脉或肝右、左动脉支给予灌注化疗。用生理盐水将化疗药物稀释至150~200mL，缓慢注入靶血管。化疗药物灌注时间不应少于15~20分钟。冲击动脉灌注化疗指导管插入肝动脉后，一次给予较大剂量化疗药物，即行拔管，间隔一定时间后，重复治疗。该方法的优点是简单方便，避免导管留置引起的并发症。留置导管连续灌注化疗是将导管留肝动脉内，每天在2~4小时内连续灌注化疗药，持续灌注3~5天为一疗程，每4~6周重复治疗一次。该方法优点是使肿瘤在连续几天内同化疗药物接触，药物作用时间长，更符合化疗原则而取得较好效果。对只适合灌注化疗的病例，给药结束则拔管压迫。对适合栓塞的病例继续进行下一步骤。

(4)栓塞治疗。提倡用超液化乙碘油与化疗药物充分混合成乳剂，经导管缓慢注入栓塞肿瘤内部血管。碘油用量应根据肿瘤的大小、血供情况、肿瘤供血动脉的多寡而灵活掌握。透视下依据肿瘤区碘油沉积是否浓密、瘤周是否已出现少许门静脉小分支影为界

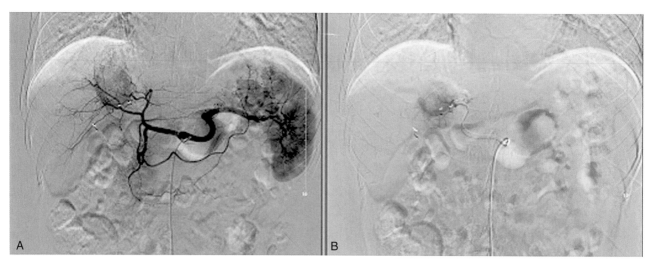

图 8-04-1 肝癌血管造影表现。(A)血管造影动脉期显示肿瘤供血动脉及分支增多、增粗、扭曲;瘤区内可见肿瘤血管形成,表现为大量紊乱、粗细不均、异常扭曲的显影血管;(B)微导管超选者的血管造影肿瘤染色,瘤区呈结节状或大片状造影剂浓染。

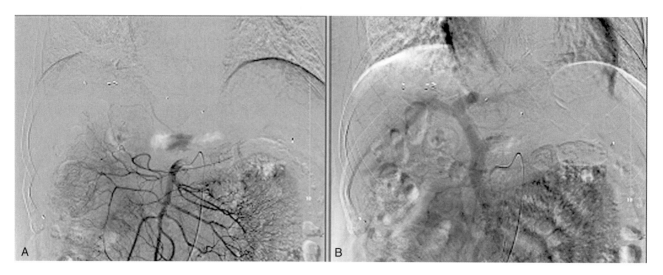

图 8-04-2 间接门静脉血管造影表现。(A)肠系膜上动脉间接门脉造影;(B)显示门脉主干及门脉左干、右干显影,门脉主干第一个分支是扩张的胃冠状静脉。

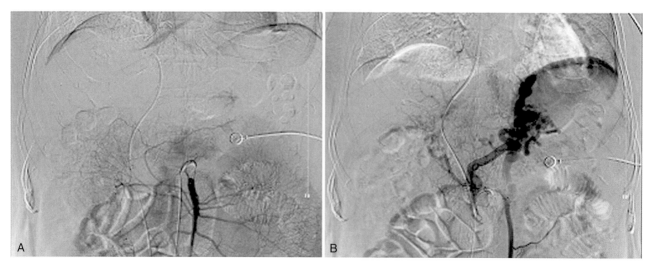

图 8-04-3 门静脉癌栓血管造影表现。(A)肝癌肠系膜上动脉间接门静脉造影,见门脉主干及门脉左右支均未显影;(B)经右颈内静脉至上腔静脉、下腔静脉、肝右静脉穿刺门脉走行区,推注适量对比剂进行直接门脉造影,见门脉左支显影,而门脉主干及右支未显影。

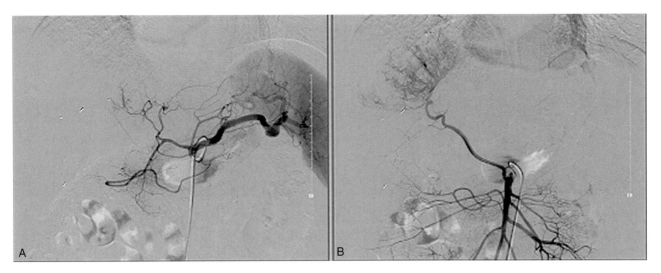

图 8-04-4 (A)腹腔动脉造影显示肝总动脉只分为肝左动脉和胃十二指肠动脉,肝右叶区无染色;(B)肠系膜上动脉造影显示肝右动脉由此发出,这是肝动脉最常见的变异。

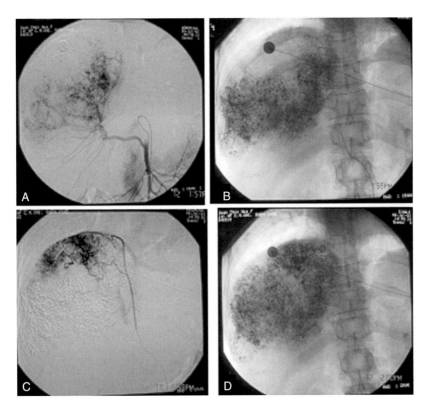

图 8-04-5 肝癌病灶多支营养动脉供血,右侧膈动脉参与血供。(A)肝癌肝动脉造影,供血动脉为起源于肠系膜上动脉的迷走肝右动脉,显示肿瘤中下部肿瘤染色,肿瘤上部血管缺失,提示多支动脉供血;(B)沿肝动脉向病灶内注入碘油化疗栓塞乳剂,显示碘油沉积不完全,近膈顶部无碘油沉积;(C)右侧膈动脉造影显示膈动脉参与肿瘤供血,肿瘤染色区恰好为膈顶部碘油缺损区,证实此病灶为肝动脉及右膈动脉复合供血;(D)沿右侧膈动脉向病灶内注入碘油化疗栓塞剂后,摄片显示碘油沉积完全,肿瘤轮廓完整。

限,通常为 10~20mL,一般不超过 30mL。碘油如有反流或潴留在血管内,应停止注射。如有肝动脉-门静脉瘘和(或)肝动脉-肝静脉瘘,可先用吸收性明胶海绵或不锈钢圈堵塞瘘口,再注入碘油,或将适量吸收性明胶海绵颗粒和(或)少量无水乙醇与碘化油混合,然后缓慢注入。栓塞后,再次进行肝动脉造影,了解肝动脉栓塞情况,满意后拔管。

肝癌 TAE 治疗原则:①先用末梢类栓塞剂行周围性栓塞,再行中央性栓塞;②碘油用量应充足,尤其是在首次栓塞时;③不要将肝固有动脉完全闭塞,以便于再次 TAE,但肝动脉-门静脉瘘明显者例外;④如有 2 支或 2 支以上动脉供应肝肿瘤,应将每支动脉逐一栓塞,以使肿瘤去血管化;⑤肝动脉-门静脉瘘较小者,仍可用碘油栓塞,但应慎重;⑥尽量避免栓塞剂进

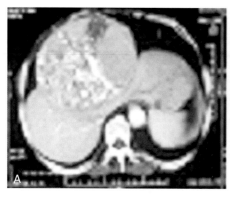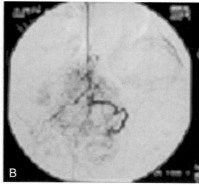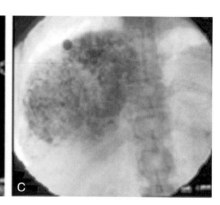

图 8-04-6　肝癌病灶多支动脉供血,右侧胸廓内动脉参与血供。(A)栓塞术后,CT 显示病灶左前上部碘油缺失,提示病灶为多支动脉供血;(B)进行右侧胸廓内动脉造影后,显示动脉增粗迂曲向下参与肝癌病灶供血;(C)向胸廓内动脉内注入化疗栓塞剂,使肝癌病灶达到彻底栓塞,碘油沉积完整。

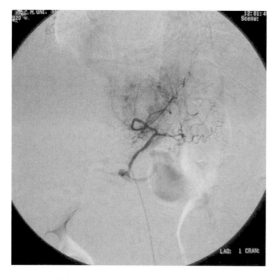

图 8-04-7　肝癌病灶多支营养动脉供血,胃左动脉参与血供,胃左动脉造影显示末端大量增多迂曲肿瘤血管并有肿瘤染色,提示胃左动脉参与肝癌供血。

入非靶器官;⑦穿刺点压迫止血拔管后穿刺点需压迫止血 10~15 分钟,局部加压包扎。加压力度以既无出血又能触及足背动脉搏动为宜。介入术后,穿刺侧肢体需制动,卧床 8~12 小时,观察生命体征、穿刺点有无出血和双下肢足背动脉搏动情况。栓塞满意后,拔管。

二、肝动脉化疗栓塞的注意事项

1.碘油栓塞时,应始终在透视下监视。若碘油在血管内流动很慢,应暂停注入,缓慢推注肝素生理盐水冲洗,待血管内碘油消失后,再注入碘油。若注入肝素生理盐水,仍不能使碘油前行时,应将血管内碘油回抽入注射器内。不要强行注射,以免误栓非靶部位。

2.在注入碘油的过程中,患者可有不同程度肝区闷痛、上腹疼痛等症状,经导管注入 2% 利多卡因,可以使其缓解,一般总量为 100~500mg。少数患者可出现心率变慢(<50 次/分钟)、胸闷,甚至血压下降,此时应停止操作,并及时给予患者吸氧,经静脉注入地塞米松 10mg、阿托品 0.5~1.0mg,持续静脉滴注多巴胺 60~100mg。待心率、血压恢复正常后,再酌情处理。

3.对于高龄肝癌患者(≥65 岁),或肝硬化较重患者,但不伴门静脉主干或大支癌栓,肝功能指标正常或轻度异常、无或少量腹水者,可超选择插管于肿瘤供养动脉,给予单纯化疗性栓塞。提倡应用微导管进行超选择栓塞。

4.寻找侧支血管进行肝癌的栓塞治疗。多次肝动脉栓塞后,肝癌的原有动脉血供减少或消失,必然会建立侧支循环。如临床上发现局部肝脏动脉血管缺乏、稀少或肿瘤内碘油沉积呈偏向性时,应考虑有侧支循环形成可能,需探查其他血管。肝癌的侧支循环较多,分类如下。

(1)肝内侧支循环:有肝叶内及肝叶间 2 种。前者表现为丰富的网状血管连通闭塞的肝动脉分支,而后者则表现为邻近肝叶的动脉增粗经原来叶间动脉的侧支供养病灶,或肿瘤直接从邻近肝叶动脉分支获得供养。

(2)肝外侧支循环:可来自以下几个方面。①腹腔动脉系统,如胃十二指肠动脉、肝总动脉、网膜动脉、胃左或右动脉、胰背动脉等;②左、右膈下动脉;③肠系膜上动脉系统,常见经下胰十二指肠动脉→上胰十二指肠动脉→胃十二指肠动脉→肝固有动脉,此即为经胰弓动脉供养, 常见于肝总动脉闭塞或瓣膜状闭塞;④其他:如肋间动脉、右肾动脉、肾上腺动脉等。此外,中结肠动脉供养也有报道。

第 5 节　肝癌介入治疗的方法

一、肝段性栓塞疗法

肝段性栓塞疗法又称动脉节段性栓塞(HASE)。由于原发性肝癌双重供血,介入治疗后侧支循环形成,以及栓塞不完全等因素,单纯的 TACE 往往不能完全终止肿瘤血供和杀灭所有癌细胞。采用微导管超选择至供养肿瘤的肝段动脉分支,注入过量碘油乳剂,通过肝动脉与门静脉之间的吻合支,达到同时栓塞肿瘤的供血动脉和瘤周的门静脉小分支,从而起到肝动脉-门静脉联合栓塞的目的。这种栓塞方法使栓塞更为彻底,坏死更为彻底,可有效地解决肝癌双重供血的问题,疗效明显提高。

肝段性栓塞的理论基础是正常肝动脉与门静脉之间存在着吻合支,如胆管周围动脉丛、门脉的营养血管、肝表部位的动门脉直接交通,在正常情况下,不太开放,当肝动脉压异常增高或门静脉高压时,这些吻合支可开放。另外,在肝癌患者中,肝动脉、门静脉瘘的发生率为 63.2%。肝段性栓塞时,注入过量碘油乳剂,可同时栓塞肝肿瘤的动脉血供、微血管及瘤周的门静脉小分支,达到肝动脉、门静脉联合栓塞的目的,使肿瘤灶坏死更彻底。手术切除的标本显示主瘤及瘤周的微小病灶均完全坏死,因此应推广应用肝段性栓塞。但临床实践中发现,治疗后门静脉小分支内碘油聚积的并不多,小肝癌完全坏死率最高仅可达 64%。

二、暂时性阻断肝静脉肝动脉化疗栓塞术

暂时性阻断肝静脉肝动脉化疗栓塞术 (TAE-THVO)的原理为,由于肝静脉的暂时阻断,窦状隙内压力增高,致使肝动脉与门静脉间的吻合支开放,化疗药物进入门静脉分支,使肿瘤浸浴在高浓度化疗药物中达到双重化疗的目的。随后行碘油乳剂栓塞,则达到了肝动脉-门静脉联合栓塞目的,可明显提高疗效。行肝静脉阻断时,应注意球囊导管需放置在肿瘤所在叶、段的引流静脉,如肝右静脉、肝中静脉、肝左静脉,不可置放在肝总静脉,以免发生回心血量过度减少而导致心脏功能衰竭。另外,阻断肝静脉的时间以 30~40 分钟为限。由于该方法操作复杂,并未得到普及。

三、经肝动脉注入无水乙醇-碘油乳剂混合物及 TAE 后,加用无水乙醇注射治疗肝癌

超选择插管至肝段动脉,经导管灌注无水乙醇与碘油乳剂的混合物,比例为 2:1 或 3:1。Park 等用这种方法治疗了 143 例 2~5cm 的肝癌,随访 37 个月,其中 5 例行手术切除者,病理显示肿瘤完全坏死或近于完全坏死。对于 TACE 后肝肿瘤内碘油沉积欠佳者,可在 1 周后,在 B 超或 CT 导引下直接向瘤体内注射无水乙醇,以弥补 TACE 的不足。

四、介入治疗肝肿瘤缩小后 II 期外科手术切除

大肝癌经介入治疗后缩小,多数学者主张 II 外科外科手术切除,但应严格掌握手术适应证。

有以下情况者不宜行 II 期外科手术切除:

(1)肝动脉造影及 CT 片除显示主瘤灶之外,还有数个子结节且难以切除者。

(2)瘤体直径>5cm,仅能做姑息性手术切除者。

(3)门静脉主干或大分支,或肝静脉大支内有癌

栓者。

(4)已有肝外转移者。

(5)严重肝硬化者。

五、肝肿瘤切除术后的预防性介入治疗

肝癌切除术后40天左右进行首次肝动脉插管，若肝动脉造影未发现复发灶，先行化疗，再注入5~6mL碘油，2~3周后，行CT复查，以期达到早期发现和治疗小的复发灶。若无复发灶，则分别间隔3个月和6个月行第2、3次肝动脉预防性灌注化疗。

六、胆管细胞性肝癌的连续动脉灌注化疗和(或)放射治疗

原发性肝癌中大多系肝细胞性肝癌，仅少数为胆管细胞性肝癌。该类型肝癌属少血供，常用的肝动脉灌注化疗、栓塞效果不佳，选择肝动脉保留导管连续性灌注化疗，可提高疗效。常采用经皮穿刺左锁骨下动脉插管途径，保留导管在肝固有动脉内，导管尾端外接药盒(俗称"泵")，埋植在皮下，每天从"泵"灌注

第6节　肝癌特殊情况的介入治疗

化疗药物。其配合放射治疗，可以提高疗效。

鉴于肝癌的血供特点以及肝脏侧支丰富等因素，在化疗栓塞的基础上可考虑用：

一、双重栓塞

原发性肝细胞癌主要由肝动脉供血，但肿瘤周边区域也有门静脉分支参与血供。因此，若能在栓塞肝动脉同时，也阻塞门静脉分支血供。就会造成肿瘤彻底缺血。为实施双重栓塞，可在经导管化疗栓塞肝动脉的同时或稍后，经皮穿刺肝内门静脉，做肿瘤所属门静脉分支的栓塞。但这一方法由于操作方法复杂，对患者损伤较大，现已不再应用。

二、双重化疗

当肝内门静脉内形成癌栓时，可同时行肝动脉、门静脉联合化疗，即将化疗药物总量的2/3注入肝动脉内，1/3注入脾动脉，借脾静脉的回流，行门静脉化疗。

三、介入性生物治疗

经导管注入生物制剂，协同化疗药物杀伤肿瘤，提高机体对化疗药物所致免疫力下降的耐受性。也可经导管注入基因治疗。

四、化疗药物微球栓塞

其使用含化疗药物顺铂或丝裂霉素的微球，经导管注入肿瘤供血动脉，既起一定的栓塞作用，又同时缓慢释放抗癌药物，使瘤组织内药物浓度保持一定时间。受抗癌药作用后的癌细胞对缺氧缺血的敏感性增强，更易发生坏死，化疗和栓塞起了相互增强的作用。微球直径为20~200μm。

五、放射性微粒内照射-栓塞治疗

将放射性物质，如32P、90Y等制成微粒(50~100μm)经导管注入肿瘤血管内，既起放疗的作用，又可阻塞肿瘤血管造成肿瘤缺血。

六、肝癌合并梗阻性黄疸时的治疗

肝癌压迫、侵蚀、阻塞胆管所致的梗阻性黄疸，可先行经皮穿刺肝脏胆管减压引流术(PTBD)。也可置放胆管内支架于梗阻部位，使胆汁引流通畅。2周后，再

行选择性动脉灌注化疗或栓塞,其称为"双介入"治疗。

七、肝癌伴门静脉癌栓的治疗

(1)若门脉主干被瘤栓完全阻塞,肝动脉栓塞属相对禁忌证。这时需视肝门附近有无较丰富侧支循环、瘤体占肝脏体积百分比、肝功能状况及有无严重食管静脉曲张等酌定。若有较丰富侧支血管,肝功能 Child-Pugh B 级以上者,可进行栓塞,但需用超液化乙碘油,用量一般不超过 10mL,否则易引起肝衰竭。对于门静脉主干癌栓完全阻塞,无侧支血管形成,肝动脉栓塞属绝对禁忌证。对于合并门静脉右支癌栓,处理原则同门脉主干。对于仅合并左支癌栓,肝功能 Child-Pugh B 级以上者,或并发门脉 2 级分支癌栓,可进行常规栓塞。对于门静脉主干癌栓,在介入治疗 3 周后,待肝功能及白细胞恢复正常时,可加用放射治疗。

(2)经皮穿肝门静脉插管或经皮穿脾门静脉插管灌注化疗。

(3)经皮穿肝或经皮穿脾途径进行门静脉内支架置放术。

八、肝癌伴下腔静脉癌栓的治疗

处理各类肝癌,可视下腔静脉阻塞情况而定。若血管腔狭窄<50%,则按常规化疗、栓塞。若狭窄>50%,则应于狭窄部位置放金属内支架,保持下腔静脉的畅通,同时进行肝动脉化疗栓塞术。

九、肝癌伴肺转移者的治疗

对于肝癌伴肺转移者,仍应把治疗重点放在肝脏,同时处理肺部转移灶。若肺部病灶数目≤3 个,多采用一次性支气管动脉和(或)肺动脉灌注化疗,亦可用微导管超选择至支气管动脉 2~3 级分支,谨慎地用碘油乳剂栓塞。若肺部病灶数目>3 个,则可经皮穿刺右锁骨下静脉,留置导管于肺总动脉,外接药盒("泵")连续灌注化疗。经"泵"连续灌注化疗的方法:药物 5-Fu500mg,CDDP20mg,MMC4mg,每种药物分别加入 5%葡萄糖水 100mL 中滴注,每天 1 次,连续 5 天。EADM20mg,分别于第 1、5 天各用 10mg,加入 5%葡萄糖水 100mL 中滴注。间隔 4~5 周后,再次经"泵"连续灌注化疗。

十、肝癌伴门静脉高压的介入治疗

肝癌由于肝硬化病变,或肿瘤所致肝动脉-门静脉瘘、门静脉癌栓堵塞,均可发生门静脉高压,甚至出现消化道大出血。处理方法如下:

(1)在介入治疗前 2 天及治疗后 3 天,每天皮下注射奥曲肽 200μg(100μg/F,每天 2 次),以降低门静脉压力。如肝癌病灶不在穿刺道上,亦可酌情行 TIPS 或 PTPE 以减轻门静脉压力,防止静脉曲张破裂出血。行脾动脉栓塞术也可减轻门静脉高压。

(2)脾功能亢进:肝癌并门静脉高压时,常伴有脾功能亢进,在 TAE 治疗的同时,可行部分性脾动脉栓塞术,以缓解脾亢症状(图 8-06-1)。

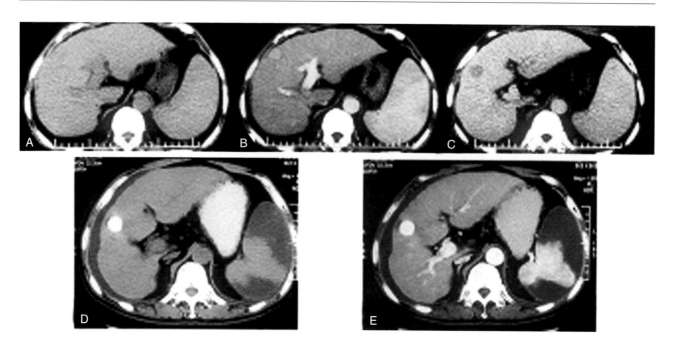

图 8-06-1   肝右前叶小肝癌肝动脉化疗栓塞和脾动脉栓塞前后平扫及增强 CT 表现。(A)CT 平扫表现为肝右前叶圆形低密度病灶，结节状略凸出肝缘，脾体积大；(B)增强扫描病灶明显强化，周边可见假包膜；(C)实质期病灶呈低密度；(D)肝动脉化疗栓塞术及部分性脾栓塞术后复查，CT 平扫可见肝癌病灶内碘油呈密实型沉积，无充填缺损区，脾脏可见不规则低密度影，为部分性栓塞术后坏死区，约占脾面积 2/3，肝周腹水；(E)增强扫描病灶及周边无强化，脾脏坏死区无强化。

第7节　肝癌介入治疗方案优化选择

一、用微导管超选择插管，保护患者肝功能

原发性肝癌多数是在肝炎后肝硬化基础上发生的肿瘤，其肝功能常有异常或处于临界值。介入治疗对肝肿瘤虽有较好疗效，但同时也不可避免地损伤了患者肝功能。采用微导管超选择插管技术，可以成功地从靶血管支给予化疗和栓塞，既能有效地控制肿瘤又保护了患者肝功能。对于肿瘤数目<3 个者，应使用微导管超选择插管分别插入每个肿瘤周缘的供养动脉支；肿瘤数目>3 个者，需将微导管超选择插管插入肝右或肝左动脉，并避开胆囊动脉。同时还要寻找肿瘤的侧支供血动脉，予以处理。

二、制订优化的"个体化"方案

根据每位患者肝肿瘤的类型和大小、有无门静脉癌栓、肝硬化程度、肝功能状况、年龄及全身情况，制订适合于各人的不同介入治疗方案。例如，对于高龄肝癌患者(≥65 岁)或肝硬化较重者，应超选择插管于肿瘤供养动脉，给予单纯化疗性栓塞；而对于 TAE 后，随访时发现肝癌病灶内大部碘油沉积密实，而小部分边缘碘油缺损者，可在 B 超导引下直接注射无水乙醇。介入治疗的间隔时间依随访而定。通常介入治疗每次间隔 50 天至 3 个月，原则上是从患者上次介入术后恢复算起，至少 3 周以上。若影像学检查肝肿瘤病灶内碘油沉积浓密，肿瘤组织坏死且无新病灶或无新进展，则暂不行介入治疗(图 8-07-1)。又如另一肝右叶巨大肿瘤患者经化疗栓塞，首次治疗 5 年后，CT 复查病灶缩小病情稳定(图 8-07-2)。

介入治疗间隔期综合治疗。①中医中药：介入术后 2 周，可开始应用。原则为扶正固本，补气，提高免疫力，调理脾胃。禁用以毒攻毒、软坚散结、活血化瘀和清热解毒类药物。②提高免疫力措施：选用干扰素、

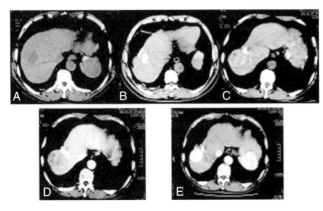

图 8-07-1　肝癌肝动脉化疗栓塞术治疗病例。(A)CT 平扫显示肝脏右前叶上段有一直径为 3cm 左右的低密度病灶，诊断为肝癌并行肝动脉化疗栓塞术；(B) 栓塞术后 6 个月复查 CT 显示，肝右前叶病灶内碘油沉积密实，病灶体积缩小；(C)首次治疗 3 年后复查，CT 平扫显示原前叶病灶体积缩小，碘油沉积密实；但在原病灶的右外侧边缘旁新出现一直径为 7cm 左右的新病灶，平扫呈高密度；(D)CT 增强显示病灶明显强化，诊断为肝癌复发并再次行肝动脉化疗栓塞术；(E) 再次治疗后 6 个月复查 CT 显示，原病灶及复发病灶内碘油均沉积良好，病灶稳定无进展。

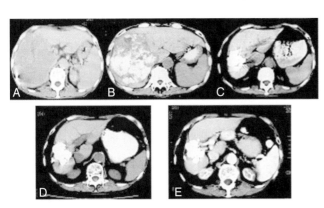

图 8-07-2　肝癌肝动脉化疗栓塞术治疗病例。(A)CT 平扫提示肝右叶巨大占位病变，进行肝动脉化疗栓塞术；(B) 术后 1 个月复查 CT 显示，肝右叶病灶内碘油斑片状沉积，重复治疗；(C)首次治疗 2 年后复查 CT 显示，肝右叶病灶体积明显缩小，病灶内碘油沉积密实；(D)首次治疗 4 年后，CT 复查显示，肝右叶病灶控制稳定无进展；(E) 首次治疗 5 年后，CT 复查显示，病灶体积进一步缩小，未见新发病灶。

胸腺素、转移因子、白细胞介素Ⅱ、肿瘤坏死因子、LAK 细胞、香菇多糖和保尔佳等药物。也可单独或选用 2~3 种药物联合使用。

三、制订疗效观察、分析的指标和方案

临床观察和实验室检查，前者指对症状和体征的变化观察，后者包括对 AFP 水平、免疫指标(CD3、CD4、CD8 和 NK 细胞)、肝功能和血常规等检查。

影像学检查主要了解肝肿瘤缩小和坏死程度及有无新病灶。B 超和彩色多普勒超声简单易行，可观察肿瘤缩小情况，了解肿瘤病灶的血流情况。CT 不但能显示肿瘤病变大小，而且能观察肿瘤内的碘油沉积情况；MRI 不仅能显示肿瘤的大小，还可以显示肿瘤组织坏死和存活情况。影像学随访检查常在 TACE 后 30~35 天进行。首次介入术后，通常进行 CT 检查。若 CT 显示肿瘤缩小，肿瘤内碘油沉积密实，无新病灶，则间隔 1 个月后进行彩色多普勒超声检查。若 B 超检查显示肿瘤继续缩小或情况同前，可再间隔 1 个月后进行 MRI 检查，以了解肿瘤组织坏死和存活情况。选用何种影像学检查，依检查的目的和患者的经济情况而定。根据临床观察、实验室和影像学检查结果，综合考虑患者的进一步治疗方案。

疗效判定指标分为：临床治愈、明显好转、好转、暂时稳定、进展或恶化 5 种情况。

(1)临床治愈：肿瘤病灶消失或缩小 75%以上，瘤灶内碘油沉积密实，MRI 检查显示肿瘤组织完全坏死，DSA 无肿瘤血管和肿瘤染色。甲胎蛋白正常。患者生存期达 5 年以上。

(2)明显好转：肿块缩小≥50%以上，瘤灶内碘油沉积密实，充填面积≥肿块面积的 80%。MRI 检查显示肿瘤组织大部坏死，仅在肿瘤周缘有少许肿瘤血管和肿瘤染色。甲胎蛋白下降到术前的 70%以下。患者生存期达 1 年以上。

(3)好转：肿块缩小≥25%但<50%，瘤灶内碘油非均匀性沉积，充填面积≤肿块面积的 50%。MRI 检查显示肿瘤组织部分存活，部分坏死，坏死区域为 30%~50%。甲胎蛋白下降到术前的 50%以下。患者生存期达 6 个月以上。

(4)暂时稳定：肿块缩小<25%，瘤灶内碘油沉积稀疏，充填面积≤肿块面积的 30%。MRI 检查显示肿瘤组织大部分存活，仅小部分坏死，坏死区域≥10%但<30%。甲胎蛋白未下降或仅下降到术前的 30%以下。

(5)进展或恶化:如果肿块增大,瘤灶内无碘油沉积或呈散在斑点状,充填面积≤肿块面积的10%。MRI检查显示肿瘤组织大部分存活,肿瘤血管明显增多,肿瘤染色明显,可见新的肿瘤病灶,甲胎蛋白升高。

第8节　肝动脉化疗栓塞术和肝动脉化疗灌注术并发症及其防治

一、穿刺部位血肿及动脉血栓形成

在介入术后,应有效压迫止血,穿刺侧肢体需制动的,还要卧床8~12小时,同时密切观察穿刺点有无出血以及双下肢足背动脉搏动情况。如发现下肢有缺血表现,应及时松解减轻压迫,如此处理后,仍有症状者,应用抗凝溶栓治疗。

二、急性胆囊炎

在术中,应注意超选择插管及注药速度缓慢。在术后,应预防性应用抗生素。另外,需要密切观察腹痛程度及有无腹膜炎体征,必要时,请外科医生会诊。

三、肝癌破裂出血

密切观察生命体征及有无腹膜炎表现,积极输血补液的同时,请外科医生会诊。

四、肝脓肿

发热持续1周仍无下降趋势的患者,应复查血常规。若有感染迹象的患者,复查肝CT。如发现脓肿,给予大量有效抗生素治疗,必要时,行经皮肝脓肿引流术。

五、急性消化道出血

急性消化道出血与基础疾病及术后呕吐、应激反应有关。如出现急性消化道出血,可行内科止血治疗。如果出血控制不住,可用三腔管压迫止血,必要时,行经颈静脉肝内门腔静脉分流术。

在过去的数十年里,肝癌外科手术治疗取得了很大进步,这是因为影像学技术、病例选择及围术期处理等方面的进步,让手术切除的安全性有了很大提高。有报道,目前慢性肝病的肝癌患者的总死亡率下降至5%以下,这也表明肝部分切除是安全可行的。然而,肝癌手术切除后5年的复发率却近80%,究其复发的主要原因是慢性肝病实际上处于一种癌前病变状态,导致患者在肝细胞癌手术后残存的肝脏出现新发肿瘤。目前,肝细胞癌手术治疗仍是首选方法之一。对肝细胞癌而言,任何单一治疗都是不可取的,目前对进行全面综合治疗已达成共识。作者认为,以肝病为背景的肝细胞癌必须实施多种方法、多学科合作综合治疗。对有肝病背景的肝癌,特别是大肝癌或巨大肝癌,应在肝病专科医生掌握及纠正肝功能的情况下,实施多种方法、多学科合作综合治疗,要纠正各学科之间分封而治的做法,应该在各学科之间找到最佳结合点。具体应根据患者病情,恰当地选择和实施综合治疗,这将有助于提高肝癌患者生存期和生存质量。有效综合治疗方案的研究将是我们今后重要的研究方向和课题,也是提高我国肝癌治疗水平的必由之路。

第 9 节 肝癌介入治疗中的问题、价值和地位、完善与发展

肝癌介入治疗是一个重要而复杂的课题。经过我国介入放射学工作者的努力和探索，我们积累了丰富的经验，但是对治疗中的复杂问题，我们又常常感到困惑。肝癌介入治疗能否再一次取得较大进步？现在我们应该再做些什么？根据我院肝癌治疗 2000 余例的经验结合文献资料，我们和大家一起探讨肝癌介入治疗中的问题、价值和地位、完善与发展。

一、肝癌介入治疗中的问题

(1)不同类型的单一模式。肝癌诊断主要依据病史、症状、影像学和实验室资料，基本上无病理诊断。对肝硬化结节、局灶性增生、腺瘤等 10 余种病理类型的恶性肿瘤难以鉴别，更谈不上细胞分化和恶性程度的区分，一律以肝癌论处。应用同样的药物和治疗方法使肝癌介入治疗存在盲目性。疗效评价方式无科学依据。

(2)介入治疗的非规范化。仅凭经验处理药物种类、剂量和剂型、复治的间隔和时间、随访、复查等问题，差别较大。

(3)化疗药物的局限性、非针对性和毒性。如目前各种化疗药物对肝癌多不敏感，仅相对有效，基本没有考虑在肿瘤细胞类型增殖动力学基础上用药，因此药物用量不断加大，但疗效并无提高，而且对破坏免疫的毒副作用重视不够。

(4)肝癌血供理论和实践脱节。按肝癌双重供血理论，特别是门脉供应肿瘤细胞增殖最活跃的肿瘤周边理论，单一肝动脉栓塞是不完善的。大肝癌究竟在多大程度上接受门脉供血理论尚不清楚，小肝癌门脉供血更为明显，但临床上 TACE 疗效好，存在矛盾。

(5)适应证选择。目前 TACE 应用较广，几乎所有肝癌都在适应证之内，这显然缺乏科学性，如少血供肿瘤 TACE 疗效差，弥漫性肝癌伴肝功能差的 TACE 疗效更差，是否为适应证值得研究。

(6)病例总结、疗效分析不规范，没有按病理分型、肿瘤大小和分期标准分类统计，各类结果无可比

性，因此，不能体现我国肝癌介入治疗的水平、发展和进步。

二、肝癌介入治疗中的价值和地位

(1)TACE 为主体的介入治疗取得了确切疗效。如小肝癌 TACE 治疗可与手术切除相媲美；一些不能手术的大肝癌经 TACE 治疗后变小而得以手术切除，成为二期手术前的有效措施。

(2)综合文献证实 80%以上肝癌患者受益于 TACE，外科手术切除虽好但只能使 50%左右患者受益，90%以上患者已与手术无缘，而绝大部分患者接受介入治疗，这说明 TACE 在肝癌治疗中有非常重要的地位和作用。

三、肝癌介入治疗中的完善与发展

(1)小肝癌逐段栓塞。超选择插管，碘油加压注射能使碘油通过癌灶周围交通支，从肝动脉逆流进入门静脉达到动脉、门脉双重栓塞，能够进一步提高疗效。

(2)肝动脉、门静脉双介入(TACE+PVE)，因门脉插管较复杂，文献报道不多，本法能否提高疗效并无大宗病例研究。

(3)大肝癌(直径 9cm)情况复杂，影响生存率的因素为转移、门脉癌栓、血供以及是否侵犯肝包膜和肝功能状态，但临床上 TACE 后存活 2 年以上、甚至 5 年以上者不在少数。因此应专门研究，积极治疗，使患者 1 年生存率达 50%以上。

(4)门脉癌栓与分流(动-门脉瘘)以往被认为是栓塞的禁忌证，但临床上肝动脉和门静脉瘘栓塞已被证实是有价值的，它能缓解门脉高压且减少转移，使生存期延长。

(5)复查与复治，转移与复发。复查和复治是重要的手段，必须有一个规范。但间隔时间一般为 30~45 天。复治不应该是第一个 TACE 的重复，应根据血供改变药物剂量和剂型，并注意侧支血供的形成和栓

塞,这是因为 TACE 后的 CVT 复查有局限性。而 CT 表现碘油滞留充分,但血管造影可见周边仍有血供,CT 也常漏掉转移子病灶,因此至少应距前一次治疗 6 个月内做一次血管造影复查。转移和复发中转移多依次为肝内–肺–骨–肾上腺等,实际淋巴结转移多见,但难以发现,因此在治疗复发肿瘤同时对转移病灶进行治疗是必要的,可以延长寿命。

(6)综合治疗的意义。对于肝癌,单一治疗效果一般都不好,进行全面综合治疗已达到共识,但在介入治疗实践中未给予足够重视,必须加以强调和完善,实施多方法、多学科合作综合治疗。各学科之间分封而治的做法要纠正,不能介入医生只使用 TACE,外科医生只行手术切除。介入医生要学习相关学科诊疗知识和技术,并与其他学科合作。完善的保肝和对症治疗对接受介入治疗的患者是必要的,介入治疗辅以中医治疗和免疫治疗对于改善症状、增强免疫力、提高疗效有重要作用和研究价值。如巨大肝癌 TACE 后综合放射治疗可能会取得更好的疗效;而肿瘤缩小后的二期手术切除,则是当前提倡的成功经验。因此,根据患者具体情况,恰当选择和实施综合治疗必将有助于提高肝癌患者的生存期和生存质量。对有效的综合治疗方案的研究将是今后的重要研究课题,也是提高我国肝癌治疗水平的必由之路。

(李玉　刘小亮　蒋富强)

第 **9** 章

立体定向放疗与介入结合治疗肝癌

第1节 肝癌立体放疗的几点意见

一、放疗前应明确肝硬化程度

原发性肝癌常有肝硬化与慢性肝病的背景,且多伴有不同程度的生理功能损伤。因此,肝功能状态的评估对肝癌治疗方法的合理选择,特别是对放射治疗中众多放疗技术的选择至关重要。肝功能状态的好与不好会直接决定肝癌治疗方法的不同选择。肝功能的评估不仅需要分析肝的生理功能(肝脏血液生化分析等),而且要在了解肝的生理功能的情况下,进一步了解肝脏的再生能力并且还要明确肝癌患者肝门静脉有无癌栓或血栓。因此,肝细胞再生能力的评价对于行肝细胞团块"缺失"治疗(例如立体定向高剂量局部照射或手术切除术)的患者特别有价值,且与肝脏功能的恢复密切相关。

肝癌根治性放射治疗(生物剂量 100Gy 以上)的肝体积或肝切除的体积在无肝硬化的情况下多无争议,正常肝脏可耐受 75% 的肝根治性高剂量放射或 75% 的肝切除。但肝硬化患者根治性放射或肝切除最大的危险是放射后或切除后的肝衰竭。肝脏的安全高剂量照射体积或安全切除肝体积取决于肝硬化的程度、肝功能储备及肝再生能力。无肝硬化或肝硬化代偿良好的患者高剂量照射或手术切除一定肝体积后数周内可完全增生至照射前或切除前的肝脏的体积。在行肝脏肿瘤根治性放射治疗或肝脏肿瘤切除术后,由于门脉压力增加,一些肝硬化患者治疗后容易产生静脉曲张性出血。目前,有人认为治疗前对曲张静脉行硬化治疗,有人认为治疗前仅对大的曲张静脉行硬化治疗,但并未达成共识。对伴有肝硬化和门脉高压的肝脏肿瘤患者,应先行肝脏肿瘤治疗,再根据病情行经颈静脉肝内门体静脉分流(TIPS)治疗。作者认为:①如果肝脏肿瘤患者的门脉高压已升高到需要考虑行 TIPS 程度时,最好对肝脏肿瘤采用非手术方案;②对肝硬化且患肝癌者,如果肿瘤治疗前已有上消化道大出血,应先行 TIPS 治疗,待病情稳定再对肝脏肿瘤采用非手术治疗。

二、放疗应让患者获益

放射治疗对肿瘤破坏的同时,对正常组织也有损伤,但这种正常组织的损伤是可耐受的。因此,我们应该严格掌握放疗的适应证。肝癌放疗适应证是患者经过放疗后能受益,这种受益可以是延长生存期、解除患者的痛苦症状和提高生存质量。2011 年的《中国肝癌分期与治疗指南》明确提出,中、晚期的原发性肝癌患者需要放疗,但不推荐早期的肝癌患者接受放疗。也就是说,我们的放射治疗医生们还没有真正掌握放射治疗设备在肝癌放疗中的应用。在众多放疗设备中,笔者认为,目前只有射波刀可以根治早、中期肝癌。但目前的证据表明,只有中、晚期的原发性肝癌患者才能从放疗中获益。对于早期的肝癌,我们通过射波刀治疗小肝癌(<5cm)疗效随访 50 例,1 年生存率为 100%,2 年生存率为 90%,3 年生存率为 76%;大肝癌(5~10cm)Ⅲ期内,随访 45 例,1 年生存率为 82.2%。对于小肝癌手术切除、肝移植或射频消融,其3 年生存率为 60%~90%,5 年生存率为 40%~60%,而既往其他放疗设备的立体定向放射治疗 3 年生存率只有 42%。立体定向放射治疗效果不及其他治疗方法是被公认的,这是因为我们掌握的设备和应用技术方面存在问题,所以就产生对不宜接受手术、射频消融者,或介入治疗碘油沉积不完全的患者,才考虑用立体定向放射治疗作为取代疗法。肝癌放射治疗的禁忌证是肝功能为 Child-Pugh C。我们应该严格掌握放疗的适应证。笔者认为,现代肝癌放射治疗原则应该是:首先要保护正常肝组织,其次是控制或消灭肿瘤组织。对于大肝癌或巨大肝癌,可以利用射波刀实时跟踪肿瘤照射(对靶区误差≤1.5mm),采用分靶区照射,其目的是降低正常组织剂量,大大提高靶区剂量。因为正常肝组织有代偿的特殊功能,所以我们也可采用分段放射治疗,即照射一定体积肿瘤后休息 30~50天,使正常肝组织有代偿机会,同时伴随着相应肝功能的恢复,之后再进行下一个部位肿瘤治疗。

三、明确放疗要达到的目的

Fletcher 教授很早就指出:亚临床病变的剂量应不低于 5000cGy;微型小病灶的剂量应不低于6000cGy;病灶直径 3cm 时应不低于 7500cGy;体积更大时,不低于 10 000cGy 的剂量才能使肿瘤得到控制。在未治愈的约占 55%的肿瘤患者的死因调查中,因局部未控制导致原发性肿瘤治疗失败的病例约占1/3。因此,放射治疗的发展一直以提高放射治疗增益比,即最大限度地增加肿瘤的局部控制率(TCP)和降低周围正常组织的放射并发症率(NTCP)为目标,力求拉开肿瘤组织与正常组织间因照射引起损伤的程

度和大小,实现在提高肿瘤受量的同时有效保护被危及的器官,进而提高肿瘤的局部控制率,提高放疗的疗效。我认为肝癌放疗的目的只有根治性,因为根治性放疗后使照射区肿瘤血管闭塞(特别是门静脉血管闭塞),使正常肝组织门静脉血流增多,使肝组织代偿增大,改善肝功能。肝癌根治性放疗必须达到如下 3个标准:

(1)放疗剂量达到根治剂量(生物剂量达到100Gy以上)。

(2)放射靶区仅有 GTV、消除 CTV(肝癌根治性放疗前应行 TACE,才能真正消除亚临床病灶),用射波刀技术 PTV 外扩 1~1.5mm。

(3)毒副作用可以接受(按非常规给予肿瘤放射剂量,但按常规剂量计算正常组织所受照射剂量)。

对于肝癌出现肝外转移的,其放疗剂量也应达到根治性剂量,同时对周围正常组织不产生严重的毒副作用。如果能满足以上 3 个标准者,都被视为根治性放疗,目前所报道的原发性肝癌放射治疗,除立体定向放疗的射波刀治疗之外,基本上属于姑息性放射治疗,达不到根治性放疗剂量。

四、肝癌放疗必须有流程质量控制

肝癌根治性放疗要达到上述 3 个标准,必须有肝癌放射治疗流程质量控制,也就是说,设备越精密、开展的放疗技术越先进,需要的质量控制就越严格。低分割放疗单次剂量高(如 10~20Gy)且次数少(如 1~5次),如果精度和准确度得不到保障,该技术就无法安全、有效地实施。开展流程质量控制的目的是对患者射波刀治疗中的每个环节进行质量控制,确保每个环节的操作安全与精确,从而保证整个治疗的安全与精确。为了能更详细地描述,从安全和精确的角度考虑,把射波刀治疗肝癌的整个流程分成 11 个环节,分别为患者信息登记、金标植入、体位固定、CT 定位、靶区勾画、治疗计划设计、物理上的质量保证(QA)、治疗模拟、治疗执行、正确性检查和资料归档(如图 9-01-1)。流程质量控制列出了每个环节中可能影响治疗安全性和精确性的各种错误操作,并说明错误操作会带来的后果。射波刀治疗过程中的实时影像会被系统自动保存,每天治疗完成后,我们可以通过实时影像检查患者信息、治疗次数、处方剂量、患者摆位和追踪照

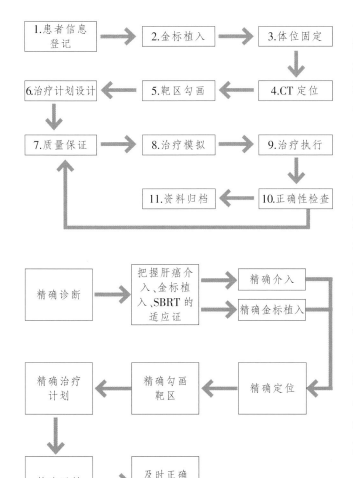

图 9-01-1　肝脏肿瘤射波刀治疗流程。

射的正确性,如果发现错误,可以及时中止第二天的治疗,避免给患者造成更严重的损伤。因此,正确性检查在流程质量控制中是非常重要且有效的。

物理上的 QA 是确保射波刀照射安全性和精确性的关键工作,但只靠物理上的 QA 无法保证整个治疗环节不出问题,任何一个环节都可能影响最终治疗的安全性和精确性,因此需要流程质量控制。作者应用射波刀系统之初就发现,仅靠物理 QA 不能满足照射安全性和精确性的需要。流程中的环节之间也是互相影响的,环节之间要紧密衔接才能保证流程的顺利和安全。

五、如何确定放疗靶区

原发性肝癌在显微镜下近癌旁的肝组织区域可见癌细胞与正常组织内梁索之间相互移行过渡或直接浸润性生长,两者间有时无明显分界,同时还会通过淋巴管途径转移。其以肝门淋巴结多见,也可转移到胰周淋巴结、胃周围淋巴结、主动脉旁淋巴结和锁骨上淋巴结。因此我们把肝癌分为肝内靶区和肝外靶区,每个靶区视为两部分,一部分是肉眼可见的病灶(GTV);另一部分是肉眼看不见的病灶,呈浸润性生长,只有借助显微镜方能看到肿瘤细胞,称为亚临床病灶。放疗科医生把亚临床症灶和可见病灶合在一起,统称为临床治疗体积(CTV)。那么怎样才能清楚地了解肝癌的亚临床病灶和由于存在不能被影像学方法检测到的微小肿瘤,只有行肝动脉造影和经肝动脉化疗栓塞(TACE)。射波刀放疗前行 TACE 的目的:①进一步明确肝内肿瘤是单发,还是多发;②经 TACE 后,可显示影像学方法无法显示的微小肿瘤病灶;③经 TACE 后可消灭亚临床病灶,缩小照射体积;④更重要的是经 Meng MB 等最近对 17 项研究 1476 名患者进行 Meta 分析,其中 5 项随机、对照研究是 B 级,认为 TACE 联合放疗,与单纯放疗相比,可以明显延长患者的生存期,并增加有效率。

在放疗期间,患者的体位不可能每次都能完全重复,加之放疗设备误差以及放疗中肿瘤变化(时间较长),因此 CTV 要适当扩大,这个放疗体积被称为计划靶体积(PTV)。这无形中增大了放疗靶区体积,此外,肝脏随呼吸运动导致肿瘤运动,增加正常组织损伤。为了准确地把握放疗靶区,放疗科医生必须掌握所用放疗设备真正误差、肝脏动度、肝脏肿瘤大小和部位、肝功能状态、与敏感器官关系。放疗前就要确定肝癌 GTV,消除 CTV 和扩大 PTV 要根据设备的误差(通过 TACE 消除 CTV,通过放疗设备精度和实时跟踪扩大 PTV 仅 1~1.5mm)。肝细胞癌的肝内靶区不能包括淋巴引流区。对于已经出现淋巴结转移的患者必须另设靶区 GTV。肝癌靶区主要依赖于 CT、MRI、肝血管造影等。

CT:动脉增强和门静脉期不可缺少。

MRI:T1 加权像表现低信号,T2 加权像表现不均匀中、高信号,T1 可有动脉期明显强化和门静脉期表现。

CT、MRI、肝血管造影的作用:①原发性肝癌位置、大小、数量和周围血管关系,有无门脉癌栓和腹部淋巴结转移;②肝硬化、门脉高压及侧支血管形成、腹水和脾大程度等；③测定肝脏体积和血液灌注状况，间接了解肝脏的功能等。

肝癌靶区勾画要求和所要注意的关键问题：①对肝癌处在动态活动脏器内，照射误差应限制在1.5mm以内，照射过程应该有实时跟踪系统；②对小靶区应减少受照射的正常组织(尽量缩小治疗体积)，以改善对高剂量照射的耐受，特别是小肝癌严重肝硬化的患者；③对明确的靶区照射前应先行肝癌TACE，这样更明确靶区与正常组织边缘，使边缘正常肝组织接受照射更少甚至不受照射，但应避免靶区出现剂量不足；④对于精确照射而言，一是熟悉自己所用设备误差和脏器动度你能控制多少(毫米和厘米)，二是避免错误划入不需要照射的正常组织，三是减少或避免靶区剂量不足；⑤对靶区高度适形就是达到最少治疗体积；⑥对从靶区中排除敏感器官，这是精确放射的关键，对肝癌患者剂量限制器官，胃、肠、脊髓、肾等应该被排除出靶区，降低放射损伤的风险。

综合上述，肝癌靶区勾画要求和所要注意的关键问题的一个重要原则就是充分利用正常肝组织，其具有较强的再生能力。

六、如何达到根治性放疗剂量

Guo WJ 等认为肿瘤放疗的有效率以及肝癌患者的生存率都与放疗剂量有关。所以放射治疗的核心问题如下：①能否给予肿瘤根治剂量以及肿瘤周围正常组织的耐受量；②每次的分割剂量，如果是非常规分割，对正常组织如何换算为常规分割、肝细胞癌放疗的根治剂量是多少，目前尚无定论。综合目前能提供的临床资料，全肝的耐受量视患者肝功能及每次的分割剂量不同而定，同时正常肝的体积和肝癌放疗体积也是重要的影响因素。虽然放射剂量越高效果越好，但是 HCC 患者通常合并肝硬化，应限制剂量的无限提高。已发表的文献显示，部分肝脏能够接受光子量的三维适形放疗(3D CRT)，同时并发症可以接受。Lawrence 等已经证实：①全肝可以耐受 35Gy；②70%肝可以耐受 42Gy；③50%肝可以耐受 52Gy；④30%肝可以耐受 70Gy。Lawrence 等提出了肝内肿瘤的正常组织并发症概率(NTCP)。他们根据 NTCP 模型设计了一个方案，每位患者接受最大的可能剂量照射，会有 10%的放射性肝病风险。平均剂量 56.6±2.31Gy

(40.5~81Gy)，并发症发生率为 4.8%(95%置信区间；0%~23.8%)。多变量分析、肝硬化的严重程度是放射性肝病唯一的独立预后因素。对于 Child-Pugh A 级的肝硬化患者,肝的放射耐受性是全肝平均剂量 23Gy。

低分割放射治疗是将来的趋势,用什么样的公式把低分割放疗转换为常规分割放疗的等效剂量仍无定论。作者认为,虽然每次剂量超过 7Gy,用 LQ 模式计算出来的等效剂量往往偏高,可能不宜用于生物等效剂量的换算,由于肝脏有特殊再生能力,所以对肝肿瘤组织采用高剂量低分次放疗,而对肝脏正常组织所接受的放射剂量用常规分割剂量来计算,这样对设备和掌握设备人员的质量控制至关重要。

七、选择放疗技术

对于三维适形和调强放射治疗,为了达到剂量分布的三维适形,必须满足下述的必要条件：①在照射方向上,照射野的形状必须与病变(靶区)的形状一致；②要使靶区内及表面的剂量各处都相等,必须要求每一个照射野内诸点的输出剂量率能按要求的方式进行调整。满足上述两个必要条件的第一个条件被称为经典适形放疗,也就是我们平时所说的 3D CRT；同时满足上述两个必要条件则被称为 IMRT。

图像引导放疗(IGRT)是继 3D CRT 和 IMRT 之后又一种新的放疗技术。关于它的定义,学术界尚没有统一结论。这里引用的是中国医学科学院戴建荣教授给出的定义：在分次治疗摆位时和(或)治疗中采集图像和(或)其他信号,利用这些图像和(或)信号,引导此次治疗和(或)后续分次治疗。采集的图像可以是二维 X 线透视图像或三维重建图像,或有时间标记的四维图像；也可以是超声二维断层图像或三维重建图像。目前临床上采用的引导方式主要是在线校正患者摆位。

自适应放射治疗(ART)的定义：最早由美国 DiYan 等(1997)提出,它把整个放疗过程,即从诊断、计划设计、治疗实施到验证作为一个可自我响应、自我修正的动态闭环系统,经过一步步调节,使得实际照射情况接近理想的计划状态,实现高精度的放射治疗。与目前临床上普遍采用的影像引导放疗相比,John Wong(2007)将两者的区别概括如下。IGRT-在线校位是以图像数据为反馈来调整患者摆位,使实际照射情况和已制订好的治疗计划尽可能地吻合。

ART-修正治疗计划是以图像数据、剂量以及其他信号为反馈，动态地调整治疗计划甚至是治疗处方，使实际照射情况接近理想的计划状态。

多年的 IGRT 临床实践发现，在线校位可以修正摆位误差，而对于其他误差（比如分次治疗间的形变误差）的修正效果有限。ART 通过对治疗计划的修正（特别是在线修正）给我们提供了极大的自由度，可同时修正摆位误差和形变误差。

呼吸运动是导致肝脏肿瘤在放疗过程中运动和形变的主要原因。目前，我们已经采取了多种技术以减少呼吸运动带来的影响，这些技术覆盖了肝癌放疗从靶区确定到治疗评估的各个环节。以照射过程为例，可以使用的技术包括门控技术、实时追踪技术、呼吸控制技术和四维 CT 等。每一种技术往往还存在很多具体实施方法，如呼吸控制技术还包括主动呼吸控制方法、深吸气末屏气方法、无呼吸监控自主屏气方法、伴呼吸监控自主屏气方法。

肝癌的放射治疗究竟选择哪一种放疗技术，主要依据脏器动度和设备能否真正克服脏器动度。众多的放疗技术（3D CRT、IMRT、IGRT、ART）和设备都无法克服肝脏的动度。目前仅有 Accury 公司设备——射波刀能克服肝脏的动度，实时跟踪肝脏肿瘤照射。表 9-01-1 为不同放疗设备的性能比较。

以上意见尽管是独立的，但它们之间相互联系，形成对立统一的整体。首先要确定患者肝硬化程度，患者能否从放疗中获益？如果肝硬化很重，即使用放疗根治肝癌，最后肝硬化也可导致患者死亡，那么从放疗中并不能够获益，再谈其他几点意见就没有意义了。肝癌以根治性放疗为目的，必须具备以下几点：①患者肝硬化程度；②根治性放疗设备；③肝癌根治性放疗流程质量控制；④肝脏标准金标植入技术；⑤肝癌根治性放疗前血管介入治疗（TACE），也称放疗前预处理（了解肝内病灶数量、处理靶区周围亚临床病灶）。

表 9-01-1　放疗、根治性放疗不同放疗设备的性能比较

	γ 刀	X 刀	TOMO 螺旋断层放疗机	射波刀
原理	钴-60 放射源聚焦于中心，颅钉固定，填充式照射	加速器+限光筒或小型 MLC，多弧度，等中心或非等中心	螺旋式断层照射，分层、共面照射	智能机器人携带加速器，以非等中心、非共面方式聚焦照射
射线	γ 线（1.25MV）	X 线（6MV 或以上）	6MV X 线	6MV X 线
准直器	头盔式，圆形射野	圆形射野或 MLC 射野	MLC 射野	固定式或可变孔径准直器形成的圆形射野，或 MLC 射野
影像系统	无	部分使用 kV 级影像	MV 级影像，有限的引导次数	kV 级影像，每次治疗前影像引导
影像引导	无	部分具有	有	有
入射方向	固定	有限的人为选择	共面，每层 51 个入射方向	1920 个入射方向
治疗中实时追踪	无	无	无	有，全程实时影像追踪，并自动修正
治疗范围	头	头	全身	全身（空腔脏器不适宜）
适应证	小的圆形的规则肿瘤	小的圆形的规则肿瘤	任何大小的肿瘤	任何大小的肿瘤
分割方式	SRT	SRT 或低分割照射	常规放疗	SRT 或低分割照射
计划类型	正向	正向	逆向	逆向或正向
肿瘤追踪方式	N 形线	N 形线、颅骨	骨性或软组织	颅骨、脊柱、金标、肺、同步呼吸
呼吸运动追踪（4D 照射）	无，通过射野外扩	无，通过射野外扩	无，通过射野外扩	受呼吸系统动度影响的肿瘤均全程采用同步呼吸追踪，实时更新呼吸模型
治疗时间	20~30 分钟	约 20 分钟	10~20 分钟	20~40 分钟

第2节　肝血管介入联合射波刀治疗原发性肝癌的几点体会

一、概述

由于肝癌缺乏特异性治疗手段,失去手术机会的肝癌愈后很差,所以非手术的介入治疗应运而生。由于肝脏血供特点,正常门静脉供给肝脏75%~85%的血供,而肝动脉供给肝脏20%~25%的血供。但是在患肝细胞癌时,肝动脉成为肿瘤的唯一血供,占90%~100%。正是这种肝脏血供改变,肝动脉被用作治疗肝细胞癌的途径,而非肿瘤的肝组织很少受影响。正因如此,经肝动脉栓塞(TAE)、经肝动脉化疗栓塞(TACE)治疗肝细胞癌是目前肝癌非手术治疗中使用最广、疗效较好的方法之一,并已被公认是不能手术切除肝癌的首选治疗方法之一。虽然TAE和TACE是治疗肝癌较好的方法之一,但由于肝癌血供特点,给TAE或TACE治疗带来很多不确定性。目前多项研究表明:①肝癌确有门静脉和肝动脉双重血供,尤其小肝癌在2~7mm时仅有19.2%为门静脉供血,7~30mm的肿瘤主要为肝动脉供血。但在大肝癌周边由于癌细胞生长活跃,营养需求量大,往往有双重供血(占75.3%)。②肝癌出现后,由于肝动脉压力及扩张,使肝动脉交通支开放,肝动脉血通过交通支血管进入门静脉再进入肿瘤。所以高压的动脉血可以阻止低压的门静脉血进入病灶,但如果肿瘤压迫肝动脉发生狭窄阻塞或肝动脉被栓塞时,动脉血流压力低,门静脉可代偿对肿瘤供血。肝动脉与门静脉之间这种互补关系使肝癌TACE治疗仅注意肝动脉的栓塞而忽视门静脉是不行的。③肝癌肝外动脉供血有3种情况:一是肝癌接受肝动脉以外的动脉供血,与肝动脉是否闭塞或狭窄等无关,而与肝癌所在部位和大小有关,约占66.0%(例如:右膈下或右肾上腺动脉主要供Ⅶ、Ⅷ段肝癌,胃十二指肠及网膜动脉主要供Ⅳ、Ⅴ、Ⅵ段肝癌,左膈或胃左动脉主要供Ⅱ、Ⅲ、Ⅳ段肝癌等)。二是肝动脉化疗栓塞后,供给动脉发生闭塞所致的肝癌肝外动脉供血约占25.2%(血供来源主要取决于肝癌

部位、范围及肝动脉闭塞的位置)。三是肝癌切除后复发小肝癌一般由网膜动脉供血,是由于术中肝创面用网膜组织缝扎止血所致,约占8.8%。综上,TAE或TACE治疗肝癌仅是缓解病情,正如Liovert等进行的研究,即观察使用Gelfoam微粒进行TAE、TACE和保守治疗的结果。没有一个研究显示TAE使患者生存期受益。虽然TAE不能改善生存,但可能使患者的症状得到控制。

射波刀是集先进影像技术高度自动化及尖端实时追踪技术的设备。它具有以下几个突出特点:

(1)灵活的机械手臂。

(2)其是医学史上唯一精度在1mm以下,不需要钉子固定头架治疗颅内肿瘤的设备。

(3)其是唯一利用人体骨架结构作为目标参考点的系统。

(4)其是唯一能够治疗脊柱和脊髓病变的自动化立体定向放射治疗系统。

(5)同步呼吸跟踪肿瘤是配有一套红光同步记录患者呼吸运动轨迹系统(外运动),称为"Synchrony",在呼吸周期内X线多次摄影,对肿瘤及周边组织金标的立体定位(内运动),用计算机计算内外运动,找出连动模式,则机械臂会让治疗X线随呼吸运动而做动态的4D照射,使肿瘤照射如在静止状态中。

根据射波刀的5大特点,对于随呼吸而运动的肝脏肿瘤,在众多的放疗设备中,只有射波刀在对肝癌治疗中放疗照射精度可达到亚毫米级水平。其照射剂量为10Gy/F以上,治疗过程中对正常肝细胞损害降至最低,且放疗后引起的并发症少,极大地减少了潜在的医疗风险。但在肝硬化基础上形成的肝癌,由于其血供复杂,且多有门脉受累及,加之亚临床病灶的存在,单纯射波刀治疗的效果受到一定的影响。自2011年初,作者应用肝血管介入联合射波刀治疗肝癌,使肝动脉造影及肝脏肿瘤栓塞与射波刀结合治疗做到了有机结合,得到了良好的效果。

二、肝动脉造影和肝动脉化疗栓塞

1.肝动脉造影

其是原发性肝癌最敏感的检查手段,可检出直径仅为 2mm 的微小病灶,射波刀治疗前行肝动脉造影,可充分评估肿瘤情况,同时行栓塞化疗,提高肿瘤整体控制率。就小肝癌而言,可完全达到外科治疗类同的治疗效果。

2.肝动脉化疗栓塞

目前 TACE 中应用化疗药物有其局限性、非针对性及毒性,加之各种化疗药物对肝癌多不敏感,仅相对有效,基本没有考虑肿瘤细胞类型增殖动力学基础上用药,即用药量加大,疗效并无提高,而且药物毒性加大,同时破坏人体免疫功能。但行 TACE 时将化疗药物(如顺铂、表柔比星等)与碘油一起形成乳化剂注入病灶后可以缓慢释放,配合射波刀治疗,药物对放射治疗有增敏作用。

三、肝内肿瘤放疗为何需要结合 TACE

经碘油充分栓塞后,可显示肿瘤周边亚临床病灶,为射波刀治疗时勾画靶区提供可靠依据,同时可以消灭亚临床病灶并缩小靶区,提高靶区照射剂量,这不仅减轻了对正常肝组织的损伤,而且减轻了对肺(肝顶部肿瘤)、胃肠道等邻近器官的损伤。TACE 是建立在以下的理论基础上:

(1)肝癌血供 95% 来自肝动脉。

(2)正常肝组织血供 25%~30% 来自肝动脉,70%~75% 来自门静脉。

(3)肝动脉栓塞导致肝肿瘤血供减少 90%,缺血坏死。

(4)局部药物浓度可能比全身浓度高 100~400 倍。

(5)肝内化疗药物毒副作用降低。

由此可见,肝动脉即使被栓塞,肝脏的血供仍可来自门静脉,故对不能手术切除的肝内肿瘤,只要动脉血供丰富且不存在门静脉完全阻塞,或是阻塞但侧支循环已形成,均需要进行肝动脉碘油栓塞化疗。可

是,这种治疗对绝大部分患者而言只是姑息治疗,因为肝癌的血供还来自门静脉。外放疗可以和介入结合,互补优缺点。

介入结合外放疗治疗肝细胞癌有 4 个好处,我们称为肝癌放疗的四个"R"。

(1)减少肿瘤负荷,从而减少放疗剂量。

(2)治疗与发现肝内小病灶,使放疗能局限在肝内大的肿瘤范围内,减少正常肝组织受照射的体积。

(3)碘油的沉积有利于在模拟机下定位和验证。

(4)碘油阻断动脉生成的效果,可能使肿瘤细胞对射线更加敏感。

四、对大肝癌的放射治疗

大肝癌的放射治疗体积较大,易造成正常肝组织和敏感器官损伤。用 TACE 治疗大肝癌时,可对部分病灶行栓塞化疗,部分病灶行射波刀治疗,间隔 1 个月后对残余部分病灶再行射波刀治疗。作者体会:①有利于肝功能的恢复;②大大降低敏感器官剂量;③对治疗的病灶达到根治性放疗。

五、肝癌双重血供

肝癌有门静脉和肝动脉双重血供,特别是多次 TACE 治疗后病灶,因为肝癌的 TACE 治疗仅注意肝动脉栓塞而忽视门静脉,此时采用射波刀根治放疗可获得很好临床效果。

六、外科手术和非血管介入治疗的肝癌

经外科手术和非血管介入(射频、氩氦刀、微波等)治疗的肝癌,因局部复发或病变位置特殊无法采用除放疗以外的其他治疗方法。在行放疗前,先行肝动脉造影,以明确肿瘤位置、大小、数目及范围(因穿刺针道种植等)。此时,可用射波刀进行有效的治疗。

七、门静脉癌栓

对于门静脉癌栓,因其血供主要来自肝动脉及胆管周围毛细血管丛,采用 TACE 时应用微导管超选择

插入供应肿瘤及癌栓血管，用少量栓塞化疗药物，术后再配射波刀治疗，这也是一种可选用且可靠的治疗方案。

对于肝癌的治疗，虽然经过数十年肝脏外科手术治疗取得很大进步，同时因为影像学技术、病例选择及围术期处理等方面进步，手术切除的安全性有了很大提高，有慢性肝病的肝癌患者的总死亡率下降至5%以下，说明肝部分切除是安全可行的。然而，肝癌手术切除后5年复发率近80%，复发的主要原因是，慢性肝病实际上处于一种癌前病变状态，导致这些患者在肝细胞癌手术后残存的肝脏出现新发肿瘤。目前肝细胞癌手术治疗是首选方法之一。但对肝细胞癌而言，任何单一治疗都是不可取的，进行全面综合治疗已达成共识。作者认为，在肝硬化背景下的肝细胞癌必须实施多种方法、多学科合作综合治疗。

综合治疗应是治疗整体上相互配合：

(1)一种治疗方式的优势应成为另一种治疗方式缺陷的补充。例如：TACE治疗仅注意肝动脉的栓塞，忽视栓塞后的肝外动脉及门静脉供血，而射波刀治疗对肝癌栓塞后形成门静脉及肝外动脉供血部分给予根治性放射剂量。

(2)两种或多种治疗方式可对肿瘤的控制发挥效能。例如：TACE治疗是化疗药物与碘油充分乳化形成乳化剂栓塞，使其中药物缓慢释放，此时结合放射治疗可发挥放射增敏作用，有利于对肿瘤的控制。

(3)治疗方式的毒性不应叠加，正常组织应予以保护。例如：TACE治疗时，如肿瘤较大应将微导管超选择插入肿瘤动脉进行栓塞之后再行射波刀精确放疗。两种毒性既不会叠加，正常组织又可得以保护。对于肿瘤病灶的消除，射波刀是比较先进的，除了像外科手术切除肿瘤病灶外，还能继续保存体能和功能组织，为后续治疗的衔接提供了可行性的保障。射波刀具有的高精确来源于"实时追踪"，使其对实体肿瘤可能替代手术切除，在这一点上我们经过5年的临床实践和数千名患者的治疗结果已经证实。射波刀治疗局部肿瘤病灶，已显示出我们放疗专业能熟练应用高科技技术。

综上所述，对有肝硬化背景的肝癌，特别是大肝癌或巨大肝癌，应在肝病专科医生掌握及纠正肝功能情况下，实施多种方法、多学科合作综合治疗，要纠正各学科之间的分封而治，应该在各学科之间最佳结合点，采用综合治疗。具体应根据患者病情，恰当选择和实施综合治疗，这将有助于提高肝癌患者生存期和生存质量。有效的综合治疗方案的研究将是我们今后重要研究方向和课题，也是提高我国肝癌治疗的必由之路。

(李玉　张素静)

第 10 章

微创消融治疗

第1节 冷、热消融治疗的优点与限制

应用微创治疗技术治疗原发性和继发性肝脏恶性肿瘤的探索已经有数百年的历史。早在1700年EdwinSmith就提出了利用加热方法杀灭肿瘤的概念。从那时起，人们对全身加热和局部加热这两种方法在肿瘤治疗中的应用进行了广泛的试验。全身加热虽然能够引起肿瘤损伤，但也会引起正常组织、器官的损伤，因而不具有临床应用价值。而局部加热这种微创杀灭肿瘤的方法则有很好的发展前景。Beer、Denier、McGuff分别提出了产生局部高热的三种方法：射频(RF)，微波(MW)，激光。起初人们对这些方法的应用热情都很高，刚开始的技术水平还有很多不足。随着科学和技术的飞速发展，这些方法在原发性和继发性恶性肝脏肿瘤的治疗中不断取得成功，本章将以物理消融技术为重点，讨论这些技术的临床应用。达到肿瘤个体化方案，使得肿瘤综合治疗向着合理、降低组织损伤、根治肿瘤目标发展。

冷、热消融治疗又叫冷、热切除，是利用高温或低温进行微创或无创肿瘤治疗的技术。冷、热消融主要产生组织细胞性蛋白固化，继而引起组织坏死，使肿瘤组织原位灭活，从而达到局部根治肿瘤的目的。冷、热消融包括：微波消融，射频消融，高强度聚焦超声，组织间激光照射，冷冻凝固。几种冷、热消融的物理源

虽然不同，但它们使细胞即刻发生凝固坏死。

一、热消融治疗的优点

（1）热消融在短期内使温度升高60℃，最高可达100℃以上，用于局部治疗能快速毁损肿瘤。

（2）热消融治疗直径<3cm的肿瘤（例如肝脏肿瘤）效果良好。

（3）热消融也是一种热疗，热疗促进药物进入肿瘤细胞和促进药物诱发肿瘤细胞凋亡。

（4）热疗和放疗的相互作用使肿瘤细胞处于缺少营养状态，在低pH值时对放射治疗抗拒但对热疗敏感，热疗能抑制放疗所致肿瘤细胞亚致死损伤的修复，从而增敏射线的细胞毒作用。

二、热消融治疗的限制

（1）肿瘤>3cm消融不彻底，会增加治疗次数，肿瘤易复发。

（2）对较大肿瘤的内部存在纤维分隔，会限制热量扩散，使肿瘤内部亚瘤灶不能被有效消除。

（3）肿瘤邻近较大血管，由于血管内快速流动血

液(降热效应),使部分肿瘤局部温度难以上升,进而降低疗效。

(4)热消融治疗存在许多技术问题,如热损伤的局限性和范围。对较小病灶,由于无立体定向激光引导及受呼吸和穿刺针伪影等影响,可导致消融治疗不完全。

三、冷消融治疗的优点

(1)冷消融在短时间内使温度降至-25℃~-20℃,

在局部治疗上能快速毁损肿瘤。

(2)冷消融可以与手术或化疗联合使用。

(3)冷消融可减轻肿瘤负荷,与放疗联合。

四、冷消融治疗的限制

(1)对靠近血管的肿瘤,冷消融治疗效果差。

(2)冷消融治疗的并发症和死亡率与手术相似。

第2节　射频消融

一、射频损毁肿瘤的原理

1.温度和细胞死亡的关系

射频(RF)电流是通过产生热量来杀灭肿瘤和周围组织的。细胞在超过43℃的情况下很难存活。在这样的温度下,细胞30分钟后死亡。随着温度的上升,细胞死亡时间缩短。在50℃时,细胞30秒后死亡;在55℃时,细胞1秒即会死亡;超过60℃时,细胞会立即死亡。当温度更高时,会发生其他生物效应。在100℃时,细胞内水和细胞外水开始沸腾,导致细胞失水或组织变干;升高到200℃时,碳氢化合物开始分解,组织中出现碳沉积。

温度超过100℃越多,沸腾和变干的速度越快。一旦发生组织变干,阻抗就会增加,大大降低了电流,从而降低了组织的热量,以至于在活动电极周围只有一薄圈的组织能被加热。这一问题在实际应用中非常重要。

2.对流传导热(对流热损失)

在组织中,血液流动可传输热。因为血液会快速流出加热区域,血液的加热事实上对消融的效应有负面的影响,我们经常可以观察到大血管附近的肿瘤没有被加热的现象。这种血液的"热沉积"现象实际上保护了大血管,这也是胆管比血管更容易受到热损伤的

原因。热沉积也适用于较小血管,但因为这些血管中血流较少,血管壁被加热后可发生血栓。为了避免对流效应,可以采用结扎血管入口的方式。动物模型试验表明结扎入口可提高凝结的体积,形成更接近球体的损伤。

二、技术

射频消融可以经开腹、腹腔镜和经皮肤途径进行。每种方式各有利弊。开放外科手术可以探查到肝内和肝外的未知肿瘤,包括邻近横膈膜的几乎所有部位的肝脏肿瘤都可以经此途径进行治疗。开放手术使电极的放置更为方便,而且容易结扎血管入口,能够减少治疗多个肿瘤的困难,还允许外科医生将切除术与RF消融结合起来应用。但开放手术也有缺点:需要全身麻醉,做上腹部切口。从开放手术到腹腔镜手术再到经皮穿刺技术,切口越来越小,但同时也丧失了一些开放外科手术的优势。

射频消融的目的是使可见的肿瘤细胞完全消融,因此,肿瘤影像学检查对于探针的准确放置是至关重要的。超声(术中或经皮肤)是标准的检查方法。但它也有缺点,不能像低温消融时那样,实时监测冰球的形成。当组织加热时,不能看见明显的肿瘤消融区域。消融前的定位必须准确并进行三维测量,以优化消融

边缘大小。患者的姿势取决于被消融肿瘤的数量、位置，接地垫的放置非常重要。

有很多的研究认为局部复发与消融针排列位置有关，因此要取得良好的消融效果就需要有精湛的操作技术。完成消融之后应该烧灼针道，这样既可以避免出血又可以阻止潜在的肿瘤细胞在针道上种植。消融圆球形直径必须比肿瘤大 2cm 以得到 1cm 的安全消融边缘。即如果肿瘤为 3cm，就需要 5cm 的消融体积。如果使用能够产生 5cm 消融体积的系统治疗较大病灶，通常要多次消融。数学模型表明，随着肿瘤增大，针的排列很重要，这对取得干净的消融边缘是非常关键的。然而，随着需要消融肿瘤数目的增加，针排列错误的可能性也有所增加。较大肿瘤(>5cm)局部复发率通常更高，这说明准确排列多个针是很困难的。

三、适应证

RF 消融治疗主要适用于 3 类患者：①病灶不能切除的；②病灶能够实施手术切除，但由于全身健康原因不能切除的；③对开放手术有禁忌证的患者。射频消融(RFA)与切除术相比，其并发症少，能保存更多的肝实质，能够经腹腔镜和经皮穿刺完成，费用较低，但 RFA 的疗效还需要随机试验进一步证明。目前，肝切除术仍然是治疗原发性和继发性肝肿瘤的金标准，切除术应该是有适应证患者的标准治疗方法。

四、临床结果

RFA 已经成为肝肿瘤热消融最常用的一种方法。对于原发性和一些继发性肿瘤，如果能完全切除，手术仍然是最有效的治疗方法。但许多患者不适合手术切除，因此肝癌患者采用消融治疗的病例在增加。

RFA 的效果可以通过几个指标来评价。局部复发率是重要的评价指标之一，通常以病灶个数为基础。如果认为是技术或解剖问题造成了局部控制失败，则强调局部复发是合理的。像评价切除术一样，评价 RFA 治疗效果的真正标准是总体生存率和治愈生存率。遗憾的是，在大多数发表的研究中，随访时间短并且缺乏 RFA 与全身或局部化疗对比试验，所以无法得出生存率和生存质量提高的结论。另外，许多发表的研究将原发性和继发性肝肿瘤放在一起，当考虑局部复发时，这一区别很重要，因为神经分泌肿瘤的生长很缓慢，它们可以经过很多年才复发，而且即使不治疗，患者长期生存者也不少见。因此，将这些患者与那些更具侵犯性的肿瘤混在一起会使结果评估不准确。对于肝细胞癌，最近有学者进行了 RFA 与经皮肤乙醇注射(PEI)对照研究。两种治疗方法取得相同的局部控制率，但作者认为 RFA 更好，因为它不需要像 PEI 那样多次治疗。切除术仍然是标准治疗方法，但有大量患者存在肝硬化，经常无法实施切除术。

随着技术的发展，将能够获得更大的消融体积，这有利于控制局部复发率，特别是那些病灶很大需要重叠消融的患者。

根据目前已有的资料，总结 RFA 治疗肝细胞癌的适应证如下：

(1)在多模式临床试验中不能切除的患者。

(2)对肝脏行切除术后残余的小体积病灶辅助治疗。

(3)不适合行肝大部分切除术的患者。

(4)在肝切除术后有孤立的、不能切除的局限于肝脏的复发。

五、总结

最近随着消融设备的改进，人们对采用消融治疗肝脏肿瘤重新产生了热情。临床前和临床研究资料表明，使用目前的射频探针能够轻松地进行 5cm 的球形消融。为使全部肿瘤组织完全消融，采用实时成像确保探针的位置和准确排列非常关键。目前影响局部复发的技术因素还不清楚，今后需要进行设计仔细、监测严密的临床试验来确定。另外，对于不可切除的肝转移患者，还需进一步研究 RFA 与局部和全身抗癌方法结合治疗的效果。

第3节　微波热消融

一、背景

Denier 等报道了使用低频微波(MV)治疗肿瘤的经验。从那时起,肿瘤治疗中逐步开始应用这种技术。Szwanowski 发现了植入式同轴系统能够治疗深部肿瘤而不影响邻近组织。Coughlin 在 1983 年首次报道了使用组织内微波技术治疗脑部肿瘤。然而,他们的电极太大,直径约为 1cm,限制了其应用。Tabuse 在 1986 年设计了小的(直径 2.8mm)组织内微波系统,克服了这种限制。

二、原理

微波是一种电磁波,频率为 300MHz~300GHz。大于 10GHz 频率的微波大部分被组织表层吸收,因此只有较低频率的微波可以用于热消融研究。在医学治疗中常用的频率是 915MHz 和 2450MHz。微波加热生物组织有 3 种基本机制:①通过电场振荡使自由电子或离子移位;②原子和分子的极化;③偶极子的极化。自由电子和离子的转移以及带电偶极子的松弛产生运动能量,引起被治疗组织温度的升高,进而产生热凝结。

三、适应证

MW 治疗的适应证与 RF 治疗的适应证相同。

四、技术

局部麻醉后在超声引导下将 14G 管心探针插入肿瘤。然后拔出针芯,插入 15GMW 电极。电极的尖端置于肿瘤中。电极与 MW 发生器通过活动同轴电缆相连。发生器功率调至 60W,加热肿瘤 60~120 秒。消融后探针拔出时,应对针道进行热凝结。消融过程中会产生多个微小气泡,能够通过实时超声检查看到。一次消融能够在电极尖端周围直径 1.6~2.4cm 的区域产生高于 50℃的高温消融区。因此,通过 1 次或 2 次消融治疗可以消融直径小于 2cm 的病灶;较大的病灶需要多次重叠消融治疗。MW 肿瘤消融的成功与否可通过治疗后几天或几个月后的动态 CT 扫描来判断。肿瘤血管的消失、肿瘤最终萎缩意味着肿瘤的完全消融。局部复发的标准是出现肿瘤血管和肿瘤增大。

五、临床结果

Seki 在 1994 年首次发表了 MW 消融治疗的临床报告。他们应用这项技术治疗了 18 例不可切除的单发 HCC 患者,所有的肿瘤直径都小于或等于 2cm。治疗使用 2450MHz 的 MW 发生器和 15G 同轴电极。在消融之前静脉内注射镇静剂并进行局部麻醉。每个病灶消融功率设定在 60 瓦,持续 120 秒。每次消融后烧灼探针通路以降低出血和肿瘤种植风险。需要时重复消融以凝结整个肿瘤。1.5cm 或更小的肿瘤消融 1~2 次。1.5~2cm 的肿瘤消融 3~4 次。经 CT 和 MRI 检查,全部患者都没有残余肿瘤征象。在治疗后的 11~33 个月的随访中治疗部位没有发生复发。3 例患者在远离治疗部位的地方形成了新的肿瘤。没有出现严重的并发症。有一半患者在消融期间感到轻微疼痛,全部患者都有短暂的低热。

Matsukawa 等报道了他们的研究结果,HCC 病灶 20 个(13 例高等分化、4 例中等分化和 3 例分化差的)。24 人中有 22 人在 MW 消融之前进行了动脉栓塞。使用的设备和技术与前述的临床研究相同。消融功率 60 瓦,60 秒完成。每个肿瘤进行了 1~12 次消融。每次不超过 4 个消融病灶。抽出 MW 探针时,烧灼探针通路。随后进行 CT 随访检查,如果肿瘤消失和肿瘤缩小,则定义为反应阳性。作者综合报道认为,HCC 患者的阳性反应率(60%)比转移癌反应率(57%)高,肿瘤直径小于或等于 3cm 的患者反应率(70%)比大于 3cm 的患者反应率(53%)高。作者也注意到了 HCC 不同病理分期反应率不同。高等分化的 HCC 反应率为 85%,中等分化的 HCC 反应率为 25%,而分化差的 HCC 没有反应。总体生存率在第一年为 83%,第二年为 69%。没有出现严重并发症,有 25%的患者经历短时间的右上腹疼痛,13%的患者有低热。

第4节　冷冻消融治疗肝脏肿瘤

一、原理与方法

1.冷冻灭活肿瘤的机制

低温灭活的原理包括快速冷冻、缓慢融化和重复冷冻融化。主要有两种冷冻灭活机制:一种是直接损伤细胞;另一种是损伤血管进而引起组织缺血。暴露在 0℃以下的组织会在细胞内和细胞外形成水结晶。略微低于 0℃的温度将在细胞外间隙(包括血管间隙)形成水结晶。其产生的高渗环境会析出细胞内的水分,引起细胞脱水、萎缩和死亡。

2.融化速度

在冰球融化过程中, 冰晶会融合成更大的结晶,从而引起细胞的崩解。这种再次发生结晶的温度范围是-25℃~-20℃。融解过程中另一个损伤原因是冰晶融化引起的细胞外低渗环境。这将导致细胞外水进入细胞内,引起细胞膨胀和细胞膜破裂。研究发现缓慢融解比快速融解具有更大的破坏性。

3.周期性重复冷冻-融解

周期性重复冷冻-融解可导致更广泛的坏死。这种效应在冰球的边缘处最明显,这一区域在一个冷冻周期内往往不能达到探头附近那么低的温度。如果整个肿瘤温度都能够降低到-40℃,那么一个冷冻-融解周期就已足够,但较难达到。

二、适应证

局部消融适用于以下患者:①剩余肝脏有限;②左、右肝叶都有肿瘤而无法实施肝切除术;③肝切除范围不够或切缘残留肿瘤;④由于其他原因不适合手术。

冷冻疗法和局部加热疗法是目前治疗不适宜手术的恶性肿瘤的选择。冷冻疗法已被应用于临床,包括:单独冷冻,与肝切除术联合使用,与化疗联合使用或作为一种辅助治疗使用。因为冷冻疗法可以较准确地靶向破坏肿瘤组织, 从而最大限度地保护正常肝组织(图 10-04-1)。对于那些不适宜手术的多发性两叶肝肿瘤患者,可单独使用冷冻疗法或结合肝叶切除术进行治疗。因为这是一种局部疗法,必须确定病灶局限在肝脏且没有其他肝外病变。冷冻疗法能够减轻肿瘤负荷和肝癌患者的症状。除此以外,若有肝外病灶无疑会影响冷冻疗效,故不适合采用冷冻消融治疗。

但是,由于冷冻疗法的并发症和死亡率与肝切除手术相似并且远期疗效不明确,因此尚未得到广泛应用。

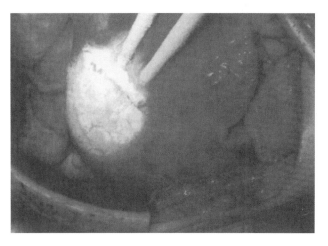

图 10-04-1　肝脏肿瘤患者因合并肝硬化肝储备功能较差,行冷冻治疗。

三、技术

手术时可做肋下切口, 用体内超声检查肝内病变,观察有无淋巴结肿大和腹膜疾病,若发现肝外疾病可做冰冻切片确诊。术中超声的应用有助于肝脏肿瘤良、恶性的鉴别以及明确是否有肝内转移。为了易于接近病灶和减少术中出血，尤其是有较大的位于肝脏后部的肿瘤，需要移动肝脏时，可扩大切口。在术中超声引导下，根据肿瘤的大小和位置来确定探头的数目、直径和位置。现在，许多冷冻系统允许同时使用多个探头，探头的直径和个数依赖于不同系统的性能。

冷冻范围应包括肿瘤边缘外 1cm 的正常肝实质。Kuszyk 等研究证实，这种方法较为可靠。由于完全融化会增加操作的时间，一般在冰球的边缘融化大约 1cm 就可以开始再次冷冻，以增加冷冻的致死性。更重要的是，完全的融化和再冷冻有可能引起冷冻休克。但也有学者支持完全融化后再冷冻的方法。在取出探头后，可用浸泡在凝血酶中的凝胶泡沫条封堵针道，防止出血。为了识别和控制出血，在关腹前应使冰球完全解冻。

四、腹腔镜冷冻消融

腹腔镜冷冻疗法常用于治疗肝脏肿瘤病灶数少于 3 个的患者，有学者对腹腔镜下低温消融治疗肝脏肿瘤进行了探索。Cuschieri 等采用 2mm 冷冻细探针进行了 22 例肝癌腹腔镜冷冻治疗；Lezoche 等采用 3~8mm 探针治疗了 18 例患者。这些患者中有 2 例由于出血而行开腹治疗。

五、经皮肤冷冻消融

有学者在猪模型上采用了 2.4~3mm 探针，进行了 CT 引导下经皮肤冷冻消融治疗试验，证实了这种方法的安全性。有 8 例不可切除的肝脏肿瘤患者也接受了这种治疗，没有出现术中和术后的并发症，平均住院时间为 6 天。经皮肤治疗的主要缺点是不能使用术中超声，因为无法避免由于探针或冰球的意外接触而造成的损伤，也可能对周围结构（例如肠道）造成损伤。

六、术后随访

患者术后需要进行密切监测，以防止患者在术后的 24 小时内出血并保持足够的尿量。冷冻消融区

域 CT 平扫图像表现为一个低密度区。而在增强 CT 上则为无血管区（图 10-04-2）。术后早期扫描可能发现通道内有少量的空气。随着时间的延长，消融区域会逐渐缩小。

可以通过测量结直肠肝转移患者的肿瘤标记癌胚抗原（CEA）和肝细胞癌的甲胎蛋白（AFP）进行随访。在肝冷冻治疗后，几乎所有 CEA 增高的患者 CEA 都会明显下降。这可能是对这种治疗最好的监测指标。CEA 下降的最大百分比和生存期之间存在很高的相关性。

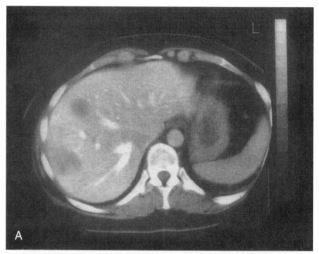
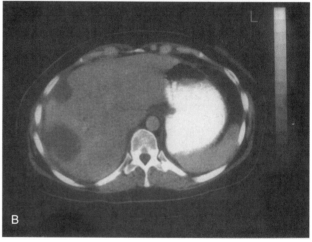

图 10-04-2　(A)肝转移癌术前 CT 检查；(B)同一部位冷冻治疗后的表现。

七、并发症

总的来说，目前国内外开展的冷冻治疗是安全

的，总死亡率为 1.5%。肝冷冻治疗后的并发症见表 10-04-1。在冷冻治疗过程中可出现术中体温过低，可以应用静脉输注热液体或加热装置进行处理。在肝癌的冷冻治疗中，治疗病灶破裂也很常见。在公布的资料中占患者的 19%。这些破裂是大多数出血的原因，可以通过压迫或缝合来控制。大出血很少发生，如出现则需要进行缝扎。

另一个常见的肝脏冷冻治疗后并发症是血小板明显降低，大多数患者均会出现。血小板减少和肝细胞受损的程度有关。血小板的最低值常出现在治疗后 2~3 天。治疗后第 1 天血清天冬氨酸水平能够很好地预测血小板减少。

在术后 7 天经常会出现转氨酶短暂增高，冷冻的病灶消融后会立刻出现肌红蛋白尿，多会在 3 天内恢复正常。这些变化与冷冻组织的体积有关，与手术时间无关。在一些患者中，肾小管损伤、坏死与冷冻体积较大有关，但急性肾衰竭比较少见。

冷冻治疗后肺不张和胸膜渗出相当常见，但很少有患者会由于较多的胸膜渗出而需要胸腔穿刺治疗。

表 10-04-1　肝脏冷冻治疗并发症

术中并发症
1. 体温过低
2. 冰球破裂出血
3. 心律失常
4. 误损周围正常组织结构

术后早期并发症
1. 延迟出血
2. 血小板减少症
3. 凝血障碍-凝血酶原时间延长
4. 播散性血管内凝血
5. 肌红蛋白尿
6. 急性肾衰竭
7. 肺膨胀不全、胸腔积液、肺内感染、成人呼吸窘迫综合征
8. 腹水(肝硬化患者)
9. 弹子漏
10. 感染-脓肿形成(少见)
11. 肝衰竭
12. "冷冻休克"现象(DIC、肺水肿、肾损伤)

晚期并发症
1. 局部复发
2. 胆道狭窄/胆汁瘤
3. 肝脏其他部位复发
4. 肝外复发

在冷冻治疗后，特别是在冷冻消融体积大于肝脏的 30%~35% 时可能出现肺损伤。这与肺动脉压力、体循环动脉压力和毛细血管的渗透性暂时的升高有关，可能是 NK-kb 依赖性细胞因子合成增加导致的全身性炎性反应造成的。

冷冻休克是一种术后综合征，包括多脏器衰竭、严重的凝血功能障碍、血管内播散性凝血、低血压和休克。尽管其死亡率很高，但这种并发症出现的概率较低，约 1% 的患者冷冻消融治疗后出现这种情况。这种综合征通常出现在冷冻损毁的肝实质体积超过肝脏总体积的 30%~35% 时，此时往往伴有细胞因子释放。

八、肝脏冷冻的临床疗效

1. 肝细胞癌治疗后的生存期

Zhou 等报道应用冷冻疗法治疗 60 例原发性肝癌，未出现死亡或并发症，1 年、3 年、5 年生存率分别为 52%、21% 和 11%。那些肿瘤小于 5cm 的患者，1 年和 5 年的生存率更好一些，分别为 76% 和 41%。在另一项大宗的研究中，有 145 名患者，其中 142 名为 HCC，1 年和 5 年生存率分别为 69% 和 35%。他们再次报道了对小于 5cm 肿瘤患者更佳的生存率。其他医疗中心得到的 HCC 的冷冻疗法的经验仅仅局限于一些较小的病例组。Wren 等报道 12 例不可切除的 HCC 的患者。其中 5 名进行了术前动脉内化学栓塞疗法，没有发生死亡病例，平均存活期为 19 个月。9 名患者中 7 名近似治愈的患者发生 HCC 复发。Aam 等用冷冻疗法治疗了 9 名不可切除的 HCC 患者。包括单独和联合切除术，累积的 2 年生存率为 63%。

Wang 等用冷冻疗法治疗了 12 名患者。对 3 名冷冻不完全的患者进行了乙醇注射。他们报道的 1 年和 2 年生存率分别为 50% 和 30%。这些研究支持了冷冻疗法的开展，提示其可以用于治疗不可切除的 HCC。Clavien 等报道，15 名肝硬化的 HCC 患者先进行术前动脉化学栓塞疗法，接着进行冷冻外科手术。其目的是减少出血引发的并发症发生率以及减少局部复发率。他们主要治疗孤立的平均直径为 6.5cm(3.5~12cm) 的肿瘤。平均跟踪随访 2.5 年，79% 的患者仍然存活。他们报道冷冻位置的局部复发率为 20%。

肿瘤标志物的变化:冷冻治疗后的肿瘤标志物的变化可以很好地评价冷冻疗法的疗效。Adam 等报道,在术前血清肿瘤标志物升高的患者中,有 60% 术后减少。

2.肝细胞癌治疗后的复发

冷冻消融后肿瘤的复发可局限在冷冻消融部位,也可在肝脏的其他部位或肝外部位。在冷冻位置的局部复发率尤其重要,因为这表明肿瘤没有被完全损毁(图 10-04-3)。肿瘤冷冻部位的复发率为 12%~58%,一项 85 例患者的回顾研究中,平均随访 22 个月,冷冻位置复发率为 33%。多变量的分析显示,转移癌的大小是唯一与冷冻治疗局部复发率有关的独立因素。术后 CEA 未降低意味着无病生存时间可能很短,很可能是术前肝脏和肝外已有未被发现的其他病灶,PET 扫描有助于发现这些患者的隐匿病灶。

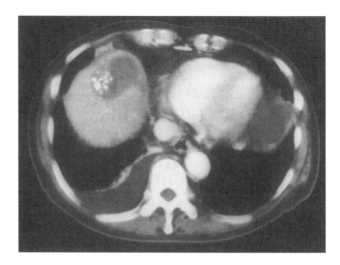

图 10-04-3　肝细胞癌冷冻治疗不充分处出现 [131]I-碘油摄取。

（李玉　康静波）

第 11 章

原发性肝癌的侵袭与转移

第1节　概述

原发性肝癌是指来源于肝细胞或肝内胆管细胞的恶性肿瘤，其中91.5%的病例为肝细胞癌（HCC），其余为肝内胆管细胞癌和少数混合性肝癌。

HCC发病率在升高，全世界每年约有100万新发病例，但手术切除率低（20%左右）、术后复发转移率高与肝癌肿瘤生物学行为有关。

肝癌治疗效果难以提高，主要有两个原因。

其一，肝癌本身的生物学行为，比如：

（1）我国肝癌是以肝硬化为背景（占85%以上），肝硬化本身可直接影响患者长期生存。

（2）多数患者就诊时已是晚期，仅20%患者可得到手术治疗。

（3）术后容易复发。

（4）易发生广泛转移。

其二，一旦发生广泛转移缺乏有效治疗方法和治疗技术，也出现"瓶颈"的问题，虽然方法很多，但没有一种可靠的治疗方案。术后5年复发率为54.1%~61.5%，小肝癌的术后复发率也有43.5%。

因此，阐明与明确HCC侵袭和转移的相关分子机制、病例特点、临床诊断和治疗是十分重要的。

第2节　原发性肝癌侵袭、转移的相关分子机制和侵袭、转移的特点

一、侵袭、转移的相关分子机制

HCC的转移可分为肝内转移和肝外转移，通常经门静脉实现肝内转移，经肝静脉转移至远处，也可经淋巴转移或直接侵犯邻近组织器官。关于HCC侵袭、转移的相关分子机制，一般认为HCC侵袭性源于癌细胞遗传性状的改变。正是由于癌细胞遗传性状的变异，使细胞与细胞间、细胞与细胞外基质（ECM）间失去黏附，癌细胞迁移运动能力增强，癌细胞分泌蛋

白水解酶降解的血管壁附着，然后再降解 ECM 穿出血管，在靶器官定植并增殖；同时在血管内皮生长因子等的作用下，肿瘤血管生成，最终形成转移灶。因而癌细胞间黏附作用的丧失、新生血管的形成、蛋白水解酶的合成、细胞迁移运动能力的增强、生长因子信号传递通路的改变、癌细胞与基底膜的黏着及身体免疫系统免疫识别能力低下等，均是促进 HCC 转移的主要因素。

1.复发转移有关的黏附分子

肿瘤细胞与血管内皮细胞间的相互作用是造成肿瘤器官特异性转移的最重要环节，与此相关的黏附分子主要包括选择素、钙黏素、连接素、整合素、CD44、免疫球蛋白黏附分子及细胞骨架连接蛋白等。

2.细胞外基质降解增强

肿瘤细胞能释放多种蛋白水解酶类，破坏其黏附部位的组织，即破坏 ECM 和基底膜(BM)。在这一过程中，尿激酶型纤溶酶原激活物(uPA)及基质金属蛋白酶(MMPI)发挥了重要作用。

3.诱导肿瘤血管的生成

肿瘤血管生成是肿瘤生长和转移的形态学基础，它不仅为肿瘤提供充足的营养，而且为转移的肿瘤细胞提供通道，增加肿瘤细胞进入血液循环的概率。血管内皮生长因子(VEGF)被认为是肿瘤组织中最强的促血管生长因子，在 HCC 的转移过程中占中心地位，并可作为预测肝癌转移和评估预后的一个独立指标。

4.信号传导通路的改变

VEGF 还可激活细胞内 p38 蛋白激酶，通过 p38 分裂原激活蛋白激酶信号传递通路促进Ⅳ型胶原酶的分泌和细胞内肌动蛋白组成的微丝细胞骨架重排，使细胞分解基底膜胶原的能力和细胞迁移能力增强，导致 HCC 的浸润转移。

5.身体免疫功能的降低

其一,肝癌细胞通过改变细胞膜抗原性而逃避免疫监视作用;其二,肝癌细胞主动分泌免疫抑制因子而降低身体免疫功能;其三,肝癌细胞通过细胞凋亡机制而破坏身体免疫功能。研究已证实,肝癌患者 T 淋巴细胞数量减少且功能抑制;B 淋巴细胞数量不同程度地增多;CD4 阳性下降而 CD8 阳性升高,表现为 CD4/CD8 比值下降;NK 细胞活性呈明显降低。

二、侵袭、转移的特点

肝癌细胞生长活跃、侵袭性强、周围血窦丰富,极易侵犯包膜和脉管,导致局部扩散和肝内外转移,即使小肝癌也可能存在肝内外转移,这是 HCC 预后不良的最重要原因。其主要表现特点如下。

1.浸润性生长

在近癌旁的肝组织区域,可见癌细胞与正常细胞梁索之间相互移行过渡或直接浸润性生长,两者间无明显分界,或肿瘤以大小不一的小癌灶或卫星灶的方式向邻近肝组织浸润生长,常伴有癌栓的形成,在无肝硬化的肝组织内尤其多见。

2.肝内播散

(1)门静脉途径。癌周血供主要来自门静脉,门静脉血供丰富,分支壁薄,故容易被癌细胞侵袭、突破,形成门静脉癌栓,并导致肝内播散和转移。这是 HCC 肝内扩散的最主要形式, 几乎发生于所有晚期病例中。即使是亚临床型小肝癌,其发生率也高达 30%。

(2)肝静脉癌栓。肝癌细胞浸润血窦,进入中央静脉,然后在肝静脉小属支内形成癌栓。

(3)胆管癌栓。这种浸润方式较门静脉、肝静脉少见,发病率仅为 1.3%~4.9%。

3.肝外转移

(1)肝静脉途径。肝癌细胞侵入肝静脉系统后,即可播散至肺及全身其他部位,其中肺是原发性肝癌转移的最常见部位,其发生率占全部肝外转移的 33.3%~76.5,其次是骨(28%)、肾上腺(11%)等,可引起相应的症状和体征。

(2)淋巴转移。HCC 的淋巴道转移以肝门淋巴结多见,也可转移到胰、主动脉旁淋巴结,甚至锁骨上淋巴结。Kojiro 等分析了 660 例 HCC 患者尸检结果发现,淋巴结转移最常见的为肝门淋巴结(58.3%),然后依次是胰周围淋巴结(54.2%)、胃周围淋巴结(45.8%)、主动脉旁淋巴结(33.3%)及锁骨上淋巴结(10%)。

(3)邻近器官侵犯和种植。肝脏与周围多个脏器相邻，邻近被膜的癌结节可直接侵犯邻近器官和组织，如胃、膈肌、结肠、胸腔、网膜及腹壁等。临床上较常见的为侵犯胃、膈肌和横结肠。

因此，HCC 经针道种植转移的问题应该引起足够的重视，慎重开展。另外，HCC 的手术也有导致 HCC 种植播散的可能，也应引起足够重视。

第 3 节　门静脉癌栓

门静脉癌栓(PVTT)的形成是 HCC 的重要生物学特性，也是 HCC 的严重并发症和主要转移方式。文献报道，Chau 等研究 37 例直径<2cm 的 HCC 手术切除标本后发现，镜下 PVTT 的发生率为 40.5%，而在 115 例直径为 2.1~4.0cm 的 HCC 标本中，PVTT 发生率则高达 49.6%。

一、生长规律

第一个特征是大部分(95%以上)癌栓以主瘤为基部在同侧门静脉内生长，而对侧门静脉内生长较少；第二个特征是绝大多数(几乎 100%)癌栓以门静脉壁作为支架离心式向门静脉主干方向生长蔓延，癌栓向门静脉主干方向生长有特殊的倾向性；第三个特征是癌栓的平均生长速度为每月 $0.5\pm0.1cm^3$，即每月发展进度为 $1.2\pm0.4cm^3$，生长相对缓慢，这为临床干预治疗创造了机会。

二、形成机制

PVTT 的形成主要与肝癌瘤体内动-门脉瘘及门静脉血流逆流有关，正常肝脏的肝小叶中央静脉缺乏结缔组织，当肝内肿瘤呈弥漫性结节状增大或合并肝硬化时，肿瘤组织及肝内结缔组织增生结节压迫肝静脉，该部位肿瘤组织的灌注血液经肝窦及肝内小动脉与肝内小静脉分支的吻合支逆流入肝门静脉，致癌细胞沿门静脉分支逆入较大分支，甚至达到肝外门静脉主干。

三、病理分型和临床分型

1.PVTT 病理分型

病理学类型中，弥漫型 HCC 的 PVTT 发生率最高(77.8%)，结节型次之(66.7%)，巨块型最低(48.6%)。肿瘤的大小并非 PVTT 形成的决定因素，即使直径小于 2cm 的 HCC 手术切除标本也有较高的 PVTT 发生率。

根据 PVTT 中癌细胞的增殖形式可将其分成四型：①增生型，癌细胞增生活跃，增殖力强的肿瘤组织占 70%以上；②坏死型，大部分癌细胞变性坏死，增生肿瘤组织占 30%以下；③混合型，增生和坏死肿瘤组织各占一半左右；④机化型，癌栓被纤维组织包绕和机化。

2.PVTT 临床分型

我国吴孟超等基于癌栓的生长规律和特征以及门静脉的解剖特点，建立了一个 PVTT 分型标准。即根据癌栓侵犯不同门静脉的部位，将癌栓分为四型：癌栓累及二级以上门静脉分支者为Ⅰ型，累及门静脉分支者为Ⅱ型，累及门静脉主干者为Ⅲ型，累及肠系膜上静脉或下腔静脉者为Ⅳ型，Ⅰ~Ⅳ型的中位生存时间分别为 10.1、7.2、5.7、3.0 个月。各组差异有显著性，提示癌栓分型越高，预后越差。该癌栓分型标准客观地反映了患者的病期和预后。

四、诊断

及时、准确地诊断 PVTT,对指定合理有效的治疗方案和提高 HCC 的整体疗效都具有极其重要的意义。随着影像学技术的发展,现在已能通过 B 超、CT、MRI 肝动脉造影和间接门静脉造影(肠系膜上动脉和脾动脉)等方法在术前准确诊断 PVTT。关于 HCC 和 PVTT 的血供, 研究证明 24.4% 的 HCC 由肝动脉供血,17.8% 由门静脉供血,57.8% 由两者双重供血。当肝动脉被阻断后,PVTT 可由门静脉供血。

五、临床表现及诊断

PVTT 的临床表现与癌栓的部位、程度以及肝癌原发病灶的病程与病情有关。局限性门静脉癌栓可无特异性临床表现,但一旦门静脉主干或门静脉广泛出现癌栓时, 临床上则出现一系列门静脉高压症状,主要表现如下。

(1)急剧发生的不可控制的腹水。

(2)食管静脉曲张破裂大出血(门静脉主干癌栓患者食管胃底静脉破裂率高达 48.3%)。

(3)短期内可发生肝衰竭。

门静脉主干及主要分支 PVTT 一旦形成,严重影响患者的预后,未经治疗者,中位生存率多为 3~4 个月,预后极差。其转归大致如下。

(1)癌栓通过门静脉血流至肝内其他部位,侵入肝实质,形成肝内多发性播散转移灶,甚至侵犯胆管沿胆管内生长或进入循环系统,激活血小板,启动凝血机制和刺激红细胞生成,使血液黏稠度增高,血流变缓,利于癌细胞的黏附,形成远处转移灶,容易造成肝静脉、下腔静脉癌栓,甚至右心房或肺动脉癌栓。

(2)癌栓沿门静脉管壁向门静脉一级分支或主干生长,阻塞、压迫门静脉,甚至侵犯脾静脉和肠系膜上静脉,或继发门静脉血栓,引起门静脉循环障碍,产生急性门静脉高压。

(3)门静脉血流是维持正常代谢和维护肝功能的基本条件,当癌栓阻塞门静脉时,即使有代偿性增加的动脉血流灌注,也无法维持正常的肝功能,因此易出现进行性肝衰竭和肝性脑病。

第 4 节 肝静脉、下腔静脉及右心房癌栓

血管侵犯是 HCC 的主要特征之一, 但以门静脉受侵、门静脉癌栓形成最为常见,肝静脉受侵很少。然而,肝静脉(HV)癌栓可以扩展进入下腔静脉(IVC),并顺血流进入右心房(RA),导致治疗困难,预后很差。

一、病理生理学和临床表现

HCC 在单纯侵犯 HV 时, 很少有特征性表现,即使发展至 IVC 受侵,出现下腔静脉高压、肝后型门静脉高压、右心衰竭甚至癌栓脱落导致的猝死等并发症,其表现亦不具有特征性。但病例解剖学证实,仅 HCC 癌栓侵犯至 RA 即占 HCC 发病率的 1%~4.8%,可见此类病例的发病率并不低。

其临床表现主要有癌栓及其并发的血栓阻塞下腔静脉血流导致的低心排血量症状、下腔静脉高压、肝后型门静脉高压以及栓子长入右心房引起的心力衰竭和栓子脱落引发的急性肺梗死及肺转移等症状。

低心排血量的症状主要有心动过速、呼吸困难、晕厥、猝死等;下腔静脉高压可导致下肢水肿、腹壁静脉曲张,其中以下肢水肿表现者居多,约占并发心房癌栓患者的 77%,故 HCC 合并顽固性下肢水肿者,应考虑合并 IVC/RA 癌栓的可能;肝后型门静脉高压可导致食管胃底静脉曲张, 但此类症状在本病鲜见报道;栓子脱落引起三尖瓣的梗阻或肺动脉栓塞者,常因病情急骤变化在获得明确的诊断前猝死。

二、诊断

HCC 合并 IVC/RA 癌栓的诊断主要依靠影像学检查。目前临床上常用的检查方法(B 超、CT 和 MRI)均可发现 IVC/RA 癌栓，并指导治疗。

其他，如应用血管造影和经食管超声，不仅可以发现癌栓，而且可以判断癌栓与 IVC 壁有无血流，明确其是否粘连。

影像学检查手段的作用不仅在于诊断，更重要的是对于治疗方式的选择、手术方案的设计有非常大的指导意义。所以在本病的诊治过程中，应当选用合适的影像学手段明确以下方面：栓子的形态、来源，与腔静脉、心房的关系，对下腔静脉血管壁浸润的程度，以及一些动态信息(如癌栓的活动度等)。

第 5 节　胆管癌栓

一、发病情况和发生机制

HCC 同时伴黄疸在临床上并不罕见，约占 HCC 病例总数的 20%，其中因肝功能不良而出现的黄疸占 90%，肿瘤所致的黄疸占 10%。其指出肿瘤侵入胆管并非仅在晚期发生。我国彭淑牖教授也提出，胆管癌栓主要引起梗阻性黄疸，而癌栓在胆管内继续生长的可能性不大，迄今为止也未见胆管癌栓向胆管转移生长的报道。因此，随着近几年医学影像学的发展，肝脏外科及放射治疗技术发展对该类患者实行积极的综合治疗后，可取得较理想的临床效果。自 Mallory 首例报道本症以来，HCC 侵犯胆管在临床上才被重视。有文献报道，HCC 合并胆管癌栓的发病率为 1.3%~2.5%，而尸检的发现率为 10.1%~10.8%。

一般认为，HCC 主要通过以下途径形成胆管癌栓。

(1)癌细胞直接侵入薄壁的肝内胆管。

(2)癌细胞通过静脉或淋巴管逆行侵入胆管壁。

(3)癌细胞沿着神经鞘的间隙侵入胆管壁。

(4)PVTT 侵犯邻近胆管，侵入胆管的癌细胞向下持续生长，即造成胆管阻塞而引起黄疸。

(5)肝内肿瘤转移至胆管壁上的营养血供，穿破胆管上皮，进入胆管腔内。

(6)侵入胆管的肿瘤向下持续生长，充填肝外胆管，引起梗阻性黄疸。

二、病理与分型

肝细胞癌侵犯胆管多数发生在肝门区，其病例特点为肝内病灶、胆管内癌栓和胆管扩张共存。侵入肝管壁的癌细胞向肝管腔内方向生长，大多数呈息肉状突入肝管腔。癌栓多呈棕红色、黄褐色或灰白色，组织松脆，似烂肉，可呈条索状或柱状，部分有蒂，多与胆管无紧密粘连，易从胆管壁剥出，但如与原发灶相连或侵入胆管壁，则有可能引起较大出血。癌栓的组织病理学检查显示其细胞形态与原发灶相似，其间混有红细胞及坏死组织，并有血管供血。

Ueda 等将 HCC 合并胆管癌栓分为 4 型。

Ⅰ型：胆管癌栓位于左、右肝管，但未达到会合部，通常无黄疸。

Ⅱ型：胆管癌栓位于左、右肝管，已超过会合部，此型可以出现黄疸。

Ⅲ型：癌栓已达到肝总管或胆总管。

Ⅳ型：双侧肝管及肝外胆管均有癌栓，较少见。

Ⅲ、Ⅳ型均可以较为严重的黄疸为首发症状。

我国第二军医大学东方肝胆医院根据 Ueda 分类，结合外科手术需要以及便于预后判断，将其分为 5 型。

Ⅰ型：与原发灶相连的癌栓侵入同侧二级以上胆管。

Ⅱ型：与原发灶相连的癌栓延伸至同侧一级胆

管。

　　Ⅲa 型：与原发灶相连的癌栓延伸至肝外胆管内。

　　Ⅲb 型：癌栓延伸至对侧胆管内，致两侧肝内胆管均扩张。

　　Ⅳa 型：与原发灶相连的癌栓侵及同侧肝内或肝外胆管。

　　Ⅳb 型：癌栓延伸至对侧胆管内。

　　Ⅴ型：肝外胆管内孤立的癌栓，原发灶不明确。

三、临床表现和影像诊断

1.临床表现

　　HCC 侵犯血管形成 PVTT 常见，而侵犯胆管较少见。临床上，因 HCC 合并胆管癌栓常可引起黄疸，故又被称为"黄疸型"或"淤胆型"HCC，占 HCC 患者的 2%~8%。它兼有 HCC 和梗阻型黄疸两种表现。Hu 等报道本病的术前正确诊断率为 50%。对于 AFP 阳性、有乙肝病史、影像学表现胆管扩张者，即使未发现肝内肿瘤，也应该考虑胆管癌栓的存在。HCC 患者如出现黄疸、便血或胆管炎症状，均应注意有无胆管癌栓。本病多具有以下特点。

　　(1)AFP 增高。

　　(2)肝炎病史(乙型肝炎或丙型肝炎)。

　　(3)肝内原发性肿瘤。

　　(4)胆管扩张[肝内和(或)肝外]。

　　(5)多数有黄疸。

　　另外，碱性磷酸酶(AKP)明显增高亦提示胆管梗阻。

2.影像学检查

　　超声造影对明确诊断有一定优势，胆管癌栓大多出现与 HCC 病灶一样的"快进快出"改变，这可与血栓相区别，后者多出现"充盈缺损"的造影改变。

2.1 MRI

　　MRCP 作为一种新的无创胆胰管成像技术，对 HCC 合并胆管癌栓具有重要的诊断价值。

2.2 CT

　　三维螺旋 CT 胆管成像技术亦是一种很有前景的诊断技术。直接法胆系造影：主要包括内镜逆行胰胆管造影(ERCP)、经皮肝穿刺胆管造影(PTC)及 T 管造影。

2.3 PTCD

　　一般先在 B 超引导下进行经皮肝穿刺胆管引流(PTCD)，然后再予经 PTCD 造影，这样不仅准确性较高，而且可以同时达到减少黄疸的治疗目的。

　　术中胆管造影或术中胆管镜有助于判断胆管癌栓的部位和范围，了解栓子与胆管壁的关系，从而指导手术治疗，尽可能彻底清除胆管癌栓。

第6节　肝细胞癌合并肺转移

一、发生机制

　　众所周知，HCC 具有向门静脉和肝静脉内发展的趋势，且易在门静脉及肝静脉内形成癌栓；肝静脉癌栓脱落即可进入下腔静脉，然后入肺循环栓塞肺小动脉，继而形成肺部转移灶；门静脉癌栓脱落除导致肝内转移外，其也可经 HCC 内较多的门静脉-肝静脉路径进入下腔静脉。肺转移发生率最高的原因主要为：①肺脏是体循环的"第一过滤器"，是全身血液必经之地，且肺循环是低压循环系统，血流缓慢，癌细胞容易滞留；②肺脏存在肺动脉和支气管动脉的双重血管分布，血运极为丰富。

二、肺转移瘤的血供

　　大多数 HCC 肺转移瘤体的血供较丰富。血管造影显示，转移病灶由肺动脉和支气管动脉双重供血，这点是与原发性肺癌的最大区别,后者主要由支气管动脉供血。另外,转移瘤的血供还取决于肿瘤在肺内的分布,越靠近肺周边,肺动脉供血就越明显,而肺内的转移瘤以支气管动脉供血为主。

三、临床表现

由于 HCC 多通过血液循环途径转移,很少侵犯或阻塞支气管,因此患者早期肺部症状不明显,少数胸部 X 线发现明显病灶时仍无肺部临床体征,痰癌细胞检查阳性率较低。随着肺内病灶的发展,可出现咳嗽、胸闷、咯血、胸痛、胸腔积液等症状,广泛转移者可致呼吸困难,部分转移者大量癌细胞进入血液后可导致广泛的肺毛细血管内癌栓形成,最后可因呼吸衰竭而死亡。

四、诊断

在 HCC 确诊的同时或 HCC 治疗一段时间后出

现肺内病灶,应首先考虑肺部转移的可能。一般由胸部 X 线发现肺内病灶,再通过胸部 CT 进一步确诊。胸部 CT 是目前诊断 HCC 合并肺转移最敏感、有效的检查方法,其可以发现直径小于 3mm 的小结节。由于 HCC 组织具有高度的生物侵蚀性,易造成局部血管的间质反应,可在 CT 上出现局部肺纹理的明显模糊、紊乱。随着病灶增大而逐渐在 CT 上表现出粟粒样、小斑块等形状;由于瘤–肺界面的侵蚀性较大,故此时病灶边界模糊、毛糙;当病灶进一步增大达直径 1cm 时,周围肺泡受压而包裹于病灶周围,使病灶边界转为清晰锐利。增强 CT 可见病灶强化改变。HCC 侵犯支气管可致肺不张。

(李玉　王宁)

第 12 章

肝脏特异性磁共振对比剂增强检查对于肝功能评估价值

第1节 概述

肝功能的评估,对于患者在肝脏弥漫性病变[如肝纤维化和(或)肝硬化等]的随访监测和提高手术的成功率及延长患者的生存期,都有十分密切的联系,而对于放疗患者放射剂量、照射范围的评估以及放射性肝损伤的评估也非常重要。迄今用于临床的各种肝功能评估的方法很多,最常用的肝功能评估方法包括 Child-Pugh 评分、终末期肝病模型(MELD)评分、吲哚菁绿 15 分钟滞留试验(ICG R15)等。这些评估方法只能反映肝功能的某一个侧面,具有一定的局限性。而多种检查联合使用,不仅烦琐并增加患者的负担,而且不能完全满足临床的需要。另外,大部分检查方法是对肝脏整体的功能情况进行评估,但对于每个肝段的功能储备情况还无法做到有效评估。

近年来,以影像为基础的肝功能储备的评估应运而生,开始受到临床的关注和重视。随着磁共振成像及其肝脏特异性对比剂的发展,尤其是肝脏特异性对比剂 Gd-EOB-DTPA(钆塞酸二钠)(商品名为普美显,Primovist®)不仅对于肝局灶性病变的检出、定性具有优势,而且对于肝功能评估有潜在的应用价值。利用肝特异性对比剂磁共振增强扫描(EOB-MRI)获得全肝甚至肝段的肝功能,为肝功能精准评估提供了可能。下面介绍 MRI 对于肝功能评估的价值。

第 2 节 肝特异性对比剂的肝摄取机制

用于肝脏 MRI 检查的对比剂有很多，包括分布于细胞外的非特异性对比剂、肝细胞特异性摄取并部分分泌于胆管系统的对比剂、网状内皮系统的 Kupffer 细胞特异性摄取的对比剂等。钆塞酸二钠注射液（Gd-EOB-DTPA，简称 EOB）是一种新型的肝细胞特异性 MRI 对比剂，在常规对比剂钆喷酸葡胺（Gd-DTPA）的分子结构上添加了脂溶性的乙氧基苯甲基（EOB），具有传统的细胞外对比剂的作用，同时 EOB 可被肝细胞摄取，经胆管排泄，途径是通过正常肝细胞血窦面上表达的有机阴离子转运多肽 1（OATP1）被动转运入肝细胞内，由肝细胞微胆管面的多药抵抗相关蛋白 2（MRP2）分泌进入胆汁，如图 12-02-1。由于它的亲脂性，容易与肝细胞结合，具有特异性，静脉注射后肝肾功能正常者 50% 逐渐被肝细胞摄取并经胆道系统排泄，另外 50% 经肾脏排泄，但其化学结构并不发生改变，明显优于其他肝胆特异性磁共振对比剂，如图 12-02-2。

药代动力学研究表明，EOB 进入体内 1 分钟后肝细胞开始摄取，15~20 分钟达到高峰，如图 12-02-3 所示，在肝胆特异期具有正常肝细胞功能的肝实质显著强化，而病灶呈现不同的信号特点。

EOB 主要用于提高肝内病灶的诊断。由于其具有的肝特异性，对于肿瘤（尤其是小肝癌）的诊断相比于其他影像检查方法，CT/普通对比剂增强 MRI 具有更高的敏感性和准确率。

由于 Gd-EOB-DTPA 的吸收和排泄的路径与 ICG

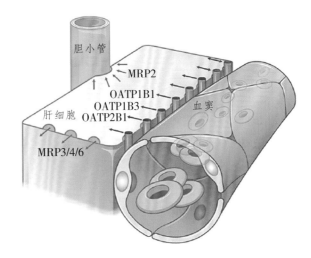

图 12-02-1 肝细胞对 Gd-EOB-DTPA 的代谢。静脉团注 Gd-EOB-DTPA 可通过肝窦面的肝细胞膜表面的有机阴离子转运系统，OATP1B1 和 OATP1B3 吸收进入肝细胞内；通过主要位于肝细胞微胆管面上多耐药蛋白载体 MRP2 多耐药蛋白排泄入胆道系统，且其化学结构不会改变。

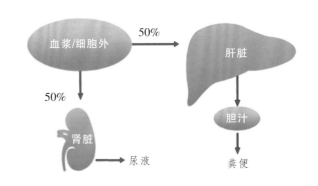

图 12-02-2 钆塞酸排泄途径：肝肾功能正常患者，50% 通过肝脏，以粪便排泄；50% 通过肾脏，以尿液排泄。

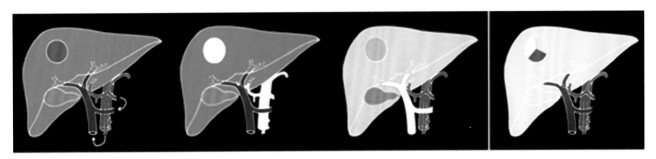

图 12-02-3 EOB 在不同时期，肝实质的强化不同。

R15 的吸收排泄路径相似，因此 Gd-EOB-DTPA 增强 MRI 可用于肝功能的评估。当肝脏发生不同的病变时，部分肝细胞遭到破坏、肝细胞的正常功能受损，肝实质吸收和排泄入胆总管对比剂 Gd-EOB-DTPA 的量会发生变化，从而引起 MRI 信号强度的改变，以此来反映肝功能的改变。

第 3 节　Gd-EOB-DTPA 增强 MRI 评估肝功能

Gd-EOB-DTPA 增强 MRI 的优势为在常规的MRI 增强检查方案的基础上同时获得肝功能信息。Gd-EOB-DTPA 增强 MRI 实现肝脏肿瘤患者"一站式"检查，获得包括肝肿瘤的体积及分布、肝脏的解剖、血供和其他肝外的信息（如有无淋巴结转移等），这是其他肝功能检查所不具备的；而且其克服了整体评估肝功能的缺点，可以显示肝实质损害分布的不均匀性，实现节段性肝功能的评估。Shimizu 等用大鼠的肝缺血灌注模型进行试验，发现受损肝叶EOB-MRI 增强后的信号明显与正常不同，可进行受损肝叶体积的定量分析，如图 12-03-1。研究发现 Gd-EOB-DTPA 增强 MRI 与 ^{99m}Tc-甲溴苯宁、ICG R15 对肝功能储备的准确性相似，而 Gd-EOB-DTPA 增强 MRI 较核素检查具有更高的空间和时间分辨率，同时没有辐射的损害，因此更具有临床的应用价值。

Gd-EOB-DTPA 增强 MRI 检查评估肝功能，主要是通过测量胆道内对比剂的排泄和肝实质的强化程度的变化来反映肝细胞的功能状态。具体方法主要有以下几点：肝实质的强化率、MRI 弛豫时间的测定、胆道内对比剂排泄的量、灌注扫描参数的测定等，如图 12-03-2。

一、肝实质的 MRI 信号 SI 的改变

这是目前临床和研究最常用的一种方法，在肝胆特异期进行 MRI 信号 SI 测量，比较肝实质的强化信号改变、肝实质的信噪比等。

肝实质强化程度的测量可以反映肝细胞的功能状态，肝功能损害的特异期肝实质的信噪比或相对强化率明显低于正常功能的患者，而且与 ICG R15 显著

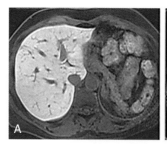
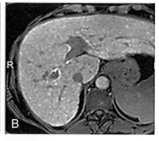
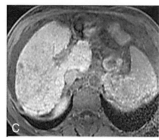

图 12-03-1　Gd-EOB-DTPA 注射后的肝胆期显示肝功能状态：良好（A）、一般（B）以及差（C）。

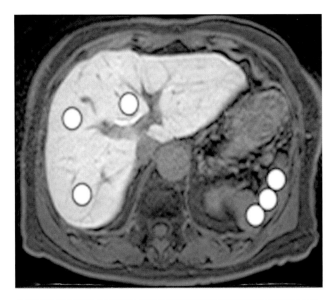

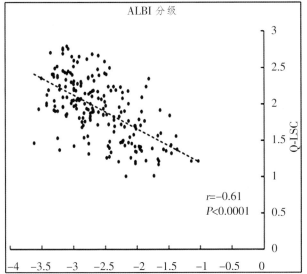

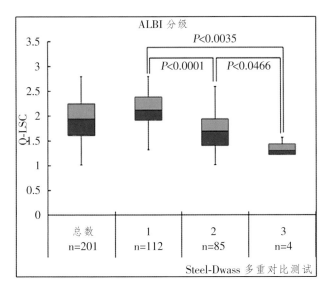

图 12-03-2　（上图）在肝脏以及脾脏放置感兴趣区 ROI，在 20 分钟的肝胆特异期测量；（中、下图）Q-LSC 与 ALBI 有强烈的相关性。

相关。目前大部分文献利用内参物（肌肉或脾脏）计算校正肝脏强化率、肝实质强化指数和肝细胞吸收指数（HUI）等。

Y.Takatsu 等研究利用脾脏作为参考，与白蛋白-胆红素分级系统 ALBI 相比，Q-LSC 指标（肝实质信号值/脾脏信号值）具有强烈的相关性。

李莉等针对肝细胞吸收指数（HUI）进行研究，以 ICG 清除试验、Child-Pugh 评分及 MELD 评分为金标准，探讨（Gd-EOB-DTPA）增强 MRI 定量评估肝脏储备功能的可行性及其影响因素。结果显示 HUI 与各临床评分呈显著负相关。结论指出 Gd-EOB-DTPA 增强 MRI 可以定量评估肝脏储备功能，并且能对不同叶/段的肝脏储备功能进行分别描述，如图 12-03-3。

肝细胞摄取率（HUI）的计算如下。

整个肝脏的肝细胞摄取率的计算公式为：

$$HUI = V_L \times \frac{L_{20}}{S_{20}}$$

肝叶/段的肝细胞摄取率的计算公式为：

$$rHUI = rV_L \times \frac{rL_{20}}{S_{20}}$$

二、MRI 弛豫时间的测定

通过 T1 mapping 参数图和 T2* 加权成像参数图测量相应的 T1 值和 T2* 值来评估肝功能。我们研究发现肝硬化患者 MELD 分数越高，肝胆特异期的 T1 弛豫时间明显延长，而且增强前后 T1 弛豫时间的降低率明显下降。弛豫时间的测量比较客观地反映肝细胞内 Gd-EOB-DTPA 的浓度，因此对于肝功能的评估优于 SI 的直接测量。

Zhou 等对 103 名患者根据 Child-Pugh 分级接受 EOB-MRI 检查，测量 T1 弛豫时间和 T1 弛豫时间降低率（△%）。研究结果发现，T1 值和 T1 值降低率可以很好地鉴别 CP-C 和 CP-B 与正常肝功能的差异。结论：对于 LCB 的患者，使用 Gd-EOB-DTPA MRI 的 T1 mapping 可能进行分段评估；对于 LCC 患者，用 T1 弛豫时间和 T1 弛豫时间降低率可以对所有肝段评估肝功能，如图 12-03-4。

Ying 等研究发现 T1 弛豫时间降低率（△%）与 MELD 评分显示出很好的相关性，在 MELD 评分

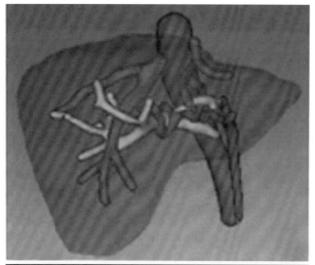

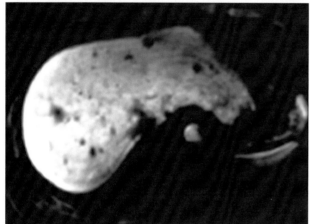

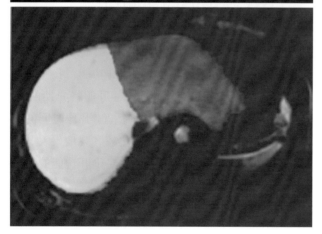

图 12-03-3　V_L 为肝脏体积, L_{20} 为肝实质 ROI 区域的平均信号强度, S_{20} 为脾的平均信号强度, L_{20} 及 S_{20} 为上述肝脏及脾脏的平均信号强度在注射 Gd-EOB-DTPA 后 20 分钟所测的值。

（MELD≤8）和（MELD≥9）时, △% 显示出显著性差异, 如图 12-03-5。

三、胆道内对比剂排泄的量的评价

增强 MRI 后 20 分钟, 在所有健康人群中均看到肝内外胆道内很好的显示, 在慢性肝病伴肝功能损害的患者中胆道的显影会相应延迟。常采用的评估方法主要是在特异期主观评估胆道结构显影的清晰度、胆总管显影的时间和信号值(SI)测定、胆总管与肌肉相对值、胆囊充盈时间和程度等。Yoshifumi Noda 等研究发现, 肝胆期测量胆囊管和胆总管信号与 CP 分级、MELD 评分相关, 可以作为预测肝功能的生物标记, 如图 12-03-6。

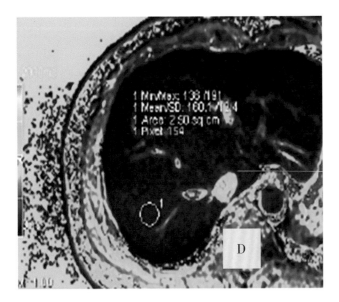

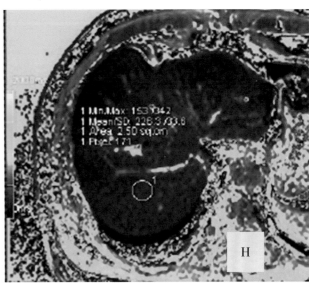

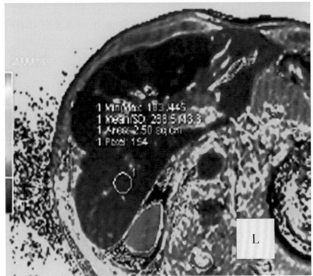

图 12-03-4　肝功能正常组（NLF 组）（D）；Child-Pugh B 级（LCB 组）（H）；Child-Pugh C 级（LCC 组）（L）；在 20 分钟肝胆特异期，肝段的 T1 弛豫时间测量结果为 160.1ms（D），226.3ms（H），288.5ms（L），差异显著。

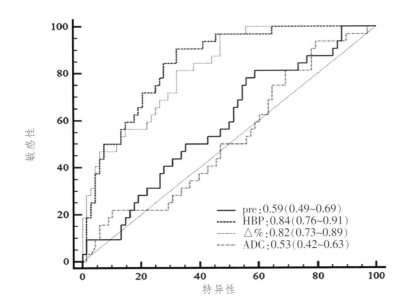

图 12-03-5　对于 MELD≥9 肝功能比较差的患者，肝胆期的 T1 弛豫时间以及降低率（△%）在 AUC 曲线下面积（AUC0.84）诊断率更高。

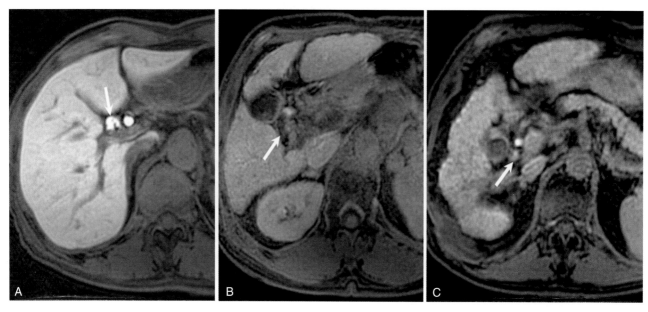

图 12-03-6 在 MELD 评分为 6(A)、11(B) 和 13(C)的患者中测量胆囊管信号强度,结果为图 A-7.04;图 B-2.39 以及图 C-0.8,差别非常显著。

第 4 节 Gd-EOB-DTPA 增强 MRI 评估放射性肝损伤

研究报道,在肝癌放疗后进行 Gd-EOB-DTPA 增强的 MRI 检查,可以看到肝胆期肝实质局部的信号降低,显示为辐射后的局部肝实质反应(FLR)。对于 FLR 阈值 TD 的界定,可以促进在肝癌放疗计划中明确优化的药剂容量直方图 DVH 指标。Fukugawa 等研究在肝癌患者接受 15 个部位的 3D CRT 治疗的患者中,用 Gd-EOB-DTPA 增强的 MRI 检查研究 FLR 的阈值,结果:阈值 TD 的中位数为 35.2Gy,FLRV 的中位数为 144.9mL;结论:30~40Gy(V30~40)是一个可行的 DVH 参数的最优值,如图 12-04-1。

Naoko Sanuki 等研究肝癌患者 SABR 治疗后在影像图像上表现有 FLR,在 EOB-MRI 图像上研究FLR 阈值 TD 以及相关影响因素从开始治疗到出现最大 FLR 的时间区间中位数是 3.3 月(1.0~6.9 月),TD:对于 CP-A 级,TD 中位数是 30.5Gy;CP-B 级,TD 中位数是 25.2Gy。结论:TD 与基线的肝功能显著相关,30Gy 对于 CP-A;25Gy 对于 CP-B,作为 SABR 治疗后 FLR 的 TD 值,如图 12-04-2 和图 12-04-3。

而对于放疗患者放射剂量、照射范围的评估,放射性肝损伤的评估 Gd-EOB-DTPA 增强的 MRI 检查可以有重要参考价值。

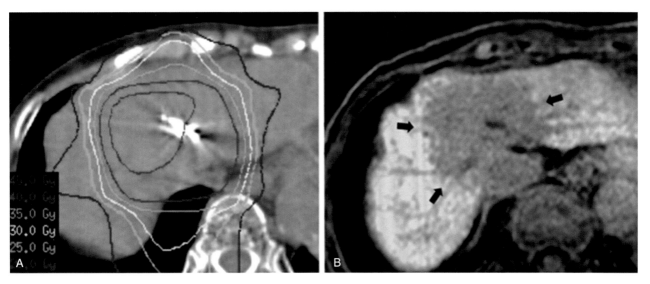

图 12-04-1　(A)为 CT 的剂量分布图；(B)为放疗后 192 天 EOB-MRI 的肝胆期图像；35Gy 同等剂量曲线跟局部信号减低区相似，阈值为 35.2Gy。

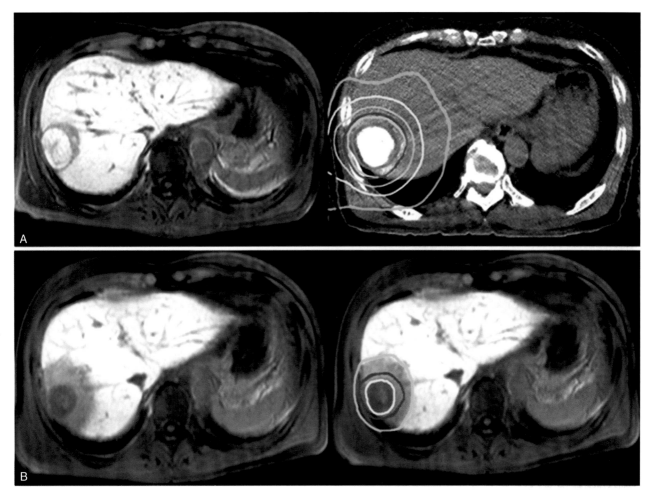

图 12-04-2　肝癌患者，在 7/8 段接受 SABR 治疗。(A)治疗前 EOB-MRI 图像；(B)EOB-MRI 随访：黄线表示 GTV 段；红线表示 FLR；绿线表示治疗前 GTV 区。

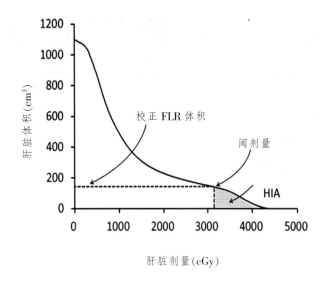

图 12-04-3　肝脏的剂量容积直方图(DVH),通过 CT 数据来计算。TD 值通过肝体积的平均化获得,要超过 cFLR 计算的 TD 值;受照射面积 HIA 是通过 CT 图像 TD 的等剂量曲线计算。

(李玉　刘小亮　张素静)

第 13 章

原发性肝癌的抗病毒治疗

第1节 概述

原发性肝癌(PLC)的起病隐匿,早期没有症状或症状不明显,进展迅速,确诊时大多数患者已经达到局部晚期或发生远处转移,治疗困难,预后很差,如果仅采取支持对症治疗,自然生存时间很短,严重地威胁人民群众的身体健康和生命安全。

我国肝癌的病因主要有:肝炎病毒感染、食物黄曲霉毒素污染、长期酗酒以及农村饮水蓝绿藻类毒素污染等,其他原因还有肝脏代谢疾病、自身免疫性疾病。这里肝炎病毒感染所指的病毒是指乙肝病毒(HBV)和丙肝病毒(HCV)。在我国的 HCC 患者中,5%~20%的患者并没有肝硬化背景,约 10% 的患者无 HBV/HCV 感染的证据。

研究表明:

(1)HBV 和(或)HCV 持续感染是 HCC 发生、发展和复发的重要危险因素,更是 HCC 患者死亡的危险因素,因此降低 HBV/HCV 复制水平是防治 HBV/HCV 相关性 HCC 的关键手段之一。

(2)抗病毒治疗可改善肝脏功能,减少终末期肝病事件的发生,为 HCC 的综合治疗创造条件。

(3)抑制病毒复制可减轻肝脏炎症活动,逆转肝纤维化,减少终末期肝病事件的发生,降低 HCC 的发生率,有助于提高 HBV/HCV 相关性 HCC 患者的总体生存率。

《HBV/HCV 相关性肝细胞癌抗病毒治疗专家建议》中指出 HBV/HCV 相关性 HCC 患者应用抗病毒治疗的总体目标是:在针对 HCC 的综合治疗基础上,通过抗病毒治疗将 HBV/HCV 的复制抑制至最低水平,旨在减少 HCC 的复发,减少 HBV/HCV 的再激活,控制疾病进展,改善生命质量,延长生存期。

第2节　乙肝病毒(HBV)相关的原发性肝癌的抗病毒治疗

一、一般情况

据统计,全球50%~80%的HCC病例与HBV感染有关。原发性肝癌患者HBV感染率更是高于80%。1981年,Beasley等进行了一个前瞻性研究:对22 707例患者的长期随访发现,血清乙肝表面抗原(HBsAg)呈阳性者,HCC的发病率为1158/10万,大大高于阴性者5/10万的发病率,且HCC发病率与HBV感染的地理分布完全一致。HBV感染的另一血清标志物乙肝e抗原(HBeAg)如果呈阳性,提示肝细胞中存在乙肝病毒的复制,且与HBV的基因组(HBV DNA)的检出有明显平行关系,而HBV DNA是体现病毒复制的重要标志物。一项针对12 000例中国台湾人群的随访调查证实:在HBsAg阳性患者中,HBeAg阳性为导致HCC发病的高危因素之一,这是预测HCC风险的重要独立指标。

二、恶性肿瘤患者接受放化疗存在HBV再激活风险

研究表明,HBV感染恶性肿瘤患者接受放化疗时会出现免疫抑制,存在HBV再激活风险。HBV再激活可引起肝功能损害、急性重型肝炎甚至肝衰竭,在不同程度上影响抗肿瘤治疗的疗效及预后。有报道称,肝癌患者接受介入栓塞化疗时HBV再激活率为20%~25%,而全身化疗时再激活率高达35%~40%。终止或推迟抗肿瘤治疗及对症支持治疗是应对HBV再激活的主要手段。免疫抑制治疗期间HBV再激活定义:细胞毒性化疗期间或之后立即出现肝炎,伴随HBV DNA水平增加不小于10倍,排除其他原因的病毒感染,即可诊断为HBV再激活。HBV再激活可发生于免疫抑制治疗期间或结束后,临床表现差异较大,可见无症状性肝损伤、急性肝炎,甚至肝衰竭,如治疗不及时,病死率极高。而抗病毒治疗是目前防治HBV再激活的首选方法。鉴于病毒感染与HCC之间的密切关系,针对HBV感染的预防及抗病毒治疗就能明显降低HCC的发病率。有大量证据表明,抗病毒治疗可以减缓甚至逆转肝脏损害的进程。

三、抗病毒治疗的一般适应证

(1)HBeAg阳性者,HBV DNA≥105拷贝/mL(相当于20 000IU/mL);HBeAg阴性者,HBV DNA≥104拷贝/mL(相当于2000IU/mL)。

(2)ALT≥2×ULN;如用IFN治疗,ALT应≤10×ULN,血清总胆红素应<2×ULN。

(3)ALT<2×ULN,但肝组织学显示Knodell HAI≥4,或炎症坏死≥G2,或纤维化≥S2。

符合(1)+(2)或(1)+(3)条件者要考虑抗病毒治疗。

对持续HBV DNA阳性、达不到上述治疗标准,但有以下情形之一者,亦应考虑给予抗病毒治疗:

(1)对ALT>ULN且年龄>40岁者,也应考虑抗病毒治疗。

(2)对ALT持续正常但年龄较大者(>40岁),应密切随访,最好进行肝活组织检查;如果肝组织学显示Knodell HAI≥4,或炎症坏死≥G2,或纤维化≥S2,应积极给予抗病毒治疗。

(3)动态观察发现有疾病进展的证据(如脾脏增大)者,建议行肝组织学检查,必要时给予抗病毒治疗。在开始治疗前应排除由药物、酒精或其他因素所致的ALT升高,也应排除应用降酶药物后ALT暂时性正常。一些特殊病例(如肝硬化或服用联苯结构衍生物类药物者),其AST水平可高于ALT,此时可将AST水平作为主要指标。

选用抗病毒治疗药物应综合患者ALT、HBV DNA、肝硬化代偿情况及肾功能等因素。

在中国,与HBV感染相关的HCC患者发病时多存在肝硬化背景,而存在肝硬化背景的患者抗病毒治疗药物建议要终身服用。所以在这类患者抗病毒药物选择上,强调在恰当选择HCC治疗措施的基础上积

极进行抗 HBV 治疗;要优先选择强效低耐药的恩替卡韦(ETV)或替诺福韦(TDF);HCC 并非应用 IFNα 的禁忌证,如患者病情需要且其他条件允许,亦可应用 IFNα 抗病毒治疗。临床上失代偿期肝硬化患者经干扰素(IFN)治疗可导致部分患者出现肝炎发作或病情加重等不良反应,出于治疗安全性考虑,一般不建议此类患者采用 IFN 进行抗病毒治疗。

四、应用化疗和免疫抑制剂治疗的患者

对于因其他疾病要接受化疗、免疫抑制剂治疗的患者,应常规筛查 HBsAg。

若 HBsAg 为阳性,即使 HBV DNA 阴性且 ALT 正常,也应在治疗前 1 周开始服用拉米夫定或其他核苷(酸)类药物。

若 HBsAg 阴性、抗-HBc 阳性的患者,在给予长期或大剂量免疫抑制剂或细胞毒药物(特别是针对 B 或 T 淋巴细胞单克隆抗体)治疗时,应密切监测 HBV DNA 和 HBsAg,若出现阳转则应及时进行抗病毒治疗。

五、停药问题

在化疗和免疫抑制剂治疗停止后,应根据患者病情决定停药时间:

(1)对于基线 HBV DNA<2000IU/mL 的患者,在完成化疗或免疫抑制剂治疗后,应当继续治疗 6 个月。

(2)基线 HBV DNA 水平较高(>2000IU/mL)的患者,应当持续治疗到与免疫功能正常。慢性乙肝患者

同样的停药标准:即 HBeAg 阴性者,在达到 HBV DNA 低于检测下限、ALT 复常、HBeAg 血清学转换后,再巩固至少 1 年(经过至少 2 次复查,每次间隔 6 个月)仍保持不变、且总疗程至少已达 2 年者,可考虑停药;HBeAg 阳性者,在达到 HBV DNA 低于检测下限、ALT 正常后,至少再巩固 1 年半(经过至少 3 次复查,每次间隔 6 个月)仍保持不变、且总疗程至少已达到 2.5 年者,可考虑停药。由于停药后复发率较高,上述两种情况均可延长疗程。

(3)对于预期疗程≤12 个月的患者,可以选用拉米夫定或替比夫定。

(4)对于预期疗程更长的患者,应优先选用恩替卡韦或替诺福韦。

(5)核苷(酸)类似物停用后可出现复发,甚至病情恶化,应予以高度重视。

(6)IFN 有骨髓抑制作用,应避免选用。

六、HBV、HCV 合并感染患者的治疗

对此类患者应先确定是哪种病毒占优势,然后决定如何治疗。

(1)患者 HBV DNA≥104 拷贝/mL,而 HCV RNA 测不到,则应先治疗 HBV 感染。

(2)对 HBV DNA 水平高且可检测到 HCV RNA 者,应先用标准剂量长效干扰素(Peg IFN)联合利巴韦林治疗 3 个月,如 HBV DNA 无应答或出现升高,则加用口服的核苷(酸)类似物,如拉米夫定或恩替卡韦或阿德福韦酯治疗。但注意干扰素不能与替比夫定合用。

第3节 丙肝病毒(HCV)相关的原发性肝癌的抗病毒治疗

一、一般情况

丙肝病毒(HCV)是引起输血后肝炎的主要病原。据估计,全世界约有 1.85 亿人感染了丙肝病毒。我国

人群 HCV 感染率约为 3%,丙肝病毒感染后症状不明显,慢性转化率为 50%~85%,这大大增加了肝纤维化、肝硬化、肝衰竭、肝癌及死亡的风险。据报道已经发生肝硬化的患者,肝脏失代偿的发生率为每年 3%~4%,肝癌的发生率为每年 1.4%~6.9%,约有 27% 肝硬

化、25%肝细胞癌是由丙肝引起的，提示肝癌的发生与慢性肝炎、肝硬化高度相关，而西方国家是丙型肝炎的高发区。每年全球大约有35万人死于与丙肝相关的肝脏疾病。

丙肝主要的危险因素是静脉吸毒、输血、不安全注射及其他医疗相关诊疗操作。

以往慢性丙型肝炎的经典的标准治疗方案是聚乙二醇干扰素联合利巴韦林，干扰素及利巴韦林治疗慢性丙型肝炎有严格的适应证、禁忌证及严重的副反应、特定的给药途径，限制了其应用。而对于HCC患者，阻止疾病进展的唯一有效途径是清除HCV的感染，其中难治性丙型肝炎患者存在治疗后无应答或复发，且30%~60%的丙型肝炎肝硬化患者对标准治疗有禁忌。针对上述情况，治疗丙肝病毒的小分子药物蛋白酶抑制剂应运而生，为丙肝治疗带来了革命性变化，使初始治疗患者的临床效果明显提高，既往对干扰素部分应答、无应答或治疗后反弹的经治患者以及不适合或不耐受干扰素治疗的患者取得好的治疗效果。近几年国际上的丙肝治疗指南也随着新药上市而不断更新。

二、抗病毒治疗适应证

对于HCV RNA阳性者，无论基线ALT水平是否增高，均应建议行抗病毒治疗。无干扰素治疗禁忌证的代偿期患者，可建议用聚乙二醇干扰素a(Peg-IF-Na)或联合利巴韦林的标准抗病毒治疗方案。重度纤维化(METAVIR评分F3~F4)患者应立即给予抗病毒治疗，中度纤维化(F2)患者也应积极考虑抗病毒治疗。轻度肝脏疾病患者，特别是长期感染者，治疗必须权衡利弊。

HCV相关性HCC应用抗病毒治疗方案如下。

(1)标准治疗方案：聚乙二醇干扰素a联合利巴韦林。

(2)直接抗病毒药物(DAA)治疗方案：蛋白酶或聚合酶抑制剂。

抗HCV治疗过程中监测项目、副作用及处理原则等均按《丙型肝炎防治指南(2004版)》执行。

抗病毒治疗前要评估患者肝脏病理生理学状态，由专科医生确定抗病毒治疗方案。肝功能代偿期患者可按标准治疗方案进行抗病毒治疗。Child-Pugh评分C级者，不推荐应用长效干扰素抗病毒治疗，以免诱发严重不良事件。血清抗-HCV阳性而HCV RNA阴性者不需要抗病毒治疗。

三、干扰素、利巴韦林抗丙型肝炎病毒治疗的禁忌证

	绝对禁忌证	相对禁忌证
干扰素α	妊娠	甲状腺疾病
	精神病史(如严重抑郁症)	视网膜病
	未能控制的癫痫	银屑病
	未戒掉的酗酒/吸毒者	既往抑郁症病史
	未经控制的自身免疫性疾病	未控制的糖尿病
	失代偿期肝硬化	未控制的高血压
	有症状的心脏病	
	治疗前粒细胞<$1.0×10^9$/L	
	治疗前血小板<$50×10^9$/L	
	器官移植者急性期(肝移植除外)	
利巴韦林	妊娠	未控制的高血压
	严重心脏病	未控制的冠心病
	肾功能不全	血红蛋白<100g/L
	血红蛋白病	
	血红蛋白<80g/L	

四、监测指标

抗病毒疗效的监测主要依据 HCV RNA 水平。分别于治疗至 4、12、24 周时检测 HCV RNA 定量以调整治疗方案。并于治疗结束及随访 24 周时对病毒学应答状况进行评估。ALT 水平也应与 HCV RNA 同时进行监测。由于干扰素的副作用，治疗中注意监测血常规、肝肾功能、血糖、甲状腺功能及自身抗体。无论是否获得病毒学应答，对肝硬化患者均应定期监测 HCC 的发生。

五、HCV 的基因组结构及作用靶点

HCV 酶抑制剂分类见表 13-03-1。

研究表明，病毒在感染宿主细胞后，在细胞内装配，蛋白酶抑制剂针对丙型肝炎病毒复制过程进行相关干涉而达到抑制病毒复制的目的。

下面简要介绍几种不需要联合干扰素抗病毒的药物。

1.NS5B 核苷类聚合酶抑制剂

Sofosbuvir 为 HCV 核苷类聚合酶抑制剂，是第一个无须与干扰素联合使用的直接抗病毒药物，疗效已在基因型 1、2、3 或 4 型慢性丙肝患者中被确定，还包括肝细胞癌，符合米兰标准等待肝移植的患者。

在 2014 年 4 月更新的欧洲肝病学会丙型肝炎指南推荐意见和 2014 年 5 月更新的美国感染病学会和美国肝病研究协会丙型肝炎治疗指南推荐，对于干扰素耐受的基因 1 型患者首选 Sofosbuvir 联合利巴韦林和聚乙二醇干扰素的治疗方案，治疗 12 周，干扰素不耐受的患者，基因 1 型可联合 Simeprevir 治疗 12~24 周，基因 2 型可联合利巴韦林治疗 12~20 周。

2.NS5B 非核苷类聚合酶抑制剂

Deleobuvir 是一种 NS5B 非核苷类聚合酶抑制剂。目前主要推荐与其他直接抗病毒药物联合使用。2013 年亚太肝病研究协会年会公布的 Sound-C3 的研究数据显示 Deleobuvir 联合 Faldaprevir 及利巴韦林治疗 16 周的方案，对慢性丙肝基因 1b 型的患者的 SVR 率为 95%，但基因 1a 型 SVR 率不高。

3.联合治疗

(1) Harvoni (Ledipasvir+Sofosbuvir)：2014 年 10 月美国 FDA 批准 Harvoni 用于治疗基因 1 型慢性丙型肝炎。Harvoni 是首款获批用于治疗基因 1 型慢性丙型肝炎的复方药物。它也是首个 FDA 批准的不需要干扰素或利巴韦林治疗慢性丙型肝炎的药物。Harvoni 的有效性在 3 个临床试验中治疗 8~24 周，获得 93% 以上的 SVR 率。

(2) Daclatasvir+Sofosbuvir：在 2014 年更新的欧洲肝病学会丙型肝炎治疗指南推荐意见中提到对于无法耐受干扰素的患者可选用 Daclatasvir 联合 Sofosbuvir 治疗 12~24 周的治疗方案。

(3) Viekira Pak (Ombitasvir+Ritonavir+Dasabuvir)：2014 年 12 月治疗慢性丙肝的口服药物 Viekira Pak 获 FDA 批准上市。Viekira Pak 是一种全口服无干扰素丙肝鸡尾酒疗法，由固定剂量 Ombitasvir+Ritonavir+

表 13-03-1 HCV 酶抑制剂分类

类别	NS3/4A 蛋白酶抑制剂 第一代	NS3/4A 蛋白酶抑制剂 第二代	聚合酶抑制剂 (NS5B 抑制剂) 核苷类似物	聚合酶抑制剂 (NS5B 抑制剂) 非核苷类似物	NS5A 抑制剂
代表药物	Telaprevir	Simeprevir	Sofosbuvir	BMS-791325	Daclatasvir
	Boceprevir	Faldaprevir	Mericitabine	HCV759	BMS824393
		Asunaprevir	R7128	VCH916	ABT267
		MK5172	IDX184	ANAA598	PPI461
		ACH-2684	PSI7851	GS9190	GS5885
				GSK625433	
				ABT333	

Dasabuvir(25mg/150mg/100mg,早餐时)和 Dasabuvir(250mg,1日2次,早、晚餐时)组成。Viekira Pak 的疗效在6项由2308名慢性丙肝受试者参与的临床试验中得到评价。研究结果显示接受 Viekira Pak 治疗的受试者中90%以上的人达到 SVR。目前我国还没有口服直接抗病毒药物的使用经验,还需要进一步的临床研究。

注:SVR,即治疗结束至少随访24周时,定性检测 HCV RNA 阴性(或定量检测小于最低检测限)。

(曲宝林 俞伟)

第14章

肝硬化肝癌的手术治疗

第1节　手术前肝功能的评估

对肿瘤学者和外科医生来说,治疗伴有肝硬化肝癌的患者是一项具有挑战性的工作。目前,外科切除手术是肝癌患者唯一根治性治疗方法。遗憾的是,由于存在肝硬化以及肿瘤的数目、大小和位置等原因,大部分患者不适合手术治疗。所以肝硬化患者肝脏切除后,肝衰竭是导致院内死亡和影响长期存活率的主要因素,因此必须在手术前对患者肝功能进行评估。

常用的评估肝储备功能方法见表14-01-1。

很多研究者采用 Child-Pugh 分级(见表 5-01-1,第 5 章)评价拟进行外科手术患者的肝储备功能,这一方法是根据临床资料总结出来的。Child-Pugh 分值在 8 以上,通常被认为是肝切除的主要禁忌证。然而

表 14-01-1　手术前评估肝储备功能的检查

检查	作者	肝大部切除的禁忌证
Child-Pugh	Franco(6)	分数>8
血清丙氨酸转移酶	Noun(12)	ALT>正常上限值的二倍
靛青绿清除率	Lau(1)	15 分钟保留率>15%
	Fan(5)	15 分钟保留率>14%
	Wu(11)	15 分钟保留率>10%
	Hasegawa(10)	15 分钟保留率>10%
	Hemming(10)	清除率<5mL/(min·kg)
	Kenematsu(109)	15 分钟保留率>20%
肝静脉压力梯度	Bruix(7)	HVPG>10mmHg
利多卡因(MEGX)测量	Ercolani(13)	MEGX<25ng/mL*
	Crazi(70)	MEGX<25ng/mL*
多普勒门静脉血动力	Yin(14)	门脉血流<12.1mL/(min·kg)
门静脉血动力	Bruix(7)梯度	>10mmHg

注:* 单独存在不是切除的绝对禁忌证。

Child-Pugh 分级对肝功能的评价比较粗糙,在有较好 Child-Pugh 分级的患者中并不能区分手术后肝功能会出现显著恶化的患者。约 50% 的 Child A 级患者在肝脏切除后也可能发生肝衰竭。尽管如此,迄今为止,Child-Pugh 分级标准仍是应用最广、最简便、有效的肝功能评价方法。

通常,多数外科医生会选择肝功能为 Child A 级的患者施行部分肝脏切除手术。但临床面临的困难是,如何在这部分患者中进一步区分哪些患者适合进行肝脏部分切除,哪些患者应保留更多的肝脏。

有学者尝试在 Child-Pugh 分级的基础上增加其他检测肝脏代谢功能的方法来完善分级,例如检测注射后血液中各种染料的清除率和代谢物。基于这种考虑,Makuuchi 等采用靛青绿(ICG)清除率作为 Child A 级患者术前评价的补充检查指标。在 Child A 级患者中,ICG 清除率差异较大,但在一些研究中出现了死亡个案。于是有人提出了氨基比林的清除率和各种氨基酸的清除率检测法,但在 Child A 级患者中两者似乎都不具有进一步的区分肝储备功能的能力。在另一项研究中,Noun 等作者提出 Child A 级患者的血清丙氨酸转移酶(ALT)增加 2 倍以上和死亡率显著增加有关。综合国内外资料作者认为 Child A 级和 B 级患者若每天尿氮合成率在 6g 以上就可以进行切除治疗,另一种肝储备功能检查方法是采用能与肝细胞受体结合的肝脏闪烁扫描检查显像剂锝-99m 半乳糖人血白蛋白(^{99m}Tc-GSA),测量 ^{99m}Tc-GSA 的清除率值,低值则表明肝功能差。

术前可用门脉压力来区分手术后是否可能发生肝衰竭。Bruix 等报道对行肝切除手术的 Child A 级 HCC 患者,进行了有创伤性的术前检查,测量出肝门静脉压力梯度。术后所有发生失代偿性肝衰竭的患者,术前压力梯度均超过 10mmHg。在多因素分析中,它是肝衰竭唯一具有显著性的预测因子。在单因素分析中,血清胆红素、血尿氮、血小板数和 ICG 清除率才是有显著性的预测因子。Yin 等应用类似但无创伤的多普勒超声检查方法,进行无创伤性门静脉内血流动力学检查,结果提示,门脉主干分叉部分的血流平均速度>13.5cm/s,体积流量>12mL/(min·kg),可分别作为能够耐受切除手术的标准、准确率分别为 83% 和 89%。这些评价门静脉压力的技术很有希望作为临床评价标准的补充,共同预测伴有肝硬化的 HCC 患者术后出现肝衰竭的可能性。

也有证据表明,对感染 HCV 和 HBV 的患者来说,术前病毒性肝炎的状态可能影响手术并发症和死亡率。在术前肝功能相同的患者中,有活动性肝炎的患者比没有肝炎的患者更易发生肝衰竭而死亡。应用非癌组织活检法可以准确地评价肝硬化程度和炎症严重程度,这对于确定患者的手术方案可能非常有帮助。另外,在手术前是否应治疗活动性肝炎以消除炎症、提高肝功能还需要通过前瞻性试验加以阐明。尽管有文献报道上述提到的一些检查方法能区分 Child A 级和 Child B–C 级患者中适合进行肝切除手术的病例,但目前还没有一种方法成为标准的临床检验方法。而这些检查方法可能给一些患者带来的风险还不清楚,将来只有通过多中心试验才能准确评价这些方法的价值。

第 2 节　静脉曲张出血的预防

在肝脏切除手术后,由于门脉压力的增加,一些肝硬化患者容易在手术后出现静脉曲张性出血。有学者主张,仅对于有出血病史的患者才需要进行内镜检查。另有学者认为术前所有患者都应进行内镜检查,对所有静脉曲张都进行硬化治疗。但也有学者主张仅治疗大的静脉曲张。目前,手术前硬化治疗并没有被广泛接受,也没有得到前瞻性研究结果的确切支持。值得关注的是,多普勒超声检查可能成为筛检术前需硬化治疗患者的方法。Yin 等研究表明,有食道血管曲张出血史的患者,脾脏静脉平均血流量明显增加。这种彩色多普勒血管内压力检查技术是否能筛检出适合行术前硬化治疗的患者还需要进一步的研究。对于一些原本需要开腹行分流手术的肝硬化患者,有学者进行了经颈静脉肝内门体静脉的分流(TIPS)治疗。但迄今为止,在伴有肝硬化和门静脉高压的肝脏肿瘤患者肝切除术前治疗中,还没有见到采用 TIPS 治疗的报道。一般认为,如果患者的门静脉压已升高到需要考虑行 TIPS 治疗的程度,最好采用非手术疗法治疗恶性肿瘤。联合治疗包括肝脏切除术和同期进行的预防性分流或断流手术,以降低静脉曲张出血的发病率。对有较高静脉曲张出血风险的患者,应当进行放射治疗、消融治疗,或对于合适的患者进行肝脏移植。

第3节　术前 TACE 和 TAE

HCC 患者可以采用经导管单纯动脉栓塞(TAE)或经导管动脉化疗栓塞(TACE)治疗,以使肿瘤缩小。一些学者认为,可将这些治疗作为术前治疗,减小肿瘤体积;另一些学者则反对这种手术前栓塞,因为尽管 TAE 能使肿瘤缩小,但肿瘤与大血管的关系基本不变,并没有使手术变得简单。对术前栓塞的研究发现,手术前进行化疗栓塞组的存活率更低。综合国内外大量资料报道,术前化疗栓塞能使患者的肿瘤减小,但该研究没有发现这种治疗有改善存活率的作用;而且,超过 50% 的患者产生了与栓塞相关的并发症,这些并发症包括胆管坏死、坏死性胆囊炎和肝衰竭;也有报道提出栓塞增加了腹腔内,尤其是肝门区域的粘连,使切除更加困难。作者认为,只有肝细胞癌破裂、出血,或者高度怀疑存在经多种影像学检查都没能发现的其他肿瘤病灶时,才考虑对伴有肝硬化的 HCC 患者行手术前栓塞治疗。对后者而言,栓塞术中动脉造影能发现其余的病变,并有助于制订合理的外科手术计划,以尽可能完全地切除所有病灶或避免不必要的切除体积,减轻对肝脏的损害。

第4节　术前门静脉栓塞

一、概述

门静脉栓塞术(PVE)是考虑在肝切除体积较大的手术患者中,术前应用 PVE。PVE 使得门静脉血流向欲留下的肝脏部分,促使正常的肝脏部分变得肥大,从而减少并发症,缩短术后住院时间。HCC 患者外科治疗的主要目标是达到肿瘤完全切除,切缘组织病理学检查无癌细胞,同时,尽可能多地保留有功能的肝组织。在确诊的肝硬化患者中,大多数肝外科医生不选择切除相当于两个以上肝段体积有功能的肝组织。结果,由于担心保留肝组织不足术后会发生严重肝衰竭,许多理论上可以根治性切除的肿瘤却进行了非根治性局部切除治疗。在过去 10 余年中,术前 PVE 的开展提高了肝硬化患者肿瘤切除的可能性。该疗法通常在计划肝切除前约 1 个月进行,采用经皮经肝途径穿刺切除侧肝脏的门静脉并进行栓塞治疗,以产生待切除部位肝脏萎缩,对侧代偿性肥大,达到预防术后肝衰竭的目的。

二、肝再生机制和速率

肝脏切除手术后的再生能力是为少部分肝残留的患者进行肝大部分切除手术的基础。尽管肝脏有相当大的代谢能力,它实质上是肝细胞复制再生的静态器官,肝再生是典型的由残留肝脏腺泡结构中的存活肝细胞增殖的反应。肝脏再生中,分子和细胞活动源于生长因子对损伤刺激的反应。在再生的肝脏中,肝细胞生长因子、转化生长因子-α 和表皮生长因子对肝细胞的复制是重要的刺激。肝生长因子是肝细胞复制最有力的细胞有丝分裂原,与其他有丝分裂生长因子(如转化生长因子-α 和表皮生长因子)相结合,能够促使细胞因子的产生,包括肿瘤坏死因子和白细胞介素-6,并激活快速反应基因,使肝细胞为细胞周期进程和再生做好准备。Vauthey 等报道肝细胞增殖的程度直接与刺激程度成正比,也就是说,对肝脏小程度的刺激可引起肝脏的局部有丝分裂反应,但任何超过损伤肝脏 10% 的刺激可引起整个肝脏的细胞增殖。当超过 50% 的肝脏被切除时,就能发现另一个不太显著的肝细胞有丝分裂;与切除手术后的细胞复制相比,PVE 后的复制高峰出现的时间迟 3~4 天。这表明,通过肝切除产生的促进生长的刺激要比 PVE 后造成的细胞凋亡的刺激更强。

作者综合大量资料认为肝硬化的肝脏的再生能力要比健康肝脏的再生能力低,观察这一现象对于了解肝脏再生同样重要;这可能是因为肝细胞的能力减弱对肝因子的反应的结果,或是因为实质损害(如纤维化)导致门静脉血流速率较慢的结果;非肝硬化肝脏在人体再生速度最快,PVE 后的速度为 2 周时 12~21cm³/d,4 周时 11cm³/d,32 天时 6cm³/d。在患有肝硬化的患者中的肝再生速率较慢(2 周时 9cm³/d),与患有糖尿病的患者的肝再生速率相近。

三、术前 PVE 的临床基本原理

作者查阅大量资料认为,应用 PVE 的基本原理如下。

(1)尽量减少在切除时门静脉急剧增加的压力,这种压力可导致残留肝脏部分(FLR)的肝细胞损害。

(2)将门静脉压力引起对肝脏细胞损伤与进行手术操作时对 FLR 造成的直接创伤分离(这些形式的损伤可能导致肝淤血和术后功能障碍)。

(3)通过增加肝组织提高整体对肝切除重大手术的耐受性,减少术后代谢变化的风险。

PVE 后,肝功能测试结果的变化通常是轻微和短暂的,一半的患者在肝功能测试结果中没有发现变化。当转氨酶水平升高,通常在 PVE 后 1~3 天到达比基准水平高不足 3 倍的高峰,并在 7~10 天内返回基线水平,不受栓塞剂的影响。白细胞计数和血清总胆红素水平可能会出现细微的变化。合成功能(例如凝血酶原时间)几乎不受 PVE 的影响。

四、PVE 的适应证和禁忌证

1.PVE 的适应证

(1)右肝有巨大肿瘤。

(2)右肝有多个肿瘤。

(3)肿瘤靠近右门静脉分叉处。

(4)门静脉或胆管的一级分支有肉眼可见的血管侵犯。

其他肝大部切除术(包括扩大的右或左半肝切除)都是 PVE 的适应证。简言之,对肝功能正常者(没有黄疸,ICG R15<10%),PVE 适用于预期残余肝体积小于术前肝体积 40% 的患者;对肝功能不全者(梗阻性黄疸,ICG R15 为 10%~19%),PVE 适用于预期残余肝体积小于术前肝体积 50% 的患者。

2.PVE 的禁忌证

如果无明显临床高血压症状,对于 PVE 就没有绝对禁忌证;在有门静脉瘤栓情况下,不适于做 PVE,因为静脉血流已经转移。

相关的 PVE 禁忌证包括如下。

(1)癌细胞扩散到残留肝部位或肝外癌细胞扩散。

(2)不愈的凝血病。

(3)门静脉瘤栓。

(4)肿瘤影响正常肝静脉血流。

(5)残肝中胆膨胀(如胆道阻塞,建议进行引流)。

(6)轻度静脉高血压。

(7)肾衰竭。

五、结论

PVE 是肝切除术前被证实能增加残肝体积和功能的技术。这种技术增加了肝病患者的手术安全性,而且延伸了患多发性肝癌转移及限制性软组织匮乏的患者的选择。在选择适于 PVE 的患者时,要仔细考虑几个关键因素:有无潜在肝病,按照适当技术测量残肝体积从而调整肝体积相对于患者体积的大小,辨别肝内外预定手术的生理影响。残肝量要被测量,通过运用残留肝脏部分(FLR)/全肝评估体(TELV)比例计算符合患者标准的量,因为这个技术为术后

肝功能提供再生性指标和精确指标。目前,建议的 PVE 前临界值是 FLR/TELV 在肝功能正常患者中不高于 20%,在潜在肝病患者中不高于 40%。后续的关于影响肝增生同时肿瘤治疗的关键性分析还会进一步证实肝胆管恶性肿瘤 PVE 对于患者的要求和影响。

第5节　手术的总体考虑

以下将具体讨论肝硬化患者肝切除的问题。对于肝细胞癌切除时要达到切缘无瘤细胞所需的必要切除范围存在很多争论。Yoshida 等认为,对直径小于 4cm 的小肿瘤,切除边缘距离肿瘤灶是否>1cm 对于复发无影响。他们注意到,对于较大的病灶,扩大切除范围也不会改变复发率。大多数人认为切除边缘距离肿瘤灶超过 10mm 就足够了。肿瘤较大的患者更易于耐受肝大部切除,因为除了肿瘤之外仅需要切除少量有功能的肝组织。由于解剖学的原因,小的、深部的病灶可能需要进行肝大部切除,这样就要切除患者大量有功能的肝脏组织,小的肿瘤通常更难处理。只要条件许可,对这类病灶要尽量采用限制性的解剖性切除(如节段性切除),尽量保留有功能的肝脏组织。在对肝硬化患者进行肝脏切除手术时会遇到特殊的技术问题。肝实质变硬增加了肝切除的难度。解剖学上划界标志变形,很难区分纤维化和萎缩、肥大的界限。当移动和切割肝实质时,门静脉高压和组织变脆使出血量增加;与正常肝切除相比,这些因素增加了手术的复杂性。

一、肝大部切除

在肝硬化患者中可以施行肝脏大部切除术,切除一个肝叶,死亡率低于 10%。一些患者肿瘤很大,侵占了一个肝叶的大部分,肝功能尚可,未受侵及的肝叶无萎缩,这就使得切除的有功能的肝实质很少。尽管一些患者可以耐受扩大的肝叶切除,但只要有可能,最好进行以肿瘤为中心的节段性切除,包括第

Ⅳ、第Ⅴ或者第Ⅷ段。小的、深部的肿瘤不适合行肝大部切除,因为会有大量的有肝功能的肝实质与肿瘤一起被切除。这些患者选择消融或肝移植可能更为合适。

二、肝段切除

对肝硬化患者,任何时候行肝段切除都优于肝大部切除。理论上每一肝段都是可切除的。由于第Ⅲ、第Ⅳ和第Ⅴ肝段位于肝脏前面,故切除很容易;第Ⅵ和第Ⅶ段位于肝后面,是扇形,对它们进行切除需彻底移动右肝及肝脏后面的下腔静脉。当肿瘤累及第Ⅱ段时,通常进行第Ⅱ、第Ⅲ段联合切除。可分别切除肝段,也可进行各种组合切除,以避免整个肝叶切除。Nakamura 等主张在切除第Ⅶ、第Ⅷ段时尽可能重建右肝静脉,以保留第Ⅴ、第Ⅵ段的静脉流出道。也有学者介绍了肝尾叶(第Ⅰ段)分离切除技术。通过标准方法或横切方法,对伴肝硬化的 HCC 患者成功地进行了肝尾叶切除。

三、切口和移动

为避免两路切口和开胸,有学者主张采用延伸到剑突中线的低位肋下切口,用可吸收的粗单线连续缝合腹腔切口,尽量缝合紧密,避免腹水渗漏。硬化肝脏的固定性增强,不易移动、与膈相连的副韧带处大量出血较常见。在右肝不易移动、不能暴露和横断肝外的右肝静脉时,可采用前入路的方法,沿叶间平面分开肝脏

至腔静脉的前缘,然后将右肝叶从中间移向侧方,在肝右叶从腔静脉移开处缝扎右肝静脉。一些学者提出经胸途径右肝的手术方法,以减少腹部脏器的移动。但术后腹水可能通过切口渗漏至胸腔,这种方法应用较少,特别是肝硬化患者更应避免用这种方法。

四、流入量控制

肝门阻断或者"Pringle 阻断"是减少术中出血的最常用方法。大量研究表明,长时间阻断肝硬化患者的肝门并不会增加并发症出现的概率和死亡率。但由于硬化肝可能因其他原因已有缺血性损伤,所以无论如何要将肝门阻断时间缩至最短,可采用血管套管进行肝门阻断,以 10 分钟为一个周期,期间开放 5 分钟。有学者发现,用该方法进行的流入量控制,患者可很好地耐受,且不必采用如冷却法等额外保护措施。超声引导下门静脉阻塞已见报道,在超声引导下,对待切除段的门脉分支进行穿刺,引入球囊导管。膨胀气囊可阻塞门脉分支,且可在良好血管控制下进行非常局限的解剖性切除。这种操作需要对术中超声检查有很专业的知识。该方法的另一应用是将染料注射到预定的门脉分支中去,以进一步减少肝实质切除量。

五、流出量控制

对所有肝大部切除来说,在肝实质切除前应先将肝外的肝静脉分开。对于节段性切除,在肝实质横断过程中,可暂时夹紧主肝静脉,以限制肝静脉的出血量。分离出三支肝静脉并暂时阻断,就可以隔离肝脏灌注,阻断流向下腔静脉的血流。这些方法可常规地用于无肝硬化患者,但对肝硬化患者来说,具有较高难度和一定的风险性,极易损伤肝静脉。在这些情况下,横断肝组织时,外科医生仅能采用降低中心静脉压力和 Trendelenburg 体位(特伦德伦伯格卧位或垂头仰卧位)方法来控制肝静脉出血量。肝血管分离术(肝门阻断和控制肝脏上、下部的腔静脉)是另一种控制肝静脉出血的技术。Belghiti 等比较了肝血管分离术和肝门阻断,发现出血量无差别;对肝硬化患者来说,肝血管分离是可耐受的,但使术中血流动力学控制变得更复杂,且会增加并发症。对一些特定的患者,该方法可能是有用的。

六、肝实质横断

对于肝实质正常的患者,可采用 Kelley 压裂技术进行肝实质的横断。柔软的肝实质可以较容易地与较硬的血管系统和胆管组织分离开来,该方法快速且便于观察和控制血管。对于肝实质正常的患者,尽管超声切除技术有助于使管道结构骨化,但使用起来很烦琐,与压裂技术相比无明显优势。而在肝硬化患者中,由于肝实质通常比脉管系统和胆管根部硬,应用压裂技术有可能在分离肝实质的同时撕裂血管。对这些患者通常采用超声剥离器以凝结和封闭剥离的血管。

七、低温辅助切除

在非解剖性切除过程中,很难得到无出血的切缘。由于很难控制血管,深部血管出血并不少见。为便于进行这种切除,有学者采用了低温辅助技术。术中使用低温探针并非为了杀死肿瘤细胞,而是为了提高切除过程中血管可见程度。在超声波引导下,将低温探针插入肿瘤中,启动冷冻循环,直到冷冻区域达肿瘤外 1~2cm,这使瘤灶与周围肝脏实质出现了明显的界限。间歇性启动、关闭冷冻设备就能保持原冷冻区域边缘。利用低温探针作为手柄可将肿瘤拉起,肿瘤切除后剖开肿瘤,观察切缘距肿瘤组织是否足够。

八、手术后的处理

大多数肝硬化患者在肝脏切除手术后,都有短暂的术后肝功能失代偿的症状,血清胆红素升高,腹水形成,四肢水肿,凝血时间延长。应密切观察患者腹水形成情况。在进行外科手术后第一个 24 小时内,不必限制液体或钠的摄入,必须给予充足的晶体类液体以维持正常的尿量和门脉灌注。此时段后,应限制患者水和钠的摄入量,必要时,可用无盐的白蛋白进行体液扩充。一旦能口服药物,所有患者都应开始口服螺内酯。若腹水和四肢水肿加重,可加用呋塞米。有报道认为,个别病例进行了腹腔静脉分流对控制术后腹水是必要的。但这种观点并未获得多数学者的认可。术后应每天检查凝血酶原时间 2 次。在术后早期,凝血酶原时间超过 16 秒的要输注新鲜冷冻血浆纠正,以免发生出血并发症。

第6节　结论

伴肝硬化的肝肿瘤患者的治疗中还存在许多没有解决的问题。对于适合外科手术的患者来说，手术仍是最好的标准治疗方法。有效的辅助性疗法对于降低较高的复发率起到一定作用。部分切除疗法有利于阻止不能切除的肿瘤的生长，但由于这些疗法都对肝功能有暂时性的损伤，因此需要尽可能地保持肝功能完好。对于病灶小于 5cm 的患者来说，目前还不清楚应当选择哪种治疗方法。在所有疗法中，肝移植疗效最好，但是器官的缺乏限制了其应用。更好地评价肝功能将使患者手术前的分类更准确，对选择合适的治疗方法具有重要意义。图 14-06-1 是伴肝硬化的 HCC 患者的治疗原则，该原则中关于 Child-Pugh A 级患者的治疗部分将随着未来小病灶治疗方法的革新而有所变化。

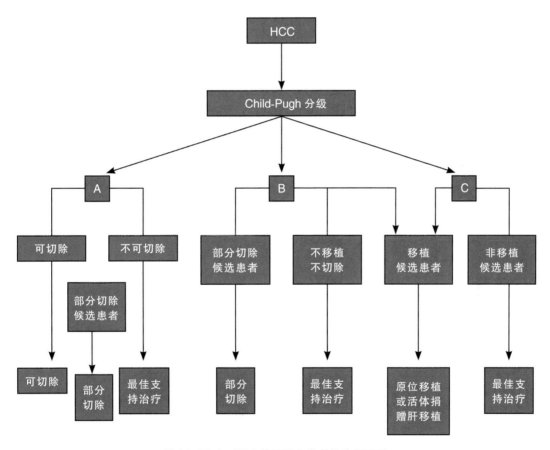

图 14-06-1　HCC 伴肝硬化患者的治疗原则。

(李玉　梁军)

第 15 章

治疗肝脏肿瘤的抗血管生成药物

第1节　抗血管生成:癌症治疗的一个新靶点

血管生成的定义是:从先前已经存在的微血管形成新的血管,对于血管生成是肿瘤进展中的一个独立部分的认识使肿瘤研究领域出现了一个新课题:怎样减少肿瘤内的血管生长,与以前的工作不同(以前是集中于杀死肿瘤细胞),在血管生成领域的研究是致力于阻止内皮细胞的增殖和移动。在过去的几年里,医学界对血管生成的关注使得这一领域取得了令人兴奋的成果,并为抗癌提供了新的基础方法。将实验室成果逐步运用于日常的临床实践,目前已经达到临床试验阶段,这其中包括一些抗血管生成药物。本章将以血管生成的机制、实验性抗血管治疗和针对肝癌进行的抗血管治疗疗效评价为基础回顾近年的研究工作。

第2节　血管生成:血管增殖

所有健康的微血管都有一层内皮细胞(EC),它们彼此紧密相连,周围包以基膜和周膜细胞,除构成血管壁外,EC还是凝血系统、免疫反应的组成部分。它们还参与代谢过程,在生理静止状态下,内皮细胞基本上不进行增殖。然而,在特定的生理条件下,如组织修复(损伤修复、肝脏再生)内皮细胞开始活化且快速增殖(超过25%的细胞处于S期)。这种生理性的血管形成过程是一种自限性反应,EC能够自发地恢复到非增殖状态。

近年来,除细胞水平的研究外,分子水平的研究也取得了进展,目前已有300种以上影响血管生成的信号系统的化合物被鉴别出来,这些血管生成调节因子可分为正向调控和负向调控(表15-02-1),血管生成的调节主要取决于这些调节因子的平衡。在静止的组织中,正向和负向的调节因子处于平衡状态,这样就不会产生明显的血管生成,改变这一平衡使正向调控因子相对过剩,就可提供开始血管生成的信号,进而导致血管生成的4个阶段:内皮细胞活化、增殖、迁

表 15-02-1　血管生成的正向和负向调节因子

刺激因子	抑制因子
成胶原细胞生长因子(FGF)	血管他丁
血管内皮细胞生长因子(VEGF)	内皮他丁
转化生长因子(TGF)	血小板反应素(TSP-1,2)
血小板衍生内皮细胞生长因子(PD-ECGF)	血小板因子-4(PF-4)
血管生长因子	肿瘤坏死因子(TNF-α)
胎盘生长因子	转移生长因子(TGF-β)
白介素(IL-1,6,8)	干扰素(IFN)
加压素	纤溶酶原(PAI)
促血管素	催乳素
肿瘤坏死因子(TNF)	金属蛋白酶组织抑制因子(TIMPS)
肝细胞生长因子/散射因子(HGF/SF)	胎盘增殖相关蛋白
组胺	白介素(IL-1,2,10,12)
肝素	合成 MMPI'S
粒细胞巨噬细胞集落刺激因子(GM-CSF)	氢化可的松
Substance P	反应停
	三苯氧胺

移、管腔最终形成。

在 EC 进行这些增殖活动时,其周围的细胞外基质(ECM)也在发生变化,细胞外基质是一些由胶原纤维和其他支持细胞结构的大分子。血管生成依赖于严密受控的细胞与 ECM 间的相互作用。这种相互作用是由一种能选择性地将细胞与 ECM 连接在一起的蛋白(如 integrin 家族)以及蛋白酶和它们的抑制物(包括纤溶酶、纤溶酶原活化因子、金属蛋白酶和它们特异的受体)介导的。后者可以加强对 ECM 的破坏和改造的控制。对于 ECM 破坏和改造的控制是血管生成过程的关键:过度的蛋白水解作用可以防止迁移细胞与 ECM 建立联系,而 ECM 破坏不充分会阻碍迁移细胞侵入周围组织,平衡的蛋白水解作用是血管长入周围组织的必要条件。最后,新生血管与原有血管连接到一起,使周围的组织得到血流灌注。

第 3 节　血管生成决定肿瘤生长

数十年前,人们已经认识到肿瘤的富血管性,但直到 1971 年 Folkman 才提出实体性肿瘤的富血管性应归因于从已经存在的宿主血管形成的新血管。肿瘤血管生成的深层概念如下:小肿瘤和微转移灶因代谢需要而受限于氧的扩散,一旦不足,就进入休眠状态。对于那些生长超过氧扩散限制的体积的肿瘤,必须进行血管扩展, 这种情况发生在血管生成开始激活以后:前血管生成调节因子上调或抗血管生成调节因子下调,这样平衡就倾向于增殖,当肿瘤启动血管生成后,内皮细胞增殖、迁移,形成新的血管结构。

1990 年,Folkman 总结了这一假说的试验依据,包括如下的观察结果:

接种于鼠皮下的肿瘤在血管化以前生长率缓慢,呈线性,而在血管化以后呈迅速的指数生长。

在血管不能增殖的独立灌注器官,肿瘤生长的极限是 $1\sim2\text{mm}^3$,而在血管化或移植到鼠后可以迅速长至 1~2cm³。

在实体瘤中,3H-胸苷标记的肿瘤细胞随着与最近的开放毛细血管距离的增加而减少,对于一个选定的肿瘤,平均标记指数具有代表血管内皮细胞标记指数的功能。

兔肝转移灶血管铸型显示,这些肿瘤在直径超过1mm 时出现肿瘤血管化。

第4节 肝脏肿瘤的血管生成

对于血管生成过程而言,肝脏具有独特的微环境。首先,肝脏是血浆蛋白的主要来源地,其中包括肝细胞生长因子、血管内皮生长因子这样的前血管生成因子。另外,肝脏还是自然产生的抗血管生成化合物前体的主要来源。包括纤溶酶原(其活化后具有调节ECM 组分降解的作用),可以转化为血管他丁,胶原ⅩⅧ(一种基膜成分)可以转化为内皮他丁。有人提出鉴于肝脏能够合成和分泌这些前体,认为肝脏具有控制血管生成的新功能。Fukumura 等的报道有力地证明了肝脏是血管生成的特殊环境,宿主微环境对肿瘤生长有影响。这项试验对肝转移以及皮下肿瘤的鼠肿瘤血管进行了体内分析,肝内肿瘤与皮下肿瘤相比,血管直径小,血管密度低,这些发现与肝内肿瘤样本的 VEGF mRNA 含量低于皮下肿瘤样本的含量是一致的。相反,肝脏肿瘤的血管渗透性高于皮下肿瘤,与肝内肿瘤窦状内皮孔隙度高一致。以上的研究证明肝脏环境中血管生长的特殊性。目前,这些研究和其他一些研究的观点是:血管形成是一种介导性过程,在不同的状态需要不同的介导物,显示其有明显的组织特异性,这提示肿瘤的血管形成与生理状态下的血管形成可能不同,而且肝脏肿瘤的形成有不同于其他肿瘤的独特特点。

一、肝细胞癌(HCC)

肝细胞癌是一种富血管性肝脏肿瘤,研究证明了HCC 生长过程中的血管源性生长机制。G-kedle 等首先报道了这一领域的研究成果,HCC 细胞在低氧状态下培养,能够产生一些血管源性生长因子,包括VEGF。这一资料不仅提示 VEGF 在肝细胞癌生长中起作用,而且揭示出肿瘤 VEGF 上调的可能机制。Chow 等发现 VEGF 与高度的肿瘤细胞增殖有关,但与 HCC 的临床分期无关,他们认为分析 VEGF 表达,并不能提供额外的预后信息。

与此相反,另一些学者发现 VEGF 的表达与包膜不完整的肿瘤生长、肿瘤的低分化、肿瘤的组织学分级有关,同样也发现 VEGF 表达随肝细胞由低度发育异常到高度发育异常的癌变阶段逐步增强,先是早期的 HCC,而后是进展期的 HCC,另外两个高亲和力的VEGF 受体 Fit-1 和 KDR 都存在于肿瘤内血管的内皮细胞中,提示 HCC 中 VEGF 的受体介导作用。另外,还有一些证据证明 HCC 与血管生成有关,从肝癌细胞培养物中提取的介质可以使内皮细胞在体外形成毛细血管结构。

除在 HCC 生长中起作用的血管生成生长因子以外,还要考虑的一个相关问题是 HCC 中肿瘤微血管密度(MVD)与临床指标间的关系,HCC 患者的肿瘤样本和临床记录的进一步分析表明,肿瘤的大小、低分化和门静脉浸润与 HCC 高 MVD 亚群明显相关,在另一项研究中,MVD 与治愈性肝脏切除后的肝内复发有关,认为 MVD 可以作为无病生存的独立预测因子,令人感兴趣的是,这篇论文还提出肿瘤血管密度具有大小特异性,提示在 HCC 中肿瘤的大小决定血管生成的重要性,小 HCC(≤2cm)比中等大小的 HCC(2~5cm)肿瘤的 MVD 明显低,大肿瘤(≥5cm)与中等大小 HCC 相比,MVD 也较低。目前,MVD 检测对于HCC 的治疗没有作用。为明确以上这些问题,必须进行肿瘤生长不同阶段灌注情况的体内显微镜分析。

二、肝转移癌

Warren 等进行了一项关于肝转移中血管生成作用的重要研究，他们报道了 30 例结肠癌肝转移标本的分析结果，显示所有标本的转移灶肿瘤细胞 VEGF 表达均增强。另外，两种 VEGF 受体(KDR 和 Fit-1)的 mRNA 在肝转移灶内也有表达，而在邻近的肝组织中则没有表达。提示 VEGF 驱使的血管生成在肝转移中是受体介导的。据报道，原发肿瘤 VEGF 过度表达与肝转移的发生呈正相关，这些研究都证实 VEGF(通过其受体)在肝脏转移过程中是一种前血管生成生长因子。而且肿瘤的 VEGF 表达可能具有预测发生肝转移的作用，如果 VEGF 的前血管生成生理活性在肝转移过程中的确十分重要，那么就可以推测肿瘤内微血管的数量与高血管生成肿瘤以及肝脏转移有关。目前还没有关于 MVD 和肝转移关系的直接研究报道。一项相关的研究报道称，如预期的那样，原发肿瘤的高 MVD 与肝转移具有正相关。另外，还发现肝转移肿瘤内的微血管密度与为切除肿瘤而行的部分肝切除后的无瘤生存期呈负相关，这些结果都表明无论是原发肿瘤还是转移瘤的血管生成活性均可能以 MVD 为指标预测切除后的预后情况。

一项较新的技术已经用于肿瘤微循环的研究，这项技术就是活体显微镜(IVM)，它综合了荧光细胞标记(肿瘤细胞、肝细胞、内皮细胞等)、实时视频显像和计算机影像分析的优势。应用 IVM 进行试验动物检测可以研究肝转移过程中各个方面的变化。Fukumura 在肝转移模型中发现血管通透性增强，为新生血管的宿主特质性提供了重要的证据。Naumev 等提供了一些荧光标记肿瘤细胞肝转移的资料，IVM 能清楚地展现转移发生的各个步骤，包括在肝脏微血管系统中肿瘤细胞的捕获、外渗、生长成微转移灶，进而生长成为肉眼可见的肿瘤灶，其中包括了新血管生成。另外，Gervaz 等研究了肝转移新生血管过程中窦状内皮细胞(SEC)的作用，荷瘤鼠荧光标记的 SEC 和其后进行的 IVM 检测揭示出肿瘤血管含有内皮窦起源的细胞，并且，标记的 SEC 最初出现在肝内肿瘤的周边部，而当肿瘤生长超过 $200\mu m$ 时，SEC 以管状侵入肿瘤内提示出现新生血管，这些研究证明联合显微生理技术和先进的活体显像技术将有助于血管生成研究，帮助抗血管生成治疗的不断发展。

第 5 节　抗血管生成药物

由于血管生成包括不同的分阶段(周围基质的破坏、内皮细胞活化、迁移、管腔形成)，涉及一系列的生长因子、受体和信号通路，广泛的基础研究提供了大量的最有抗血管生成潜力的药物(表 15-05-1)，由于这些抗血管活性药物研究的第一手资料通常来源于动物的体内或体外试验，因此，对这些研究结果必须进行小心的验证。一些问题，如副作用、药物作用机制，从鼠到人的推延还有待于解决。前期的结果是喜人的，这也促使这些药物能够进入临床试验阶段，有关于此的综述已见报道，对于血管生成抑制类药物具有的成功治疗肿瘤的潜力做出了详细的解释。

一、血管生成的抑制

1.血管生成因子的抑制

在发现肝转移灶 VEGF 表达和其受体增多的同时，Ferrara 小组在报告中还证明了针对 VEGF 进行抗肿瘤靶向治疗的观点是可行的。在肝转移的鼠模型中，给予抗-VEGF 抗体的鼠与对照组相比，转移灶的数量减少 10 倍，已发生转移灶的体积减小 18 倍，并且给予抗-VEGF 抗体的鼠出现乏血管的小瘤灶(< 1mm)也很少，这些资料都为抗血管生成作用的试验提供了进一步的证据。另一些研究也将 VEGF 抑制的

表 15-05-1　临床试验中的抗血管生成药物

药物	种类
Ⅰ 期	
2-Methexyestradiol	VEGF 对抗物
Angiostatin	内源性抑制物
Combretastatin	EC 凋亡诱导因子
Endostatin	内源性抑制药
HuMV883	抗-VEGF 抗体
Squalamine	Na/H 交换抑制物
Ⅱ 期	
COL-3	合成的 MMPI
EMD-121974	Integrin 抑制物
IFN-α	bFGF 抑制物
白介素 12	IFN-α 诱导因子
SV5416	VEGF-R 抑制物
Vitaxin	Integrin 抑制物
Ⅲ 期	
AG3340	合成的 MMPI
Bevacizumab	抗-VEGF 抗体
IFN-α	bFGF 抑制物
IM862	VEGF 抑制物
Marimastat	合成的 MMPI
Neovastat	MMP 和 VEGF-R 抑制物
Thalidomide	未分类

概念用于治疗 HCC。Yoshiji 等报道了一个很有趣的模型，可以通过加入或除去试验动物饮用水中的四环素来开启或关闭 VEGF 表达，在肝癌荷瘤鼠中，肿瘤生长的程度与 VEGF 表达的水平相关。抑制 VEGF 表达，可以抑制肿瘤生长，即使在已经建立的肿瘤模型上也是如此。Ellis 和同事报道 VEGF 不仅介导肿瘤血管形成，还具有内皮细胞存活因子的功能，这个小组深入地研究了 VEGF 在肿瘤模型中的作用，报道了应用 VEGF 受体抑制剂可以使荷瘤鼠 MVD 减少，同时内皮细胞凋亡增加。试验研究中 VEGF(受体)阻断剂取得的令人鼓舞的结果激励着人们进行进一步的研究，其中的一些药物目前正处于 Ⅰ / Ⅱ / Ⅲ 期临床试验阶段。

2.表皮生长因子受体阻断剂

表皮生长因子(EGF)可以促使肿瘤细胞产生 VEGF，并且在胰腺癌中 EGF 受体高度表达。因此，有研究试图应用阻断 EGF 受体的方法来减少胰腺癌肝转移的发生。研究发现，口服 EGF-R 阻断剂(PK166)4 周可以明显地抑制肝转移的发生，应用抗 EGF-R 抗体 C225 也取得了相似的结果，C225 治疗后的动物胰腺癌肝转移发生率为 20%，而对照组动物为 50%，两个研究都发现肿瘤消退与肿瘤生成 VEGF 和 IL-8 减少有关，进而与 EC 凋亡增加和 MVD 减少相关。其证实了这些药物的抗血管生成机制。并且两个试验都证实这种治疗方法与传统化疗药 gemcitabine 联合应用可以增强效果。

二、内源性抗血管生成化合物

1.血管他丁

其是一种自然产生的纤溶酶原蛋白水解片段，是目前知道的最强的抗血管生成化合物。血管他丁是从荷瘤鼠原发肿瘤产生的内源性肽中发现的，具有抑制转移灶生长的作用，在切除原发肿瘤后，转移瘤出现血管化且加速生长。有趣的是，这些鼠的血管他丁并不能阻碍原发肿瘤的生长，这一现象是由于肿瘤在局部形成的前血管因子强于如血管他丁这样的抗血管生长调节因子，使血管生长的平衡倾向于血管形成一边。相反，对任何种类的肿瘤细胞，外源性的血管他丁都可以有效地抑制荷瘤鼠原发肿瘤的生长。在肝大部切除后的再生过程中，出现了产生局部生长因子的高峰。在剩下的肝组织中残留的休眠状态的微转移灶在部分肝切除后也出现刺激性增长。Drixler 等认为外源性地给予血管他丁能够抑制部分肝切除后休眠的微转移灶的生长，在鼠模型中，应用血管他丁处理 7 天、14 天的残肝内结肠癌肝转移率与对照组相比降低到 60% 和 49%，由于以上这些令人鼓舞的试验结果，血管他丁目前已经进入临床试验阶段。

自然产生的血管他丁在 HCC 中也发挥着作用，在 HCC 患者的切除标本中，分析了 HME(人类巨噬细胞弹性酶，一种在纤溶酶原生成血管他丁过程中起作用的弹性蛋白酶)和内源性血管他丁，HCC 标本中检测出了 HME mRNA，主要位于 HCC 细胞内，这些组织血管他丁与 HME 表达有关。肿瘤细胞没有表达 HME(也就不产生血管他丁)的患者与高度表达 HME 和血管他丁的患者相比，预后很差。另一项研究显示 HME 基因表达与血管造影显示的乏血管性肿瘤有关，这一资料提示 HME 介导的血管他丁生成可以抑制 HCC 的血管生成，并且 HME 表达可以作为 HCC

患者行部分肝切除预后的一个潜在指标。

2.内皮他丁

内皮他丁是从血管内皮瘤细胞产物中发现的,是自然产生的胶原ⅩⅧ衍生的蛋白水解片段。内皮他丁的抗血管生成作用在于其能抑制内皮细胞的增殖和迁移,结果导致肿瘤血管减少,肿瘤缩小,也包括抑制肝转移的发生。在人类研究中发现30例直、结肠癌肝转移患者血浆内皮他丁浓度增高,并与术后疾病的进展相关。

Musso等研究了肝脏血管他丁前体产物的生成,分析了人HCC样本,提出胶原ⅩⅧ的低表达与肿瘤体积大、微血管密度增加及肿瘤生长相关的结构特征有关。HCC肿瘤进展期内皮他丁前体表达降低。他们在最近的一项研究中发现肝细胞、间质细胞和恶变肝细胞都产生胶原ⅩⅧ,仅是亚型不同而已。总结认为,肝癌内皮他丁前体的产生是肿瘤细胞、间质细胞和肝细胞综合表达的结果。尽管内皮他丁的确切作用机制还有待于进一步阐明,但目前取得的研究结果足以促使内皮他丁临床研究的开展,初步的研究结果提示内皮他丁是无毒的,应用相当长的一段时间也不会产生副作用。

3.沙利度胺

1953年,沙利度胺首先被用来作为一种口服的镇静剂,当证实其无致畸性以后,它被用作一种免疫调节因子。对于沙利度胺的生理作用的进一步研究发现了其抗血管生成作用,能够抑制bFGF和VEGF引起的血管生长。这些发现使其应用于癌症治疗中,应用沙利度胺治疗HCC患者的初步临床试验报告认为其具有抗肿瘤作用,其最主要的副作用是困倦。疾病的稳定与生存时间的延长相关,即使那些进展期患者也是如此。目前认为可以考虑将沙利度胺作为一种肝癌治疗药物来应用,这种药物也适合存在严重肝硬化的患者。

三、蛋白酶抑制剂

细胞外基质的破坏和重塑是血管形成和肿瘤生长的一个必须的部分,蛋白酶抑制剂可以作为一种抗血管生成药。实验室研究发现金属蛋白酶(MMP)缺乏鼠的肿瘤细胞生长受损。通过抑制MMP活性可以抑制肿瘤生长,合成金属蛋白酶抑制物(MMPIS)长时间以来一直被认为是一种很有前途的抗血管生成类药物。这些药物的相关试验研究也证实其具有抗转移活性。一项应用犬肝转移模型的试验研究证实应用batimastat(巴马司他)治疗数周后肝转移的数目减少,应用marimastat(马马司他,一种合成MMPI,可以口服给药)也取得了很好的初步结果,因而已经开始进行marimastat治疗胰腺癌的疗效评价工作。

然而,广谱的MMPIS也遇到一些问题,给予MMPIS治疗后会产生严重的副反应,主要是骨骼肌系统(如关节炎)。另外一些试验也报道应用MMPIS后出现了相反的作用。

四、抗血管生成药物与传统治疗模式的联合

抗血管生成特异性地针对内皮细胞进行靶向治疗的概念,提示联合应用抗血管生成药物与传统治疗模式可以发挥协同增效的作用。已经有一些学者提出将对肿瘤生长具有重要作用的两种细胞作为治疗靶点的构想。有研究为这种假说提供了初步的论据,先将鼠制成肝转移模型,然后进行血管他丁或内皮他丁与传统化疗药物doxorubicin联合治疗,应用内皮他丁加doxorubicin治疗的小鼠肝内瘤灶也比单独应用内皮他丁或doxorubicin的小鼠更小。这就提示联合应用不同的抗血管生成药物和细胞毒性药物,其作用会增强,值得进一步研究。如果以肿瘤的"血管状态"(包括灌注情况和通透性)来评价联合治疗的疗效,可能更好。这些研究提示不同肿瘤的血管状态对于药物的施放有重要的影响,为联合应用抗血管生成药物和传统抗肿瘤药物提供了有力的决策依据,很有必要进行进一步的联合治疗研究。实际上,在损毁血管系统之前,开放它们以利于药物发挥作用可能是很有效的方法。另外,药物最佳浓度的选择以及治疗计划的制订还需要进一步研究。

第6节 血管靶向治疗

血管靶向治疗是针对已经存在的肿瘤血管的直接治疗，而不是针对肿瘤细胞或新生血管。攻击肿瘤血管比攻击肿瘤细胞更具优势，如药物易于接触到肿瘤血管内皮细胞，局部给药副作用小，由于内皮细胞遗传稳定而很少出现耐药。早在1970年就出现了血管靶向治疗，外科医生试图通过结扎原发性或继发性肝脏肿瘤患者的肝动脉来达到使肿瘤坏死的目的。化疗栓塞治疗肝脏肿瘤也是血管靶向治疗的一个例子，这种方法已经成为治疗HCC的常用方法之一。另一个血管靶向治疗的例子是隔离血管灌注。有报道称，应用组织坏死因子α和干扰素γ的隔离灌注黑色素瘤患者的血管，引起血管内皮细胞的粘连

和凋亡。这种效应是由白介素αrβ3介导的，白介素αrβ3是一种EC粘连受体，在血管生成中具有重要作用。学者对抗体介导的血管靶向治疗也进行了研究，理想的实体瘤血管靶向治疗抗体能够识别不同肿瘤内皮细胞表面抗原，而与肿瘤以外的细胞没有交叉反应。可能选择的抗原包括白介素、VEGF受体、VPA等。遗憾的是，到目前为止，还没有发现达到"理想抗体"标准的抗体，因为大多数的抗原既存在于肿瘤EC，又存在于正常EC和其他一些细胞中，尽管肿瘤EC抗原表达上调，但肿瘤血管靶向治疗的价值需要积累更多的临床资料加以证实。

第7节   展望

抗血管治疗已经成为肿瘤学中一个新方法研发的范例。对于血管生成过程的认识提出了数种抗血管形成药物，目前正在进行临床试验阶段。然而仍然存在一些难以克服的困难。首先，血管生成治疗的深层概念是通过阻止新血管生长来使肿瘤的灌注受限，而不是直接杀伤肿瘤细胞，这一策略的有效性已经在肿瘤研究中得以证实，因为某些肿瘤的实际发病率高于临床发病率，在普通群体内相当一部分肿瘤是亚临床型的，因此，将临床观察到的肿瘤治疗到"临床阈值"以下就可能已经是充分的抗癌治疗。其次，没有进行肿瘤自身退化的评价，抗肿瘤药物的临床评价应该包括到终点为止的生存率和生存时间，这与血管生成屏障概念是一致的，人体试验的第一个启示是，如果延长抗血管生成药物的用药时间将会取得很好的效果，对抗血管生成药物副反应的研究设计也

应该与以上的概念相一致，对于一些药物而言（如血管他丁），由于对它们的作用模式了解有限，使得对其副反应的分析变得更加复杂，这些认识产生了新的以血管生成为基础的抗血管生成药物检测标准。以上这些方面的研究以及抗血管生成药物与其他治疗模式（包括手术、放疗、血管靶向治疗和细胞毒性药物治疗的联合应用）将为肝脏肿瘤的抗血管生成治疗提供最佳的方案。

血管生成决定肿瘤生长的假说尚缺乏临床前模型的支持，目前治疗肝脏恶性肿瘤抗血管生成药物的开发逐渐成为热点，但人们必须意识到这一领域的研究是全新的，这些药物的成熟尚需要大量的临床研究，可能需要数年的时间才能完成。

（李玉　张素静）

第 16 章

靶向药物治疗

第1节 概述

近年来,分子生物学、基因组学、蛋白质组学的发展,促进了新兴的肿瘤分子靶向治疗的发展。分子靶向治疗具有高选择性、高敏感性及高效性的特点,逐渐成了 HCC 传统治疗外越来越重要的一种治疗手段。本文就 HCC 相关的主要分子靶向药物及临床研究进展做一综述。

一、分子靶向治疗的定义

分子靶向治疗是以肿瘤发生、发展过程中过度表达的某些关键大分子为靶点,选择特异性的阻断剂,阻断受该分子调控或影响的肿瘤细胞信号传导通路,抑制肿瘤的生长、发展、转移,从而发挥抗肿瘤作用。相对于传统治疗手段,分子靶向药物能选择性地杀伤肿瘤细胞,减少对正常细胞的杀伤。因其选择性高、不易耐药、安全性优于化疗药物,成为目前肿瘤治疗领域的新方向。靶向药物属于新型抗肿瘤药物,主要通过特异性阻断肿瘤细胞的信号传导或阻止肿瘤血管生成的潜在靶点以抑制肿瘤细胞的生长和增殖,它通过作用于抑制肿瘤生长的关键分子进而抑制肿瘤细胞增殖,且毒副反应小。

二、靶向治疗的主要分子机制

HCC 的发病和进展是在多种因素的影响下伴随致癌或抑癌基因改变,并有大量小分子物质参与形成的信号通路网络相互作用的复杂过程。因此,在肿瘤增殖、分化、血管生成、侵袭及转移过程中存在许多的分子治疗靶点。靶向干预相应分子均可发挥明显的抑制或杀伤肿瘤的效应。

1.靶向基因

其使原癌基因失活,抑癌基因重激活;靶向信号通路:如 EGFR-Ras-MAPKK、HGF-C-MET、IGF、PI3K/Akt/mTOR、Wnt-βCatenin、Hedgehog 信号通路及凋亡通路等,阻断相关信号传导。

2.靶向肿瘤微环境

其去除低氧、血管生成微环境等肿瘤细胞生长、侵袭必须依赖的因素,抑制肿瘤生长。

3.靶向免疫系统或免疫细胞

其降低获得性免疫中的抑制因素,激活免疫细胞的功能,激发免疫细胞的杀灭肿瘤效用;靶向细胞衰老相关分子:促进肿瘤细胞的死亡。

4.靶向 miRNA

其抑制具有致瘤作用的 miRNA 表达,增强具有抗瘤作用的 miRNA 表达;靶向糖酵解:阻断相关信号通路,使肿瘤细胞无法利用糖酵解产生 ATP 供能,干扰肿瘤代谢,抑制肿瘤细胞生长。

三、靶向药物的临床应用及研究进展

与恶性实体肿瘤相关的分子靶向药物主要包括:

(1)EGFR 药物,如 Gefitinib 和 Erlotinib、Cetuximab 和 Nimotuzumab。

(2)抗血管生成药物,如贝伐单抗、沙利度胺(反应停)、重组人血管内皮抑制素(恩度)、雷莫芦单抗等。

(3)mTOR 信号传导通路抑制剂,如依维莫司、西罗莫司等。

(4)多靶点多激酶抑制剂,如 sorafenib、sunitinib、linifanib、lapatinib、axitini 等。

(5)MEK 抑制剂:selumetinib、BAY86-9766。

(6)胰岛素样生长因子(IGF)信号通路抑制剂:dxutumumab、OSI-906 等。

(7)组蛋白脱乙酰酶(HDAC)抑制剂:resminostat、vorinostat、belinostat。

(8)其他靶向药物:mapatumumab、tigatuzumab、tremelimrmab、lenalidomide、bortezomib、bavituximab、dasatinib 等。

这些药物单独、联合应用和将这些药剂与其他治疗方式(包括局部消融、介入治疗、切除、移植等)相结合越来越多地应用于肝癌治疗,为肝癌患者的治疗提供了新的途径。

第2节　抗表皮生长因子受体药物

抗表皮生长因子受体是具有配体依赖性的酪氨酸激酶活性的跨膜糖蛋白家族,表皮生长因子(EGFR)与相应配体如 EGFR、转化生长因子-2α(TGF-2α)等结合后,连接很多参与信号传导的细胞内蛋白质,使不同的信号蛋白被激活,促进细胞的分裂增殖,并可使正常细胞恶变,与肿瘤的发生、发展密切相关。EGFR 在多种肿瘤中都存在过表达,而且往往与肿瘤侵袭性高、进展快和预后不良相关。研究表明,肝癌中存在 EGFR 的高表达,与肝癌的形成、发生和发展有密切的关系。因此,EGFR 可能成为肝癌治疗的靶点之一。目前作用于 EGFR 靶向药物主要有两大类:一类是单克隆抗体(即抗EGFR 单抗,如西妥昔单抗、尼妥珠单抗等),主要作用在 EGFR 的胞外区,通过竞争性抑制配体与EG2FR 的结合,使受体失去活性;另一类则是小分子的酪氨酸酶抑制剂(即 EGFR-TKI,如吉非替尼、厄洛替尼、拉帕替尼等),能进入细胞内,直接作用于 EGFR 的胞内区,干扰三磷酸腺苷(ATP)结合,抑制酪氨酸激酶的活性。Ou 等大量研究证实,在肝癌中存在 60%~85% EGFR 过表达,这可能与肿瘤进展及预后不良相关。

一、厄洛替尼

基于厄洛替尼单药在一些 II 期临床试验中显示出了一定的肝癌抑制作用,有学者将厄洛替尼联合其他靶向药物进行临床研究。Thomas 等的一项 II 期临床试验中,40 例晚期 HCC 患者接受厄洛替尼和贝伐单抗联合治疗,治疗方案:厄洛替尼(150mg/d)和贝伐单抗[10mg/(kg·14d)],28 天为 1 个周期;治疗 16 周后,62.5% 的患者达到无进展生存;25% 患者达到 PR,mPFS 为 9 个月,mOS 为 15.6 个月。一些研究者认为,在晚期 HCC 的一线治疗药物疗效评价中,厄洛替尼联合贝伐单抗的疗效并不比索拉非尼差,认为此方案并不值得进一步研究，且此方案价格昂贵，在临床应用的价值有待商榷。但作者查阅大量国内外资料，厄洛替尼联和索拉非尼联合方案与索拉非尼单药的生存期相似，并不能在索拉非尼的基础上延长患者生存。综上所述，厄洛替尼单药治疗晚期肝癌显示出一定的抗癌活性，而联合其他靶向药物治疗晚期肝癌的疗效评价不一，值得进一步研究。

二、吉非替尼

吉非替尼在 HCC 中的应用价值仍需推敲。完全缓解、部分缓解和稳定的患者例数，由于没有达到预期目标，该研究已经停止。目前认为吉非替尼对 HCC 疗效轻微。

第 3 节　抗血管生成药物

自 FolKman 的肿瘤血管生成理论成形以后，人们对肿瘤血管生成的理解有了更深层的认识：小肿瘤和微转移灶因代谢需要而受限于氧的扩散，一旦代谢不足，就进入休眠状态；对于那些生长超过氧扩散限制的体积的肿瘤，必须进行血管扩展，这种情况发生在血管生成并开始激活之后：前血管生成调节因子上调或抗血管生成因子下调，这样平衡就倾向于增殖，当肿瘤启动血管生成以后，内皮细胞增殖、迁移，形成新的血管结构。肿瘤的生长是血管依赖性的，而肿瘤血管是扭曲、无序的，且血管通透性高、易渗漏、畸形的肿瘤血管直接导致肿瘤供血不足、乏氧，乏氧促进血管生成因子上调，促成新的肿瘤血管生成，新生血管同样是畸形、无序、易渗漏、导致肿瘤组织乏氧，如此恶性循环，肿瘤不断增殖、侵袭、转移。血管调节因子在肿瘤的发生、发展中起着重要作用。血管调节因子可以分为正向调控和负向调控两类。正向调控因子包括 VEGF、内皮素、TGF、FGF 等；负向调控因子包括内皮抑制素、TNF-α、反应停、干扰素等。正向和负向的因子处于平衡状态时不会产生明显的血管生成，改变这一平衡使得正向调控因子相对过剩，就可以提供开始血管生成的信号，进而导致血管生成的 4 个阶段：内皮细胞活化、增殖、迁移、管腔最终形成。

由于血管生成包括不同的阶段，涉及一系列的生长因子、受体和信号传导，广泛的基础研究提供了大量具有抗血管生成潜力的药物，包括抗 VEGF 抗体、VEGF 抑制剂、内皮抑制素等。Meng 等认为抗血管生成的药物，顾名思义，可抑制肿瘤血管再生，但临床试验证实，其一方面可以抑制肿瘤新生血管的形成，阻断肿瘤的营养来源和转移通路；另一方面在"血管正常化窗口期"内，能够促进现有肿瘤血管和肿瘤微环境正常化，使得血管结构变得规则，改善血液灌注及组织缺氧，使化疗药物更容易进入肿瘤细胞，且增强了肿瘤组织对放射治疗的敏感性。作者认为肝癌作为一种富有血管的恶性实体瘤，是一种血管生成依赖性疾病，血管生成在肝癌的生长与转移过程中起重要作用，栓塞后造成的局部乏氧环境又刺激肿瘤新生血管的形成，栓塞不能彻底杀灭肿瘤。所以人们尝试将抗血管药物用于肝癌的治疗，寄希望抗血管生成药物能抑制肿瘤血管新生，从而提高肝癌治疗的疗效，改善患者远期生存。

一、贝伐单抗

Ang 等体外试验证实，在肝癌进展的各阶段，癌组织内血管内皮细胞增生活跃、细胞表面的 VEGF 受体分子表达明显上调，肝癌组织中 VEGF 和微血管密度（MVD）均显著升高，作者综合大量文献认为，VEGF 在肝癌的生长及转移过程中扮演了重要的角色，且癌组织中 VEGF 的高表达多预示患者预后较差。VEGF 是一种特异性地作用于血管内皮细胞己糖的多功能蛋白，VEGF 与其受体结合后可释放各种生长因子及细胞因子，能够诱导肿瘤微血管形成，并且可促进肿瘤的侵袭与转移，因此 VEGF 表达与肿瘤的转移复发及预后密切相关。综上，以 VEGF 及其受体作用途径中的任一环节为靶点,阻断 VEGF 对肿瘤血管生成的作用,减少 MVD 生成,从而实现抑制肿瘤生长和转移的目的,这点已经得到了肯定。贝伐单抗作为一种重组的人类单克隆 IgG 抗体,能结合到 VEGF 配合基,通过阻断 VEGFR-1 和 VEGFR-2 的 VEGF 信号,抑制人类血管内皮生长因子的生物学活性,使血管生成受阻,使肿瘤组织无法获得生长所需的氧和其他营养而停止生长,另外它还可能使肿瘤血管渗漏正常化,已作为治疗肝癌的单一药剂进行研究。Schwartz JD 等报道了贝伐单抗治疗一些经过筛选的没有转移或门静脉侵犯的 HCC 患者比较安全,有轻微疗效,并且肝癌的动脉血流明显减少,血液中 VEGF 的水平明显降低。Boige V 等报道贝伐单抗治疗最主要的毒副反应为乏力和出血。

贝伐单抗联合其他靶向药物治疗肝癌的研究也在逐步增多。其中联合厄洛替尼的研究较多。贝伐单抗与厄洛替尼联合治疗晚期 HCC 并没有显示出明显优势。

二、恩度

内皮抑制素是 1997 年从小鼠内皮瘤细胞系 EOMA 的培养液中分离提取到的一种能特异性抑制血管内皮细胞增殖和迁移的蛋白,具有明显的抑制血管内皮细胞增殖和迁移的作用,并且能引起血管内皮细胞的细胞生长周期阻滞和凋亡,从而达到能抑制肿瘤的生长和转移的疗效,其抑制功能对血管内皮细胞具有特异性。而恶性肿瘤的治疗可以通过抑制新生小血管生长来实现,因此,内皮抑制素可用于恶性肿瘤的治疗。重组人血管内皮抑制素注射液(恩度),被视为抗肿瘤血管治疗最有价值的药物之一。恩度对多种肿瘤具有疗效,它主要作用于血管内皮生成因子的受体(KDR),阻止血管内皮生成因子(VEGF)与内皮细胞结合,并通过改变血管生成调节因子的平衡关系,发挥抗血管生成作用,同时抑制已生成的肿瘤血管,诱导其凋亡,可间接导致肿瘤休眠或退缩,从而遏制肿瘤的生长与转移。

近几年来,国内外研究恩度治疗原发性肝癌往往联合化疗,而非单药。而恩度作为强有效的血管生成抑制剂,作者综合国内外资料认为:恩度能抑制 TACE 术后血管生成因子 VEGF 的产生,从而减少肿瘤的血供,提高 TACE 的疗效;对动脉内恩度联合 TACE 治疗原发性肝癌前后 CT 灌注参数的变化进行了探讨,通过比较肝癌患者 TACE 前后 CT 灌注参数的变化,说明恩度对肿瘤血管生成有一定的抑制作用;通过对 TACE 联合与不联合恩度术后 VEGF 和微血管密度(MVD)的观察,证实了 TACE 能够减少 HCC 组织内已生成的血管数量,影响 VEGF 分泌,促进病灶内新生血管生成;TACE 术中栓塞加用恩度能够有效地降低 HCC 组织中 MVD 和 VEGF 表达,增加 TACE 抗肿瘤血管生成的效果,这与 Bao 等的观点是一致的。以上临床研究表明,联合恩度能有效抑制肝癌治疗后缺血缺氧引起的血管内皮生长因子水平的升高,抑制肿瘤血管生成,减少肿瘤血供,从而增加 TACE 的疗效。因此,恩度联合 TACE 成为肝癌临床研究的热点。

作者认为,采用恩度肝动脉灌注联合介入化疗栓塞治疗中晚期肝癌,患者生活质量及近期疗效提升明显,甲胎蛋白转阴率亦有明显改善,而治疗相关副作用不大。虽然恩度联合 TACE 的疗效已被肯定,但文献中恩度的使用方法有所不同,目前主要的使用方法分别为长周期的静脉滴注及肝动脉直接灌注,这两种方法对 PHC 的复发和转移均有一定的抑制作用。在 Bao 等的研究中,无论恩度是静脉给药还是动脉给药,恩度联合 TACE 患者介入术后 VEGF 和 MVD 均显著低于未使用恩度组患者 TACE 术后 VEGF 和 MVD 水平($P<0.05$)。作者为明确两种给药方法的效果,综合国内外文献认为,TACE+动脉用恩度组与 TACE+静脉用恩度组相比;从 OS 看,静脉用恩度获益似乎更大。除了联合介入动脉化疗外,恩度联合静脉化疗治疗肝癌的文献也有报道。杨云峰等体外试验表明恩度联合静脉顺铂可降低肝癌肺转移组织的血管生成,降低肺转移的发生率。结论认为,恩度联合化疗治疗晚期肝癌具有一定治疗作用,与单纯化疗相比能改善晚期肝癌患者的生存质量,不增加化疗毒副反应,患者耐受性好。Meng 等证实,恩度联合吉西他滨治疗晚期肝细胞癌安全有效,值得临床推广应用。

作者综合国内外文献的临床试验证实,恩度不仅可抑制肿瘤血管生成,还可以使已存在的肿瘤血管正常化,即重塑肿瘤血管结构,降低组织间压,改善组织乏氧,并表现出给药一周内出现的"血管正常化窗口期",如在窗口期内给予化疗药物,可使化疗药物更容易进入肿瘤细胞,增加化疗药物的疗效;如在窗口期内给予放疗,则可增强放疗敏感性,效果更好。因此,除与化疗联合外,人们希望通过恩度与放疗的联合来提高放疗的疗效。目前尚无临床研究证实恩度联合放疗在肝癌中的疗效及联合的最佳时机。基于放射治疗在肝癌治疗中的地位逐渐受到认可,需要相关临床研究进一步证实恩度联合放疗在肝癌中的疗效。

三、沙利度胺(Thalidomide)

沙利度胺又称反应停,体内及体外试验发现沙利度胺有免疫调节、抑制肿瘤新生血管生成、抑制肿瘤坏死因子等作用,在治疗多发性骨髓瘤中取得了良好疗效,FDA已批准其用于该病的一线治疗,在前列腺癌、恶性神经胶质瘤、小细胞肺癌、肾癌、肝癌等恶性实体瘤的治疗也取得了一些新的进展,在临床应用上,沙利度胺无论是单药还是与TACE、放疗等联合治疗均取得了一定的疗效,且有廉价、毒副反应低的优点。目前,沙利度胺治疗肝癌的对象主要集中在进展期、不能手术的、栓塞治疗失败的、复发转移的肝癌患者。

1.沙利度胺

单药沙利度胺治疗晚期进展期肝癌的研究多为Ⅱ期临床试验。Lin AY等用单药沙利度胺治疗不能手术的晚期肝癌患者,剂量从200mg/d开始加量直至800mg/d或患者能耐受的剂量为止,结果中位剂量为300mg/d,中位生存期为123天,最常见的毒副作用是乏力(81%)和嗜睡(62%),无其他明显的毒副作用。所以,单药沙利度胺治疗晚期肝癌是有效且安全的,治疗剂量不宜太高,以300~400mg/d为宜。

2.沙利度胺联合 TACE

由于单药沙利度胺治疗肝癌的疗效有限,人们开始尝试沙利度胺与化疗的联合治疗,尤其是TACE。Goldenberg等对56例HCC患者用沙利度胺治疗,开始剂量为200mg/d,并按患者耐受药量情况逐步增减,治疗28天后停用沙利度胺,继之接受TACE治疗,以后再口服沙利度胺,其中42例接受TACE,24例维持口服。沙利度胺200mg/d,其中18例在TACE

之前增至250~500mg/d。结果发现:

(1)肝功能轻微损伤者,开始沙利度胺剂量为200mg/d,能耐受。

(2)当剂量逐步增加>200mg/d时常需减少剂量。

(3)在TACE以后常需减少沙利度胺剂量,一些患者仅耐受50~150mg/d。

该研究认为肝功能轻度损伤者开始沙利度胺剂量应为200mg/d,如果原剂量增至>200mg/d,在随后治疗中通常要减少剂量,尤其在TACE以后更要减少,常用剂量仅为50~150mg/d,作为维持治疗。

作者综合国内外资料认为,TACE治疗肝癌会导致身体免疫力下降,介入治疗后1个月其CD4$^+$/CD8$^+$、NK细胞水平明显偏低,而TACE联合沙利度胺治疗却能使CD4$^+$/CD8$^+$、NK细胞水平恢复正常,说明沙利度胺可以改善经TACE治疗后的肝癌患者细胞免疫功能受抑制状态,增强身体的特异性和非特异性细胞免疫功能。总之,TACE联合沙利度胺治疗对不能切除的肝癌患者目前仍处于起步阶段,初期结果表明可以降低VEGF的表达及减少肿瘤内血流,降低AFP值,提高患者免疫力,但目前还未观察到对生存期的影响。

3.沙利度胺联合放疗

该药与放射治疗联合取得了较好的疗效。Hsu等报道用适形放疗联合沙利度胺治疗121例进展期肝癌患者,放疗总剂量为45~75Gy;109例联合口服沙利度胺200mg/d,8例为300mg/d,4例为400mg/d。结果总的有效率为61%,1、2年生存率分别为60%和44.6%,该研究认为适形放疗联合沙利度胺能提高疗效,原因可能是联用沙利度胺能抑制肿瘤生长、增强放疗局部控制肿瘤的作用和控制远处转移等。但Chang等认为,在放疗基础上加上沙利度胺并不优于单纯放疗,患者并没有获益更多。综上所述,沙利度胺单药治疗进展期肝癌已经取得了一定的疗效;沙利度胺与放疗相结合治疗进展期肝癌取得可喜的成绩。联合治疗能否延长生存期值得进一步观察。遂有必要继续探索沙利度胺与放疗相结合的综合治疗模式。随着各项工作的深入开展,沙利度胺等血管生成抑制剂可能成为肝癌的治疗的一条有效途径。

四、雷莫芦单抗

雷莫芦单抗是一种对 VEGFR-2 高度亲和的人源化 lgG-1 单克隆抗体,可阻断 VEGF 的活化。美国 FDA 已批准雷莫芦单抗用于进展期胃癌,展现出良好的肝癌治疗前景,目前,雷莫芦单抗的疗效与安全性正在接受更大规模临床试验的检验。

第4节　mTOR 信号传导通路抑制剂

mTOR 是一种非典型丝氨酸/苏氨酸蛋白激酶,属于磷酸肌醇激酶相关蛋白激酶家族成员。mTOR 以 mTORC1 和 mTORC2 两种复合物形式存在。mTORC1 受激素、生长因子、营养、能量和应激等多种信号刺激激活, 对西罗莫司敏感并能受其抑制;mTORC1 作为 P13K/Akt 信号通路的下游分子能被 p-Akt 磷酸化激活, 因此常以 P13K/Akt/mTOR 信号通路的形式发挥作用。mTORC1 被激活后进一步磷酸化下游信号分子 40S 核糖体蛋白激酶和真核细胞翻译起始因子 4E 结合蛋白,继而调控细胞生长、分化、增殖、迁移和存活等过程。近年来的研究表明,mTORC1 活化及其下游信号通路的激活在肝癌等多种恶性肿瘤的发生、发展中发挥着广泛而重要的调控作用,多数文献中提及 mTOR 即指 mTORC1。

尽管 mTOR 信号通路调控肝癌各种生物学行为的具体分子机制尚待进一步研究,但可以肯定的是靶向性抑制 mTOR 信号通路是一个有巨大临床前景的抗肝癌治疗方向,mTOR 抑制剂与其他抗肿瘤药物的联合使用是提高 mTOR 抑制剂抗肝癌效果并减轻其副作用的有效策略。将来的研究方向主要有 3 个:

(1)进一步优化 mTOR 抑制剂的分子结构,筛选出能高效杀伤肿瘤细胞而对身体的副作用特别是免疫抑制作用较低的新型 mTOR 抑制剂。非常值得关注的是,科研人员已经研发出 P13K/HlTOR 双重抑制剂(如 NVP-BEZ235),临床前试验已经显示了其显著的体内外抗肝癌作用。

(2)阐明身体对 mTOR 抑制剂产生抵抗性的机制,特别是反馈性激活 Akt 的机制,为抑制抵抗性产生提供理论基础和实践指导。

(3)在前面两方面工作的基础上,不断探索更为高效、低副作用的联合用药策略,最终达到最优抗肝癌治疗效果。

第5节　多靶点、多激酶抑制剂

一、索拉非尼

索拉非尼是目前唯一被认可治疗肝细胞癌的靶向药物,它是一种口服多靶点、多激酶抑制剂,既可通过抑制血管内皮生长因子受体(VEGFR)和血小板源性生长因子受体(PDGFR)阻断肿瘤血管生成,又可通过阻断 Raf/MEK/ERK 信号传导通路抑制肿瘤细胞增殖,从而发挥抗肿瘤细胞增殖和抗血管生成的双重作用。作者综合国内外资料在欧美国家以及其后在以我国为主的亚太地区进行的两项大规模、多中心、随机、双盲、对照治疗 HCC 的 Ⅲ 期临床试验表明,索拉非尼能使晚期 HCC 患者的中位生存期(OS)分别延长 44% 和 47%,进展时间(TTP)分别延长 74% 和 73%。

在用索拉非尼治疗肝癌时,仅适用于治疗无法手术切除或远处转移的肝癌,不包括手术切除后具有复发高危因素的早期及中期患者。

随着对晚期肝癌靶向治疗的临床实践和肝癌微转移的认识,索拉非尼用于肝癌靶向治疗的适应范围不断扩展。索拉非尼对 HCC 治疗的临床研究也进一步深入。

(1)与其他抗肿瘤治疗药物的综合应用,包括与化学治疗药物(阿霉素、氟尿嘧啶、替加氟、卡培他滨、GEMOX、XELOX 等)或与其他分子靶向药物(厄洛替尼等)联合治疗晚期 HCC。

(2)与局部区域治疗,如肝动脉常规化学治疗栓塞、药物洗脱微球栓塞(DEB-TACE)或放疗等各种联合方案治疗中、晚期 HCC。

(3)肝移植、肝切除术后或局部消融术等根治术后辅助治疗预防肿瘤复发。

多数学者认为,外科手术切除、肝移植、射频消融治疗都属于局部治疗,联合索拉非尼全身性治疗有助于改善肝癌治疗效果。

肝癌根治术后辅助治疗可预防复发。肝癌肝移植术后肿瘤复发是制约患者长期生存的关键因素。符合 UCSF 标准患者肝移植术后无瘤生存率高。但由于国内肝癌早期筛查率低,患者因腹部不适就诊时肿瘤已进入中、晚期。因此,国内肝移植患者超出 UCSF 标准者比例较大,肿瘤复发风险高。肝移植术后复发肝癌生长迅速,并且为多中心、甚至多脏器转移,寻找一种合适的预防肿瘤复发的方案成为临床亟待解决的问题。目前索拉非尼在预防肝移植术后肿瘤复发中的疗效越来越受到关注。

用索拉非尼来预防所有类型肝癌的复发与转移是很困难的。未来应该研究索拉非尼的分子标志物,以此筛选出可能有效的患者。

二、索拉非尼联合其他方法治疗中、晚期肝癌

鉴于索拉非尼单药在肝癌中体现出的显著抗癌活性,关于索拉非尼联合其他抗肿瘤治疗的研究越来越多,下面将索拉非尼联合其他抗肿瘤治疗方案进展情况进行逐一介绍。

1.索拉非尼联合 TACE

TACE 术后复发率高, 这是因为 TACE 术后血清中的 VEGF 会出现明显的上升,而 VEGF 介导的血管再生作用与肿瘤转移灶的出现密切相关。而索拉非尼可有效抑制肿瘤血管再生。目前研究认为,对于接受 TACE 等局部治疗后疾病进展的肝癌患者,索拉非尼依然有效;其证实了患者接受 TACE 治疗后口服索拉非尼,其血清中的 VEGF 上升可被有效抑制(术前 93ng/L,术后 67ng/L)。近年来,索拉非尼联合 TACE 备受关注。

2.索拉非尼联合静脉化疗

基于单药阿霉素及索拉非尼各自在肝癌中的疗效,将索拉非尼与阿霉素联合治疗肝癌,治疗方案:阿霉素 $60mg/m^2$,第 1 天,3 周重复 1 次,共 6 个周期,同时索拉非尼于第 4 天开始服用,400mg,2 次/日,疗效比阿霉素单药好,主要的毒副作用为中性粒细胞减少(61%)和腹泻(17%),该研究显示联合方案具有一定的抗癌活性。综上所述,临床研究均提示索拉非尼联合其他抗肿瘤治疗可能进一步改善患者生存,值得进一步研究及临床推广。

3.索拉非尼联合其他靶向药物

由于单一分子靶向药物的疗效有限,且进展期癌的异质性非常高,因此,具有协同作用的多药或多种治疗手段联合可以改善预后,并可能降低单药应用剂量过大的副作用。基于索拉非尼对 HCC 的治疗效用,目前大部分研究集中于其他分子靶向药物与索拉非尼的联合应用,但目前仍没有“1+1>2”的效果出现,而且联合多种分子靶向药物的耐受性较单药应用更差。Ⅲ期临床研究提示索拉非尼联合厄洛替尼并没有较索拉非尼单药使患者获益更多[93]。目前,索拉非尼联合其他靶向药物并没有明显突破。

鉴于恩度与索拉非尼都有抗血管生成的作用,且既往已有研究证实恩度联合 TACE 或者索拉非尼联合 TACE 治疗肝癌的临床疗效。作者应用恩度及索拉非尼与 TACE 联合治疗肝癌,与常规 TACE 给药方式进行对比, 恩度组 TACE 术后血清低氧诱导因子 1α(HIF-1α)及 VEGF 均较术前降低,ORR 达 86.7%,明

显高于对照组(40%);两组在骨髓抑制、肝功能损害、腹泻、心肌缺血等方面发生率相仿。因此认为,恩度及索拉非尼与TACE联合方案可抑制术后肿瘤血管新生,从而提高TACE的疗效,且毒副作用可耐受。但对于心血管疾病未控制者,使用恩度及索拉非尼时应谨慎和严密观察,出现相关不良反应时,需积极对症处理。

4.索拉非尼联合放疗

索拉非尼与放射治疗联合可起到放射增敏的作用。由于放射治疗能够使肿瘤缩小,降低肿瘤的负荷,从而使肿瘤分泌VEGF、PDGF较少,表现为患者的VEGF、PDGF水平降低,达到治疗的目的。综合国内外文献结论认为,索拉非尼联合射波刀治疗可延长无法手术切除的肝细胞癌患者的总生存期,能有效抑制局部肿瘤生长,同时联合治疗的耐受性良好。值得进一步思考的是,应用索拉非尼联合射波刀抗肿瘤能使局部肿瘤进行性缩小,那么这种综合治疗是否存在协同作用。其次,尽管联合治疗使局部肿瘤体积减小,但仍然无法抑制肿瘤的远处转移和播散。再次,射波刀是否为以索拉非尼为基础的综合治疗中的最佳选择。综上所述,索拉非尼在控制肝癌的肿瘤增殖、预防和延缓复发转移等方面具有独特的优势,与传统的细胞毒化疗药物相比,不良反应更少,疗效更确切。循证医学证据已充分证明索拉非尼可以延长晚期肝癌患者的总生存期,且联合其他治疗药物或方法有可能取得更好的效果,可以给患者提供更多、更好的治疗选择。

三、舒尼替尼(Sunitinib)

舒尼替尼是多靶点作用的小分子酪氨酸激酶受体抑制剂,主要作用于VEGFR1-3的酪氨酸激酶受体、PDGFR-a、PDGFR-b、FLT3、c-Kit等多种肿瘤分子受体,通过破坏信号传导来抑制肿瘤细胞分裂和生长。与索拉非尼作用相似,两者均为多靶点抑制剂,现已被尝试用于治疗晚期HCC。

四、拉帕替尼(Lapatinib)

拉帕替尼是一种可逆的酪氨酸激酶抑制剂,能够同时有效地抑制EGFR和her-2酪氨酸激酶活性,起到抑制肿瘤细胞生长的作用。目前,一项甲磺酸拉帕替尼对晚期肝细胞癌的安全性、有效性的Ⅲ临床研究正在招募中。

五、布利伐尼(Brivanib)

布利伐尼主要靶向FGFR1、FGFR2、FGFR3和VEGFR2、VEGFR3,较索拉非尼有更强的抑制血管生成的作用。但在目前资料中布利伐尼组的毒副反应发生率更高。因此,并不主张其替代索拉非尼作为一线治疗药物。对于不耐受索拉非尼的患者,布利伐尼可作为二线药物。

六、瑞格非尼(Regorafenib)

瑞格非尼,又名氟-索拉非尼,是以索拉非尼为基础合成的效力更强的口服TKI,主要靶向VEGFR1-3、TIE2、c-kit、Ret、BRAF、PDGFR和FGFR。Bruix等认为瑞格非尼比索拉非尼具有更强的靶向抑制作用,Ⅱ期研究显示,对接受过索拉非尼一线治疗后出现疾病进展的HCC患者,再给予瑞格非尼160mg,1次/日,持续3周,间隔1周的循环用药,疾病控制率为69%,中位PFS为4.3个月,中位OS为13.8个月,3个月总存活率为88%,6个月总存活率为79%,主要不良反应与索拉非尼类似,提示其可用于索拉非尼治疗后疾病进展的后续治疗,有关瑞格非尼用于接受过索拉非尼治疗无效的肝细胞癌患者的一项随机、双盲、安慰剂对照、多中心的Ⅲ期临床研究正在进行中。由于以上分子靶向药物治疗的效果仍然有限,总生存时间仅为9~10个月。因此,开发新的分子靶向药物势在必行。目前,一些新的药物已表现出一定的治疗作用,可能为未来分子靶向药物治疗带来更广的应用前景。

七、乐伐替尼(Lenvatinib)

乐伐替尼是日本卫材株式会社Eisai研发的一种甲状腺癌药物,药品代码E7080,属口服多受体酪氨酸激酶抑制剂,可抑制血管内皮生长因子受体VEGFR1、VEGFR2(KDR)和VEGFR3(FLT4)的激酶活性,还可抑制牵连其他RTK病理性血管生成、肿瘤生长以及癌进展,除了它们的正常细胞功能,包括纤维母细胞生长因子受体 FGFR1、FGFR2、FGFR3 和 FGFR4；血小板衍生生长因子受体 α、KIT 和 RET。

REFLECT 研究是一项随机、阳性药对照、开放性、非劣效的全球多中心 III 期临床研究，旨在研究乐伐替尼的效果是否不低于索拉非尼，主要研究终点为 OS。结果显示，乐伐替尼的中位 OS 为 13.6 个月，索拉非尼为 12.3 个月，没有统计学差异；乐伐替尼的中位 PFS 为 7.4 个月，优于索拉非尼的 3.7 个月；乐伐替尼的中位 TTP 为 8.9 个月，优于索拉非尼的 3.7 个月；乐伐替尼的 ORR 为 24.1%，优于索拉非尼的 9.2%。不良事件方面，乐伐替尼相对较高，总体上差异不大，都可以耐受。在中国的亚组分析显示，乐伐替尼治疗的中位 OS 显著提高（15.0 个月对比 10.2 个月）；同时，中位 PFS、TTP 和 ORR 方面，具有临床意义上的改善。乐伐替尼安全性可控。以上研究结果表明，乐伐替尼在全球范围内将是不可切除肝癌患者潜在的治疗方案。

八、卡博替尼(Cabozantinib)

卡博替尼的药品代号是 XL184。其主要抑制 RET、MET、VEGFR-1、VEGFR-2、VEGFR-3、KIT、TRKB、FMS、FLT-3、FLT-2 的酪氨酸激酶活性，这个已经被批准用于甲状腺癌和胃癌的药物几乎出现在所有晚期癌症的临床研究中，已有的研究数据显示，该药物可以使 5% 的肝癌患者肿瘤缩小，使 66% 的肝癌患者肿瘤不再增大。目前，针对卡博替尼治疗肝癌的大型临床研究正在开展，结果值得期待。

第6节　结论

原发性肝癌的病因复杂，预后差，尤其是进展期肝癌。分子生物学的发展使我们对肝癌的发病机制有了更深层次的认识，研究者们认为异常的信号传导通路与肝癌的发生、发展密切相关。索拉非尼的出现标志着肝癌分子靶向治疗时代的到来。分子靶向治疗逐渐成为肝癌治疗研究的重要领域。靶向药物不仅可抑制血管生成因子，而且可抑制其他关键的促血管生成因子，如 FGFR、c-met。分子靶向药物针对性强且毒性小，有望进一步提高肝癌治疗的疗效，为肝癌患者带来新的希望，是一类极具发展前景的抗癌药物。近年，晚期肝癌的分子靶向治疗取得了较大的进步，但是，索拉非尼是目前为止唯一被 FDA 批准用于肝癌的靶向药物。几种新的靶向药物前景较好，有希望提高肝癌患者的治疗疗效，改善患者生存。然而，肝癌对许多靶向药物耐药，这成为肝癌靶向治疗的重要挑战。靶向药物联合化疗药物或其他靶向药物可能提供了克服对靶向药物耐药的机会，这需要进一步深入研究。

随着临床研究的深入，靶向药物可对已失去手术机会、不适于局部治疗的晚期肝癌患者提供更多有效的治疗手段，且在晚期 HCC 的应用前景很大。但目前大样本的临床试验尚少，仍需在临床实践中进一步检验疗效。如何在治疗前检测肝癌患者靶点表达和突变，如何个体化选择药物，都需要进一步研究。另外，分子靶向药物在肝癌治疗中应用的研究除在不同环境下评估靶向药物的疗效外（如作为晚期一线、二线治疗、辅助治疗、新辅助治疗方案），还要寻求新的研究方向。由于肿瘤细胞中信号传导是一个复合的、多因素交叉的蛋白网络系统，只切断一个靶点的治疗方法显然是不全面的。因此，寻找新的有效治疗靶点、多分子、多通路靶点药物联合治疗、针对同一信息传导通路的接收器及其下游传导通路进行合并治疗、针对可能与分子靶向治疗耐药性有关信息传导通路设计靶点药物、不同分子靶向药物之间互相联合成为 HCC 靶向治疗的新方向。总体而言，目前除了索拉非尼广泛应用于临床外，其他药物仍在临床研究阶段，肝癌靶向治疗的研究仍然任重而道远。

（冯林春　李玉）

第 17 章

放射生物学

第1节　放射治疗的生物学基础

一、放射线对生物体的作用

放射线对生物体的作用分为直接和间接作用。前者主要是射线作用于细胞的 DNA 后产生的作用,而后者则主要是射线与生物体内的 H_2O 分子发生反应后产生的自由基对细胞的损伤作用。

二、细胞对放射线的反应

1.放射生物学中细胞存活的定义

一般对于已分化成熟不再分裂的细胞,如神经细胞、肌肉细胞及各种内分泌细胞,只要丧失其特定功能便可认为死亡。但对增殖性细胞,如造血干细胞、肿瘤细胞或离体培养细胞,只有在其丧失完整的增殖能力(即失去持续增殖能力)时方可认为死亡。放射生物学规定,鉴别细胞存活的唯一标准是照射细胞是否保留无限增殖的能力。受放射线照射后细胞失去持续分裂增殖能力的死亡被称为"增殖性死亡"。

放射生物学中的细胞存活指标是通过测定离体培养细胞的集落生长能力或体内肿瘤细胞的生长能力,从而对放疗疗效进行定量分析。从一定意上讲,只有使肿瘤细胞发生增殖性死亡,即不再拥有无限分裂的克隆源性细胞,才能达到根治的目的。

2.细胞对放射线的敏感性

处于不同增殖周期时相的细胞对放射线(本书指目前常规应用于临床的光子及电子线)的敏感性是不同的。大部分哺乳动物细胞在 G2/M 期最敏感,在 S 期最不敏感。S 期和 G2/M 期之间细胞放射敏感性的差别甚至比含氧与乏氧细胞间的差别还大。

第 2 节 放射损伤及修复

一、亚致死损伤及其修复

亚致死损伤是细胞受到照射后,在一定时间内能完全修复的损伤。亚致死损伤的修复通常进行得很快,照射后 1 小时即可出现,4~8 小时内完成。亚致死损伤的修复与很多因素有关,如射线性质、细胞氧合状况以及细胞所处的增殖周期时相等。修复时间的长短因细胞类型的不同而有所差异。

二、潜在致死损伤及其修复

潜在致死损伤是一种处于亚致死损伤和致死损伤之间、受细胞所处环境或条件影响很大、可向两极转变的损伤类型。当相应的修复条件或环境不存在时,细胞将死亡。潜在致死损伤的修复起到增加细胞存活率的作用,包括大部分肿瘤细胞。此外,在晚反应正常组织中,也有足够的时间进行此修复。潜在致死损伤的修复不仅在照射后最初几小时能观察到,在某些晚反应正常组织中甚至在几周或几个月后还可观察到。

潜在致死损伤修复在临床放射治疗中很重要,研究提示,某些放射耐受的肿瘤可能与它们具有较为充分的潜在致死损伤修复机制有关。

三、肿瘤和正常组织放射损伤后修复的特点

肿瘤和正常组织都有修复损伤的能力,但由于正常组织有自我稳定控制系统,因此受到照射后的恢复及生长情况与肿瘤组织有很大差异,其特点如下。

(1)正常组织受照射后细胞增殖周期的恢复较肿瘤组织快。

(2)虽然肿瘤受照射后可能有暂时的加速生长,但此生长速度比不上正常组织为补充损伤而出现的增殖加速。

(3)肿瘤细胞群内的生长比例原先就较正常组织高,处于细胞周期的活性细胞数量大,受到致死损伤的细胞比例较正常组织大,受到其他损伤的比例也较正常组织大。

(4)正常组织的修复能力较肿瘤组织快而且完整,因而在两次照射间的间歇期间损伤得到较好的修复,在下一次照射之前,正常组织可基本恢复到正常状态,但肿瘤组织的恢复极差。所以,在分次照射的过程中,两种组织的放射效应逐渐表现出差异,从而达到在杀灭肿瘤细胞的同时保护正常组织的目的。

第 3 节 分次照射的生物学原理(4R)

应用分次照射的目的是为了更好地杀灭肿瘤,同时减轻正常组织的损伤。而分次照射中的"4R"是分次照射的放射生物学的理论基础。最近,甚至有学者提议在"4R"之外加入第五个"R"(Radiosensitivity),以反映不同个体之间正常组织及肿瘤组织放射敏感性的差异。

一、Repair:放射损伤的再修复

其主要是指亚致死损伤的修复(需要 2~6 小时)。细胞亚致死损伤的修复能力反映在存活曲线上即为起始部分肩部的宽窄,修复能力越强肩部越宽。低剂

量率连续照射,如近距离治疗时,细胞或组织亚致死损伤的修复能力最强。另外,不同组织的亚致死损伤修复能力各异,晚反应组织较早反应组织的能力强。其结果是分次剂量对晚反应组织的作用大于早反应组织,即晚反应组织随每分次剂量的增加所需的等效剂量较早反应组织大。因而,降低分次剂量对晚反应组织的保护作用较大,而增大分次剂量则对晚反应组织的损伤作用较大;即两个不同的分次治疗方案得到相同的急性反应,其中一个分次剂量较小,另外一个较大,则大分次剂量方案的晚期反应更为严重。

除增殖慢的肿瘤外,持续较低分次剂量照射方案可使晚反应组织较早反应组织及肿瘤受到较小损伤,从而可能得到治疗收益。如在超分割放疗中,每日 2 次间隔至少 6 小时的照射,每次剂量大于 1Gy,晚反应组织在 2 次照射间期完全修复,每日等效剂量仍为 2Gy,但早反应组织及肿瘤的等效剂量>2Gy。

二、Redistrubution:肿瘤内细胞增殖周期的再分布

肿瘤受到一次常规剂量照射后,选择性地杀死处于细胞周期敏感时相的细胞,照射前非同步化的细胞群体相对同步化为抗拒放疗的细胞群体。但照射后肿瘤内细胞的增殖有很大的变化,导致部分同步化的细胞群体又很快成为非同步化的混合体;结果随着治疗次数的增加而变化,如果处于敏感时相的存活细胞比例高于放疗初始期,则再分布起到自身增敏的作用。在非增殖性细胞群体内,这种自身增敏不会发生。因而,分次照射可以提高治疗比,同时又不会影响正常晚反应组织内的非增殖性细胞。但是,如果在下一次照射时处于抗拒时相的肿瘤细胞较多,则反而会影响放射线的杀灭作用。所以,分次照射中肿瘤内细胞增殖周期再分布的因素尚待深入研究。

三、Repopulation 或 Regeneration:肿瘤和正常组织的再群体化或再增殖

受照射正常组织内再群体化的启动时间和该组织表达损伤的时间相平行。不同组织间细胞耗尽所需的时间差异很大。正常组织的早期反应在放疗的暂停期间或治疗结束后愈合得很快。在总疗程时间≥5 周时,大部分早反应组织均有一定程度的再群体化;而晚反应组织由于其生物学特性,一般认为在疗程中不发生再群体化。分次照射后,不同组织间最大的反应差异基于它们再群体化动力学的差异。此差异在正常组织和肿瘤间更为显著。照射以后可启动肿瘤内存活的克隆源细胞(肿瘤干细胞),导致治疗后期比照射以前分裂得更快,被称为加速再群体化。

总治疗时间的延长因为肿瘤再群体化的因素会影响疗效,Fowler 及 Lindstrom 发现放疗时间每延长一周局部控制率降低 12%,这在头颈部鳞癌、膀胱癌、皮肤癌、黑色素瘤等较显著,因而对增殖快的肿瘤有必要进行加速治疗。

四、Reoxygenation:肿瘤细胞的再氧合

肿瘤直径小于 1mm 时,没有乏氧细胞。随着体积的增大,由于肿瘤内血管结构及分布的异常,其内部开始出现乏氧坏死区域。肿瘤组织中的血管生长异常,内皮及基底膜不完整。正常组织氧分压一般在 10~80mmHg,而在肿瘤组织内常常存在低于 5mmHg 的区域。在乏氧和有氧状况下获得相同生物学效应所要的放射剂量之比叫作氧增强比(OER),光子射线的 OER 为 3,即与照射有氧细胞相比针对乏氧细胞需要给予 3 倍的剂量才能达到相同的疗效。所以乏氧细胞的存在是影响肿瘤放疗效果的一大障碍。肿瘤对单次大剂量放疗的反应取决于其内部乏氧细胞的比例。只要存在乏氧的肿瘤干细胞,即使比例很低,单次大剂量放疗也无法达到根治的疗效。一般情况下,肿瘤内约 20%的干细胞处于乏氧状态。一次足够剂量的照射后,氧合好的敏感细胞被杀灭,而对放射线抗拒的乏氧细胞仍存活;所以在照射刚刚结束时,乏氧细胞比例显著上升。但随着时间的推移,氧分子进入细胞内,细胞从乏氧状态转为有氧状态,乏氧细胞比例下降至照射前水平,甚至低于照射前水平。乏氧细胞再氧合的时间可以很快,一般肿瘤内乏氧细胞比例超过 24 小时就可以恢复到照射前水平。乏氧细胞向氧合细胞的转化比例取决于被杀灭的氧合细胞数量及肿瘤体积缩小的程度。而后者又取决于照射剂量的大小及死亡细胞的丢失程度。

分次照射中的再氧合效应实际上是对肿瘤组织的相对增敏。因为正常组织的血供很好,基本上没有因为再氧合而在损伤方面受到什么影响;而对于肿瘤

组织,与受到单次或很少数次大剂量照射相比,常规分次照射期间由于有再氧合效应而使肿瘤获得治疗增益。

第4节　剂量率效应

一、剂量率

剂量率是决定放疗生物学后果的主要因素之一。目前,可将剂量率分为 4 个范围。

1.超高剂量率

其用 ns 或 μs 计算的脉冲照射,在 $10^9 \sim 10^{12}$ Gy/min 范围内,主要应用于试验研究。

2.高剂量率

其为 $1 \sim 10$ Gy/min, 是目前一般外照射放疗和后装近距离放疗所采用的剂量率。

3.低剂量率

其在 $10^{-3} \sim 10^{-1}$ Gy/min 或 $0.1 \sim 1$ Gy/h 范围内, 常用于组织间或腔内近距离照射。

4.极低剂量率

用于连续照射的放射生物学试验,可以长达几周、几个月,甚至几年。

二、剂量率效应的临床应用

放疗中经典的剂量率效应是延长照射时间,在治

疗过程中发生了亚致死损伤的修复。目前近距离放疗有低剂量率和高剂量率治疗两种方式。

1.低剂量率(LDR)近距离放疗

早期的经典治疗系统为低剂量率近距离放疗,主要具有 3 个特点:

(1)放射源位于肿瘤内或靠近肿瘤,可以获得理想的剂量分布;

(2)在低剂量率持续照射过程中,发生了亚致死损伤的修复以及乏氧肿瘤细胞的再氧合,从而可获得较高的治疗收益;

(3)通常在数天内完成照射,总治疗时间明显短于外照射放疗,可以最大限度地避免肿瘤在疗程中的再群体化。

2.高剂量率(HDR)近距离放疗

近 30 年来已广泛应用于临床。作为低剂量率近距离放疗的改良形式,以高剂量率在很短时间内(短于亚致死损伤的修复时间<1 小时)完成照射。当治疗时间长于 20 分钟时,生物学效应下降。

第5节 正常组织耐受剂量

一、正常组织耐受性与组织结构关系

我们在考虑受照射体积对正常组织耐受性的影响时,关键是对结构耐受性和功能耐受性的概念加以区别。结构耐受性取决于细胞的放射敏感性以及在限定体积内使成熟细胞群保持在临界水平以上的干细胞活力;而功能耐受性则取决于作为一个整体的器官是否能继续行使其生理功能。

受照射组织的体积对临床耐受性可能具有决定性作用,而对每单位体积组织的敏感性影响不大。如果以结构有机体对体积效应分类的话,并联组织结构的器官(如肺、肾、肝)与串联组织结构的脊髓是截然不同的。不像肺、肾、肝的耐受剂量在不同受照体积下有很大变化,5cm长脊髓的耐受剂量与20cm长脊髓的耐受剂量相差无几。串联组织结构中一个亚单位的失活便可导致整个器官功能的丧失。这种组织的放射损伤显示了双向效应,即有一个阈值剂量,低于此阈值剂量可保持正常功能,超过阈值剂量则功能丧失(如放射性脊髓病)。在这种情况下,由给定照射剂量所致的任何特定亚单位失活的概率将随受照射组织长度的增加而增大。发生并发症的风险没有一个阈值体积,而是受到非均匀性热点剂量(甚至是很小体积的剂量热点)的强烈影响。

肺、肾及肝的临床耐受性取决于受照射体积的大小。当进行全肺、全肾或全肝照射时,这三个器官均对放射线非常敏感,却可承受对小体积组织局部较高的照射剂量,这是因为它们具有很大的功能储备能力。受照射以后,只要未达到功能亚单位(FSU)数量的临界水平,就不会出现器官的功能性损伤。其含义是,存在一个照射的阈值体积,小于这个体积就不会出现功能性损伤;超过这个阈值,损伤通常表现为程度不同的反应,即随着照射剂量的增大功能性损害的严重性增加。反应的大小取决于被放射线所破坏的FSU数量。发生并发症的风险取决于在整个器官的剂量分布,而与小"热点"的存在无关。对于皮肤或黏膜来讲,其耐受性也取决于受照射体积;大面积照射导致基底干细胞缺失后,如残存的干细胞不能在表层细胞脱落前有效增殖迁移并替代死亡的表层细胞,则会导致溃疡的产生,进而导致感染等晚期并发症。调强放疗技术显著降低正常组织高剂量受照射体积的优势是以增大其低剂量受照射体积为代价的,也造成第二恶性肿瘤发生率上升的风险。

鉴于目前IMRT、SBRT等技术越来越多地被应用于临床,正常组织耐受性已不再单纯是个剂量的问题,而是与剂量的空间分布、时间-剂量分割模式、治疗时相关的临床因素(包括所采用的放疗技术)、不同的数学及生物学模型等多种复杂因素交织在一起,因而引入QUANTEC(Quantitative Analysis of Normal Tissue Effects in the Clinic)的概念。当前QUANTEC的数据还处于不断丰富的过程中。

二、肝脏的放射生物学

肝脏对放射线敏感,放射线肝病(RILD)既依赖于剂量,又依赖于受照射肝脏的体积,目前缺乏有效的治疗手段,一旦发生严重的RILD,大部分患者即发生肝衰竭而死亡。RILD通常发生在肝脏放疗后3~4个月,典型临床表现为疲乏、体重和腹围增加、肝大、无黄疸腹水及碱性磷酸酶升高。其病理生理机制为放射线至肝血窦及中央静脉内皮细胞损伤,并激活凝血级联,导致肝血窦及中央静脉内纤维蛋白累积及血栓形成,最终堵塞血管;然后红细胞凝结,进一步加重血管堵塞并降低中央区输氧能力,最终致中心干细胞萎缩和死亡,发生临床的RILD。病毒性肝炎或肝硬化会加重放射线导致的肝细胞损伤,合并出现的RILD往往不典型。

常规剂量分割模式下,全肝的耐受剂量为30Gy(5年后发生肝衰竭的风险为5%)。肝脏属于并联型器官,且具有强大的再生能力,只要控制非肿瘤区域的剂量,或保留一定体积的肝脏不被照射,即可实现肝内肿瘤靶区的高剂量放疗。转移性肝癌患者中5%

发生 RILD 的肝脏平均剂量为 37Gy,而对肝胆管癌患者则为 32Gy。但肝脏的放射耐受性受到肝功能的影响,而我国肝癌患者多合并病毒性肝炎或肝硬化,且在放疗前多接受过经动脉化疗栓塞术,所以医生要根据本单位的放疗技术、患者的肝功能情况限制非肿瘤区域的剂量。

第 6 节　等效生物剂量换算

从理论上讲,实施新的治疗模式或改变原有治疗方案应与常规治疗进行"生物剂量"等效换算,以获得良好的治疗效益并避免增加不良反应及并发症。因此,正确理解和运用"生物剂量"的概念及相关数学换算模型是非常必要的。

一、"生物剂量"的概念

自 20 世纪 30 年代开始创立和制订辐射量化标准及剂量单位以来,物理剂量学系统不断完善,使临床放射治疗、放射物理和放射生物的研究工作有了统一的标准和依据。但应注意,临床意义上的放射剂量学中的物理学含义和生物学含义有所不同,"生物剂量"与"物理剂量"是两个不同的概念,各自侧重的角度也不同。根据国际原子能委员会的定义,"生物剂量"是通过对生物体辐射的反应程度来测量的。根据 Fowler 公式,分次剂量越大,生物效应越大,尤其是在晚反应组织;反之亦然。例如,照射 1Gy 剂量时,70% 的物理剂量(0.7Gy)按 Fowler 公式计算其生物剂量是 0.742Gy,而 50% 的生物剂量则变为 0.405Gy。

此外,在比较不同治疗中心计划的优劣时所用的也是生物剂量。在做逆向调强计划设计时首先要了解危及器官及正常组织的耐受剂量,然后再设计具体的放射治疗方案。

二、放射治疗中的等效生物剂量换算模型

在放射治疗计划中有 3 个因素是应该经常被注意的:

(1)当改变常规分割放疗模式时,应计算获得等效生物学效应所需的总剂量。

(2)争取实施一个合理的剂量分割方案。

(3)比较不同的分次剂量、分次数和总治疗时间的放疗技术。

通观分次放射治疗的历史,其中曾提出过很多生物剂量换算的模型,但只有极少数模型具有实用价值,其中的线性二次模型是理论性公式,与大分次剂量–少分次治疗模式关系密切,简介如下:

线性二次模型即 LQ 模型(Linear Quadratic Model)得到更多认可的主要原因是,其可用数学手段从细胞存活曲线直接推导得出(不像 NSD 是一个纯粹的经验公式),但从它的初始公式外推到剂量和分次的临床应用公式时,有时会相差较多,容易发生错误。LQ 是一个数学模型,根据照射剂量与生物系统关系的基本机制,LQ 可以拟合比较大的剂量分割范围。

LQ 模型是 Chadwick 和 Leenhouts 于 1973 年提出的,是将 DNA 双链断裂与细胞存活联系起来的数学模型。单次剂量 D 的效应(如细胞被杀灭)可写作:

$$SF = exp(-\alpha \cdot D - \beta \cdot D^2)$$

或 $E = \alpha \cdot D + \beta \cdot D^2$

式中,SF 为细胞存活分数,E 为生物学效应,D 为照射剂量。

LQ 模型现已日趋广泛地应用于放射生物学研究及临床放疗实践中,它对近 20 年来的放射生物理论研究和临床放射治疗实践产生了重大影响。但是,临床上应用 LQ 等效公式应该注意几个基本条件:

(1)组织的等效曲线是相应靶细胞等效存活率的表达。

(2)放射损伤可分成两个主要类型:可修复损伤及不可修复损伤,而分次照射的保护作用主要来自正

常组织可修复损伤的修复。

(3)分次照射的间隔时间必须保证可修复损伤的完全修复。

(4)每次照射所产生的生物效应必须相等。

(5)整个治疗期间不存在细胞的增殖。

1.等效换算的基本公式

在以后的演进过程中,根据LQ公式推出了几种计算临床放疗等效关系换算的方法(即LQ的临床应用公式),这些方法均以相似的假设为基础。主要的等效换算原则公式有两个:

(1)1982年Barendsen推荐的外推耐受剂量(ETD)。

(2)1987年Thames和Hendry的总效应(TE)。1989年Fowler对其进行了完善,提出了生物效应剂量(BED)的概念。BED的优点是可以计算低于正常组织耐受性的效应水平,而ETD的含义是总耐受效应。

一般来说,并不清楚等效细胞存活分数,习惯上以术语"组织效应水平"——"E"来表达。等式两边除以α,得到:

$$E/\alpha=D+(\beta/\alpha)\cdot D^2$$

E/α即BED,对衡量生物效应很有用。BED是指分次数无穷多、分次剂量无穷产生等效E所需的理论剂量。因此,它也是极低剂量率连续照射所需的剂量。BED的单位是Gy。但必须注意,它不同于物理剂量。BED是对整个分次照射过程或低剂量率连续照射生物效应的测量,当分次剂量趋向于0时,BED就相当于D,即总剂量。在整个照射过程中,每一部分的BED能相加,这样即可得到总的BED。

值得一提的是,在文献中Thames的TE概念也被使用,这个公式是除以β而不是α,即得到$TE=E/\beta=D\cdot(\alpha/\beta+d)$,TE的单位是$Gy^2$,使用起来不如BED方便,但两者间的关系为:$TE=(\alpha/\beta)\cdot BED$。

若分次剂量为d,采用分隔时间大于6小时的分次照射,分次数为n,且假设亚致死损伤获得完全修复,等式$E/\alpha=D+(\beta/\alpha)D^2$可改写为:

$$BED=n\cdot d\cdot[1+d/(\alpha/\beta)]$$

式中n为分次数,d为分次剂量,$n\cdot d$为总剂量(D),α/β值为组织特异性常数,反映了生存曲线的形

态,可查表获得。α值决定了生存曲线起始部分的斜率,此值越大曲线起始部分越陡。β值决定了生存曲线弯曲部分的弯曲程度,越大越向下弯曲。较高的α/β值对应于肩部较小(修复能力较差),弯曲度较小的生存曲线;较小的α/β值对应于肩部较宽(修复能力强),弯曲度较大的生存曲线。α/β值的单位为剂量单位Gy,相当于一个特征性剂量,在该剂量下DNA双链断裂与两个单链断裂组合发生的概率相等。一个特定组织或细胞群体的α/β比值意味着在这个剂量值单击和双击所产生的生物效应相等。

α/β值反映组织对剂量-分割的敏感程度。根据对增殖动力学的认识和靶细胞存活曲线中α/β值推算,将正常组织分为两大类:①早反应组织,即快更新组织,主要表现为急性反应,α/β值为8~10Gy;②晚反应组织,即慢更新组织,主要表现为晚期反应,α/β值为2~4Gy。恶性肿瘤组织一般为早反应组织。根据以上推导,不同剂量分割方案的等效变换基本公式为:

$$n_2\cdot d_2(1+\frac{d_2}{\alpha/\beta})=n_1\cdot d_1(1+\frac{d_2}{\alpha/\beta})$$

或

$$\frac{D_2}{D_1}=(1+\frac{\dfrac{d_1}{\alpha/\beta}}{\dfrac{d_2}{\alpha/\beta}})$$

2.带有时间因子的LQ等效换算公式

研究表明,在临床放疗期间经常会发生总治疗时间的改变。一般对晚反应组织而言,总治疗时间的变化对生物效应影响不大。但对大多数早反应组织和肿瘤来说,总治疗时间的延长会造成即定方案生物效应的下降(这是受照射组织靶细胞增殖的结果),应对此进行校正。若假设肿瘤细胞的再群体化,则InS(细胞存活的对数)将随$(0.693/Tpot)\cdot T$而增加。于是可有下列公式:

$$InS=-N\cdot(\alpha\cdot d+\beta\cdot d^2)+(0.693/Tpot)\cdot T$$

等式两侧同除以$-\alpha$:

$$InS/\alpha=BED=N\cdot d[1+d/(\alpha/\beta)]-0.693/\alpha\cdot Tpot$$

由于几乎没有来自个体肿瘤的Tpot和α值,即使

有,不同患者间也有很大差异。因此用总再群体化速率参数 K 来代替 $0.693/\alpha \cdot Tpot$。K 可由一些特殊患者的临床资料分析确定。例如,回顾性资料分析显示,对再群体化快的肿瘤可采用 K=0.6Gy/d,增殖慢的肿瘤(如前列腺癌)K=0.1Gy/d。注意:因晚反应组织疗程中没有再群体化,因此 K=0。

另外,如果考虑到自治疗开始至加速再群体化启动的 Tk 时间,Tk 以前的再群体化可忽略不计, 以后的过程以每天 KGy 表示:

$$BED=N \cdot d \cdot [1+d/(\alpha/\beta)]-k \cdot (T-Tk)$$
当 T<Tk 时,K=0

值得一提的是,动物试验结果显示,生物效应不是时间的线性函数,恢复剂量将随初始损伤的时间函数而变化。目前尚无任何一个数学模型能够描述这种广泛时间跨度的组织恢复情况,相关的研究还在继续着,需要不断地加以关注。

3.带有不完全修复因子的 LQ 等效换算公式

LQ 基本临床公式所假设的条件是每次照射剂量后分次间隔时间内亚致死损伤可完全修复,这种修复至少需要 6 小时(但在某些情况下,如脊髓,却可以长达 1 天甚至更长时间),如果分次间隔时间短于此值,整个治疗的总损伤将会因每次照射前上次损伤修复得不完全而加重。不完全修复的影响决定于组织的半修复时间 $T_{1/2}$。$T_{1/2}$ 是分次之间或低剂量率治疗期间修复一半损伤所需的最大可能时间。不完全修复会降低等效剂量,因此应校正由此而损失的正常组织耐受性。未修复损伤用 Hm 来表达,由此得到分次照射的带有修复因子的 BED 公式:

$$BED=D \cdot [1+d/(\alpha/\beta)+Hm \cdot d/(\alpha/\beta)]$$

式中 d 为分次剂量,D 为总剂量,Hm 可查表获得。

另一种常见情况是临床连续照射期间发生的不完全修复。随着剂量率的降低(低于外照射所用的范围),照射时间延长,部分损伤会被抵消,从而使等效剂量增高。对应于基本 BED,连续照射的 BED 公式加入了允许不完全修复的 g 因子。g 因子可查表获得。

连续照射的 $BED=D \cdot [1+g \cdot d/(\alpha/\beta)]$

式中 D 是总剂量(=剂量率×时间),d 是分次放疗

的保留,以便处理分次的低剂量率照射。对单次连续低剂量率照射 d=D。等式假设低剂量率照射之间损伤完全恢复(如果没有完全恢复,应加上 Hm)。

4.肿瘤控制概率(TCP)及正常组织并发症发生概率(NTCP)

$TCP=e^{-M \cdot SFM}$,M 为肿瘤克隆源细胞数量。$NTCP=e^{-N \cdot SFN}$,N 为正常组织功能亚单位(FSU)数量。SF_M 和 SF_N 分别为与照射剂量及内在放射敏感性成函数关系的生存分数。在忽略 β 以 α 为主导的肿瘤组织,$D_{50}=-\ln(\ln2/M)/\alpha$。而 TCP/NTCP 即为治疗增益比。

分别以 TCP 及 NTCP 为纵坐标,以放疗剂量为横坐标,可得到 S 形曲线。这意味着,当剂量超过 TCP 曲线陡直部分后, 即 TCP 已达到较高水平后继续推高剂量,TCP 将难以再显著提高, 而 NTCP 将可能显著增加。最有利的情况是,TCP 曲线位于 NTCP 曲线左侧,两条曲线有一定的间距即"治疗窗",允许在以较高剂量控制肿瘤的同时不造成正常组织损伤的并发症。

剂量空间分布的不均匀性对 TCP 的影响表现为:小体积的"低剂量"区会导致 TCP 显著降低,对应于 15%~80% 的 TCP 直线部分的剂量不均匀性会显著降低 TCP, 而针对小体积的剂量则不会显著影响TCP。

5.空间与时间的双重难题

既往实施二维常规放疗时,医生一般将处方剂量开在靶区的等中心点。而实施 3D CRT 及 IMRT 等三维放疗技术时,医生一般要求处方剂量线包绕足够多的靶体积(例如≥95% 的靶体积被处方等剂量线包绕)。这两种情况下物理剂量对靶区的影响就可以解释如下:

(1)二维放疗靶区内剂量不均匀,同时存在着高于处方剂量的"高剂量"区域和低于处方剂量的"低剂量"区域。

(2)三维放疗技术保证了处方剂量对靶区体积尽可能高的覆盖率,从而降低了治疗失败的风险,但与二维放疗技术相比,有可能提高了靶区的平均剂量。

物理剂量在靶区内分布的不均匀性导致了处方

剂量与实际剂量的不一致性(第一个难题,总剂量的空间异质性),进而不同的分次剂量导致了不同的生物效应剂量(第二个难题,分割剂量的空间异质性)。而穿插在这双重难题之间的剂量分割模式的异质性反映的是放射生物学的时间概念。因而有必要进行生物等效剂量的换算。

6.肝癌的放射生物学特点

在传统二维放疗时代,由于无法准确定位肿瘤,加上肝脏随呼吸运动幅度大,只能实施全肝移动条技术照射;又因为全肝的耐受剂量只有30Gy左右,限制了放疗剂量的提升;所以长期以来肝癌被认为是不适宜接受放疗的肿瘤。但随着三维适形放疗和调强放疗的临床应用以及图像引导技术的不断完善,目前肝癌不但可以准确定位,而且还可以实现实时跟踪精确放疗,在给予肿瘤靶区高剂量的同时,可有效地保护正常肝组织。

肝细胞癌的α/β值为10~12Gy,属于对放射线敏感的肿瘤,BED10超过70Gy即可有效地控制肿瘤;再加上肝脏具有很强的再生能力,只要能够保护非肿瘤区域的肝组织,或将其平均剂量限制在安全范围内,即可实现肝癌的消融性放疗。

第7节　非常规剂量分割模式放疗

分次剂量2Gy、每日1次、每周5次照射的常规分割放疗方案,是在几十年临床试验中总结出来的,适用于治疗大多数恶性肿瘤。但随着对放射生物学认识的不断深入,人们发现在某些临床情况下,这种方案并不是最佳的分次治疗模式,从而开发了一些新的治疗方案。

一、超分割放疗

超分割放疗的目的是拉开晚反应正常组织和早反应肿瘤组织间对射线反应的差别,即:

(1)在不增加晚反应和略增加早反应的前提下,提高对肿瘤的控制;

(2)通过增加分次数,使更多的肿瘤细胞进入增殖周期,但对非增殖的正常组织无影响;

(3)低于2Gy的分次剂量氧增强比较小,有利于杀灭肿瘤细胞。

超分割放疗一般1天内照射2次,每次剂量1.2Gy左右,总疗程与常规分割放疗基本相同。为了使晚反应组织中的亚致死损伤得到修复,每天2次照射的间隔时间应不低于6小时。

二、加速放疗

加速放疗方案是用近乎常规分割放疗的总剂量和分次数,但每天2次照射,使其总治疗时间约为常规分割放疗的一半。加速放疗的目的是在治疗期间尽量减少肿瘤的再群体化。若不提高分次剂量而要加速治疗,每周内的照射次数要超过5次。而提高每周总剂量的程度取决于早反应组织的耐受性。可采用小野加量的方法将要增加的剂量补上,以将早反应组织因加速放疗而受到的影响降至最低。小野照射和大野照射之间的时间间隔应不低于6小时。采用加速放疗技术可使总治疗时间缩短1~2周。

三、加速超分割放疗

加速超分割放疗方案是以较常规分次量小的剂量和短于常规放疗总疗程的时间,获得超分割和加速放疗两方面的收益。在临床实践中,此方案所造成的急性毒性反应需要暂时中断治疗,但因为正常组织的再群体化更快,仍然可能达到缩短总疗程的目的。此方案在临床上的可行性有待于进一步的验证。

四、大分割放疗

即高于常规分割放疗 2Gy 单次剂量的放疗模式。既往常用于姑息性放疗,总剂量及治疗次数均低于常规分割放疗,如 30~35Gy/10F。如果肿瘤组织的 α/β 值较高,较低的总剂量无法达到长期局部控制的效果。但有些恶性肿瘤 α/β 值较低(如乳腺癌和前列腺癌),对剂量分割敏感,在提高单次剂量的同时减少放疗分次剂量,则可达到良好的疗效。

目前的体部立体定向放射治疗(SBRT)或体部立体定向消融性放射治疗(SABR)针对的主要是体积小的早期肿瘤(如 T1~2 期 NSCLC)或转移瘤,在 IGRT 及良好体位固定技术的辅助下,分次剂量可超过 20Gy,分割次数可降至 1~5 次,即 30~60Gy/1~5F,达到在短时间内局部完全杀灭肿瘤的疗效。但在应用这项技术时,建议考虑肿瘤自身的生物学特性、肿瘤与周围正常器官的关系、本单位的设备及临床经验等多方面因素,在达到根治性疗效的同时避免发生严重并发症,不要刻意追求在 5 次分割以内完成放疗。

第 8 节　体部立体定向放射治疗

体部立体定向放射治疗(SBRT)或立体定向消融性放射治疗(SABR)是一种采用高剂量摧毁颅外肿瘤的无创性立体定向放疗技术,治疗肿瘤的局部控制率明显高于传统常规放疗的结果,毒副作用相对也较轻。鉴于该技术越来越多地被应用于临床,有必要就涉及的放射生物学问题进行探讨和研究。与单次高剂量分割模式的立体定向放射外科(SRS)不同,由于恶性肿瘤多为早反应类型,为了在治疗肿瘤的同时保护其周围的晚反应正常组织,采用分次的立体定向放疗技术更符合放射生物学原理。

一、SBRT 的定义

SBRT 是现代放疗中的一项特殊技术,采用分次剂量较大、治疗次数相对较少的大分割放疗模式,靶区剂量分布高度适形,靶区边缘剂量下降非常陡峭。在给予这样一个非常有效的生物学毁损性剂量的过程中,在正常组织和目标靶区之间可以发生戏剧性组织效应,但无论剂量和分次如何,组织效应依赖于 3 个基本因素:照射剂量(包括分次剂量)、被照射体积、细胞的放射敏感性(包括正常组织细胞和肿瘤细胞)。而且这些因素是相互依赖的。例如,照射同等剂量后,正常组织的不同容积效应可以表现为无任何察觉的变化到严重的功能异常,进而毒副作用和表现也可以

是多种多样的。

二、肿瘤放疗的量-效关系

1.非小细胞肺癌放疗的量-效关系

早在 1999 年,Martel 等对不能手术的早期 NSCLC 进行了剂量递增的临床研究,剂量分割模式采用 2Gy/次,5 次/周,总剂量一直递增到 103Gy,最终得出一条 D_{50}(获得 30 个月 50%局部控制率的剂量)为 84.5Gy 的量-效关系曲线,其中 γ_{50}(斜率)等于 1.5(总剂量每增加 1%所提高的局部控制率百分比),其结果表明 60~70Gy/6~7 周常规放疗的局部控制率仅为 15%~24%;而且,进一步的研究发现,以常规分割模式将总剂量推高至 95Gy,约有 1/3 的 NSCLC 患者复发;而当总剂量超过 100Gy 时,局部控制率可达到 90%的区域,但是患者难以接受长达 10 周的治疗时间。

采用 SBRT 技术一般疗程在 2 周以内,显著短于肿瘤细胞加速再增殖的起始时间 T_k(在前 3~5 周内,肿瘤细胞的增殖速度不变)。Martel 等分析,如果设定 T_k 为 28 天,肿瘤细胞倍增时间(T_P)为 3 天,α/β 比值为 10Gy,如果没有肿瘤细胞的再增殖,γ_{50} 的斜率应为 1.94 而不是 1.5,其 D_{50} 为 70Gy 而不是 84.5Gy,这表

明提高分次剂量并缩短治疗时间是提高局部控制率的有效方法之一。

考虑到肿瘤细胞的再增殖、乏氧细胞的再氧合，早期 NSCLC 的 SBRT 治疗次数不宜在 3 次以下。

2.提高剂量可提高局部控制率

当所有肿瘤细胞都处于良好的氧合状态或在放疗前期发生再氧合，采用 2Gy/次的分割模式,70~80Gy 的总剂量就可以将肿瘤的平均存活细胞数量降到 1。但是，如果肿瘤中存在对放射抗拒的乏氧细胞或细胞处于细胞周期中的不敏感阶段，那么杀灭细胞的剂量就需要提高 2.5~3 倍。再氧合不完全的条件下，有 1%的肿瘤细胞仍处于乏氧状态。其放射抗拒细胞就会存活 7~8 个，此时需要将 60~70Gy 的常规剂量提高 2~3 倍才能达到预定的细胞杀灭效果，即只有通过提高剂量才能提高局部控制率。

但不同类型肿瘤的再氧合时间有很大不同,而且很难预测。尽管 24 小时内能发生大量的再氧合,但目前仍不清楚再氧合的频率达到多少才能使乏氧细胞的比例降到非常低(少于一个存活细胞),从而避免复发。通常认为急性乏氧是由于毛细血管的瞬时关闭，但乏氧与再氧合必须在放疗几天后通过检测估算出肿瘤中的乏氧细胞数量。对于肿瘤再氧合迅速而且完全的肿瘤,采用 15Gy×3 次的剂量分割模式就足够了;而当潜在乏氧细胞存在时,则需要给予更大的剂量才能达到预期的效果,当然前提是避免正常组织的损伤。

三、采用 LQ 模式进行 BED 换算的问题

根据试验研究,LQ 模型只能较准确地应用于小于 α/β 值的分次剂量的换算,而不适用于大剂量 BED 的换算。一般认为,虽然采用传统的 LQ 模式不能准确地将常规分割剂量转换为分次剂量超过 7Gy 的 SBRT 剂量,但是因为没有更好的模型可以利用,所以临床上仍常采用该模型进行 BED 换算。根据体外不同的细胞系模型试验的结果,将常规分割剂量转换为 SBRT 的剂量偏低，转换出的 2~5 分次 SBRT 剂量误差率为 5%~30%,转换为单次 SBRT 的剂量偏低更加明显。鉴于分次治疗过程中有乏氧肿瘤细胞的再氧

合,以体内模型转换出的剂量较实测剂量偏低更加明显，转换出的 2~3 分次 SBRT 剂量误差率为 20%~30%，转换出的 4~5 分次 SBRT 剂量误差率为 25%~40%。

四、剂量不均一对生物学效应的影响

常规放疗要求靶区内剂量均匀一致，普遍认同"在靶区内低于处方剂量 10%的肿瘤体积应少于 10%"的原则,只有这样才保证肿瘤控制概率(TCP)不下降。Niemierko 和 Goitein 在 1993 年发表了关于肿瘤等剂量分布冷点对局部控制率影响的关系曲线,假设 60Gy/30F 的靶区剂量是均匀的,TCP 为 50%,当肿瘤内有 30%亚体积的剂量低于处方剂量的 10%时,TCP 从 50%降至 35%~40%;而且,当 10%肿瘤亚体积的剂量低于处方剂量的 30%时,TCP 将低于 10%。这表明冷点剂量比冷点体积对疗效的影响更大。因此,在 SBRT 技术的实施中,靶区剂量是不均匀的,治疗计划设计允许存在热点剂量,但不允许靶区内冷点剂量低于处方剂量的 90%,否则将面临复发的风险。

五、分次照射时间长短对生物学效应的影响

已有大量数据表明,放射损伤效应受多重因素的影响,而一个比较明确的影响因素是两个"半修复时间":一个是 0.2~0.4 小时,另一个是 4 小时。有研究者计算采用 2~23Gy 持续照射 2 小时的放射生物学效应。在 1 小时的持续照射中,对 2Gy 分次剂量 BED10 (α/β=10Gy)的损失仅为 5%;对 23Gy 分次剂量的损失高达 10%~15%,而且实际 TCP 的损失更大,但以 BED3(α/β=3Gy)计算的晚反应损伤可降低 30%。因此,不同的分次剂量和不同的照射时间对晚期并发症的影响是不同的。在 SBRT 的临床应用中,权衡到照射时间长短对早反应和晚反应组织生物学效应的差异,建议每次大分割放疗时间最好在 30 分钟以上。

六、靶体积对提高剂量的影响

一个外扩 0.5cm 边界的 5cm 直径球形靶区的体积为 66cm³;如果将 5cm 降到 4cm,体积会减少一半,

变为 34cm³,此时可将照射剂量提高 2 倍。如果再去掉 0.5cm 的外扩边界，直径降为 3cm，体积变成 9.5cm³,此时可将照射剂量提高到体积为 66cm³ 的 5~7 倍。如此大的剂量可杀灭靶区内的所有细胞。如果肿瘤生长在并联器官内,除非靶区内含有放射敏感的结构,通过 SBRT 损毁这样一个小体积的组织不会影响器官的整体功能。

因为到达靶区剂量的射线不可能完全避开周围正常组织,所以在考虑靶区剂量的同时,必须重视三个剂量的相互关系,即 GTV 内剂量、PTV 外周剂量及整个器官的平均剂量 Dmean(全器官减去 GTV 后的平均剂量)。在 SBRT 的临床应用中,在提高靶区剂量的同时还要考虑降低整个脏器的平均剂量,如在肺癌 SBRT 治疗中，建议尽量将全肺 Dmean 限制在 18~22Gy(2Gy/F 分割模式的等效剂量)以下,以确保不会发生 ≥2 级放射性肺损伤。

七、SBRT 对正常组织的影响

大量临床结果已显示,提高总剂量可提高局部控制率,而且提高分次剂量对提高局部控制率的影响更明显。但是,提高剂量(特别是提高分次剂量)对正常组织的损伤明显加大。特别是晚反应损伤效应更明显。因此,大分割模式的 SBRT 治疗只适用于并联器官,如肺、肝、脑以及腹膜后等部位,而对于空腔脏器或脑干、脊髓等难以适用。Timmerman 等报道肺的晚期并发症的 BED3 为 450~600Gy(α/β=3Gy),当总剂量为 22Gy×3 次或 23Gy×3 次时,比较接近耐受剂量,但这只适用于针对并联器官内的小体积靶区实施大剂量照射,而在串联器官采用如此高剂量的治疗后果是可预见的。因为大分割治疗模式对正常组织的晚反应损伤是严重的,所以实施 SBRT 治疗既要严格选择其适应证,又要严格限定靶体积。

除了早期非小细胞肺癌,目前局限性早期前列腺癌也是 SBRT 的临床研究热点,特别是采用赛博刀的 5 分次治疗模式。Kim 等报道的入组 91 例患者(靶区为前列腺及精囊根部)的 I / II 期研究显示,45Gy/5F 或 47.5Gy/5F(BED3 分别为 180Gy 和 197.9Gy)是安全的;但将剂量提高至 50Gy/5F(BED3=216.7Gy)后,6/61 例患者出现了严重的直肠反应,其中 5 例需行结肠造瘘术;进一步分析发现超过 1/2 周直肠壁剂量达

24Gy 与 ≥2 级急性直肠反应相关,直肠壁受照射 50Gy 体积超过 3cm³ 或超过 35% 周直肠壁剂量达 39Gy 与 ≥3 级慢性直肠反应相关。

八、SBRT 对肿瘤微环境及间质的影响

在常规剂量分割模型下的放射治疗中,血管内皮细胞及血管基本上不会受到损伤,而且在治疗过程中肿瘤内的异常新生血管逐渐正常化,肿瘤细胞的乏氧状态逐渐得到改善,从而提高放射敏感性。而大分割放疗的机制正相反。试验研究发现,单次剂量大于 10Gy 或仅以数次分割照射即达到 60Gy 时,可造成血管内皮细胞的损伤和凋亡,进而导致严重的血管损伤并使肿瘤微环境发生改变,最终间接导致肿瘤细胞死亡。

肿瘤内部的肿瘤相关成纤维细胞参与较低剂量导致的 DNA 损伤的修复。分割剂量大于 10Gy 的大分割放疗也会造成这些纤维细胞不可逆的损伤及衰老,导致细胞因子及生长因子释放状态发生改变,进而影响受照射后肿瘤细胞的生物学行为。

应指出的是，分割剂量在 10Gy 以下和 10Gy 以上的大分割放疗对肿瘤微环境的影响可能不同。

九、SBRT 对免疫的影响

常规剂量分割放疗杀伤肿瘤间质内浸润的淋巴细胞,传统上认为是免疫抑制性的。但肿瘤及其局部放疗对全身免疫系统的影响要复杂得多。不同剂量、照射技术对免疫识别、免疫应答、免疫调节等机制的影响仍处于探索阶段。在动物模型中观察到 15~25Gy 消融性剂量可促进肿瘤抗原递呈,诱发邻近肿瘤的淋巴组织中肿瘤杀伤 T 细胞的增殖,或以 CD8+ T 细胞依赖模式攻击原发部位或远处转移的肿瘤。虽然 2Gy 常规分割剂量下此作用明显减弱,但多分次的大分割放疗似乎优于单分次放疗。

放疗杀伤肿瘤细胞后释放肿瘤抗原以及多种具有免疫调节作用的损伤相关分子,后者诱导一系列细胞因子和化学因子的表达以及炎症介质的释放。因而放疗在肿瘤内诱导形成了一种前炎症微环境,提供成熟的抗原递呈细胞;其次,放疗还可增加局部血管的

通透性,导致循环中的抗原递呈细胞及效应 T 细胞聚集到组织内。但与此相对立的一面是,放疗以剂量依赖的方式刺激了具有强烈免疫抑制性的髓细胞及 Treg 细胞的产生,从而用以减轻和控制损伤。

SBRT 不仅在所照射的肿瘤局部激发免疫反应,而且在临床治疗中还观察了"远隔效应",即受照射区域以外的或远离照射区域的肿瘤随着受照射肿瘤的消失而自动缩小或消失的现象。一种对"远隔效应"的解释是,SBRT 作用于肿瘤及其微环境后,产生了"原位疫苗"的作用。此外,为了提高 SBRT 的免疫效应,目前正在开展 SBRT 联合免疫治疗的临床试验,如转移性黑色素瘤或肾癌 20Gy/1~3F 联合 IL-2。

(马林)

第 **18** 章

肝癌放疗中的治疗计划及治疗技术

第1节 概述

原发性肝癌已成为癌症死亡的第三大因素,据统计 2002 年全世界估计死亡人数达 59.8 万人。根据《2015 年中国恶性肿瘤发病和死亡分析》年报显示,国家癌症中心对 2015 年全国肿瘤登记中心收集的全国各登记处上报 2012 年恶性肿瘤登记资料进行分析估计,全国 2012 年新发恶性肿瘤病例约为 358.6 万例,死亡病例为 218.7 万例。结果表明,预计 2015 年我国癌症新发病例数及死亡人数分别为 429.2 万例和 281.4 万例,相当于平均每天 12 000 人新患癌症、7500 人死于癌症。来自中国癌症中心最新统计数据估计,2015 年约有 46.6 万例新发肝癌病例被确诊。在中国,大多数原发性肝癌属于肝细胞癌,其中大部分为胆管细胞癌。由于乙肝和丙肝感染率的增加,肝癌发病率也呈上升趋势。此外,恶性实体肿瘤肝转移也是一个重要发病源。以肝转移为主的直肠癌为例,2002 年全世界约有 100 万结直肠癌新发病例,而到 2009 年美国则达有 14.7 万新发结直肠癌病例。在这些病例中,癌细胞经常会转移至肝部,有时肝脏是唯一的转移部位。

手术切除一直被认为是肝癌治疗中最有效的手段,其 5 年生存率为 31%~54%,结肠癌肝转移患者 5 年生存率为 33%~47%。不幸的是,由于技术或医疗方面的限制,绝大多数患者确诊后都不适合手术治疗。

历史上,放射治疗仅用于姑息性(如止痛治疗)的全肝放疗。RTOG 8405 一项早期的临床试验被迫中断,其尝试采用超分割 1.5Gy/次、一天 2 次的照射方式将全肝的辐射剂量从 27Gy 提高至 36Gy,但由于入组的 51 例患者中 5 例患者(10%±7.3%)在接受 33Gy 后出现了明显的临床肝毒副作用而提前结束了该项研究。本研究中位生存期为 4 个月,不同剂量组间差异无显著性。这进一步证实了在常规分割全肝放疗 28~32Gy 后发生放射性肝病概率约为 5%,这就大大地限制了全肝照射的临床应用,因为需要更高的剂量以控制肝脏实体肿瘤。

在以前全肝照射的经验基础上,Mohiuddin 等研究证明全肝在接受了其以前建立的耐受剂量(≤30Gy)照射后,再将肿瘤剂量提高至 60Gy 是安全有效的。在这一系列的结直肠癌肝转移患者中,单独接受全肝照射及其肿瘤接受额外补量照射的患者中位生存期分别为 4 个月和 14 个月,从而表明在控制正常组织毒副作用条件下局部肝可照射更高剂量以提高患者生存期。

20 世纪 80 年代末,美国密歇根大学的 Lawrence 等率先开展了肝癌根治性放疗研究,在可接受范围内控制正常肝并发症的同时，为实现肿瘤控制率最大化，采用了三维适形放疗技术实施剂量递增策略。治疗照射采用 1.5~1.65Gy/F，每天 2 次，同时肝动脉氟脱氧尿苷（FUdR）或溴脱氧尿苷（BUdR）实施同步化疗。最初，按照正常肝脏接受超过处方 50%剂量的体积百分比来确定个体化处方剂量（48~72.6Gy）。文献报道了令人兴奋的临床结果，肝胆肿瘤（包括肝细胞癌和胆管癌）生存期约为 19 个月，结直肠癌肝转移的中位生存期约为 20 个月。

放射性肝病（RILD），历史上亦称为放射性肝病和肝静脉闭塞症。放射性肝病与炎症无关且有别于其他静脉闭塞性疾病。放射性肝损伤的治疗选择是有限的，严重的情况下其将导致肝衰竭甚至患者死亡。基于正常组织并发症概率（NTCP）模型预测放射性肝病发生概率上，已有研究学者付出很多努力。一旦建立以正常肝脏并发症临床数据为依据的模型参数，基于放射性肝病可接受范围阈值，运用 NTCP 模型可确定个性化的处方剂量。通过对密歇根大学治疗的 203 例患者数据分析，Dawson 等得出了单分次 1.5Gy，每天 2 次治疗的分次剂量模式所建立的 Lyman NTCP 模型。相似的参数也分别由 Cheng 和 Xu 等研究获得，其分次剂量分别为 2Gy 和 4.6Gy。基于 NTCP 模型计算的临床剂量递增策略正在实施以修正不同分次剂量的差异。

到目前为止，碳离子和质子束在肝癌的放射治疗上已经取得了较好的临床结果，可能因为这些粒子束可在大幅度保护正常肝的同时对肿瘤实施更高剂量照射。Kato 等报道了采用碳离子束递增剂量 79.5Gy/15F（等效剂量当量），治疗 24 例肝细胞癌患者，其 5 年生存率为 25%。Fukumitsu 等利用质子束治疗 51 例肝细胞癌患者，总剂量为 66Gy/10F，取得 5 年生存率为 38.7%。不幸的是，由于其昂贵的成本，目前质子或重离子治疗仅限于在全球少数治疗中心开展。然而，这些令人鼓舞的结果也许传递了一个重要的信息，即若肿瘤得到足够高剂量，肝癌放疗可达到类似手术的临床结果。

3D CRT 以前的经验，尤其是基于 NTCP 模型计算的个体化治疗计划，引领了肝癌剂量递增试验的基本原理。历史上为降低正常组织的毒副作用，肝脏肿瘤治疗采用单次剂量 1.5~2Gy 的剂量分割模式；而随着新技术[如影像引导放疗（IGRT）、呼吸运动控制技术]的引入，使治疗中给予肿瘤较高剂量的同时保护更多的正常肝组织已经成为可能。因此，大分割放疗和 SBRT 已在肝肿瘤治疗中被广泛应用。许多肝转移患者采用 3~6 分次 SBRT 对肿瘤给予更高剂量的治疗。最近临床研究显示，处方剂量为 60Gy，采用 3~6分次 SBRT 对肝癌患者是安全的；肝转移中位生存期分别为 17.6 个月和 20.5 个月，肝细胞癌为 11.7 个月，肝内胆管癌为 15 个月。一项 RTOG 关于 10 分次肝转移大分割放疗的临床研究正在等待结果。短期随访结果显示 SBRT 诱发 RILD 概率以及 ≥3 级的毒性反应很少。在一项最大处方剂量为 60Gy/3F 完成的 SBRT 临床研究中未超出剂量限定性毒性，而在肝细胞癌或肝转移 6 分次 SBRT 临床试验中未观察到该毒性。由于存在增加晚期毒性的潜在风险，SBRT 治疗肝癌的有效性和安全性仍需要更多的临床研究和更长时间的随访观察。

上述研究进展重新确立了外照射放疗在肝癌治疗中的地位。最佳的肝癌放疗需要自适应调整控制（即高度个体化），其包括精确治疗中实施个体化运动控制、治疗计划中个体化剂量及其剂量分次。

本章中将回顾外照射放疗在治疗不可切除恶性肝肿瘤的发展及其现状，并提出目前临床中面临的困难，讨论克服这些困难的策略。

第2节　基于生物模型的治疗计划

一、靶区定义

在理想条件下，利用患者治疗体位获得其屏气、三个时相对比增强 CT/MRI 影像，以确保在制订治疗计划时靶区如原发性肿瘤体积（GTV）勾画的是最佳诊断影像质量。对比度增强的动脉期最适合肝细胞癌靶区的勾画，而静脉期最适合描述源于肝细胞癌的门静脉癌栓和大多数转移灶的靶区勾画。正如 MRI 影像具有软组织对比度高的特点，靶区定义方面增强磁共振可以较 CT 影像提供更加详尽的信息。

目前几乎无临床数据用来指导并确定最合适包绕 GTV 的临床靶区（CTV）区域，即确保包含隐蔽微观病灶的高危区域得到了治疗。一项放射病理学研究评价了接受手术治疗的患者肿瘤超出其肝细胞包膜微观浸润的程度。在该项放射病理学研究中，149 例肝细胞癌患者的肿瘤直径中位尺寸为 5.8cm（范围为 1~22cm）；血小板低、肿瘤体积大、肿瘤分期晚、高肿瘤标志物增加了肿瘤包膜内微观浸润的风险。约 50% 患者不存在微观浸润，44% 微观浸润小于 2mm，而 9% 微观浸润范围超过了 4mm。对小于 5cm 的肿瘤而言，96% 患者微观浸润均小于 2mm。因此，对于大部分 HCC 患者而言，CTV 5mm 外扩边界应是足够的；更小边界可以用于最大直径小于 5cm 的肿瘤。需要说明的是，病理固定收缩具有不确定性，在活体内实际微观浸润则可能超出 15%。

二、肿瘤照射预后模型

世界上肝细胞癌光子束放疗一般采用不同分次剂量模式（分次剂量为 1.5~8Gy），其中位生存期为 10~25 个月。为了最大限度地提高患者治疗增益比，肝癌个体化治疗计划中一个重要组成部分就是需优化分次剂量模式。为了实现这一点，必须明确肝肿瘤及正常组织对辐射剂量的反应情况。密歇根大学 Ben-Josef 等 Ⅱ 期临床研究表明，尽管照射剂量与肿瘤大小之间呈弱相关性，但总剂量是生存期中唯一且重要的预测因素。类似地，Seong 等采用分次剂量 1.8Gy 治疗 HCC 患者，其多因素数据分析显示：剂量是影响患者生存的最重要因素。

表 18-02-1 列出了多中心利用 3D CRT 治疗 HCC 的临床数据结果（说明中存在某些例外）。肝转移 SBRT 结果将在第 4 节部分予以讨论。在亚洲，大多数 HCC 患者除了术前或术后放疗还同时实施肝动脉化疗栓塞术（TACE）进行治疗，而参与密歇根大学研究的患者同时采用肝动脉氟脱氧尿苷同步化疗。肝功能分级 C 的患者一般不适合进行放疗；且在肝功能分级 B 的患者治疗上几乎没有经验。

不同于肿瘤大小、分期、肝功能分级等，没有证据显示 TACE 和 FUdR 能明显地改善患者的生存状况。质子和重离子治疗数据也列于表 18-02-1 中，尽管这些患者的肿瘤大小要小于那些接受了光子治疗患者的肿瘤大小。由于分次剂量的差异，作为生物等效剂量（BED，表 18-02-1）函数比较临床结果数据则显得更有意义。在 LQ 模型中，BED 表述为 $BED=(1+\frac{d}{\alpha/\beta})D-\gamma T/\alpha$。其中 d 和 D 分别表示分次剂量和总剂量，α/β、α 和 γ 为三个放射生物学参数。γ 与潜在肿瘤倍增时间 T_P 的关系为 $\gamma=0.693/T_P$。这就意味着，BED 的增加可通过增加处方剂量或者以更短周期、更少分次的执行处方剂量照射得以实现。若文献中未提及，则放疗总时间可利用表 18-02-1 中 D/d×1.4 公式计算出。

Tai 等在 LQ 模型中试图建立生存率与放射生物学参数的关联性，分析了来自几个临床中心原发性肝癌的临床生存率数据，并在图 18-02-1 中将表 18-02-1 中 1 年、2 年、3 年及 4 年总的生存率绘制作为 BED 函数。本研究中这些参数估计为 $\alpha/\beta=15\pm2Gy$，$\alpha=0.01\pm0.001Gy^{-1}$，$T_d=128\pm12$ 天。图 18-02-1 中显示了统计的标准偏差情况。在 BED 计算中，如果可以，则采用中位处方剂量和中位分次剂量；否则将利用剂量范围的中间值。

表 18-02-1　肝细胞癌或原发性肝癌放疗后患者生存的研究

文献研究	患者病例数（肝功能分级）	中位肿瘤大小(cm)或体积(cm³)	中位剂量(范围)剂量(Gy)/分次治疗时间(天)	中位生存期(月)	总生存率(%)
Cheng	25 23(A) 2(B)	10.3(3.7~18)	46.9(36~61.1) 1.8~2/fx 35	19.2	54(1年) 41(2年)
Guo	107 77(A) 30(B)	10.2(5~18)	25~55 1.6~2/fx 31	18	59(1年) 28(2年) 16(3年)
Seong	158 117(A) 41(B)	9±3	48.2(25.5~60) 1.8/fx 37	10	42(1年) 20(2年) 14(3年)
Li	45 无(C)	8.5(4.1~12.7)	50.4 1.8/fx 39	23.5	68(1年) 48(2年) 23(3年)
Wu	94 43(A) 51(B)	10.7(3~18)	56(48~60) 4~8/fx 22	25	94(1年) 54(2年) 26(3年)
Zeng	54 44(A) 10(B)	479±80	50(36~60) 2/fx 35	20	72(1年) 42(2年) 24(3年)
Ben-Josef	35(A)	10	60.8(40~90) 1.5/fx 28	15.2	57(1年) 17(2年)
Park	46 38(A) 8(B)	9.6(1~21.5)	45.3(30~55) 2~3/fx 25	10	47(1年) 27(2年) 14(3年)
Liang	128 108(A) 20(B)	459±430	53.6±6.6 4.9/fx 28	20	65(1年) 43(2年) 33(3年)
Kim	70 56(A) 14(B)	7.5(2~17)	54(44~54) 2~3/fx 30	10.8	43(1年) 18(2年)
Zhou	50 48(A) 2(B)	144(31~792)	43(30~54) 2/fx 30	17	60(1年) 38(2年) 28(3年)
Tse	31(A)	173(9~1913)	36(24~54) 6/fx 14	11.7	48(1年)
Kato	24 16(A) 8(B)	5(2.1~8.5)	66(49.5~79.5) 3.3~5.3/fx 35	37	92(1年) 50(2年) 25(3年)
Bush	34 Child-Push 评分≤10	5.6(1.5~10)	63 4.2/fx 21		55(2年)

（待续）

表 18-02-1(续)

文献研究	患者病例数 (肝功能分级)	中位肿瘤大小(cm) 或体积(cm³)	中位剂量(范围)剂量(Gy) /分次治疗时间(天)	中位生存期 (月)	总生存率(%)
Kawashima	30	4.5(2.5~8.2)	76(50~87.5)		77(1 年)
	20(A)		3.8(2.9~5)/fx		66(2 年)
	10(B)		35		62(3 年)
Chiba	154	3.8(1.5~14.5)	72(50~88)	32	44(3 年)
	82(A)		4.5(2.9~6)/fx		24(5 年)
	62(B)		29		
	10(C)				
Fukumitsu	51	2.8(0.8~9.3)	66	34	49(3 年)
	41(A)		6.6/fx		39(5 年)
	10(B)		14		

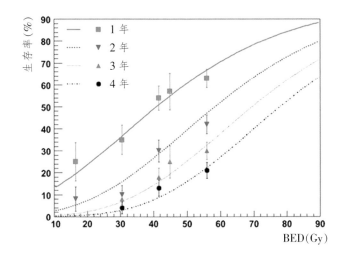

图 18-02-1 作为生物有效剂量函数,患者 1 年、2 年、3 年及 4 年生存率情况(图数据来自 Tai 等文献)。

除了 Ben-Josef 和 Tse 等研究外,表 18-02-1 中列出的大部分光子束数据均来自回顾性研究,而大部分粒子治疗(除 Chiba 等外)数据则来自前瞻性研究。由于回顾性及多机构研究的特点,不同机构中患者、肝肿瘤大小或分期、处方剂量方式等异质性阻碍了对图 18-02-1 的解释。光子束的数据未显示出一种对 BED 的明确依赖。然而,质子、重离子束的数据则显示了更高的生存率,这预示着可能与 BED 高和小肿瘤体积的相关性。Kato、Wu 等研究也得出了几乎类似的结果,即患者选择、基础肝脏疾病病因以及肿瘤大小可能导致生存率的差异。事实上,Liang 等研究肿瘤体积<125mm³ 及 Wu 等研究肿瘤大小<5cm 的 3 年生存

率竟高达 75% 和 85%。这表明,肝细胞癌患者更好的临床疗效可通过患者选择具有高生物等效剂量的照射来达到。

质子、碳离子治疗与可手术切除患者的肿瘤大小相当,其 3 年生存率保持在 50%~62% 之间,表明肝细胞癌患者中手术治疗与质子、碳离子放疗具有相似的疗效。根据肝癌放疗以往的经验可提出一些悬而未决的问题。

若 BED 可提高超越图 18-02-1 中数据的话,其临床疗效是否会有进一步提高?光子束放疗提高剂量是否可达到类似患者手术治疗的临床疗效?如何确定患者个体的最大耐受剂量?进一步的临床研究可以帮助回答前两个问题。肝癌放疗中最后一个问题依赖于对危及器官并发症的理解程度,特别是正常肝组织的辐射耐受性。

三、放疗计划中正常组织毒性及其并发症概率

放射性肝病(RILD)是最严重的潜在剂量限制性并发症之一。RILD 是一种临床综合并发症,主要特征为无黄疸性肝大、腹水、肝酶升高(尤其是血清碱性磷酸酶)等,通常易出现在肝部放疗后 2 周至 4 个月。正如密歇根大学研究组所报道,传统上发现 RILD 的终点均来源于肝功能较好的患者(即 Child-Pugh A 级)中。对于亚洲大多数报道中肝功能评分(Child-Pugh B 级和 C 级)较差的患者而言,另一终点信号转氨酶升

高也可用于定义 RILD 的发作；与密歇根大学研究组患者相比，其被称为非典型 RILD。非典型 RILD 也可能包括随着 HCC 潜在毒性和肝炎再激活所致的整体肝功能下降。

在 Emami 等研究中可导致 5% 的概率发生放射性肝病的照射剂量为：全肝照射 30Gy，肝脏 2/3 体积照射 35Gy，肝脏 1/3 体积照射 50Gy。自从 1991 年该研究发表后更多的临床数据可用于修正部分肝脏照射后肝脏的耐受性。表 18-02-2 列出了来自多个中心研究的 RILD 与≥3 级的胃肠道毒性数据。

为了降低 RILD 风险，已提出了许多剂量学参数以确定可耐受的处方剂量。$V_{50\%}$ 代表非肿瘤肝组织所接受超过处方剂量 50% 的体积百分比值，由 Robertson 等首次引入并采用，后来被其他研究所引用。Lee 等研究显示，当 $V_{50\%}$ 分别小于 33%、33%~66% 和大于 66% 时，其 RILD 发生率分别为 11.1%、10.3% 和 18.2%。Cheng 等也建议使用吲哚靛青绿潴留率（ICG R15），除了非肿瘤肝脏体积外作为另一种工具可反映肝脏储备功能的一个敏感指标。然而，Lee 等的研究数据并没有显示出肝并发症与 IGG R15 之间存在显著的相关性。其他一些剂量参数，如正常肝脏平均剂量（MDTNL）和 V_{30}（接受 30Gy 剂量的体积百分比），也被用于减少肝剂量和 RILD。对于常规单分次剂量 1.8~2Gy 治疗，建议肝受量 $V_{30} \leq 60\%$ 且 MDTNL≤30Gy。而在大分割分次剂量 4.6Gy 治疗中，对于 Child-Pugh A 级患者，这些约束条件则为 $V_{30} \leq 28\%$ 及 MDTNL≤23Gy。

密歇根大学研究组 Ben-Josef 等通过允许 NTCP 小于 10% 的条件下采用 NTCP 模型确定每位患者的处方剂量。应用的 Lyman 模型参数为 n=0.97、m=0.12，以及原发性肝癌 $TD_{50}(1)$=39.8Gy，而转移性肝癌 $TD_{50}(1)$=45.8Gy。在这里，$TD_{50}(1)$ 是指在全肝均匀照射的情况下 50% NTCP 的耐受剂量，m 表示为 $TD_{50}(1)$ 剂量响应陡度，反映出患者群体的异质性，n 则代表 $TD_{50}(1)$ 基础上正常肝体积的辐射效应。$TD_{50}(1)$ 差异性表明，与转移性肝癌患者相比，原发性肝癌患者的肝辐射耐受性有所减小。n 值接近 1 则表示肝并发症的大体积效应，且 RILD 与正常肝所接受平均剂量存在着明显的相关性。

为每位患者采用这些参数可计算其有效体积

V_{eff}，并利用 Lyman 模型确定 NTCP 小于可接受阈值的处方剂量。V_{eff} 定义为正常肝体积。假如均匀剂量照射的话，那么 V_{eff} 将与非均匀剂量分布实际照射相同剂量的相同 NTCP 相关。V_{eff} 可通过微分剂量体积直方图（DVH）计算得到，公式表达为：

$$V_{eff} = \sum_i v_i (D_i/D)^{1/n}$$

其中 v_i 和 D_i 分别代表 DVH 中体积百分比和第 i 个体素剂量。Dawson 等报道了分次剂量 1.5Gy（1 天 2 次）治疗模式 V_{eff} 和 5%RILD 概率风险的处方剂量之间的相关性（如图 18-02-2 所示）。

放射性肝病风险与肝硬化程度和基线肝功能存在显著的相关性。密歇根大学研究入组治疗的患者存在肝硬化评分 A 级（Child-PushA），而亚洲治疗的患者则包括肝硬化评分 A 级和少见的 B 级。相比于 Child-Pugh A 级，Child-Pugh B 级肝脏对于辐射损伤更为敏感。Cheng 等对于肝细胞癌单次 2Gy 放疗所推导出的 Lyman 模型参数如下。

Child-Pugh A：
n=0.35，m=0.30，$TD_{50}(1)$=48.9Gy
Child-Pugh B：
n=0.23，m=0.22，$TD_{50}(1)$=38.7Gy

该数据表明，Child-Pugh B 级患者肝的耐受性较差。注意，上述分析作为毒性终点包含了经典和非经典放射性肝病。此外，表 18-02-2 中列出了亚洲患者大多数为乙肝或丙肝携带者，其也显示出 3D CRT 放疗后统计学上更大的敏感性导致了非经典放射性肝病的发生。

若没有考虑患者的异质性、不同剂量分割方案、不同结束终点、肝脏疾病的不同临床病因等因素，当采用一组患者所推导的参数应用于另一组患者时则应保持谨慎。例如，密歇根大学研究组表明，若 MDTNL≤31Gy 采用每天 2 次、每分次 1.5Gy 治疗患者未发生 RILD。但 Zhou 等研究中报道了两例 RILD 患者，分次剂量 2Gy 条件下接受平均剂量分别为 24.9Gy 和 23.3Gy；且这两例均为乙型肝炎病毒阳性和肝功能评分 A 级的患者。

正如所预期的，在肝功能评分 A 级和 B 级之间肝辐射响应的差异随分次剂量增加而增大。Xu 等研究从分次剂量 4.6Gy 治疗的患者中提取出 Lyman 模型参数。这些参数如下。

表 18-02-2　肝癌放疗后产生的放射性肝病(RILD)和≥3 级毒性反应

文献研究	患者病例数 (肝功能分级) 肿瘤类型	剂量和 剂量/分次 (Gy)	剂量 D(Gy) 或体积约束限制	RILD(数目) (Child-Pugh 评分)定义	≥3 级非肝组织 胃肠道毒性
Park	158	48.2(25.2~ 59.4)	$V_{50\%}<25\%$,D>59.4	7(A)	胃十二指肠溃疡(9) 胃肠炎(8)
	117A) 41(B) 肝细胞癌	1.8/fx	$25\%<V_{50\%}<50\%$,D=45~54 $50\%<V_{50\%}<75\%$,D=30.6~40.1 $V_{50\%}>75\%$,不进行治疗	4(B) 经典	
Li	45 无 C 肝细胞癌	50.4 1.8/fx	MDTNL<30 Dmean(胃/小肠)<45 Dmean(右肾)<20 Dmean(左肾)<10 Dmax(胃/小肠)<54	9(死亡 1 例) 经典与非经典	胃肠道出血(3)
Wu	94 43(A) 51(B) 肝细胞癌	56(48~60) 2/fx	$V_{50\%}<25\%$,D=60 $25\%<V_{50\%}<50\%$,D=54 $50\%<V_{50\%}<75\%$,D=48 $V_{50\%}>75\%$,不进行治疗	12(死亡 4 例) N/A	胃十二指肠溃疡(5)
Cheng	89 68(A) 21(B) 肝细胞癌	49.9(36~66) 2/fx	NTPL<1/3,ICG R15≤10%,40Gy 1/3<NTPL<1/2,ICG R15≤10%, 50Gy 1/3≤NTPL≤1/2, 10%<ICG R15≤20%,40Gy NTPL>1/2,ICG R15≤10%,60~ 66Gy NTPL>1/2,10%<ICG R15≤20%, 50Gy NTPL>1/2,20%<ICG R15≤30%, 40Gy	10(A) 7(B) 经典与非经典	
Ben-Josef	128 Child A 原发性肝 　癌和转移癌	60(40~90) 1.5/fx	肝:NTCP<10% 十二指肠或胃 Dmax:68Gy 脊髓 Dmax:37.5Gy 若一侧肾 $V_{20}<50\%$,则另一侧肾 $V_{18}<10\%$	5(死亡 1 例) 经典	溃疡和出血
Xu	109 93(A) 16(B) 原发性肝癌	54(38~68) 4.6(4~6)/fx	医生主观判定约束条件(存在偏 　差)	17(死亡 13 例) 8(A) 9(B) 经典与非经典	
Zhou	50 48(A) 2(B) 肝细胞癌	43(30~54) 2/fx	MDTNL≤30Gy	2(死亡 2 例,A) 经典与非经典	胃十二指肠溃疡(1)
Kim	105 85(A) 20(B) 肝细胞癌	54(44~58.5) 2/fx		13 经典	

(待续)

表 18-02-2(续)

文献研究	患者病例数 (肝功能分级) 肿瘤类型	剂量和 剂量/分次 (Gy)	剂量 D(Gy) 或体积约束限制	RILD(数目) (Child-Pugh 评分)定义	≥3 级非肝组织 胃肠道毒性
Lee	131 114(A) 17(B) 肝细胞癌	45±16.5 1.5~2.5/fx	$V_{50\%}<25\%$, D≥59.4Gy 25%<$V_{50\%}$<50%, D=45~54Gy 50%<$V_{50\%}$<75%, D=30.6~45Gy $V_{50\%}>75\%$, 不进行治疗	13 9(A) 4(B) 经典与非经典	

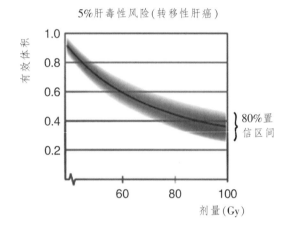

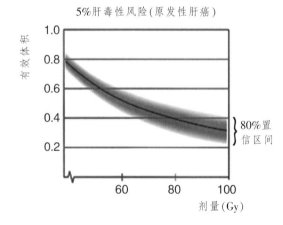

图 18-02-2　采用分次剂量 1.5Gy 治疗转移性肝癌（上图）和原发性肝癌（下图），导致 5% NTCP 概率的处方剂量与有效体积之间依赖关系。

肝功能评分 A 级患者：

n=1.1, m=0.28, $TD_{50}(1)$=40.5Gy

肝功能评分 B 级患者：

n=0.7, m=0.43, $TD_{50}(1)$=23Gy

如何利用从给定剂量分割方案所获得的 Lyman 模型参数计算另一套剂量分割方案中 NTCP 发生率，这已是一个问题。Xu 等研究由密歇根大学研究组所建立的 Lyman 模型参数不能预测其患者 RILD 发生率。但该研究指出，当运用分次剂量 1.5Gy 所建立的 Lyman 模型参数计算分次剂量 4.6Gy 的 NTCP 时，应当考虑分次剂量的放射生物学效应。Dawson 等利用 LQ 模型可推断出分次剂量 2Gy 和 3Gy 的 NTCP 计算值（如图 18-02-3 所示），并发现这是一种采用不同分次剂量安全的配置和个性化剂量的方法。但 Tai 等发现：当分次剂量与单次剂量 1.5Gy 相差较大的时候，这种运用 LQ 模型的推断会高估肝功能评分 A 级患者的 NTCP。该研究从多个机构通过 RILD 数据的拟合提出了为肝细胞癌患者计算标准照射剂量（NTD）及提取 Lyman 模型参数的一种新表达方法。为肝功能评分 A 级与 B 级患者拟合的数据结果如图 18-02-4 所示。Zhou 和 Lee 等研究数据尽管没有在原始拟合中使用，但也显示在图中进行比较。推导的 Lyman 模型参数如下。

肝功能评分 A 级患者利用分次剂量 1.5Gy 时：m=0.36, $TD_{50}(1)$=40.3Gy

肝功能评分 B 级患者采用分次剂量 4.6Gy 时：m=0.41, $TD_{50}(1)$=23.9Gy

（其中拟合中 n 和 α/β 固定为 1Gy 和 2Gy）

使用这些参数，肝功能评分 A 级与 B 级患者的大分割治疗可产生类似于图 18-02-3 关系曲线。

对图 18-02-3 应做出一些评论。若没有 DVH 的话，不同分次剂量中 Lyman 模型无法生成在平均剂量和 NTCP 之间的关系。为了得到如图 18-02-3 所示，利用相同分次剂量 d 来近似校正所有体素剂量，即过高评价对正常肝组织 DVH 中非均匀剂量分布。但由于确定 Lyman 模型参数存在较大的不确定性（图 18-02-2 中灰色阴影部分代表了这些不确定性），图 18-02-3

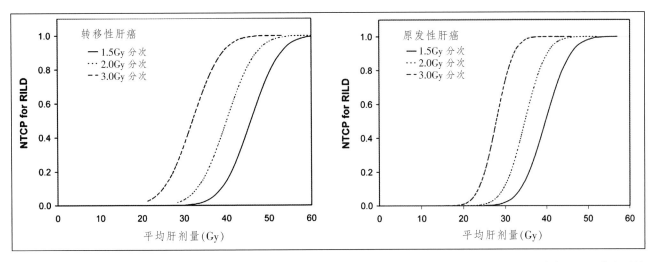

图 18-02-3　正如 LQ 模型所计算,转移性肝癌(左图)和原发性肝癌(右图)采用分次剂量 1.5、2.0 和 3.0Gy 治疗,NTCP 作为平均剂量函数的情况。

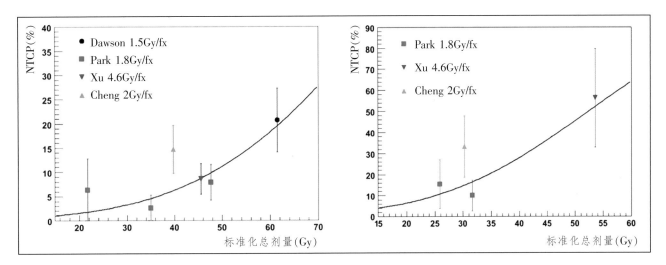

图 18-02-4　肝细胞癌 Child-Pugh(左图)和(右图)患者 NTCP 数据绘制成归一化总剂量的函数情况。

中 NTCP 的高估代表了 NTCP 的一种保守预测。Jackson 等研究文献中可查阅到对 NTCP 计算误差分析的精彩讨论。

　　基于一定队列数据推导的 Lyman 模型参数是群体的平均参数。在肝并发症出现之前,若放疗期间可收集到与正常肝剂量响应相关的特定患者参数,这将会更加有用。Cao 等努力地为每例患者最终建立 RILD 与静脉灌注变化之间的关系,利用功能 CT 影像数据研究辐射剂量与静脉灌注降低之间的相关性。但不准备将这种方法应用于临床,采用静脉灌注变化作为临床相关损伤分区的一个指标需要进一步验证。

　　理解基于分次剂量分割模式下患者生存和 RILD 之间的依赖性,有助于设计针对提高患者生存率的一套个体化治疗计划,同时确保 RILD 在一个可接受范围内。通过最小化预设的目标函数,可将该想法实施到逆向治疗计划系统中以寻求特定患者的最佳剂量分割模式。为了实现这一目标,需要更多的患者数据(特别是控制良好、多机构临床试验数据)以获得更好的建模和更可靠的模型参数。

第3节　分次内和分次间器官运动管理

为了能将致肿瘤细胞死亡的辐射剂量照射肝肿瘤的同时确保正常组织并发症在可接受范围内,临床上已运用了许多方法来减少 PTV 体积, 其中包括分次内和分次间器官运动管理方法。

一、呼吸运动管理

呼吸运动的管理对肝癌放疗治疗计划及治疗照射都有相当大影响。自由呼吸过程中肝脏明显可以移动 4cm。若没有适当的管理,这些运动将导致肿瘤靶区勾画的错误、增加正常组织剂量及不正确的剂量照射。器官运动可分为两个部分:分次内运动和分次间运动。分次内运动是指单分次放疗期间的运动;分次间运动是指发生在不同治疗分次间的运动。获取运动管理最简单的方法就是每位患者在自由呼吸状态下测量肿瘤呼吸运动的范围, 并以此确定该患者 PTV 范围(通常为缩小)。1997 年,Ten Haken 等研究表明,通过呼吸控制可使 PTV 范围减小 1~2cm, 进而使正常肝耐受剂量提升 6~8Gy。

患者整个呼吸周期内肿瘤体积范围称为内靶区体积(ITV),其可从 4D CT 扫描中形成。为了治疗计划设计及肿瘤运动的评估,4D CT 获取呼吸同步 CT 影像。4D CT 扫描过程中图像被分类成不同时相或幅度(通常为 10 个)的图像系列,相同时相或幅度系列图像将会重建三维图像。肝肿瘤 4D CT 的缺点是过长的 4D CT 扫描时间导致采用静脉注射造影剂的肿瘤增强图像质量受损。kV 级 X 线图像和磁共振图像也被用于肿瘤呼吸运动的评估, 而且 MRI 影像通常可与 CT 图像融合用于靶区勾画中。呼吸运动训练有助于提升患者在模拟和治疗过程中呼吸运动重复性。

理论上, 应勾画出所有呼吸系列图像上肿瘤轮廓,并通过追踪这些轮廓从而形成 ITV。但是实际上,大多数病例中只在两套图像系列对应于呼气末(EE)和吸气末(EI)勾画出肿瘤轮廓并形成 ITV。肝癌治疗的一项研究显示, 基于 EE 和 EI 时相所形成的 ITV 轮廓能够包含利用全部时相影像形成 ITV 轮廓体积

的 94%。

当呼吸运动范围明显(>1cm)时,治疗期间应控制呼吸运动以减小 PTV 的外扩范围, 从而确保适形剂量目标可实现。目前临床上可以有多种方法进行应用,如自主屏气、主动呼吸控制(ABC)、腹压、门控和肿瘤追踪。

放疗期间肝肿瘤定位有一款商用产品,可用于患者呼吸屏气控制(呼吸同步控制器,Elekta,Crawley,英国)。该系统分别被 Wong、Dawson 等应用于肝癌治疗。基于远程计算机监测的肺体积中选择呼吸周期内某一时相,该系统通过治疗师屏气控制实现对器官的固定。该系统包括嘴吹口、鼻塞、气球阀等组件。当膨胀触发时气球阀会阻止患者的呼吸气体流动,且在预定时期内治疗射束实施照射。治疗师手动控制患者屏气与出束时间之间的同步, 因为 ABC 系统和直线加速器没有实现电子化整合。

在加拿大多伦多玛格丽特王妃医院,治疗前给患者提供教育培训以帮助熟悉 ABC 系统。这个时候将为每位患者确定屏气的位置和时相(EE 对 EI)以及患者舒服和稳定的屏气时长。在每次呼吸屏气之前,患者被要求做 2 次深呼吸以帮助维持一个更长时期的呼吸屏气状态。呼气末时相是肝癌治疗呼吸屏气的首选,因为对于大多数患者而言它是最稳定、可重复的位置。ABC 呼吸屏气治疗的平均时长为 12sec(5~32 秒)。

在门控放疗中,当在预定呼吸窗口(门控窗口或工作周期)期内治疗射线出束时,患者要么自由呼吸,要么需遵循在线呼吸指令进行呼吸。利用实时位置管理系统中患者腹部上反射标志物和红外线追踪相机或 Anzai 系统中患者腹带压力传感器,测呼吸信号,从而触发射束开启/关闭时间。对于门控式束流照射,呼吸触发式扫描也可采用呼吸末时相来进行计划设计,同时通过透视也可用于评估肝在门控窗口期内残余运动(通过右隔膜运动表示)。通过勾画包含门控窗口期内轮廓图像,利用 4D CT 也可评价门控窗口期内残余运动。

Wagman 等研究表明肿瘤平均运动可明显地降低,在呼气末时相利用 30%工作循环门控沿头脚和前后方向分别为 8.5mm 降至 1.3mm,5.2mm 降至1.3mm。若用门控技术联合图像引导,对于转移性肝癌患者采用分次 1.8Gy 进行治疗,采用门控与无门控技术的剂量优势如图 18-03-1 所示。利用呼气末邻近 3 个时相测量残余运动,呼气末实施门控计划。正常肝(肝体积减 CTV)平均剂量由 33Gy 降至 29Gy,右肾平均剂量由 29Gy 降至 22Gy。Wagman 等研究也表明门控技术使剂量平均递增 21%。

Wunderink 等研究显示相对于治疗过程中较好地重现中位自由呼吸与残余运动范围,腹压可减少植入在肿瘤周围正常肝组织中患者组呼吸范围,头脚及前后方向分别为 62%和 38%。肝放疗中肿瘤追踪技术在一些研究中心中正在开展,但在被广泛应用于肝癌患者之前有许多技术难题需解决。

通过涵盖所有其他外扩成分,如分次间摆位误差

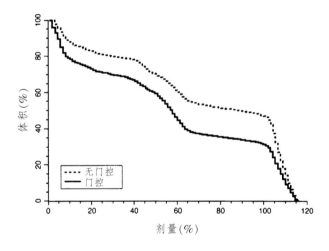

图 18-03-1 一位肝癌患者采用门控与无门控(即自由呼吸)计划的肝体积直方图(DVH)比较。

变化和分次间/分次内肿瘤位置以及形状变化,而这些形状变化在治疗期间可能影响肿瘤的位置;ITV 外扩则可形成 PTV。Li 等做了一项关于治疗床偏移校正数据的研究,研究中利用螺旋断层放疗 MV 级 CT 影像实施患者日常治疗位置的验证,其结果揭示若不运用日常影像引导放疗(IGRT),腹部靶区放疗时需将 ITV 外扩成 PTV 的边界大小,即摆位边界约为 8mm。通过研究无屏气采用或不采用腹压患者 kV 级锥形束 CT(CBCT)的数据,Case 等得出结论:相对于椎体的分次间肝位置变化比分次内变化更为显著;在头脚、横向和前后方向上分次间平均变化分别为 2mm(前 90%:4.2)、3.5mm(前 90%:7.3)、2.3mm(前 90%:4.7);分次内平均变化分别为 1.3mm(前 90%:2.9)、1.6mm(前 90%:3.6)、1.5mm(前 90%:3.1)。Eccles 等得到了类似的结果,采用 ABC 系统得到分次间和分次内纵向头脚方向平均重复性变化分别为 3.4mm(1.5~7.9mm)和 1.5mm(0.6~3.9mm)。若有可能,每个机构都应根据自身患者摆位技术、呼吸运动管理方法、图像引导模式等研究肝位置的变化,以此来评价从 ITV 至 PTV 所需外扩边界的大小。玛格丽特王妃医院采用最小外扩边界 5mm 来考虑患者定位的重复性。

采用的呼吸运动管理方法依赖于许多因素,包括肿瘤运动幅度、肿瘤位置的重复性、患者的耐受性以及沟通方面。Dawson 等文献认为有 2/3 的患者适合使用 ABC 系统实施治疗。采用门控技术会使治疗时间延长,这可能导致一部分患者无法耐受。腹压也可能增加一些患者的肿瘤运动。最初模拟定位期间应获取每位患者的这些数据。不论采用何种运动管理策略,肝位相对于骨性结构之间可能存在一定漂移,那么肝放疗期间通过图像引导可减少残余的几何不确定性。

第 4 节 放射治疗技术的发展

以肝炎、肝硬化为背景的肝癌,由于受到肝脏放射耐受量差及放疗技术的限制,肝癌放射治疗的疗效不理想,很少应用。近年来随着放疗技术的发展,对肝

癌原发灶做精确放疗已成为可能。此方法可以提高肿瘤局部的照射剂量,使原发性肝癌放射治疗的疗效有了明显提高,放射治疗在原发性肝癌的治疗中日益发

挥重要的作用。理想的放射治疗技术应能根据肿瘤的形状给予肿瘤靶区以极高的剂量，使肿瘤细胞被杀死，达到治疗肿瘤的目的，而肿瘤靶区周围的正常组织最好不受照射或最大限度地减少照射。

放射治疗经历了 2D 常规放射治疗、三维适形放射治疗(3D CRT)、调强放射治疗(IMRT)、图像引导放射治疗(IGRT)、自适应放射治疗(ART)及立体定向体部放射治疗(SBRT)。放射治疗设备的不断更新及放射治疗新技术的不断涌现使放射治疗的精确度得到了显著提高。在 SBRT 技术发展中出现了"实时追踪"肿瘤进行照射的设备——射波刀。

一、二维(2D)常规放射治疗

利用常规 X 线模拟定位机来界定靶区和重要器官的位置，确定靶区或危及器官的运动范围，勾画射野和定位，摆放参考标记，计划确定后，在患者皮肤上或体位固定器上标出等中心的投影位置。包括：①全肝放疗，由于疗效差，副作用大，现仅用于少数肝癌患者行肝移植前的全肝放疗；②全肝移动条放疗，疗效有所提高，副作用有所降低，但照射重复准确性差，已被弃用；③部分肝放疗，疗效提高，副作用减少。

长期以来，2D 常规放射治疗的疗效较低的原因在于定位精确性较差、周围正常组织受照射范围较大、照射剂量计算不准确、剂量分布不均匀以及对放射损伤的剂量效应关系不清楚。另外，肝癌细胞的疗效敏感性与分化差的上皮细胞相似，常规根治剂量需要 60Gy，而肝脏的全肝放射耐受量仅为 30~35Gy，肝细胞的耐受量低于肝癌细胞的根治量，这是肝癌传统全肝大野疗效不佳的主要原因，因此已被弃用。传统放疗技术治疗肝癌疗效差的原因总结如下：①采用比较落后的同位素扫描和超声波等定位方法，对肝癌的浸润和肝癌病灶的定位非常不确切，同时对胃、十二指肠和肾脏等正常器官解剖位置的定位也不准确，因此造成肿瘤照射不准确，并且累及周围正常组织和脏器；②对辐射剂量的计算不精确，特别是正常肝脏的辐射剂量，因此肝脏受照射的剂量分布不均匀；③对肝的放射耐受性没有充分了解，因此惧怕发生放射性肝损伤，因此限制了肝癌放疗剂量的提高。由于此种放疗的疗效较差，加之导致放射性肝损伤和死亡，因此，放疗被摒弃于肝癌的治疗方法之外。

二、三维(3D)适形放射治疗

适形放射治疗是一种能提高治疗增益比的有效的物理措施，3D CRT 放射治疗的基本原理是聚焦式照射，以肿瘤为中心，设计多个照射野，从不同的方向射入肿瘤，使肿瘤部位受到较大剂量的照射，而肿瘤周围正常的器官和组织的剂量被分散，受到较低剂量照射，但由于肿瘤的立体形态是不规则的。不同照射方向照射野几何形态是不同的，每个照射野的几何形态必须根据肿瘤形态发生变化，因此每个照射野必须制作个体化的挡铅模型或采用多叶准直器(MLC)，MLC 由多排相对的铅条按照肿瘤的形态排列，拼成一个同肿瘤几何形态基本相同的治疗形态。由于聚焦于肿瘤的多个照射野在 360°范围照射，使肿瘤部位的辐射剂量明显高于肿瘤周围的正常组织，3D CRT 照射能够做到放射的高剂量分布在立体形态上和肿瘤的立体形态保持一致，即适形放射治疗。该技术在原发性肝癌中的应用已逐步得到认可，已被多家肿瘤中心证实是安全、有效的治疗方法。Kim 等报道对 70 例无法手术切除、TACE 无效或无法行 TACE 治疗的原发性肝癌患者施行了 3D CRT 治疗，结果显示原发性肝癌患者的有效率为 54.3%，中位生存期为 18 个月；合并门脉癌栓患者的有效率为 39%、中位生存期为 20.1 个月。

三、调强放射治疗

IMRT 技术作为 3D CRT 的进一步发展，除上述 3D CRT 优点外，它使用逆向的计划设计方法代替人工对放疗计划进行复杂的计划设计和优化，通过对照射野内各点的输出剂量率的调整，可以更好地改善靶区的剂量分布和保护周围重要组织，加上每个照射野实施不均匀的剂量照射(称为调强束流)，每个照射野调强束流的设计是按照肿瘤立体形态而设计，它通过改变靶区内的射线强度，使靶区内的任何一点都能达到理想的剂量，IMRT 必须满足下述条件：①在照射方向上，照射野的形状必须与病变(靶区)的形状一致；②要是靶区内及表面的剂量处处相等，必须要求每个照射野内诸点的输出剂量率能按照要求的方式进行调整。因此，采用 IMRT 的临床应用有减少急性和晚期放射并发症以及局部通过剂量递增以增加肿瘤所受剂量，从而潜在地提高肝癌局部控制率。

如何利用 IMRT 的优势，在正常肝脏耐受性与肿瘤根治剂量之间选择一种合理的时间-剂量-分割方式，在短时间内控制肿瘤，提高局部控制率，近年来受到广泛关注，关注的焦点则在于如何平衡达到治疗目的的照射剂量与放射诱导肝病之间的关系。Wulf 等[103]应用高剂量、少分割的方式治疗了 24 例肝肿瘤患者，10Cy/F，共 3 次，未出现Ⅲ级急性反应，1 年、2 年局部控制率为 76%、61%，1 年、2 年生存率为 71%、43%，未观察到肝脏的远期损伤。

四、图像引导放射治疗

图像引导放射治疗(IGRT)是继 3D CRT 和 IMRT 之后的又一种新的放射治疗技术，3D CRT 和 IMRT 的主要优势是肿瘤靶区剂量分布适形性的提高，但这同时意味着肿瘤靶区与周围正常组织的剂量梯度的增加，在应用这些技术进行治疗时，放疗实施过程中微小误差都可能造成肿瘤靶区的低剂量和周围组织的高剂量照射，不仅使这些技术本身的优势没有得到发挥，反而会造成正常组织损伤的增加，更为严重的是肿瘤靶区"漏照"，所以精确实施放疗计划的 IGRT 成为现代放疗技术发挥优势的重要保证。IGRT 是一种四维的放疗技术，它在三维放疗技术的基础上加入了时间因数的概念，充分考虑了解剖组织在治疗过程中的运动和分次治疗间的位移误差，如呼吸运动、日常摆位误差、靶区收缩等引起放疗剂量分布的变化和对治疗计划的影响等因素，在患者接受治疗前和治疗中利用各种先进的影像设备对肿瘤及正常器官进行实时的监控，并能根据器官位置的变化调整治疗条件使照射野紧紧"追随"靶区，使之能做到真正意义上的精确治疗。

图像引导放射治疗的概念在于利用各种医用成像工具，在实施放射治疗之前或放射治疗进行之中对患者的肿瘤以及周边组织和器官进行解剖成像或功能成像，并利用所获取的图像反馈到后续治疗中(例如，在放射治疗过程中实时调节病灶和射线之间的相对位置，或者基于图像相应调整后续治疗计划)。正确使用图像引导放疗在肝癌治疗中可以显著提高治疗的精度，进而获得更好的临床放射治疗效果。Guck-enberger 等研究了 11 例肝癌患者，结果显示应用影像引导放疗技术更能提高治疗的精度。

对于肝癌治疗的实施，患者通常采用仰卧位、手臂抱于头顶及膝盖下有支架躺于一个定位装置上，按照最初模拟定位时准确位置进行摆位。除传统定位装置(如 α 支架、Vac-Lok 真空袋等)外，为立体定向体部放射治疗专门设计了定位装置(包括腹压装置)，包括 Body-Pro-Lok 系统(CIVCO，美国)和 BodyFix 系统(Elekta，瑞典)。随着肝放疗中日常图像引导的普及应用，定位装置的功能来实现患者位置重复性已经不再重要，目前治疗期间它更多地用于防止患者移动。治疗实施过程中应用的呼吸控制方法与最初模拟定位时相同。由于肝位置存在基准的偏移和治疗计划中需要小外扩边界以减少正常组织的毒性，日常图像引导正成为肝放疗的一项标准。在一些病例中，不止一种图像形态和重复获取图像可以用于监控分次间或分次内的运动重复性。图像引导放疗明显地减小了所需 PTV 的外扩边界大小。Dawson 等研究使用重复的正交 MV 图像用于采用 ABC 系统的肝癌患者放疗，发现沿头脚、左右和前后 3 个方向图像引导和复位减少了特定的随机摆位误差(σ)分别从 6.5mm、4.2mm 及 4.7mm 降至 2.5mm、2.8mm 及 2.9mm；并将特定的系统摆位误差(Σ)分别从 5.1mm、3.4mm 及 3.1mm 降至 1.4mm、2mm 及 1.9mm。若不采用造影剂，大多数肝肿瘤影像上不可见，因此不可能实现治疗肿瘤与其计划位置的影像直接配准。利用替代物(如椎体、横膈膜或肝脏)实现对患者的复位。横膈膜可用于头脚方向的配准，而椎体用于左右及前后方向配准。另外，当可利用具有足够软组织对比剂的容积图像引导时，整个肝脏或肝脏的一部分可以作为图像引导中替代物。加拿大玛格丽特王妃医院中对于采用 ABC 系统治疗的患者，每分次治疗前利用在线 kV 级治疗位透视影像和治疗期间 MV 射野观回放图像对分次内屏气肝位置的稳定性进行测量，包括分次治疗前及治疗过程中 MV 级射野观图像。每分次治疗前通过比较前后方向上重复 MV 验证影像，然后再与计划系统中生成的前后方向上数字重建影像进行配准比较，从而研究治疗期间分次内或分次间肝位置的重复性。为了获得肝癌患者在 ABC 屏气位置的 3D kV 级 CBCT 影像，也自主研发了一套"走走停停"CBCT 系统。对于没有屏气的治疗患者，在 SBRT 分次治疗前和治疗后分别获取

4D CBCT 影像，并且这些影像被分成不同时相系列。通过比较治疗前和治疗后分类的影像，可计算出分次内或分次间肝位置的变化；然后与最初模拟定位时为了治疗计划而获得对应时相值的 4D CT 影像进行比较。重要的是，需要理解通过每种成像形态如何采集和重建运动目标的影像，以确保治疗影像中肿瘤或替代物位置真实反映了在计划图像中其相对应的位置。例如在执行门控照射过程中，假如 CBCT 影像不能与患者呼吸进行同步，治疗前利用 CBCT 获得的肿瘤位置也许不能反映其在门控窗口期的位置。在这种情况下，在线的 MV 透视影像可用于肿瘤位置的验证。此外，相对于计划患者位置，患者摆位的重复性也依赖于图像引导放疗过程中所使用成像影像的质量。

五、自适应放射治疗（ART）

ART 把整个放疗过程，即从诊断、计划设计、治疗实施到验证作为一个可检测患者变化、自我修正的动态闭环系统，经过一步步调节，使得实际照射情况接近理想的计划状态，实现高精度的放射治疗。ART 的主要特点是在治疗周期内更新治疗计划，更新计划有离线和在线两种，螺旋断层放射治疗（Tomotherapy）为典型的离线（ART）系统。

螺旋断层放射治疗的整体思路是针对传统放疗的缺点发展了高精确的适形放疗。利用精确的定位技术，在照射方向上使照射野的形状与靶区的形状一致，并在实施的前提下利用逆向计划系统计算，根据需要调节靶区内不同区域的照射剂量，使其在形态和剂量分布上双重适形。传统思路都是在加速器上考虑增加功能。而螺旋断层放射治疗是在 CT 基础上融合加速器得到的是独一无二的新型组合，组合后的螺旋断层放射治疗作为影像设备而言辐射量低，因此医生可以通过每天的成像功能来追踪患者解剖结构的变化，及时校正治疗，实现剂量引导下的精确治疗。另外，螺旋断层放射治疗与传统机型相比的最大优点是可以在 360°内选择任意一个角度治疗患者，能避免伤害到邻近重要器官，更好地把剂量集中到不规则的肿瘤靶区，更好地保护肿瘤周围重要的正常组织和器官；而传统加速器照射角度有限，不能产生很好的射线剂量分布。螺旋断层放射治疗系统的 CT 影像部分是全数字化的，可以很方便地计算出患者当天的辐射

剂量，这也是传统机型所无法匹配的优点之一。自适应放疗的基础和前提是螺旋断层放射治疗对射线剂量的精确计算，是目前放疗设备中真正意义上的剂量引导放疗（DGRT）技术。螺旋断层放射治疗是一个全新的概念，它突破了传统放疗的诸多局限，将图像引导的调强放疗技术推广到一个前所未有的境界。由于该项技术用于临床的时间不长，临床应用于肝癌疗效的报道少。

综合上述放射治疗的技术，虽然都是很好的放射治疗技术，但现在所说的肝癌是以肝硬化为背景的肝癌。所以任何治疗都要以肝脏功能和下一步肝内复发或转移进行周密思考。3D CRT、IMRT、IGRT、ART 放疗技术，没有真正考虑肿瘤动度，虽然采用自由憋气、呼吸控制、压腹、门控治疗，这些对小于 3cm 的肝脏肿瘤可能问题不大，但对于一些大于 5cm 的肝癌，对正常肝脏照射剂量是大的，即使容积调强、螺旋断层调强，在进行拉弧过程中正常肝组织都在其中，所以正常肝脏组织受照射剂量大。作者认为用常规照射技术提高治疗比是不容易的，用低分割、高剂量照射可以提高肿瘤治疗比，但这又提出我们目前放射治疗技术是否可实现的问题。

六、立体定向体部放射治疗

1.立体定向体部放射治疗（SBRT）概述

SBRT 的理念是致力于提供致死剂量以将肿瘤细胞杀死。正如图 18-1 所示，肝细胞癌患者采用常规分割模式 3D CRT，取得 3 年生存率较低（10%~30%），而对于大剂量分割模式质子或重离子束治疗的一些小肿瘤患者 3 年生存率则有了大幅地提升。这个结果不仅对质子或重离子治疗有效。根据 Liang、Wu 等研究大分割 RT 的数据显示，肿瘤<5cm 的患者也显示具有明显更高的生存率（$P=0.000$）。Seong 等研究中肿瘤<5cm 的患者采用 1.8Gy 分次剂量进行治疗，与本研究中其他患者相比，其生存率没有太多改善（$P=0.047$）。这些数据表明，对于肿瘤小的选择性患者而言，采用大剂量、少分次治疗模式可明显地改善临床结果。立体定向体部放射治疗可认为是颅内立体定向放射外科及立体定向放射治疗向胸、腹部肿瘤转移的治疗技术。

目前采用 1~5 分次 SBRT 治疗的大多数肝癌属于数量有限且肿瘤<6cm 的转移性肝癌。但在加拿大玛格丽特王妃医院采用 6 分次治疗患者,并且对于肿瘤数量或大小没有严格限制,只要正常组织的剂量限制满足可接受范围内。基于 Lyman NTCP 模型处方剂量实行高度个体化,通常利用多个共面或非共面的射野以满足肿瘤适形需要。剂量通常赋予至某一等剂量线以确保处方剂量覆盖了 PTV 大多数体积。这种选择会导致 PTV 内出现更高的剂量;若假设肿瘤的中心可能包含抗辐射、乏氧肿瘤细胞,这样可认为是合理的。表 18-04-1 列出了多中心关于转移性和原发性肝癌 SBRT 数据。

放射性肝病(RILD)和≥3 级毒性反应在 SBRT 中十分少见。然而,Hoyer、Mendez-Romero 等研究报道了 SBRT 后每组内有 1 例患者死于肝衰竭。Mendez-Romero 等研究也观察到 2 例非典型性 RILD 病例,这两例患者有少于 700cm³(即 638cm³ 和 639cm³)正常肝组织体积接受了 15Gy 剂量或更少。除了以前常规放疗过程中报道的一些胃肠道毒性外,与 SBRT 相关的肝功能及正常肝组织的变化也有文献报道。Lee 等研究报道了 4 例肝转移患者(占 6%)在接受 SBRT 3 个月后肝功能出现下降,其中 3 例从 Child-Pugh A 级降至 B 级,而 1 例则从 A 级降至 C 级。对于原发性肝癌治疗,Tse 等研究中有 7 例(17%)患者肝功能出现进展(从 A 级降至 B 级)。Kavanagh 等在肝癌 SBRT 后最初的几个月内出现了典型的低密度区,在后来随访中周围正常肝实体组织显示明显的萎缩,但这与临床重要毒性并不相关。当 48Gy(16Gy/F)的剂量热点扩展至皮肤时也可见严重的皮肤毒性反应。有研究建议,V_{30}<10cm³ 的剂量约束以预防出现胸壁毒性。此外,若肿瘤靶区邻近纵隔,放疗中则需格外小心。

表 18-04-1 中列出多个临床中心局部控制率数据,范围为 57%~92%。患者的异质性、剂量分割模式的差异、治疗计划标准和剂量照射精度等因素都可能引起结果变化。Wulf 等研究的额外数据,采用提升剂量 12~12.5Gy/3F 或 26Gy/1F 分割模式,临床结果显示出更高的局部控制率:1 年局部控制率为 100%,2 年为 82%;与治疗患者采用剂量 10Gy/3F 相比,1 年局部控制率为 76%,2 年为 61%。多因素分析显示,更高的剂量是取得更好肿瘤局部控制率的唯一重要因素。利用 Tai 等建立的放射生物学参数,10Gy/3F 和 12~

12.5Gy/3F 的等效生物剂量分别为 45Gy 和 62Gy。Wulf 等数据表明增加 BED 并没有提高患者生存率,剂量推量前后,两年存活率分别为 43% 和 32%。最近 Rusthoven 等研究得出了相似结论, 即使 BED 高达 136Gy, 中位生存期为 20.5 个月及 2 年生存率为 30%。

生存率和 BED 之间没有明显的依赖关系。对于肝转移患者,SBRT 后其低生存率可反映为预后差以及转移风险高。Hoyer 等研究发现,33% 的患者在外科手术或射频消融后把 SBRT 作为二线治疗,并有 52% 的患者 SBRT 前均接受了化疗。类似地,Rusthoven 等发现,研究入组前 69% 患者对转移性病变已接受过化疗,45% 有肝外疾病,51% 患者则来源于恶性原发性肿瘤的转移(结直肠和乳腺癌肝转移被认为是有利的原发性肿瘤)。由于死亡和局部控制失败均是具有争议性的事件,低生存率可能导致局部控制率被人为夸大。

SBRT 的优势包括:①肿瘤获得更高 BED;②低复发率;③治疗期间的治疗时间更短,解剖结构变化更少;④可减少去医院治疗,使患者更为方便;⑤潜在地微创治疗使患者不再考虑外科手术;⑥因缩短治疗次数使医疗资源得到更有效的利用。Méndez-Romero 等研究表明,SBRT 后患者的生活质量没有明显的改变。

精确的剂量照射是 SBRT 成功的关键。为了实现此目标,需要考虑一些重要因素,包括:①较长时间治疗过程中确保患者固定;②适当地考虑器官运动的影响;③精确勾画肿瘤靶区并适当给予外扩边界;④为每位患者优化最佳分次剂量分割模式;⑤高度适形的剂量分布;⑥基于日常图像引导实现患者精确定位;⑦在线监测肿瘤位置。对于 SBRT 而言,呼吸控制管理下肿瘤运动范围应小于 5mm。

当采用门控式治疗技术时,考虑治疗时间的延长,应考虑患者的耐受性。由于分次内放射损伤的修复,治疗时间的延长可能产生不利的影响。加拿大玛格丽特王妃医院大多数患者的整个治疗时间一般少于 25 分钟, 而美国科罗拉多州大学研究中心患者治疗时间不超过 45 分钟。

日常 IGRT 是精确 SBRT 照射的必要条件, 因为这样靶区外扩边界可减小,实施治疗采用高度适形剂量分布以及大分割剂量。目前 IGRT 策略的总论可参

表 18-04-1　SBRT 后临床结果数据,表中若无特定说明,患者则存在转移性肿瘤

文献研究	患者病例数 肿瘤大小 病灶数	剂量分割 方式	剂量/体积约束	局部控制 率(%)	生存率(%)/ 中位生存期	RILD≥3 级胃肠道 反应及皮肤毒性等
Herfarth	37(4 例原发) <6cm 1~3 个原发灶	14~26Gy 1 次	食管<14Gy 胃/小肠<12Gy 正常肝 D_{30}<12Gy 正常肝 D_{50}<7Gy	67(18 个月)		无主要副作用
Wulf	24(1 例胆管癌) CTV50cm³ (9~516cm³) 1 个原发灶	30Gy 3 次 6~12 天	正常肝 V_5<50% 正常肝 V_7<30% 其他危及器官<7Gy	76(1 年) 61(2 年)	61(1 年) 43(2 年)	食管糜烂 肺动脉出血
Katz	不详 ≤6cm 1~5 个原发灶	30~50Gy 10 次	正常肝≥1000cm³ 正常肝 V_{27}<30%,V_{24}<50% 一个肾 V_{10}<10% 双肾 V_{18}<33% 脊髓<34Gy 胃/小肠 V_{37}<1cm³		待定	待定
Schefter	18 <6cm 1~3 个原发灶	36~60Gy 3 次 2 周	正常肝 700cm³≤15Gy 右肾 V_{15}<33% 全肾 V_{15}<35% 脊髓<18Gy 胃/小肠<30Gy			无>3 级毒性
Méndez- Romero	25(11 例 HCC) <7cm 1~3 个原发灶	37.5Gy 3 次 5~6 天	正常肝 V_{33}<21% 小肠/十二指肠/胃 D_{50}<15Gy 食管 D_{5cc}<21Gy 脊髓<15Gy 肾 D_{33}<15Gy	94(1 年) 82(2 年)	82(1 年) 54(2 年)	经典 RILD:1 例 HCC 患者(肝衰竭死亡); 非经典 RILD:2 例肝转移患者
Kavanagh	36 <6cm 1~3 个转移灶	60Gy 3 次 3~14 天	正常肝 700cm³≤15Gy 全肾 V_{15}<35% 脊髓<18Gy 胃<30Gy	94(18 个月) 82(24 个月)	30(24 个月)	皮下组织损伤
Hoyer	44 <6cm 1~4 个转移灶	45Gy 3 次 5~8 天	肝 V_{10}<30% 脊髓<18Gy	86(2 年)	38(2 年) 22(3 年) 13(5 年)	无肝衰竭死亡/结肠溃疡(1 例)/十二指肠溃疡(2 例)/皮肤溃疡(2 例)
Katz	69 中位(范围) 2.7cm(0.6~12) 2.5cm(1~6)	48(30~ 55)Gy 2~6Gy/次 2 周	正常肝≥1000cm³ 正常肝 V_{60}<30% 全肝 D_{70}<27Gy	76(10 个月) 57(20 个月)	37(20 个月) 中位:14.5 个月	无>3 级毒性
Lee	68 75.2cm³ (1.19~3090) 不限	41.8(27.7~ 60)Gy 6Gy/次 2 周	正常肝≥800cm³ 小肠/胃 V_{30}<0.5cm³ 脊髓+5mm<27Gy 2/3 全肾<18Gy;90% 一侧肾<10Gy	71(1 年)	中位:17.6 个月	无剂量限制毒性 小肠阻塞(1 例)

考 Dawson 等文献中综述部分。

2.立体定向放射治疗技术——射波刀

射波刀概述

20 世纪八九十年代以来,随着计算机、医学影像和图像处理技术的不断发展与交融,促进了放射治疗设备的不断开发与完善,使肿瘤放射治疗学跨入精确放射治疗的新时代。美国斯坦福大学医学中心 Adler 等提出机器人结合影像引导的治疗新概念,并开始潜心研究新的放射外科治疗机,全新治疗概念的射波刀终于出现。首台于 1994 年安装于美国斯坦福大学医学中心且开始临床应用,并于 2001 年获得美国 FDA 核准成为可治疗全身病灶的放射外科医疗设备。

立体定位摄影、摆位、影像引导放疗

当患者躺在治疗床上带上固定头部的热塑面罩接受治疗前,安装在治疗床上方天花板左右的两部 X 线摄影机便各以 45°交叉向预定照射的靶区同时摄影,自动摆位,一旦吻合当初 CT 模拟摄影,直线加速器便开始发射 X 线照射。这就是常规放疗中长期以来所期盼的影像引导放疗系统。

治疗中立体定位摄影,为患者体位移动做修正。放疗中一旦患者体位逐渐或突然移动,则自动或人工调整 X 线的方向,以补偿患者体位的移动。其可确保全程放疗照射的精确度。像这种治疗中频频验证摄影与照射方向修正,是其他放射外科或放疗系统所欠缺的。

3.射波刀具有以下几个治疗技术的特点

(1)对于颅内病灶无须框架固定。治疗前和治疗中所采用的精确影像引导是根据患者的颅骨骨性标志进行定位,颅脑部位的放射外科治疗不再需要安装

笨重的固定架。

(2)治疗周期短。射波刀放射外科一般通过 1~5 次就可结束治疗,因为射波刀的射线束入射路径更多,射线更分散,因此,周围正常组织受到照射的剂量也更少。

(3)治疗精度高。射波刀用 6 个轴运动的机器臂操控小巧、紧凑的 6MV 直线加速器,机器臂运动的精度达 0.2mm。治疗过程中总的治疗精度在相对静止器官(如头颈部和脊柱)的治疗精度达 0.95mm 以内。对于运动性器官,射波刀通过同步呼吸跟踪技术,治疗精度达 1.5mm 以内,肿瘤外放边界明显缩小,更多相邻的正常组织免受额外射线照射。

(4)全信息自动一体化。在 6 个自由度上跟踪治疗靶区运动是射波刀放射外科最大的特点之一。治疗前,定位系统验证了靶区治疗位置之后,通过图像处理,可计算靶区平移和旋转的误差,调整治疗床和(或)机械臂的位置。治疗时,系统自动优化机械臂的位置序列,直线加速器按照一定的序列实施照射。

(5)同步呼吸跟踪。同步呼吸跟踪是射波刀系统最先进的子系统之一,可消除呼吸运动对立体定向放射治疗的不利影响。根据红外摄像机拍摄的呼吸运动周期和影像定位系统拍摄的肿瘤运动轨迹,建立内、外标记点运动的相关性模型,并在整个治疗过程中进行对比验证,评估呼吸周期中靶区实时位置,通过反馈系统控制机械臂随呼吸做同步运动。

射波刀所具备的临床优势,使放射治疗真正进入了精确定位、精确计划和精确治疗的时代,根据国外文献报道和我们临床研究和实践得出:对于早期肝癌行射波刀治疗的疗效等同于手术治疗,对于中晚期肝癌也取得了令人鼓舞的效果。

第 5 节　未来发展

肝癌根治性放疗已呈现出令人鼓舞的疗效。从全肝照射、3D CRT 到 SBRT,肝癌放疗经历了一个漫长历程;临床医务人员已经获得了大量的知识,例如,肝肿瘤

和正常肝组织对辐射的反应。技术的进步允许对肿瘤实施大剂量照射的同时,还能比过去更精确地保护正常组织。这些经验及技术进展确保了可实施进一步的随

机对照、精确设计且多中心临床试验及研究并用于肝肿瘤放疗,比如 RTOG 协作组所设计的临床试验。

本章综述中利用多中心数据研究了作为 BED 和 NTD 函数的剂量响应关系,而通过 Tai 等建立的模型参数计算出 BED 和 NTD。需要注意,获得的这些参数数据采用中位剂量单位(剂量、分次剂量、有效体积等),以替代个体剂量值,因为文献中个体剂量是无效的。此外,这些临床机构中患者的多样性将引入对剂量响应关系的偏差,并影响所提取的模型参数。来自 RTOG 临床试验的数据将提升个体化及以生物学为基础治疗计划的建模。

SBRT 已成为一些肝癌患者有前途的治疗方式,特别是射波刀立体定向放射治疗技术。但 SBRT 治疗后仍缺乏患者长期生存及毒性反应的数据。因最佳剂量分割方案尚未确立,临床上尚未完全明确哪些患者最有可能从 SBRT 获益。对于这种已确立的新颖治疗方式,其临床优势的确切证据仍有待进一步研究。

关于 LQ 模型在什么情况下对高分次剂量仍然有效,相关文献一直在讨论。玛格丽特王妃医院的一项 6 分次剂量分割研究类似于图 18-02-3 中基于 LQ 模型建立一种剂量与 V_{eff} 的关系。将 RILD 风险水平设定为 5%~20% 以实现对处方剂量的计算。但本研究中观察到无剂量限制毒性;这可能意味着高估了 RILD 的发生率,由此可认为 LQ 模型及将剂量与 V_{eff} 关系转换成每分次更高分次剂量的保守方法是不准确的。更多的临床数据将有助于说明这一重要论述。

为考虑治疗期间前列腺解剖结构的变化,临床研究在线实施再计划需花费约 10 分钟时间。在一些患者中可观察到肝脏实体的局部形变,这可能意味着需在线实施自适应再计划,特别是 SBRT。另外,发展考虑残余不确定性的鲁棒性计划是另一种策略,用于处理放疗期间可能发生的预期解剖结构变化。

除了解剖成像技术的发展外,功能和生物成像的最新进展可能有助于提升个体患者靶区的勾画、辨别辐射抗拒区域以及监测治疗响应。基于治疗期间获取的肿瘤及正常组织响应数据(如 CT HU 值变化),该信息有助于发展后续自适应治疗。

呼吸运动管理对肝肿瘤放疗是一种挑战。即使采用呼吸控制技术乃至当为肝位置基准偏移采用了图像引导时不确定性总是存在。可发展高剂量率射束用以治疗运动靶区,以便放疗可在几个呼吸周期内完成,进而减少呼吸变化及治疗时间。

卓越的肿瘤控制并不代表患者生存率的提高,其中一个原因是局部外放疗后不久出现肝内和(或)肝外肿瘤的复发,因而需要提供治疗机制执行局部控制和系统治疗相结合的策略。目前,首要任务是开展精心设计、多中心的联合试验。这类试验也可包括一些亚洲机构,因大多数原发性肝癌患者来自亚洲。利用预后因素方面控制良好的异质性,可建立剂量分割模式、靶区和正常组织剂量指导、计划设计及执行过程中质量保证策略、剂量响应和毒性的一致性定义、明确认识放疗疗效、适合的群体以及剂量-疗效关系。作为一种潜在的肝癌微创治疗选择手段,结合其他治疗方法,这种信息有助于建立患者个性化自适应放疗。

(徐寿平　李玉)

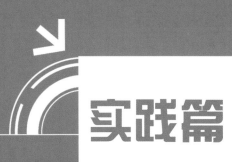

实践篇

第 **19** 章

多个肝癌治疗的病例与探讨

病例 1　小肝癌射频消融后肝内多发接受射波刀治疗

【诊断与治疗经过】

患者:男性,40 岁

以发现 HBsAg 阳性 8 年,肝癌介入术后近 1 个月为主诉

2010 年 11 月,腹部 MRI 显示肝左外叶见一结节状略短 T1 稍长 T2 信号。动态增强扫描:动脉期病灶未见强化,门脉期呈等信号显示不清,延迟期似见假包膜强化,未见血管癌栓及淋巴结肿大(图 19-01-1),化验肝肾功能好,AFP 为 322ng/mL,诊断为原发性肝癌。2011 年 1 月,行射频消融术,术后定期随访。

2011 年 8 月,腹部 MRI 显示肝左外叶见一结节状稍长 T1 稍长 T2 信号。动态增强扫描:动脉期病灶明显强化,门脉期及延迟期呈稍低信号,范围约为 1.9cm,考虑为肿瘤复发。化验 AFP 为 240.5ng/mL,未予特殊治疗。2012 年 3 月,再次行腹部 MRI 显示肝 S3 段、S8 段见类圆形稍长 T1 稍长 T2 结节影。动脉期上述病变呈明显强化,门脉期及延迟扫描上述病变造影剂消退,肝 S8 段病变呈等信号改变,直径约为 11mm;肝 S3 段病变呈稍低信号改变,可见假包膜强化,直径约为 23mm[图 19-01-2(1)及图 19-01-2(2)]。

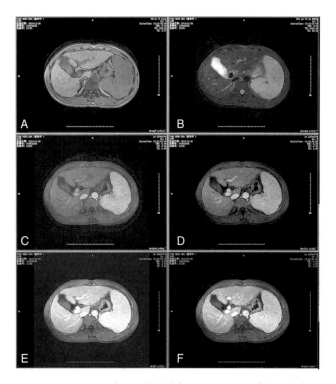

图 19-01-1　2010 年 11 月的腹部 MRI。(A)T1 加权,肿瘤呈低信号;(B)T2 加权,肿瘤呈高信号;(C 和 D)肿瘤两个层面的动脉相,肿瘤未见强化;(E) 门脉期肿瘤呈等信号显示不清;(F)延迟期似见假包膜强化。

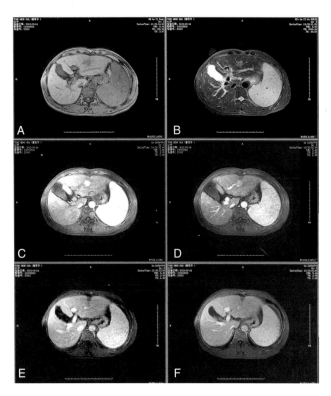

图 19-01-2(1) 2012 年 3 月腹部 MRI。(A)T1 加权,S3 病灶呈低信号;(B)T2 加权,S3 病灶呈高信号;(C 和 D)S3 段病灶2 个层面的动脉相,肿瘤明显强化;(E 和 F)门脉期和延迟期,造影剂消退,S3 段病灶呈低信号。

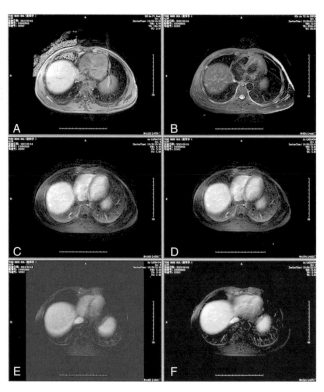

图 19-01-2(2) 2012 年 3 月的腹部 MRI。(A)T1 加权,S8 段病灶呈低信号;(B)T2 加权,S8 段病灶呈高信号;(C 和 D)S8 段病灶两个层面的动脉相,肿瘤明显强化;(E 和 F)门脉期和延迟期,造影剂消退,S8 段病灶呈等信号。

腹部 CT 示肝 S3 段、S8 段见类圆形低密度结节影;动态增强扫描:动脉期上述病变呈明显强化,门脉期及延迟扫描上述病变造影剂消退,呈低密度影,大小分别约为 2.2cm、1.3cm(图 19-01-3)。化验 AFP 为 1212ng/mL,由于肿瘤位于 S8 段,靠近下腔静脉,外科医生不建议手术,同时亦不适于行射频及微波治疗。化验肝功能基本正常,肾功能、凝血功能无异常,白细胞为 2.44×10⁹/L,血小板 48×10⁹/L。2012 年 3 月 22 日,行经皮肝动脉化疗栓塞术(TACE)联合部分脾栓塞术(图 19-01-4)。术中 2013 年肝左叶见结节样染色,肝右叶近肝顶处见小片状淡淡染色,肝脏血管扭曲明显。以微管超选择插管至肿瘤血管支,注入博安霉素 21.8mg 与 8mL 碘油混悬液,摄片见碘油聚积良好。再将导管插至脾动脉中远 1/3 处后,注入微球 2mL,再次造影见脾脏显影面积约 30%。

2012 年 4 月 18 日,复查腹部 CT 示(图 19-01-5),复查血常规:白细胞为 9.21×10⁹/L,血小板为 299×10⁹/L。2012 年 4 月 26 日,在 CT 引导下行肝脏金标植入术。金标植入一周后行 CT 定位,采用射波刀立体定向放射治疗计划系统,治疗计划见图 19-01-6(1)及图 19-01-6(2),治疗计划:PTV1 DT 为 12Gy/4F;治疗计划2:PTV2 DT 为 12Gy/4F,放疗期间及放疗后,患者出现轻微食欲减退、上腹部不适,对症治疗好转。随访肝肾功能和血常规,无异常。

2012 年 8 月、2012 年 12 月、2013 年 4 月、2013 年 8 月、12 月、2014 年 5 月、2014 年 10 月及 2015 年 1 月分别随访腹部 CT 或 MRI 均显示肝内肿瘤控制较好,未见确切复发或转移灶(图 19-01-7 至图 19-01-14),肺 CT 均未见转移性病变,化验血常规无异常,肝肾功能轻度异常,AFP 水平在正常范围内。2017 年 4 月,随访正常。

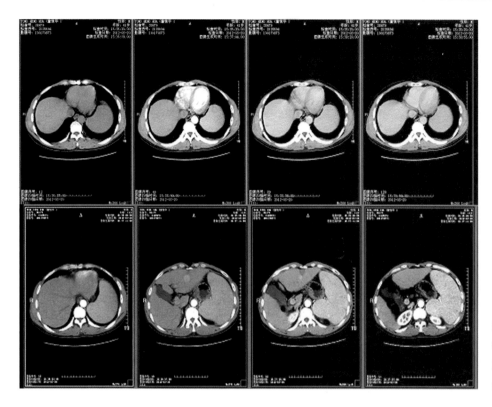

图 19-01-3　2012 年 3 月 20 日，CT 显示 S3 段及 S8 段病灶均富血供，门脉期及延迟期造影剂明显消退。

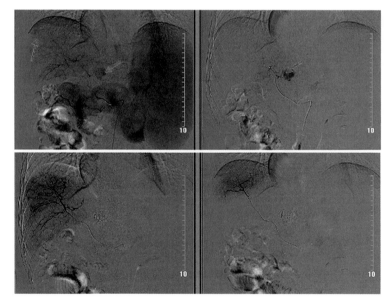

图 19-01-4　2012 年 3 月 22 日，行血管造影，肝左叶见结节样染色，肝右叶近肝顶处见小片状。肝左叶结节状染色，肝右叶近肝顶部处见小片状淡染色，肝脏血管扭曲明显；栓塞后摄片见肝 S3 段病灶碘油沉积好。

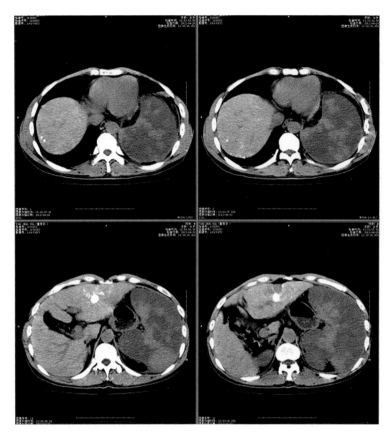

图 19-01-5　2012 年 4 月 18 日，腹部 CT 显示 S3 碘油沉积良好，肿瘤大小同前，脾内不均匀坏死，S8 段少量碘油沉积欠佳。

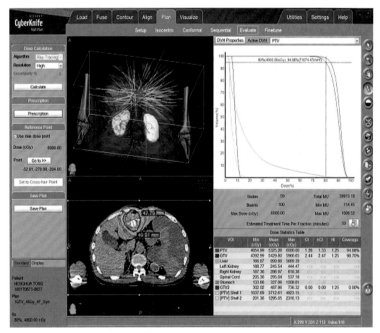

靶区名称	GTV1	治疗时间	2012.05.02~2012.05.08
剂量	12Gy×4=48Gy	GTV 体积（cm³）	37.16
PTV 体积（cm³）	74.82	正常肝体积（cm³）	1338.21
空肠（D_{5cc}）	9.60Gy	胃（D_{10cc}）	8.40Gy
十二指肠（D_{10cc}）	8.39Gy	脊髓（MAX）	5.37Gy
肝（D_{700cc}）	6.00Gy	全肝受量	9.99Gy

图 19-01-6(1)　治疗计划 1。

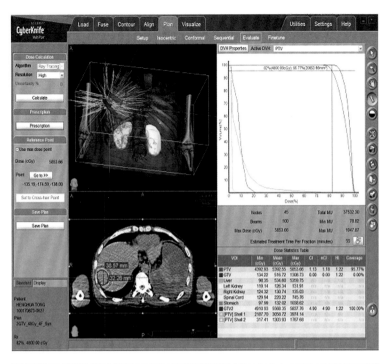

靶区名称	GTV2	治疗时间	2012.05.02~ 2012.05.08
剂量	12Gy×4=48Gy	GTV 体积（cm³）	4.77
PTV 体积（cm³）	21.56	正常肝体积（cm³）	1318.74
空肠（D_{5cc}）	3.51Gy	胃（D_{10cc}）	2.92Gy
十二指肠（D_{10cc}）	2.81Gy	脊髓（MAX）	7.45Gy
肝（D_{700cc}）	3.00Gy	全肝受量	5.34Gy

图 19-01-6(2)　治疗计划 2。

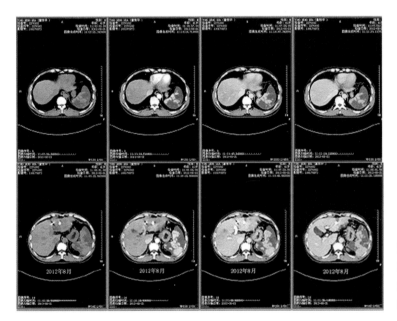

图 19-01-7　2012 年 8 月 21 日，腹部 CT 显示 S3 段病灶碘油沉积较好，S8 段病灶动脉期为高密度，门脉期及延迟期造影剂无消退，考虑为放射治疗后的改变。

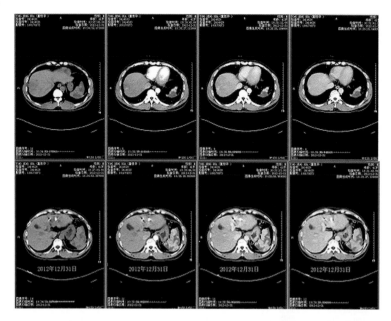

图 19-01-8　2012 年 12 月 31 日, 腹部 CT 显示 S3 段病灶碘油聚集好, 动脉期未见异常强化, 肝顶部见一淡淡强化影, 门脉期及延迟扫描未见确切低密度影形成, 为放射治疗后的改变。

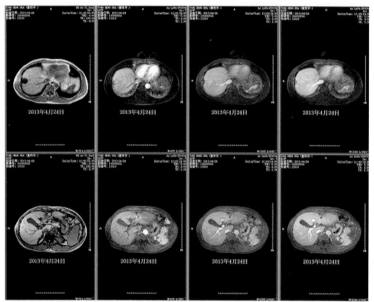

图 19-01-9　2013 年 4 月 24 日, 腹部 MRI 显示肝左外叶病灶凝固坏死完全, 范围较前变小, 病灶周围斑片状强化影, 考虑异常灌注; 肝 S8 段病灶有活性, 建议定期复查。

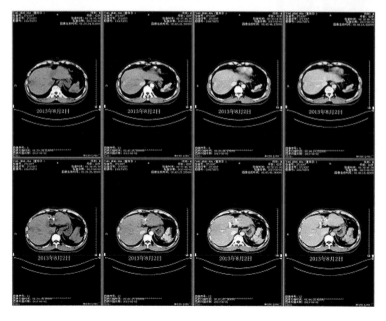

图 19-01-10　2013 年 8 月 2 日, 腹部 CT 显示肝癌治疗后, 肝左叶未见复发, 肝右叶强化影与 2012 年 12 月 31 日的腹部 CT 相比变化不明显。

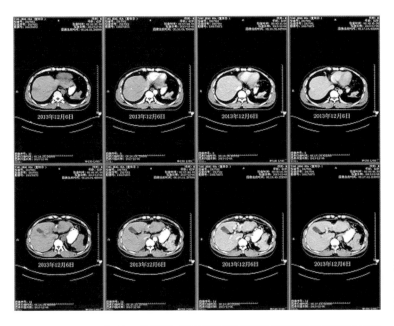

图 19-01-11　2013 年 12 月 8 日,腹部 MRI 显示肝内动脉期多发斑片状对比强化,考虑灌注异常可能;建议短期复查。

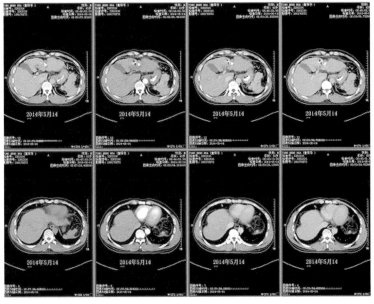

图 19-01-12　2014 年 5 月 14 日,CT 显示肝左叶见一结节样高密度碘油聚集及多个金标影,增强扫描肝右叶近肝顶部见淡淡小片状强化影,门脉期及延迟扫描未见低密度影形成,肝左叶肝实质强化欠均匀,延迟扫描左外叶密度欠均匀。

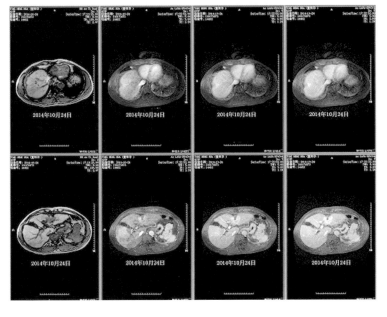

图 19-01-13　2014 年 10 月 24 日,腹部 MRI 显示肝癌综合治疗后的改变,肝左外叶及肝 S8 异常信号,考虑术后所致;门脉右支及分支栓子(血栓可能性大),建议短期复查。

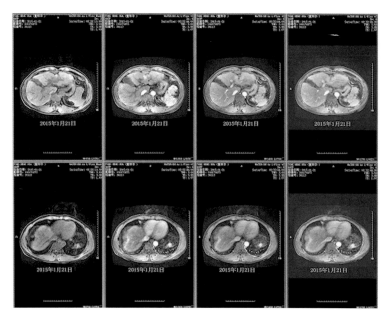

图 19-01-14　2015 年 1 月 21 日，腹部 MRI 显示肝癌综合治疗后改变，肝左外叶及肝 S8 段异常信号，考虑术后所致。门脉右支及分支栓子(血栓可能性大)，与 2014 年 10 月 24 日的 MRI 比较变化不大，建议短期复查(3 个月)。

【讨论】

问题 1　射频消融治疗是否能让患者获益

该患者为肝炎肝硬化背景,伴有不同程度的脾功能亢进。确诊时,肝内为单发病灶,肿瘤直径<3cm,是射频治疗适应证,但是治疗后 7 个月,肿瘤仍残留活性。14 个月后,腹部影像学检查提示,除原部位肿瘤增大外,肝 S8 段又出现一个新发病灶。根据病灶位置及多发不适合行手术及再次消融治疗。该患者初诊时选择的治疗方式,未让患者获益,反而增加一些不确定因素。

问题 2　介入及放疗是否能让患者获益

介入的目的:①是该患者合并肝硬化,伴脾功能亢进,行脾部分栓塞术,能改善脾功能亢进;②是肝动脉造影显示除 S3 段、S8 段病灶外,肝脏其他部位未发现微小病灶。该患者初诊时属于肝癌早期,为局限于肝内的单发直径小病灶(直径<3cm);复发时病灶仍局限于肝内 (左右肝各 1 个),两病灶直径之和约为≤5cm,仍属于早期。对于早期肝癌,选择治疗方式较多,可以手术切除、射频消融及肝脏移植等。但依据病变位置,不适合再次行消融治疗。目前,逐渐较多的报道显示,对于早期肝癌,立体定向放射治疗(SBRT)疗效与射频及手术切除这些公认的方法接近,甚至超

过手术或射频消融者。而作者对接受射波刀 SBRT 50 名早期肝癌患者(直径<5cm)随访 3 年后发现,1 年生存率为 100%,2 年生存率为 90%,3 年生存率为 76%,且该治疗属于无创方法,毒副作用小,耐受性好。该患者明确诊断后,首先选择了射频消融治疗,但 7 个月后 S3 段病灶肿瘤复发,14 个月后影像学检查见肝 S3 段、S8 段病灶,肝动脉造影明确余肝内无其他微小病灶。栓塞后,复查 CT 显示 S3 病灶碘油沉积尚可,S8 病灶碘油沉积少,因此选择行 SBRT。

问题 3　放疗的目的和保障

放疗的目的是根治病灶,而根治性放疗必须达到如下 3 个标准:①放疗剂量达到根治量(等效生物剂量为 100Gy 以上);②放射靶区外无临床病灶;③毒副作用可以耐受。患者虽然 S3、S8 段各有一个病灶,但病灶小,未发现其他部位存在病灶,且肝功能 Child-Pugh 分级为 A 级,完全符合根治性放疗所具备的条件。要达到根治性放疗还必须有放射治疗流程质量控制,且放射治疗设备越精密、放疗技术越先进,质量控制就越严格。

问题 4　如何确定放疗靶区、剂量

原发性肝癌中肝细胞癌占 90% 左右,治疗肝细胞癌时,如果无引流区淋巴转移,不须做淋巴结引流区预防照射。通常情况下,射波刀 SBRT 前先行介入治

疗，为了达到了以下目的：①进一步明确肝内肿瘤的数目及部位，且碘油沉积于病变内，整个病变轮廓可很好显现出来，更有利于靶区勾画；②消灭了亚临床病灶，减少了肿瘤负荷，大大降低了敏感器官受量，有利于到达根治性放疗的目的；③行肝动脉化疗栓塞术同时行脾部分栓塞术，达到间接降低门静脉压和提高白细胞及血小板的作用，为下一步治疗创造条件并进一步提高治疗效果。一般肿瘤靶体积勾画（GTV）的依据是右肝病灶小和左肝病灶之前已行微创消融治疗。勾画时，将射频消融针道及病灶一起勾画为GTV，并在GTV的基础上向上下外扩2~3mm，向左右外扩1~1.5mm，为计划靶体积（PTV）。勾画危及器官，包括正常肝组织、十二指肠、胰腺、肾脏、胃和脊髓等，感兴趣器官不超过其耐受剂量。肝内病灶较小，符合根治性放疗条件，应给予根治性放疗剂量。左肝、右肝病灶分别给予单次剂量为12Gy，连续治疗4次，总剂量为48Gy。

【评论】

1.肝癌射频消融治疗的适应证

射频消融（RFA）治疗是借助医学影像技术的引导对肿瘤靶向定位，采用物理方法直接杀灭肿瘤组织一类治疗手段。通常适用于单发肿瘤，最大径≤5cm；或肿瘤数目≤3个，且最大直径≤3cm，无血管、胆管和邻近器官侵犯以及远处转移；肝功能分级为Child-Pugh A或B级，或经内科保肝治疗达到上述标准。有时，对于不能手术切除的直径>5cm的单发肿瘤，或最大直径>3cm的多发肿瘤，射频消融可以作为姑息性综合治疗的一部分，但是需要严格掌握。对于小肝癌患者，RFA的远期疗效与肝移植和肝切除相似，且优于单纯的TACE治疗；与无水乙醇注射相比，RFA对3~5cm的肿瘤具有根治率高、所需治疗次数少和远期生存率高的显著优势。

2.原发性肝癌射频消融术后的复发

原发性肝癌患者伴有不同程度的肝硬化，多数患者发现时已属晚期，且合并不同程度的肝功能异常，无法手术切除或肝移植治疗。因此，微创治疗及无创治疗受到越来越多的重视，其中RFA是被广泛应用

的治疗技术。近年来，Tombesi等综合文献报道，大量临床研究证明RFA治疗可以作为<3cm的小肝癌的主要治疗手段，其效果不亚于手术切除。Lencioni等的研究表明，对于那些不具手术适应证的小肝癌采用RFA治疗后，1、3和5年生存率分别达到了97%、71%和41%，作者综合国内外文献认为，RFA治疗后的肿瘤完全坏死并不令人满意，肿瘤的局部复发率比较高。对3~5cm肿瘤，可采用射频消融应与其他方法，如肝动脉化疗栓塞结合应用。肿瘤大小、肿瘤部位、肿瘤与肝内血管关系直接影响RFA术后的局部肿瘤进展，肿瘤直径越大，肿瘤与肝内大血管越密切，局部肿瘤进展的发生率越高。Shiina等的研究中对3个或较小的肿瘤（≤3cm）进行RFA治疗，4年复发率为70%。在临床实际应用中，经皮RFA术后复发率较高，肿瘤残留与复发仍是RFA治疗后的一大难题。该病例因肿瘤复发或肝内转移而需再次治疗。

3.复发后的治疗

复发性肝癌的治疗与肝癌的初始治疗原则相似，但由于发生在手术切除或局部治疗之后，故更强调采取多学科综合治疗，包括再次消融治疗、介入栓塞，但随着放疗设备和技术进步，对肝癌手术、消融、介入等治疗后复发患者应用射波刀SBRT越来越显示它的独特优点。该患者复发后肿瘤多发（左右肝各1个），同时并肝硬化，介入治疗的目的为：①识别肝内是否存在其他病灶；②脾动脉栓塞解决白细胞、血小板异常及间接降低门静脉压力。因而选择行介入治疗。介入后，S8病灶碘油沉积少，而且肝动脉化疗栓塞达不到根治目的，再行射波刀SBRT。

4.立体定向放射治疗的效果

肝癌属于剂量依赖性肿瘤，且肝脏属于并联器官，适宜行射波刀SBRT。目前，大部分关于肝内肿瘤的SBRT的报道均为回顾性，缺少对照。Huang等报道，行射波刀SBRT患者的2年存活率为72.6%，对照组为42.1%（P=0.013），单因素和多因素分析均显示射波刀SBRT可以显著改善患者的生存情况。Seo等对治疗的38名肝癌患者的结果进行了总结，剂量分割模式为11~12Gy/3~4F，中位随访15个月，获得了79%的局部控制率和68%的总生存率。Louis等报道了25名肝癌患者SBRT的治疗结果，肿瘤直径为

1.8~10cm,88%的患者肝功能分级为 Child-Pugh A 级,剂量分割模式为 15Gy/3F,结果显示:1 年局部控制率和总生存率分别达到 95%和 79%,仅 1 名患者因十二指肠溃疡而发生 3 级放疗毒性反应。研究结果显示,只要严格掌握适应证,行射波刀 SBRT 治疗肝癌,可获得较高的缓解率和总生存率,而且毒副反应轻微。

5.立体定向放射治疗后的影像学表现

由于射波刀 SBRT 每次的分割剂量大,肿瘤周围的正常肝脏受到的单次分割剂量也大,其变化和常规分割的变化也不同。Howells 等报道,放疗后早期在 CT 上表现为低密度变化(平扫、动脉相、静脉相),病理表现为肝血窦内血流变慢,红细胞淤积在肝血窦内,加上水肿、脂肪浸润,即使平扫,也呈低密度变化。Olsen 等报道,15 例各期肝癌,剂量分割模式为 42~60Gy/3F 的处方剂量,正常肝受照量为 30Gy 区域内,CT 上能明显看到低密度影,病理上有明显的肝损伤带,分为 3 个区域,分别为坏死区、纤维化区和静脉闭塞性病区(肝血窦瘀血、肝索紊乱)。放疗后 2~6 个月随访发现,肝体积缩小 13%~30%,剂量与体积缩小呈正相关,$r^2=0.57$。Price 等报道,慢性期一般发生在放疗后 6 个月,CT 上表现为静脉相高密度,为血管阻塞,中央静脉和肝血窦纤维蛋白进行性沉积。

作者认为,射波刀 SBRT 为大分割剂量,癌细胞受到辐射导致死亡,肿瘤内的血管内皮细胞也受损,血管密闭,肿瘤血供减少,出现肿瘤坏死,CT 或 MRI 上表现为进行性缺乏血供,坏死的区域随时间推移不断升高。该患者放疗 3 个月后,复查增强 CT 表现为高密度,持续 21 个月后,放射野仍为高密度。这种变化与 Price 所描述的相一致。这种表现必须与肝内肿瘤复发相鉴别,必要时,行 PET-CT 或肝动脉造影明确。

(李玉　戴相昆　张素静)

病例 2　肝癌多次血管介入后肝内多发伴门静脉癌栓接受射波刀治疗

【诊断与治疗经过】

患者:男性,56 岁

以发现 HBsAg 阳性 24 年,肝占位 2 年为主诉

2010 年 12 月 30 日,腹部 MRI 显示肝右前叶上段见一长 T1 稍长 T2 小结节影。动态增强扫描:动脉期病灶似见轻度强化,门脉期及延迟扫描呈低信号,边界清晰,大小为 1.4cm×1.1cm,考虑 DN 结节癌变可能性较大(图 19-02-1),AFP 正常。2011 年 1 月 4 日,行肝动脉造影,肝右动脉远端分支略显扭曲,未见明确肿瘤血管,实质期肝实质染色不均匀,予以诊断性

介入(图 19-02-2)。1 个月后,复查腹部 MRI 显示肝右前叶上段无明显变化,此后定期复查腹部 CT 或 MRI,均提示肝右前叶上段无明显变化。2012 年 3 月 3 日,再次复查腹部 MRI 显示上述病变动脉供血增多,考虑早期癌变(图 19-02-3)。2012 年 3 月 6 日,化

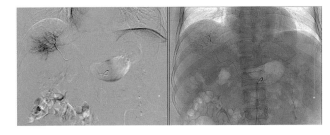

图 19-02-2　2011 年 1 月 4 日,行肝动脉造影,未见明显肿瘤染色。

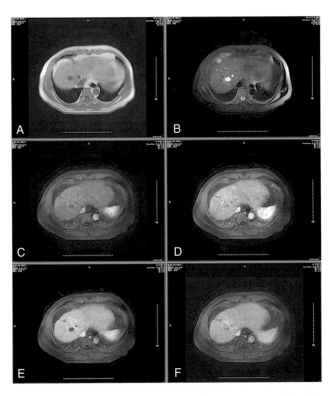

图 19-02-1　2010 年 12 月 30 日的腹部 MRI。(A)T1 加权,肿瘤呈长 T1 信号;(B)T2 加权,肿瘤呈稍长 T2 信号;(C 和 D)肿瘤两个层面的动脉相,肿瘤似见轻度强化;(E 和 F)门脉期和延迟期,肿瘤呈低信号。

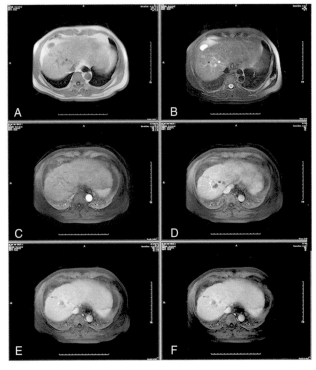

图 19-02-3　2012 年 3 月 3 日的腹部 MRI。(A)T1 加权,S8 病灶呈稍才长 T1 信号;(B)T2 加权,S8 病灶呈稍长 T2 信号(C 和 D),肿瘤轻度强化;(E 和 F)门脉期和延迟期,造影剂消退,S8 病灶呈低信号。

验 AFP 为 3.35ng/mL,再次行肝动脉造影(图 19-02-4),肝右叶见小结节状浅淡肿瘤染色,明确诊断为原发性肝癌。自 2011 年 1 月至 2013 年 1 月患者先后行 4 次介入治疗。2013 年 2 月 17 日,腹部 MRI 显示肝右叶病灶进展,伴门脉主干及右支癌栓形成(图 19-02-5),按照 BCLC 分期为 C 期。2013 年 2 月 28 日,再次行肝动脉造影,见肝右叶片状染色,肝左叶内无肿瘤染色(图 19-02-6),首选介入治疗的目的是了解肝内肿瘤累及范围。2013 年 3 月 5 日,介入术后,复查 CT 见碘油沉积尚可(图 19-02-7)。肝右叶病变大小为9.5cm×11.8cm,为保护正常肝脏组织,行分靶区放射治疗(图 19-02-8)。CT 引导下向肝脏内植入金标,治疗计划见图 19-02-9(1)及图 19-02-9(2),治疗计划 1:10Gy/F,共 5 次,总剂量为 50Gy;治疗计划 2:10Gy/F,共 5 次,总剂量为 50Gy。两个计划交替进行,放疗中及放疗后,患者出现轻微食欲减退、上腹部不适,对症治疗好转。随访的肝肾功能和血常规较治疗前无明显变化。2013 年 6 月、10 月和 2014 年 2 月、5 月、8 月及 12 月多次随访腹部 MRI 显示肿瘤较治疗前缩小,无活性残留,肝右叶 S5、S7、S8 萎缩消失,肝左叶代偿性增大(图 19-02-10)。目前患者一般情况可,能正常生活及工作。2015 年 10 月,腹部 MRI:肝癌介入与放疗术后,与 2015 年 5 月 12 日 MRI 比较,

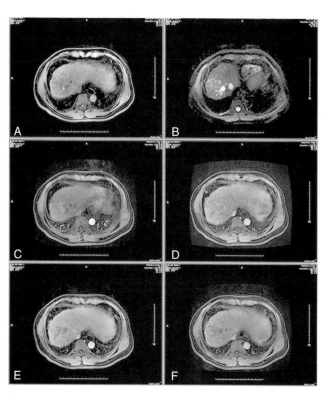

图 19-02-5　2013 年 2 月 17 日的腹部 MRI。(A)T1 相,肝右叶见稍长 T1 影;(B)T2 相,肝右叶见稍长 T2 影;(C 和 D)动态增强扫描早期和晚期,上述病变呈轻度强化;(E 和 F)门脉期及延迟期病灶内造影剂消退,呈稍低信号。

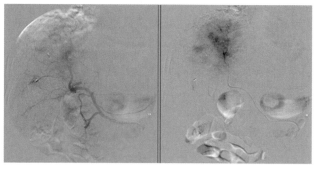

图 19-02-6　2013 年 2 月 28 日,行肝动脉造影,肝右叶见片状染色。

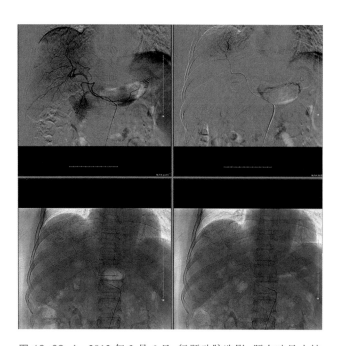

图 19-02-4　2012 年 3 月 6 日,行肝动脉造影,肝右叶见小结节状浅淡肿瘤染色。摄片后的碘油沉积良好。

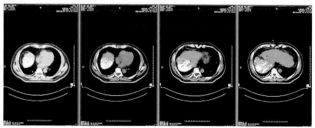

图 19-02-7　2013 年 3 月 5 日,腹部 CT 显示肝右叶上段见斑片状高密度碘油聚集影,门脉右支内见条形碘油聚集。

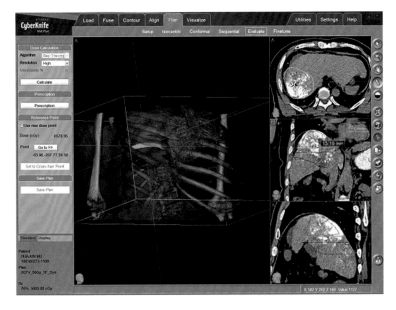

图 19-02-8 因肿瘤较大，且合并肝硬化基础，为保护正常肝组织，行分靶区放射治疗。

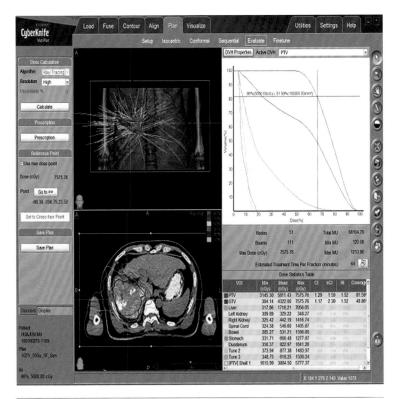

靶区名称	GTV1	治疗时间	013.03.07~ 2013.03.15
剂 量	10Gy×5=50Gy	GTV 体积（cm³）	438.37
PTV 体积（cm³）	237.23	正常肝体积（cm³）	1238.96
空肠（D_{5cc}）	14.39Gy	胃（D_{10cc}）	10.60Gy
十二指肠（D_{10cc}）	12.12Gy	脊髓（MAX）	14.05Gy
肝（D_{700cc}）	13.63Gy	全肝平均剂量	17.16Gy

图 19-02-9(1) 治疗计划 1。

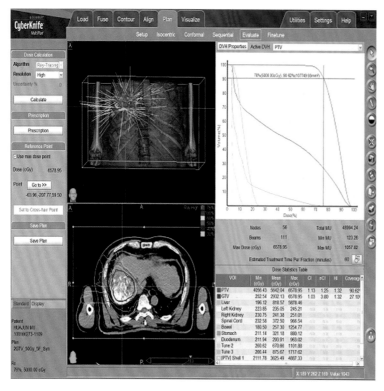

靶区名称	GTV1	治疗时间	013.03.08~ 2013.03.16
剂量	10Gy×5=50Gy	GTV 体积(cm³)	438.37
PTV 体积(cm³)	118.89	正常肝体积(cm³)	1238.96
空肠(D_{5cc})	10.52Gy	胃(D_{10cc})	7.23Gy
十二指肠(D_{10cc})	5.26Gy	脊髓(MAX)	9.66Gy
肝(D_{700cc})	4.63Gy	全肝平均剂量	8.18Gy

图 19-02-9(2)　治疗计划 2。

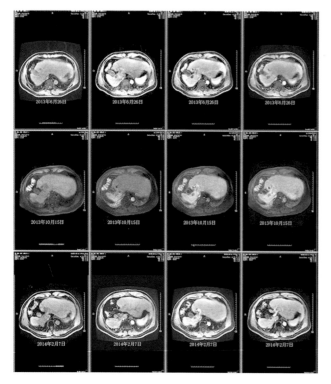
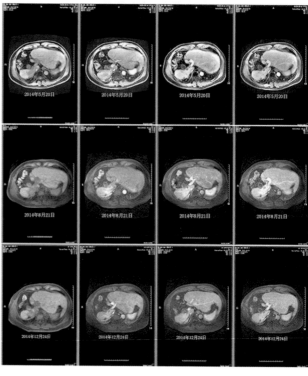

图 19-02-10　随访期间的多次腹部 MRI 结果均显示肿瘤无活性残留。

病灶变化不大,伴门脉右支栓子形成可能,肝左叶胆管轻度扩张,肝内未见明显活性病灶(图 19-02-11)。

2016 年 3 月 14 日,患者出现全身皮肤及巩膜黄染。2016 年 3 月 14 日至 2016 年 4 月 26 日的肝功能主要指标变化见表 19-02-1。腹部 MRI:肝左叶近肝门部肿块伴门脉广泛癌栓形成,肝癌可能性最大,如图 19-02-12。2016 年 3 月 15 日的 PET-CT:肝左叶代谢增高灶,恶性可能性大,门脉左支及其分支代谢增高,癌栓形成可能性大如图 19-02-13。2016 年 4 月 21 日,开始治疗,见图 19-02-14(1)和图 19-02-14(2)。

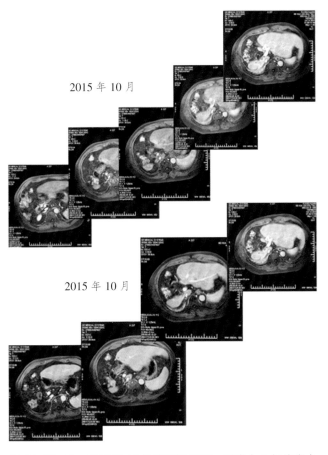

2015 年 10 月

2015 年 10 月

图 19-02-11 2015 年 10 月的腹部 MRI,肝癌介入与放疗术后,与 2015 年 5 月 12 日的腹部 MRI 比较,病灶变化不大,伴门脉右支栓子形成可能,肝左叶胆管轻度扩张,肝内未见明显活性病灶。

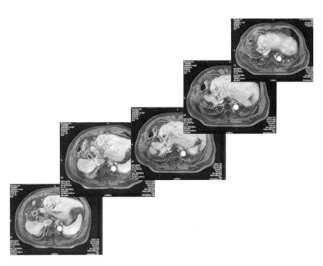

图 19-02-12 腹部 MRI:2016 年 3 月 14 日,肝左叶近肝门部肿块伴门脉广泛癌栓形成,肝癌可能性最大。PET-CT:肝左叶代谢增高灶,恶性可能性大,门脉右支癌栓形成。

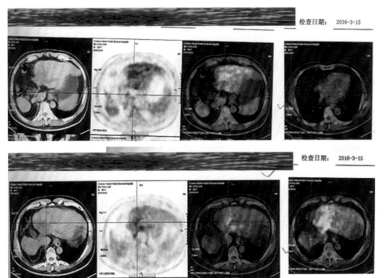

图 19-02-13 PET-CT:2016 年 3 月 15 日,肝左叶代谢增高灶,恶性可能性大,门脉左支及其分支代谢增高,癌栓形成可能性大。

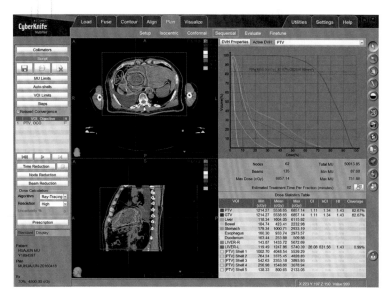

图 19-02-14(1)　2016 年 4 月 21 日开始放疗,处方剂量:8Gy/6F。

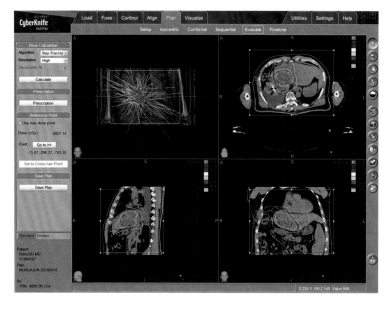

图 19-02-14(2)　2016 年 4 月 21 日开始放疗的计划结果。①剩余右肝体积为 234.56cm³,剩余右肝平均受量为 14.33Gy,最大受量为 56.72Gy。②剩余左肝体积为 868.02cm³ 剩余左肝平均受量为 12.47Gy,最大受量为 57.40Gy。③剩余正常肝脏体积为 1098.23cm³ 剩余正常肝脏为 700cm³,体积受量<5.5Gy,剩余正常肝脏平均剂量为 12.73Gy,最大剂量为 56.85Gy。④肠道最大受量为 22.32Gy（允许 35Gy）,5cm³ 体积受量<18.51Gy（允许 19.5Gy）。⑤胃最大受量为 29.33Gy（允许 32Gy）,10cm³ 体积受量<19.88Gy（允许 28Gy）。⑥十二指肠最大受量为 25.09Gy（允许 32Gy）,5cm³ 体积受量<3.42Gy（允许 18Gy）。⑦食管最大受量为 29.73Gy（允许 35Gy）,5cm³ 体积受量<19.88Gy（允许 27.5Gy）。

表 19-02-1　2016 年 3 月 14 日至 2016 年 4 月 26 日肝功能主要指标变化

	3 月 14 日	4 月 2 日	4 月 21 日	4 月 26 日
谷丙转氨酶（ALT）	180	34	20.4	36.4
天门冬氨酸转氨酶（AST）	260	278	106	195.9
总胆红素	63.1	74.4	48	76.8
直接胆红素	43.6	58.9	42	57.1
活动度		58.9%	65%	

【讨论】

问题 1　反复介入对肝功能影响及可否行放射治疗

该患者多年肝硬化病史,确诊肝癌后反复行介入治疗 4 次,对肝功能造成不可避免的损伤,但从介入导管入路上看(没有对左肝动脉注入碘油及化疗药),并没有对左肝造成真正的损伤。反复介入治疗对肿瘤非但没有控制,反而造成肝内扩散并致门脉右支癌栓形成。根据患者病情及肝功能情况,Child-Pugh 分级是 A 级,ECOG 评分为 1 分, 根据原发性肝癌诊疗指南,可考虑行姑息性放射治疗,对肝内实体肿瘤治疗仅可选择 SBRT。

问题 2　放疗前介入的目的和放疗目的

作者接诊该患者时, 根据 BCLC 分期属于 C 期,肝右叶巨大肝癌,伴门静脉右支癌栓形成,且合并少量腹水,作者认为再次介入的目的是:①是明确肝内其他部位有无可疑病灶;②是碘油沉积后有利于靶区勾画。该患者肝右叶巨大占位伴门脉右支癌栓形成,是 SBRT 的适应证,最重要的是,虽然肝右叶巨大占位伴门静脉右支癌栓形成,但左肝及门静脉左支均正常,而且肝功能 Child-Pugh 分级为 A 级,癌栓的放疗绝大部分属于姑息性治疗。作者认为,该患者反复介入治疗右肝内病灶未能得到较好的控制,但肝左叶代偿性增大,以及靶区外无可见病灶。因为患者门静脉癌栓分型是 Ⅱa 型(见表 19-02-2),可利用射波刀独特的优势进行根治性放射治疗。

问题3　如何确定靶区和分靶区

该患者射波刀立体定向放射治疗前接受了介入治疗是明确肝内肿瘤侵及范围,碘油沉积后更有利于靶区勾画。靶区的勾画必须有动脉期、静脉期作为参考,平扫期肿瘤为低密度,动脉期显示肿瘤强化、门脉期和延迟期造影剂消退明显,治疗计划基准图像是平扫 CT,使用平扫 CT 图像与增强 CT 或 MRI 图像进行融合来勾画靶区。该患者为右肝巨块占位,若设一个靶区,肿瘤剂量无法提高,并且增加了肿瘤周围危及器官剂量。为了提高肿瘤靶区高剂量及正常肝脏受到较小和降低危及器官剂量,而行分靶区治疗。肿瘤分靶区治疗计划的设计方法:在计划系统上把整体肿瘤分为 3 个部分, 分别为:PTV1、PTV2 和 PTV3。PTV1 和 PTV3 为计划设计区, 即直接作为靶区设计;PTV2 为 PTV1 和 PTV3 的剂量叠加区, 即为间接靶区设计区。如果两个靶区没有间隔,则会造成高剂量在两个靶区衔接处叠加,会造成高剂量区周边敏感器官受辐射也相应提高和肿瘤的过度照射。不给间隔区 PTV2 区域赋予剂量,PTV2 肿瘤区域依靠两个靶区的叠加就可以达到致死剂量。

问题 4　如何确定放疗剂量

该患者虽然肝脏肿瘤>10cm, 合并门静脉癌栓,但肝脏有特殊而强大的再生能力,具备根治性放疗条件,可用低分割、高剂量放疗。作者根据放射治疗原则,采用敏感器官低剂量和肿瘤靶区高剂量。给予分靶区放射治疗,PTV1 和 PTV3 单次剂量均为 10Gy/F,每个靶区连续 5 次,总剂量为 50Gy(生物有效剂量为 100Gy)。肝癌放疗靶区的设计一个重要原则是,充分

表 19-02-2　门静脉癌栓的分型标准

分型	亚型
Ⅰ0 型:镜下癌栓形成	
Ⅰ型:癌栓累及二级及二级以上门静脉分支	Ⅰa 型:癌栓累及门静脉三级及三级以上分支
	Ⅰb 型:癌栓累及门静脉二级分支
Ⅱ型:癌栓累及一级门静脉分支	Ⅱa 型:癌栓累及一叶一级门静脉分支(门静脉左支或右支)
	Ⅱb 型:癌栓累及二叶一级门静脉分支(门静脉左支或右支)
Ⅲ型:癌栓累及门脉主干	Ⅲa 型:癌栓累及门静脉主干、门静脉左右干汇合处以下不超过 2cm
	Ⅲb 型:癌栓累及门静脉主干、门静脉左右干汇合处以上超过 2cm
Ⅳ型:癌栓累及肠系膜上静脉或下腔静脉	Ⅳa 型:癌栓累及肠系膜上静脉
	Ⅳb 型:癌栓累及下腔静脉

利用正常肝组织所具有的强大的再生能力。在设计放疗靶区时，最好能保留一部分正常肝组织不受照射，在部分肝脏未受放射损伤时，这部分肝脏能得到再生。立体定向放射治疗：要求正常肝组织体积超过700cm³，并对700cm³正常肝组织照射剂量进行限制，TG101报告规定，5次分割进行照射时的700cm³总受量为21Gy（4.2Gy/F）。该患者正常肝脏体积较大，为1238.96cm³，作者认为，Child-Pugh分级为A级的患者可参考上述标准的2/3耐受剂量，得出700cm³肝脏叠加照射剂量为18.26Gy。考虑到正常肝脏体积较大，可交替进行射波刀SBRT。

问题5 如何选择放疗技术

由于肝脏随呼吸运动而运动，加之肿瘤巨大，并行分靶区照射，放疗设备与技术的选择尤为重要。三维适形及调强放射治疗应用肝癌的治疗存在许多不确定性。在目前放疗设备中，仅有射波刀SBRT具备"实时追踪"照射技术。射波刀SBRT可通过肝内植入金标，利用同步呼吸追踪系统以减少治疗的不确定性，治疗过程中，实时监测和修正肿瘤的位置偏差。该患者合并肝硬化基础，肿瘤周围肝组织对放射耐受剂量低于无肝硬化基础的肝组织，采用射波刀治疗肝癌，精确度高，不仅减少肿瘤周围组织射线受量，还可降低放射性肝病发生率。

【评论】

1.门静脉癌栓的分型标准

见图19-02-15。

2.肝癌伴门静脉癌栓的治疗现状

门静脉癌栓作为肝癌的生物学特征之一，其发生率非常高。Liovet等报道，直径<2cm的肝癌，镜下门静脉癌栓发生率为40.5%；直径为2~5cm的肝癌，癌栓发生率为30%~60%；超过5cm的肝癌，癌栓发生率则高达60%~90%，由于癌栓极易导致肝内播散和门静脉高压，其预后很差。如未治疗，患者的中位生存时间仅为2.4~2.7个月，而且大多数无法手术治疗，以非手术治疗为主。作者综合国内外文献认为，手术作为唯一有可能将肿瘤从肝实质和门静脉完全去除的方法，

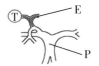 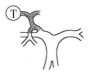 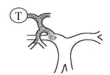

Ⅰa型：癌栓累及门静脉三级及三级以上分支 　Ⅰb型：癌栓累及门静脉二级分支 　Ⅱa型：癌栓累及一叶一级门静脉分支（门静脉左支或右支）

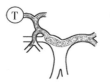 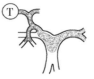 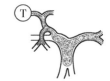

Ⅱb型：癌栓累及二叶一级门静脉分支（门静脉左支或右支） 　Ⅲa型：癌栓累及门静脉主干、门静脉左右干汇合处以下不超过2cm 　Ⅲb型：癌栓累及门静脉主干、门静脉左右干汇合处以下超过2cm

图19-02-15 门静脉癌栓分型示意图。

主要在以下情况下可以考虑外科治疗：

（1）门静脉主干切开取癌栓术，同时做姑息性肝切除，根据：①按原发性肝癌肝切除手术适应证的标准判断，肿瘤是可切除的；②癌栓充满门静脉主支和（或）主干进一步发展，很快将危及患者生命；③估计癌栓形成的时间较短，尚未发生机化。

（2）如做半肝切除，可开放门静脉残端取癌栓。

（3）如果癌栓位于肝段以上小的门静脉分支内，可以在切除肝肿瘤的同时，连同该段门静脉分支一并切除。

（4）如术中发现肿瘤不可切除，可在门静脉主干切开取癌栓术后，术中可行选择性肝动脉插管栓塞化疗或门静脉插管化疗、冷冻或射频治疗等。但大肝癌合并门静脉主干癌栓的手术疗效并不理想，对于这类患者将手术作为首选治疗方法应慎重考虑，特别是在有其他辅助治疗方法可供选择时。这是因为严重的术后并发症会使患者失去辅助治疗的机会。

原发性肝癌诊疗指南明确指出，对伴有门脉主要分支癌栓（门脉主干和1/2级分支），如预计无法完整切除肿瘤及肉眼癌栓，建议进行放疗和（或）门脉支架植入及TACE。如果是肿瘤和癌栓可被整块切除的患者，建议"肝癌手术切除、门静脉取栓、化疗泵植入+术后门静脉肝素冲洗、持续灌注化疗+TACE"等以外科

为主的综合治疗,可明显提高肝癌合并门静脉癌栓患者的生存率,降低术后转移复发率。这些患者若能耐受,均建议联合或序贯应用系统治疗（如索拉非尼、FOLFOX4方案化疗等）。

SBRT是一种新的精确放疗技术,能够将极高的放射剂量精准而又适形地照射到肿瘤靶区,肿瘤周围剂量迅速跌落而受到保护,是一种大剂量、少分次的剂量分割模式。Tse等报道了采用SBRT技术治疗31名无法手术切除的肝癌患者的结果,剂量分割模式为24~54Gy/6F,近一半患者伴有门脉癌栓,结果显示:中位生存时间为11.7个月,1年的局部控制率和总生存率分别为65%和48%,未出现3级及以上放疗毒性反应。Yu和Nakazawa等报道的中位生存期为11.6个月。日本学者报道,门静脉癌栓患者接受放射治疗后中位生存期为10个月。Yoon等对412名肝癌伴门静脉癌栓患者进行TACE联合三维适形放射治疗后,有效率及无进展率为39.6%和85.6%,中位生存时间为10.6个月,1、2年的生存率分别为42.5%和22.8%。

作者从大量临床实践中得出,射波刀SBRT作为一种实时追踪照射技术治疗肝癌,显现出了较为显著的疗效,但是,其对门静脉癌栓的疗效如何,目前的报道较少,且如何根据患者肝功能状态、肝硬化程度及受照肝体积等情况估算最高耐受量,如何在可耐受的剂量范围内给予根治剂量,采取最佳治疗方案,临床尚待进一步深入研究。但在门静脉癌栓的分型标准中,仅Ⅰa型、Ⅰb型、Ⅱa型的患者采用射波刀SBRT效果较好。

3.分靶区研究的问题

(1)研究背景:能否治疗巨块肿瘤?巨块肿瘤分靶区治疗的目的? 需要解决的问题? 想要达到的结果?

(2)肿瘤分靶区治疗需要考虑的几个问题:在一个疗程内对肿瘤进行分靶区、交替治疗,设备的照射精度是关键。射波刀的精度能否满足要求?肿瘤分靶区治疗,金标植入的数量和分布有特殊要求吗?两个靶区如何区分?两靶区之间的间隔如何确定?叠加区剂量如何测算?分靶区治疗在受照剂量上最需要关心哪些?剂量计算是单纯采用物理上的剂量还是生物剂量?

(3)肿瘤分靶区治疗的原因。

(4)肿瘤分靶区治疗的分法及设计方法。

(5)分靶区治疗的计划设计所要评估的内容。

(6)肿瘤分靶区的弊端。

(7)肿瘤分靶区治疗的优点。

4.如何分靶区放射治疗

对巨大肝癌在肿瘤上分靶区:①一般依据肿瘤的形状进行分靶区,而横向分靶区和纵向分靶区则是根据肿瘤的位置、危及器官的关系而定。②观察与危及器官的距离,如右肝巨大肝癌分靶区,一般上靶区稍大,因为上靶区距离胃肠远,下靶区肿瘤紧贴肠道且很不规则,靶区一般较小。这时可以用小准直器,利用其剂量梯度大的特点,采取仔细的"雕刻"式照射以保护肠道,分靶区后的左肝可以得到很好保护。分靶区,顾名思义,就是把一个大靶区分成几个小靶区,肿瘤面积的减少能够使得剂量曲线更加陡峭,即提高肿瘤照射剂量,降低周围危机器官受量。因此需要在两个靶区之间留有适当的距离,让两个靶区的叠加剂量达到间隔区肿瘤的致死剂量。上靶区计划设计出来后,精算后测量肿瘤边缘的剂量,当接近一半时,这一层作为中间层。然后再对下靶区的截止层进行确定:①是考虑上靶区对中间层的贡献;②是考虑下靶区由于准直器小,剂量下降快,一般经验是下靶区距离中间层的距离稍短。两层之间的间隔距离经验值为1.5~2cm。

5.正常肝组织的代偿性增生是否能减少肝衰竭的发生

无论是手术、介入,还是放射治疗,肿瘤被切除或控制的同时,正常肝组织会代偿性增生,这是肝脏区别于其他脏器的重要特性。代偿性增生使得肝脏功能能继续保持在正常水平。该患者初诊时的肝左叶很小,见图19-02-1。介入后的肝左叶稍增大,见图19-02-2。放疗后,继续增大,如图19-02-5。

如果肝组织受到照射,应该控制多少剂量才能使肝脏的增生能力不会受到影响,我们动物实验得出的剂量为8Gy。该患者病灶位于肝右叶,肝左叶受到的照射量显然低于8Gy。

肝脏放疗计划的设计应尽量减少对正常肝组织照射的体积,对需要代偿性增生的肝组织,必须保留足够未照射体积,这样即使以后发生肝损伤,残存的正常肝组织仍可发挥代偿作用。

6.疗效

患者于 2013 年 1 月确诊为巨大肝癌合并门静脉癌栓(门静脉癌栓患者自然病程:在影像中发现癌栓,中位生存期为 3.5±0.6 个月。而单个肿瘤合并门静脉癌栓者,中位生存期为 7±0.5 个月),BCLC 分期为 C 期,如不治疗,生存期仅为 2.4~2.7 个月。给予第 5 次介入联合射波刀 SBRT 后,同时给予 4 个周期恩度静脉点滴。随访期间,腹部 MRI 显示照射部位肿瘤消失,肝右叶 S8、S7、S5 萎缩消失,肝左叶代偿性增大(图 19-02-10)。无进展生存期更是达到了 38 个月(2010 年 12 月,因早期肝癌介入治疗 4 次 2 年后形成巨大肝癌合并门静脉癌栓,用射波刀立体定向放射外科治疗,3 年后,复发)。2016 年 3 月,肿瘤复发,但没有远处转移。如此疗效为我们积累了临床经验,更加证实了射波刀 SBRT 在中晚期肝癌患者中的作用。

7.再次复发如何治疗

2016 年 3 月 14 日,患者全身皮肤巩膜黄染。2016 年 3 月 14 日至 2016 年 4 月 26 日,肝功能主要指标变化,见表 19-02-1。腹部 MRI:肝左叶近肝门部肿块伴门脉广泛癌栓形成,肝癌可能性较大,如图 19-02-13。2016 年 3 月 15 日,PET-CT:肝左叶代谢增高灶,恶性可能性大,门脉左支及其分支代谢增高,癌栓形成可能性大。作者根据病情变化考虑以下几点:

(1)放弃?

(2)下一步选何种治疗方法[介入? 微创消融(物理? 化学?)? 放射性粒子? 放射治疗? (其他设备?)]

(3)选放射治疗,这个患者应注意什么?

(4)如果选放射治疗,此次放射治疗采用何种分割剂量? 多长的时间? 多大的总剂量?

(5)怎样用辅助治疗去配合放射治疗?

作者根据患者一般情况尚可、肝功能变化见表 19-02-1 及影像(图 19-02-12、图 19-02-13),决定再次尝试行射波刀治疗。治疗计划见图 19-02-14。2016 年 4 月 24 日,用射波刀立体定向放射治疗,给予 8Gy,连续 6 次,总剂量为 48Gy。目前,患者一般情况尚好,仍在观察中。2016 年 9 月随访,该患者因肝细胞性黄疸导致肝衰竭,最后死亡。患者反复介入 4 次,至 2013 年 2 月,复查腹部 MRI 显示肝右叶病灶进展,伴门脉主干及右支癌栓形成(图 19-02-5),并再次行肝动脉造影,见肝右叶片状染色。首选介入治疗的目的是,了解肝内肿瘤侵及范围。介入术后,复查 CT 见碘油沉积尚可,肝右叶病变大小为 9.5cm×11.8cm。射波刀治疗后,患者生存 3.5 年。

(李玉　俞伟　李东)

病例 3　肝癌切除术后腔静脉前淋巴结转移接受射波刀治疗的体会与教训

【诊断与治疗经过】

患者：男性，62 岁

以发现 HBsAg 阳性三十余年，肝癌切除术后 5 个月为主诉

2012 年 12 月 19 日，体检发现肝占位。2012 年 12 月 21 日诊断为肝癌，行肝 Ⅵ 段切除术，术后病理提示（右）肝混合细胞性肝癌。2013 年 5 月 10 日的腹部 MRI，未见明确复发转移，5 月 15 日的 PET-CT 提示右肝 Ⅵ 断切除术后改变，余肝脏密度及 FDG 代谢

欠均匀，未见明显代谢增高灶，建议继续 MR 随访；肝门区腔静脉前稍高密度团块影，FDG 代谢明显增高，考虑转移灶可能。2013 年 5 月 21 日的腹部 CT 显示：①肝癌切除术后改变，肝内未见复发；②腔静脉前结节影，考虑淋巴结转移（图 19-03-1），化验 AFP 为 2.14ng/mL，血常规及肝肾功能指标均在正常范围内，拟针对腔静脉前、腹主动脉旁转移淋巴结行放射治疗。因淋巴结转移灶邻近大血管，放弃金标植入，直接行 CT 定位，利用射波刀脊柱追踪系统进行照射，治疗计划见图 19-03-2 及图 19-03-3。治疗计划 1：单次剂量为 3.5Gy，照射 8 次后，修改剂量。修改计划见治疗计划 2：单次剂量为 6Gy，照射 5 次，加上修改前的

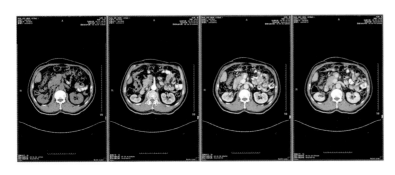

图 19-03-1　2013 年 5 月 21 日的腹部 CT 显示：①肝癌切除术后改变；②腔静脉前淋巴结转移。

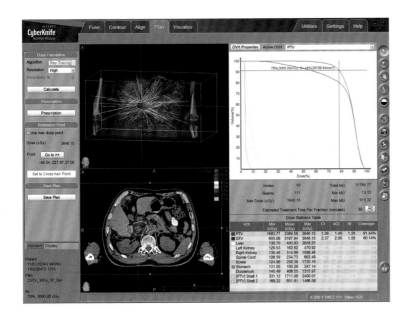

靶区名称	GTV1	治疗时间	2013.05.23~ 2013.05.30
剂量	3.5Gy×8=28Gy	GTV 体积(cm³)	10.18
PTV 体积(cm³)	16.66	正常肝体积(cm³)	1434.31
空肠(D$_{5cc}$)	10.09	胃(D$_{10cc}$)	2.27
十二指肠(D$_{10cc}$)	6.18	脊髓(MAX)	5.71

图 19-03-2 治疗计划 1。

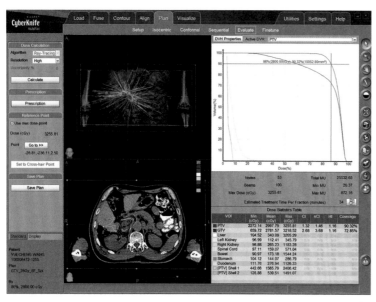

靶区名称	GTV2	治疗时间	2013.05.31~ 2013.06.04
剂量	6Gy×5=30Gy	GTV 体积(cm³)	19.19
PTV 体积(cm³)	29.27	正常肝体积(cm³)	1434.31
空肠(D$_{5cc}$)	13.46	胃(D$_{10cc}$)	2.69
十二指肠(D$_{10cc}$)	9.61	脊髓(MAX)	6.62

图 19-03-3 治疗计划 2。

照射剂量,总剂量为 58Gy。放疗期间,患者仅出现纳差、乏力等不适,对症治疗后好转,监测血常规、肝肾功能较放疗前无变化。多家医院复查,提示腹腔淋巴结控制较好。2014 年 6 月(放疗后 13 个月),对比 2013 年 5 月 22 日的腹部 CT,考虑放疗后局部复发(图 19-03-4)。拟再次行放射治疗。于 2014 年 6 月 25 日行金标植入术,用射波刀 SBRT 技术的脊柱追踪摆位,同步呼吸和金标追踪系统进行照射。治疗计划见图 19-03-5(1)。治疗计划:7Gy/F,7 次之后追加一次 5Gy,加量计划见图 19-03-5(2),总剂量为 54Gy。放疗期间,患者无纳差、乏力、恶心和呕吐等不适,监测血常规、肝肾功能较放疗前无变化,放疗结束。2018 年 8 月,患者一般情况好,可正常工作和生活。

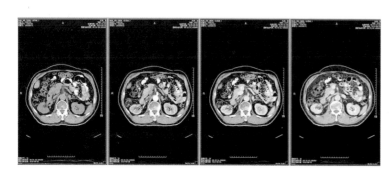

图 19-03-4 2014 年 6 月,腹部 CT 显示肝癌切除术后改变,未见明确活性残留,必要时建议进一步检查。

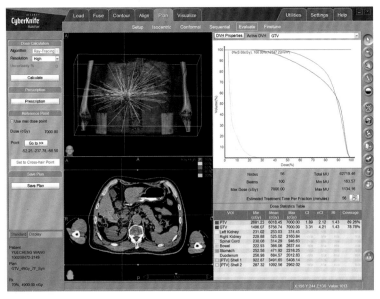

靶区名称	GTV	治疗时间	2014.07.02~ 2014.07.08
剂量	7Gy×7=49Gy	GTV 体积(cm³)	12.34
PTV 体积(cm³)	19.11	正常肝体积(cm³)	1434.31
空肠(D_{5cc})	21.00	胃(D_{10cc})	14.00
十二指肠(D_{10cc})	11.20	脊髓(MAX)	9.46

图 19-03-5(1)　治疗计划。

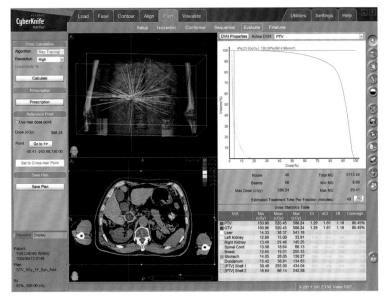

靶区名称	GTV-加量	治疗时间	2013.07.09
剂量	5Gy×1=5Gy	GTV 体积(cm³)	6.81
PTV 体积(cm³)	6.81	正常肝体积(cm³)	1434.31
空肠(D_{5cc})	1.17	胃(D_{10cc})	0.82
十二指肠(D_{10cc})	0.76	脊髓(MAX)	0.66

图 19-03-5(2)　治疗计划加量。

【讨论】

问题1 肝癌术后，进行立体定向放射治疗能否能控制腔静脉前淋巴结转移

该患者在肝癌术后6个月时，行MRI和CT发现，下腔静脉前占位性病变，考虑转移淋巴结与周围血管关系密切，外科不建议手术切除，建议行放射治疗，为放射治疗适应证。因为转移淋巴结位于大血管周围，虽用射波刀立体定向放射治疗，但未植入金标。病灶控制13个月后，局部复发。再次用射波刀立体定向放射治疗技术，但放疗前植入金标。至2018年6月（放疗后50个月）未复发。

问题2 如何确定放疗靶区、剂量

靶区的勾画须有动脉相、静脉相作为参考。平扫期肿瘤为低密度，动脉期显示肿瘤强化，门脉期和延迟期造影剂消退明显。平扫CT与增强CT或MRI图像融合，在平扫CT上勾画靶区，转移淋巴结紧邻大血管，且周围紧邻肠道等危及器官，金标植入风险大，采用射波刀SBRT技术中的脊柱追踪。给予剂量3.5Gy/F，连续8次，再加6Gy/F，连续5次，总剂量为58Gy。该患者使用脊柱追踪系统金标追踪照射，脊柱与转移灶运动如果不一致，可能造成照射剂量不足。事实证明，单纯脊柱追踪精度欠佳，1年后，复发。再次采用射波刀SBRT时，首先金标植入，采用脊柱摆位，同步呼吸和金标追踪系统，给予单次剂量为7Gy，连续照射7次之后追加一次5Gy，总剂量为54Gy。

【评论】

1.对肝癌淋巴结转移的诊断与鉴别诊断

原发性肝癌是临床上最常见的恶性肿瘤之一，恶性程度高，原发性肝癌的治疗难点在于复发及转移，腹腔淋巴结转移在肝外转移的发生率仅次于肺。腹腔淋巴结转移以肝门淋巴结转移最常见，也可转移至胰周淋巴结、腹主动脉旁淋巴结，偶尔累及锁骨上淋巴结、颈部淋巴结等，转移淋巴结常常多个淋巴结融合。腹膜后淋巴转移由于其解剖位置深在，难以得到病理

诊断。对腹膜后淋巴转移的诊断，都是根据肿瘤病史、临床表现和影像学检查，做出临床诊断。PET-CT可帮助鉴别淋巴结转移灶和炎性淋巴结肿大，两者在PET-CT上均可表现为糖代谢增高，但淋巴结转移一般是按照淋巴引流方向进行的。目前。肝癌腹腔淋巴结转移部位可大致分为肝门区、胰周和腹主动脉肝淋巴结三区。除此之外，左侧锁骨上淋巴结、纵隔淋巴结、心包后方、内乳区或胸骨后也有发生。该患者在肝内肿瘤治疗后6个月出现腹膜后淋巴转移，为常见淋巴结引流区，结合影像学检查可做出诊断。

2.对肝癌淋巴结转移的治疗和预后

Utsumi等和Hashimoto等报道，原发性肝癌淋巴结转移是临床治疗的难点，对于肝癌切除后的独立发生淋巴结转移，再行手术切除转移淋巴结能够有效延长患者生存时间，但淋巴结转移常提示着全身性改变。局部淋巴结切除后所致的淋巴液回流改变，会导致伴肝硬化患者术后易出现难治性腹水。

Uenishi认为，原发性肝癌伴多发淋巴结转移即使行肝切除与淋巴结清扫，患者预后仍然极差，从而质疑了原发性肝癌局部淋巴结切除术的疗效，而且肝硬化患者淋巴结清扫太彻底，会破坏肝周门静脉系统侧支，减少肝脏血供，增加肝衰竭发生率。

作者认为，以肝硬化为背景的肝癌患者，因肝硬化特殊解剖、病理生理关系，一旦出现淋巴结转移，大部分已失去手术切除机会，介入、局部无水乙醇注射和射频消融治疗均不适宜。这时立体定向放射治疗是一种可选择的姑息或根治性治疗方法。

临床研究发现，肝癌伴有淋巴结转移患者的生存期及预后明显比无淋巴结转移患者差，可观察到有些患者肝切除术后无肝脏肿瘤复发，但死于广泛的淋巴结转移，即使在肝癌肝移植的患者中，也会出现移植肝正常，但不排除很快因淋巴结转移而死亡。以上表明，对肝癌淋巴结转移应高度重视。

虽然，目前肝癌淋巴结转移在对肝癌的认识中并不占重要地位，但不可否认其对肝癌预后有重大影响。腹腔淋巴结转移可因局部机械性梗阻导致患者死亡，主要表现为以下4种形式：

(1)肝门区淋巴结转移压迫胆总管导致梗阻性黄疸，最为常见。

(2)肿大的淋巴结压迫幽门，导致幽门梗阻，出现

腹痛。

（3）淋巴结压迫下腔静脉出现下腔静脉阻塞，导致下肢水肿和腹水。

（4）偶见到腹主动脉旁淋巴结肿大压迫腹腔神经丛出现麻痹性肠梗阻。故而，原发性肝癌发生淋巴结转移往往被认为是晚期表现。

3.对腹膜后淋巴结转移用射波刀脊柱追踪技术是否能取代金标追踪

（1）利用脊柱追踪系统追踪脊柱旁和腹腔淋巴结：脊柱追踪是通过匹配CT定位时的脊柱位置与实时影像中脊柱的位置来实现的，也就是以脊柱为参照系追踪照射肿瘤，没有考虑肿瘤与脊柱的相对运动。脊柱追踪保证的是实时影像中脊柱的位置，与CT定位时脊柱的位置是一致的，而不是保证治疗中肿瘤的位置与CT定位是一致的。高精度追踪的前提假设是脊柱旁和腹腔淋巴结与所追踪脊柱空间位置相对固定。小的、紧贴脊柱的淋巴结，与脊柱的关系相对固定，具有很高的追踪精度。假若肿瘤与脊柱动度一致，或肿瘤相对脊柱的动度不大时，作者认为，追踪是精确的。大的肿瘤或距离脊柱较远的脊柱旁肿瘤以及腹腔淋巴结，由于受到呼吸运动、肠管运动、器官的挤压等因素的影响，与脊柱的空间位置不固定，可能无法精确追踪。在临床上，高剂量照射后，肿瘤依然有活性或继续增大。作者认为，肿瘤与脊柱的相对运动是不一致的，所以，需要通过其他方式来保证追踪的精确性。

（2）脊柱追踪系统联合同步呼吸和金标追踪系统治疗脊柱旁和腹腔淋巴结：首先，利用脊柱摆位，把身体摆位到CT定位时的位置（与加速器的影像引导摆位相同），此时提供3个旋转偏差。然后，利用同步呼吸和金标追踪系统进展照射。金标位于肿瘤内，可以提供3个平移偏差，并能够提供肿瘤的动度信息，以建立呼吸运动模型，可以有效提高这些部位肿瘤的追踪，提高照射剂量，并能降低安全风险。在CT定位图像中，肿瘤金标的连线与患者矢状位、冠状位、横截位单方向的夹角和肿瘤与金标的空间相对距离是已知的，通过脊柱摆位，可以保证实时治疗过程中患者的体位不发生角度的偏转，然后通过识别金标确定金标的空间位置，以及3个角度和肿瘤与金标的空间距离，可准确定位肿瘤位置，解决了单纯脊柱追踪肿瘤

动度过大时的不精确问题。

这种追踪方式对金标植入的要求较大，必须保证金标与金标与肿瘤的动度一致或金标的运动可以基本代表肿瘤的动度。当金标距离肿瘤较远且动度不一致时，金标和肿瘤的连线与3个方向的夹角就不能确定，金标和肿瘤的空间距离也就不能确定，便会导致追踪的不准确。所以，肿瘤内植入金标很重要，对于较大转移腹腔淋巴结（如10cm以上），可以采用分靶区治疗，植入所需金标数量，提高肿瘤的覆盖率。

4. 再程放疗原放射靶区可否采用低分割、高剂量立体定向放射治疗

既往放疗一般不主张再程放疗时采用低分割模式，这是由于再程放疗会对肿瘤周围的正常组织损伤加重。随着精确放疗的出现，立体定向放射治疗精准度增高，采用低分割、高剂量SBRT的风险大大降低。

该患者淋巴结转移灶靠近胃肠道及大血管，按照传统理念，再程放疗时，不主张采用低分割放疗。但射波刀SBRT平台精确度高，对周围组织损伤小，在保证肿瘤组织得到理想剂量分布条件下，其也可保证周围胃肠道组织受量在正常范围内。事实证明，该患者不仅在放疗期间无明显胃肠道反应发生，而且第二次低分割放疗后，随访4年，无迟发性胃肠道毒副反应发生。

5.教训与疗效

金标植入是保证腹膜后淋巴结转移射波刀SBRT疗效的重要措施之一。而射波刀SBRT则是目前全球最为精确的放射治疗手段之一，其独特的追踪系统：6D颅骨追踪、脊柱追踪、肺追踪、同步呼吸和金标追踪，保证了其治疗的精确性，减少了治疗的不确定性。在肝癌淋巴结转移灶的治疗中，主要应用的有同步呼吸和金标追踪及脊柱追踪系统。

由该患者针对腹膜后淋巴结进行两次SBRT的结果来看，因为腹膜后淋巴结转移灶靠近大血管，造成金标植入困难，所以第一次射波刀SBRT期间通过脊柱追踪肿瘤病灶。又因为淋巴结靠近胃肠道，为保护胃肠道组织，使得肿瘤照射剂量受限，所以在放疗12个月后，转移淋巴结复发，宣告SBRT失败。为较好地控制淋巴结转移灶及获得更长的生存期，我们在CT引导下进行金标植入术。由于胃肠道既往在第一

次针对腹膜后淋巴结 SBRT 时已接受了高剂量照射，因而在第二次针对腹膜后淋巴结行 SBRT 时，对其接受的放射剂量要求更为严格。在保证淋巴结转移灶得到理想的处方剂量的前提下，金标追踪可有效地控制胃肠道受量，减少毒副反应发生率。行第二次射波刀 SBRT 4 年后，患者局部病灶未见复发，胃肠道也未见任何反应，待继续观察。

（李玉 吴昊 戴相昆）

病例 4 右肝巨块型肝细胞癌伴梗阻性黄疸,分阶段、分靶区接受射波刀立体定向放射治疗

【诊断与治疗经过】

患者:男性,22 岁

以尿黄、厌油近 1 个月为主诉

患者于 2012 年 6 月下旬出现尿黄、眼黄,伴厌油,腹部 CT 显示:①肝右叶巨快占位,累及肝右叶门脉分支;②高位胆道梗阻,肝门部肿瘤;③脾大。2012 年 7 月 7 日第一次入院, 查 HBsAg 为阳性,AFP 为 1.09ng/mL,ALT 为 41.0U/L,总胆红素为 109.4μmol/L,直接胆红素为 87.4μmol/L,腹部 CT 如图 19-04-1 所示。MRCP 显示肝右叶巨块占位,肝门增大,胆总管上段受侵,肝内胆管及肝总管轻度扩张(图 19-04-2),考虑黄疸为巨大肝内病变压迫胆管所致。向肝内植入金标,同时行肿瘤活检,病理结果为肝细胞癌,植入金标。7 天后 CT 定位,采用射波刀立体定向放射治疗技术,进行分阶段、分靶区立体定向放射治疗。第一阶段肝脏右叶下部(S6)及肝门部病变,分为 2 个靶区[图

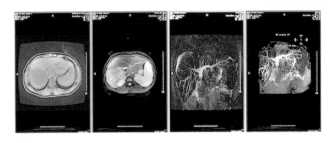

图 19-04-2 2012 年 7 月 9 日,MRCP 显示肝右叶巨块占位,胆总管上段受侵,伴肝内胆管及肝总管轻度扩张。

19-04-3(1)]。第二阶段肝脏右叶上部,分为 2 个靶区[图 19-04-3(2)]。先开始第一阶段放射治疗,治疗计划见图 19-04-4(1)及图 19-04-4(2)。治疗计划 1:12Gy/F,连续 4 次,总剂量为 48Gy;治疗计划 2:12Gy/F,连续 4 次,总剂量为 48Gy。放疗期间,出现胆红素波动,考虑为肿瘤受射线照射后肿胀、压迫胆管加重所致。2012 年 7 月 21 日开始予地塞米松 5mg/d,共 5 天。

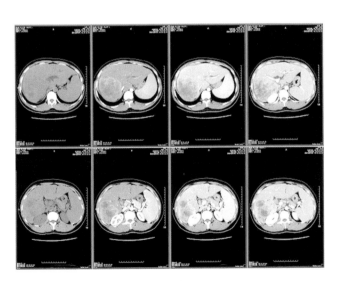

图 19-04-1 2012 年 7 月 7 日,腹部 CT 显示肝右后叶至肝门部多发占位性病变(大小为 11.3cm×9.3cm),考虑恶性肿瘤,胆管细胞癌可能,伴胆管癌栓、肝内外胆管扩张,肝门及腹主动脉旁淋巴结转移。

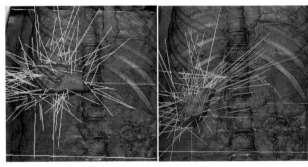

图 19-04-3(1) 第一阶段放射治疗的 2 个靶区。

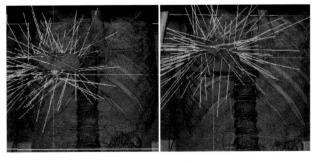

图 19-04-3(2) 第二阶段放射治疗的 2 个靶区。

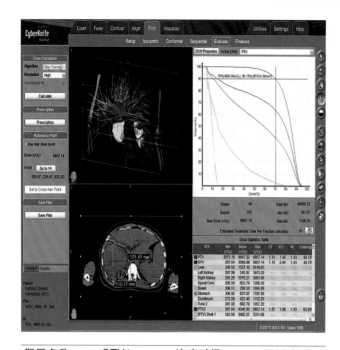

靶区名称	GTV1	治疗时间	2012.07.20~ 2012.07.26
剂量	12Gy×4=48Gy	GTV 体积（cm³）	801.31
PTV 体积（cm³）	407.60	正常肝体积（cm³）	1934.47
肝（D_{700cc}）	15.80Gy	全肝受量	15.57Gy
脊髓（MAX）	12.02Gy		

图 19-04-4(1)　治疗计划 1。

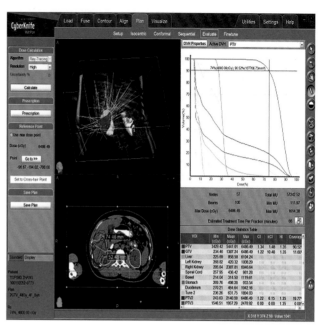

靶区名称	GTV2	治疗时间	2012.07.21~ 2012.07.27
剂量	12Gy×4=48Gy	GTV 体积（cm³）	801.31
PTV 体积（cm³）	119.05	正常肝体积（cm³）	1934.47
肝（D_{700cc}）	7.83Gy	全肝受量	8.58Gy
脊髓（MAX）	9.81		

图 19-04-4(2)　治疗计划 2。

2012 年 7 月 22 日化验 TBIL 为 163.1μmol/L，DBIL 为 125.6 为 μmol/L，继续按计划行放射治疗。2012 年 7 月 26 日，复查 TBIL 为 80.7μmol/L，DBIL 为 67.1μmol/L，胆红素逐渐下降。

2012 年 9 月 4 日，即第一阶段放射治疗后的 1.5 个月，腹部 CT 显示肝内肿瘤较前缩小，由 14.3cm×11.3cm 缩小为 9cm×10cm（图 19-04-5）。未见明显毒副作用，胆红素恢复正常。因此，决定继续第二阶段放射治疗，治疗计划见图 19-04-6(1) 以及图 19-04-6(2)。治疗计划 1：13Gy/F，连续 3 次，总剂量为 39Gy；治疗计划 2：13Gy/F，连续 3 次，总剂量为 39Gy。放疗中及放疗后，无毒副反应发生。随访肝肾功能和血常规，无异常。

2012 年 10 月 30 日，即第二阶段放射治疗后的 1.5 个月，腹部 CT 显示肿瘤较前缩小（图 19-04-7），化验 AFP 为 3.61ng/mL，肝功能正常。2012 年 11 月 5 日，行肝动脉造影，见肝右叶下段较右叶上段明显深染，右叶下段血管增粗迂曲。栓塞后的摄片见碘油聚积良好，因术前白细胞、血小板均低于正常，同时行部分脾栓塞术（图 19-04-8）。术后，复查腹部 CT 显示肝右叶见多处片状低密度影，其内见斑片状碘油聚集影（图 19-04-9）。术后，恢复出院。

2013 年 1 月 17 日，即第二阶段放射治疗后的 4 个月，腹部 CT 显示肝右叶占位治疗后改变并腹膜后及肝门转移与前片（2012 年 10 月 30 日）相比变化不明显（图 19-04-10），化验肝功能正常。2013 年 5 月 9 日，化验 TBIL 为 81.0μmol/L，DBIL 为 62.7μmol/L，腹部 CT 显示肝右叶见片状低密度影，大小为 9cm×10cm。其内及肝实质内见多个金标影，增强扫描肝右叶低密度影强化不明显，肝门及腹膜后见多发软组织结节影，最大直径约为 2cm（图 19-04-11），考虑胆红素再次升高与新发淋巴结转移灶有关。针对淋巴结转移灶行放射治疗，治疗计划见图 19-04-12。治疗计划：6Gy/F，连续 7 次，总剂量为 42Gy。放疗期间监测胆红素逐渐下降，转氨酶及血常规无明显异常，治疗结束出院。

2013 年 9 月 10 日，即第三阶段放射治疗后的 4 个月，腹部 MRI 显示肝门部淋巴结较前明显缩小（图 19-04-13），胆红素恢复正常，未见晚期毒副作用。

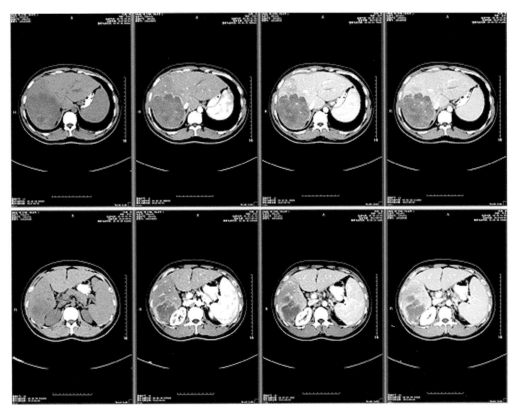

图 19-04-5 2012 年 9 月 4 日,腹部 CT 显示肝右叶下段肿瘤较前缩小。

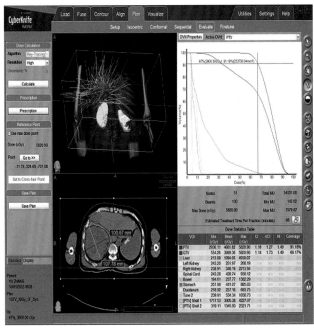

靶区名称	GTV1	治疗时间	2012.09.07~2012.09.13
剂量	13Gy×3=39Gy	GTV 体积(cm³)	359.00
PTV 体积(cm³)	256.30	正常肝体积(cm³)	1771.14
空肠(D_{5cc})	2.91Gy	胃(D_{10cc})	6.98Gy
十二指肠(D_{10cc})	2.91Gy	肝(D_{700cc})	11.45Gy
全肝受量	10.94Gy		

靶区名称	GTV2	治疗时间	2012.09.08~2012.09.12
剂量	13Gy×3=39Gy	GTV 体积(cm³)	359.00
PTV 体积(cm³)	256.30	正常肝体积(cm³)	1771.14
空肠(D_{5cc})	2.91Gy	胃(D_{10cc})	6.98Gy
十二指肠(D_{10cc})	2.91Gy	肝(D_{700cc})	11.45Gy
全肝受量	10.94Gy		

图 19-04-6(1) 治疗计划 1。

图 19-04-6(2) 治疗计划 2。

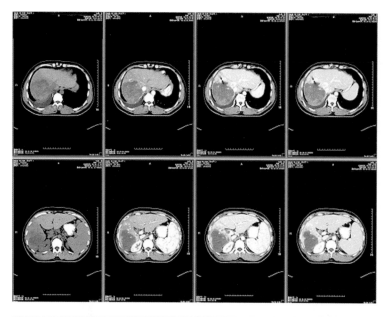

图 19-04-7   2012 年 10 月 30 日，腹部 CT 显示肝内肿瘤较前缩小。

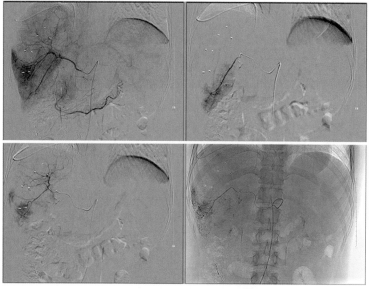

图 19-04-8   2012 年 11 月 5 日，行肝动脉造影，见肝右叶下段较右叶上段明显深染，右叶下段血管增粗迂曲，栓塞后摄片见碘油聚积良好。

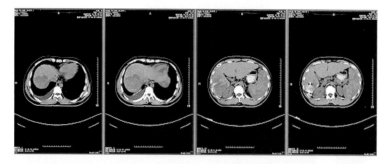

图 19-04-9   介入术后的腹部 CT 显示肝内斑片状碘油沉积。

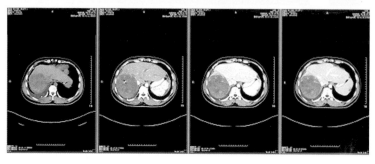

图 19-04-10   2013 年 1 月 17 日，腹部 CT 显示肝右叶恶性占位治疗后改变并腹膜后及肝门转移与前片（2012 年 10 月 30 日）相比变化不明显。

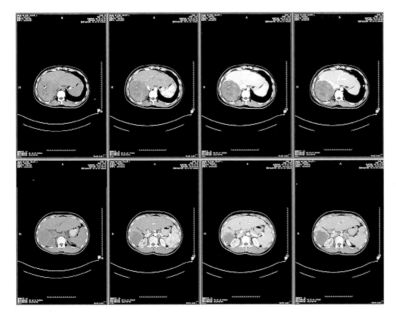

图 19-04-11 2013 年 5 月 9 日,腹部 CT 显示肝右叶见片状低密度影,其内及肝实质内见多个金标影。增强后,肝右叶低密度影强化不明显,肝门及腹膜后见多发软组织结节影。

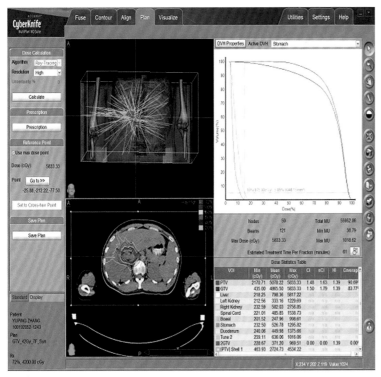

靶区名称	GTV1	治疗时间	2013.05.17~ 2013.05.23
剂量	6Gy×7=42Gy	GTV 体积(cm³)	38.65
PTV 体积(cm³)	36.36	正常肝体积(cm³)	1653.15
空肠(D_{5cc})	7.58Gy	胃(D_{10cc})	8.75Gy
十二指肠(D_{10cc})	8.10Gy	脊髓(MAX)	15.38Gy
肝(D_{700cc})	6.97Gy	全肝受量	7.98Gy

图 19-04-12 治疗计划。

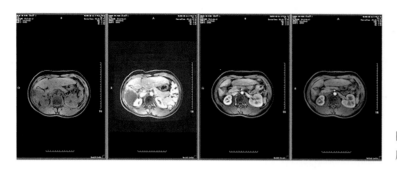

图 19-04-13　2013 年 9 月 10 日，腹部 MRI 显示肝门部淋巴结明显缩小。

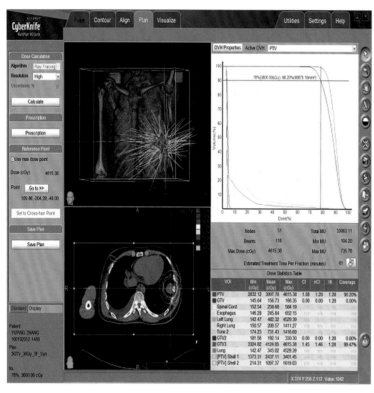

靶区名称	GTV1	治疗时间	2013.09.19~2013.09.23
剂量	12Gy×3=36Gy	GTV 体积（cm³）	49.88
PTV 体积（cm³）	73.92	脊髓（MAX）	5.84Gy
肺（D_{1000cc}）	1.68Gy	肺（D_{1500cc}）	0.56Gy

图 19-04-14　2013 年 9 月 23 日的治疗计划。

2013 年 9 月 23 日，针对左肺靠胸壁病灶行放射治疗。治疗计划见图 19-04-14，放疗中和放疗后无毒副反应发生，肝功能及血常规无异常。

2014 年 1 月 2 日，复查腹部 CT 显示肝脏病变控制较好[图 19-04-15（1）]。2014 年 1 月 6 日，腹部 CT 显示双肺、纵隔及胸膜多发转移[图 19-04-15（2）]。2015 年出现双肺转移，因此口服索拉非尼治疗。半年后，无效停药，不良反应可耐受。患者目前一般情况可，带瘤生存 32 个月（至 2015 年 4 月 3 日）。

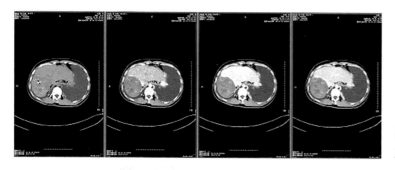

图 19-04-15(1) 2014 年 1 月 2 日,腹部 CT 显示肝内肿瘤控制较好。

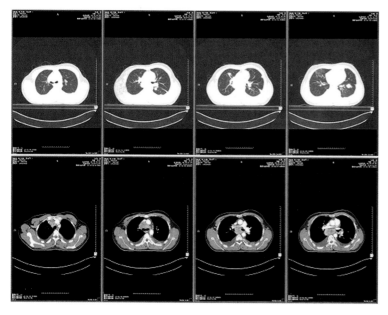

图 19-04-15(2) 2014 年 1 月 6 日,肺部 CT 显示双肺、纵隔及胸膜多发转移,病灶较前增多。

【讨论】

问题 1 梗阻性黄疸应选何种治疗方法

该患者为右肝巨块型肝细胞癌,压迫肝门部胆管出现梗阻性黄疸,总胆红素数值为 $10^9\mu mol/L$,肝内胆管未见明显扩张,无法行经肝穿刺肝内胆管引流(PTCD)或经内镜逆行胰胆管造影引流(ERCP),加之患者年纪小,左肝无转移,左肝代偿较好,肝功能尚可,故决定采用射波刀立体定向放射治疗技术分阶段、分靶区放射治疗。作者认为,该患者先行立体定向放射治疗根据:①患者无法用 PTCD 或 ERCP 减黄;②年轻,左肝无病变,代偿功能好;③该患者梗阻性黄疸主要是由于右肝巨大病变,压迫胆总管上段所致;④虽然总胆红素高,但肝功能尚可,有代偿余地。

该患者肝硬化程度处于失代偿期,治疗前肝功能虽然为 Child-Pugh B 级,但患者左肝体积较大,采用射波刀立体定向放射治疗,能很好保护左肝。对放射治疗是可以耐受的。

问题 2 明确立体定向放射治疗是否能让患者获益,以及如何确定分靶区

该患者初诊时肿瘤分期属于进展期,为肝内巨大病灶,最大直径为 14.3cm。根据肝癌诊治指南,首选介入栓塞治疗。患者因肝内巨大病变压迫胆管中的胆管分叉处,但未累及左或右肝管分支导致梗阻性黄疸,所以介入前需先解决黄疸的问题。然而,又无法先行 PTCD 外引流或 ERCP 内引流达到减黄的目的,为此对肝内巨大肿瘤压迫肝胆管部分病变进行 SBRT,通过积极治疗胆红素降至正常。至此患者的抗肿瘤治疗转到正常途径。在我国《原发性肝癌诊疗指南》中明确指出,中晚期肝癌推荐精确放射治疗联合介入栓塞治疗。该患者为进展期肝癌,为放射治疗适应证。行

SBRT 的目的和分靶区的确定依据如下几点：①首先降低或恢复因肿瘤压迫肝门胆管所致梗阻性黄疸，对于该患者来说，对肝门部肿瘤放疗是解除梗阻黄疸唯一途径；②对 S6 段肿瘤放疗后，可使局部血管闭塞，让这部分门静脉血逆流入左肝，使其代偿，改善肝功能；③病变较大时，若采用一个靶区进行照射，不但肿瘤不能给予较高剂量，而其正常肝脏及周围危及器官受辐射剂量也较高，达不到根治性放射治疗的目的。因此，采用分靶区、分阶段照射。从后期随访结果影响检查[图 19-04-15(1)]得出，采用分靶区、分阶段治疗后，改善了患者生活质量，延长了生存期。

问题3 如何确定立体定向放射治疗剂量

该患者由于肝内巨大肿瘤，为肝细胞癌进展期，从理论上讲，不符合根治性放疗条件，应给予姑息性放疗剂量。结合该患者实际情况，年纪较小，对于生活质量提高及预后期望值均较高，正常肝脏代偿能力相对年长者强，正常肝脏体积为 1771.14cm³，我们仍然考虑给予根治性放射治疗，多靶区剂量均到达根治性放射治疗剂量。为安全起见，针对肝内巨大病灶行射波刀 SBRT，①第一阶段分靶区：肝门区域为 12Gy/F，连续 4 次，总剂量为 48Gy；肝Ⅵ段为 12Gy/F，连续 4 次，总剂量为 48Gy；上述两靶区交替照射。②第二阶段：第一阶段放疗后 1.5 个月行第二阶段射波刀放疗，分靶区肝上部分为 13Gy/F，连续 3 次，总剂量为 39Gy；肝中部 13Gy/F，总剂量为 39Gy，上述两靶区交替照射。③通过上述治疗后，患者胆红素降至正常，肝功能恢复正常。10 个月后，出现肝门淋巴结肿大，再次进行射波刀治疗，剂量为 6Gy/F，连续 7 次，总剂量为 42Gy。

【评论】

1.黄疸

黄疸是一个复杂的病种，肝细胞癌患者黄疸的发生率为 5%~44%。从发生率上看不稳定性很大，Lai 等根据病理生理学，肝细胞癌的黄疸可分为两种类型：肝细胞型和梗阻型黄疸。90% 以上肝细胞癌的黄疸属于肝细胞型，这是肝硬化基础及肿瘤广泛浸润肝实质所导致的肝实质功能不全的结果。其预后非常差。Lau 等调查 481 名以肝细胞型黄疸为首发临床表现患者，发现 40% 于 10 周内死亡。同时，Lau 也报道，肝细胞癌中的黄疸为 0.5%~13%，属于梗阻型黄疸，也称淤胆型肝细胞癌（图 19-04-16）。

该患者的 AFP 为 1.09ng/mL，ALT 为 41.0U/L，总胆红素为 109.4μmol/L，直接胆红素为 87.4μmol/L。腹部 CT 显示：①肝右叶巨快占位至肝门部占位性病变，累及肝右叶门脉分支；②高位胆道梗阻，肝门部肿瘤；③脾大，考虑肝细胞癌（图 19-04-1）。MRCP 显示肝右叶巨块占位，肝门增大，胆总管上段受侵，肝内胆管及肝总管轻度扩张（图 19-04-2），考虑黄疸为巨大肝内病变压迫胆管所致。肝肿瘤活检，病理诊断为肝细胞癌。从肝门部肿瘤 Bismuth 分型（表 19-04-1），可知患者属Ⅲa 型，是肝细胞癌梗阻型或淤胆型黄疸。在黄疸型肝细胞癌分类中，患者属于Ⅲ型肝内胆管腔外受压所致梗阻性黄疸。其是由于肿瘤浸润和包绕肝管或肝门淋巴结所致梗阻，在影像学征象上局部狭窄并近端胆管扩张。对于肝门部肿瘤并梗阻性黄疸，治疗上应首选解除黄疸，有 3 种方法：手术、PTCD、ERCP。但由于肿瘤巨大，胆管轻度局部扩张，无法进行手术、PTCP、ERCP 以解除黄疸。最终作者采用射波刀 SBRT，结果是成功的。

2.选择何种治疗方法解决梗阻性黄疸

采用手术、PTCD、ERCP 是目前解决梗阻性黄疸公认的方法，但此患者肿瘤巨大加之肝内外胆管无明显扩张，故无法行使上述方法，仅可应用立体定向放射治疗的高剂量、低分割的方案。治疗 1.5 个月后，黄疸恢复正常，才能继续下一步治疗。

3.肝细胞癌肺转移的特点

肺部转移是肝细胞癌远处转移最常见的部位，其特点有：

（1）肺内多发转移：该患者双肺多发病灶，给局部治疗带来困难。

（2）转移灶导致死亡：出现肺转移者分期即为晚期，但是肺转移病灶发展缓慢，不足 20% 的患者因为肺转移导致呼吸衰竭死亡，约 80% 的患者死于肝脏病灶未控制。因此，治疗的重点是积极控制肝内病灶。

（3）对放射治疗敏感：该患者肺转移病变中的一病灶累及左胸壁出现症状，因而行射波刀治疗，12Gy/F，

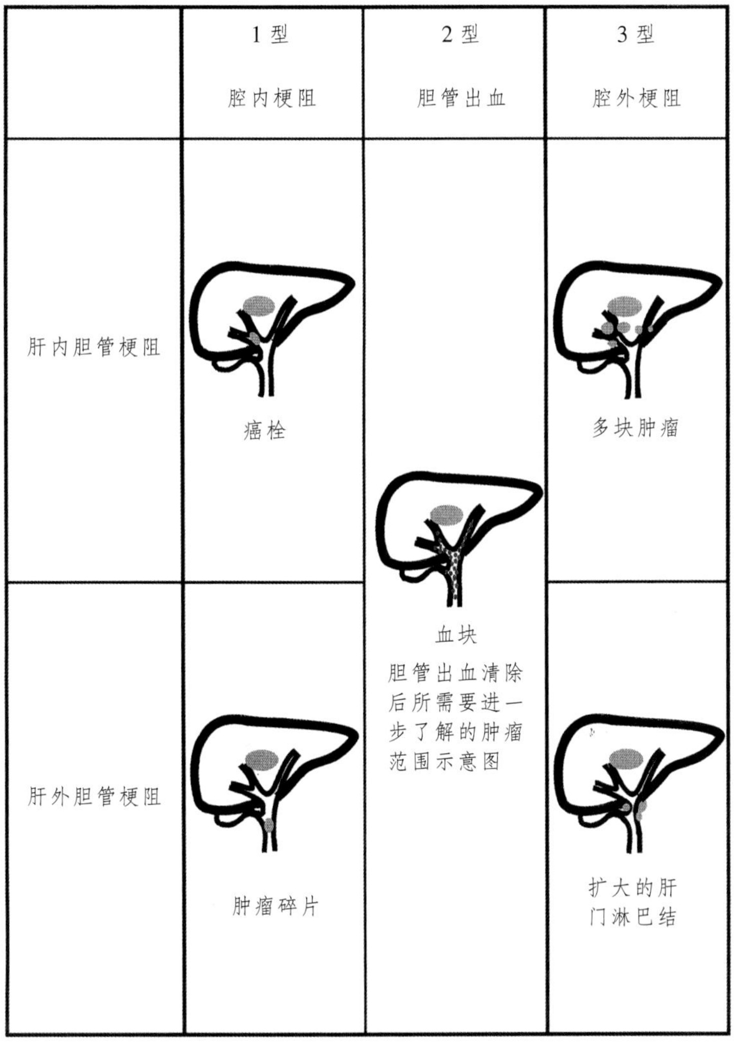

	1 型 腔内梗阻	2 型 胆管出血	3 型 腔外梗阻
肝内胆管梗阻	癌栓	血块 胆管出血清除后所需要进一步了解的肿瘤范围示意图	多块肿瘤
肝外胆管梗阻	肿瘤碎片		扩大的肝门淋巴结

图 19-04-16　肝细胞癌的黄疸型分类(Lau 等)。

表 19-04-1　Bismuth 对肝门部肿瘤进行分型

Ⅰ 型	肿瘤侵犯胆总管
Ⅱ 型	肿瘤位于肝管分叉处,但不累及左或右肝管分支
Ⅲa 型	肿瘤累及右侧的肝管分支
Ⅲb 型	肿瘤累及左侧的肝管分支
Ⅳ 型	肿瘤累及双侧肝管内分支

连续 3 次,总剂量为 36Gy,肺部转移灶缩小>50%。但未接受放疗的病灶保持稳定有相当长一段时间。

(4)肺转移的治疗尚无统一认识:尽管多种手段尝试用于肝癌肺转移灶的治疗,但目前尚无标准治疗方法。手术是目前报道效果较好的一种手段,但是应用范围为单个小病灶,对常以多发病灶为特征的肺转移患者并不是最佳选择。介入、射频、化疗和分子靶向治疗目前也未报道有效。而目前认为,对原发性肺癌局部治疗有作用的是放射治疗,对多发病灶具有明显

优势。很显然,该患者接受放射治疗后,所照射部位转移瘤明显缩小,但缺少高级别循证医学依据支持放疗可以延长肺转移患者生存期。

4.SBRT 是否能成为肝癌肺转移有效的手术替代性治疗手段

远处转移是肿瘤的晚期表现,传统的认识以姑息对症治疗为主。结直肠癌肝转移及肺转移的治疗理念的进展,是晚期恶性肿瘤远处转移治疗的里程碑的突破。肝细胞癌恶性程度高,进展期患者生存期短,但其治疗失败主要原因多为肝内病灶控制失败。因而参照结直肠癌,对于肝内肿瘤控制良好的单个或个数较少的肝癌肺转移患者,我们可以考虑更积极的治疗。

手术是目前报道的肝癌肺转移的主要治疗手段。但是对于患者自身状况和肿瘤状态都有较多要求,例如双侧肺转移手术难度大;肝癌患者合并肝硬化,对

手术耐受性差。《临床技术操作规范放射肿瘤学分册》中提出，对于各种肿瘤的肺内转移灶可考虑行 SBRT，或配合化疗的综合治疗。SBRT 的治疗计划设计剂量曲线陡峭，对周围正常组织损伤较小，并且同时可进行多靶点照射，可作为肺转移瘤标准治疗方案。

对肝内病灶控制较好的肺部局限性肺转移患者，使用射波刀 SBRT 同步呼吸追踪系统，可以使肿瘤组织得到较高的剂量，同时较好地保护周围正常组织，甚至有望达到根治性的目的。但与手术相同的是，SBRT 只能控制所照射部位病灶，无法针对肉眼不能辨别的微小转移灶进行治疗。因此，可能出现肺部转移灶治疗后，短期内仍出现其他转移灶。究其原因，在放疗前该病灶已经存在，只是病灶较小，影像学检查无法发现而已。该患者放疗后，接受照射的肺转移灶较治疗前明显缩小，但肺部转移灶较前增多，肝癌综合治疗势在必行。

5.疗效与作者体会

对于年轻男性，属于右肝巨块型肝细胞癌并梗阻性黄疸患者，作者认为仅有两种选择：治疗或放弃。结合患者实际情况，因年轻而求生愿望强烈，采用治疗方式必须遵循治疗指南，对右肝巨大肝癌所致梗阻性黄疸，若不解除梗阻性黄疸，其他治疗就无法跟上。解除梗阻性黄疸可采用 PTCD 或 ERCP，但由于肝内胆管扩张不明显，无法应用上述治疗方法，经与患者充分沟通后，决定采用射波刀 SBRT 分阶段、分靶区进行先解决梗阻性黄疸，对肝门部压迫胆道的肿瘤应用射波刀 SBRT 进行低分割、高剂量照射。考虑高剂量照射使肿瘤肿胀，造成胆道受压加重，可同时配合应用地塞米松 5mg/d，连用 5 天。治疗结束 1.5 个月后，胆红素恢复正常，之后按肝癌治疗原则再行介入配合 SBRT，使得该患者生存期达到 32 个月。

从治疗中作者体会，对肝巨块肿瘤放射治疗时，应掌握：①对所使用设备的了解程度和脏器的动度；②肿瘤内高剂量放射治疗；③肿瘤周围危及器官低放射剂量；④即使在肿瘤上分靶区，也应根据肿瘤与危及器官的关系（例如，肝 S6 段肿瘤靶区应小，此部位距离肠道近）而定；⑤对肝硬化为背景的大肝癌、巨大肝癌进行放射治疗时，应考虑正常肝组织所能接受的剂量；⑥患者年龄和左肝代偿好也是决定进行 SBRT 的条件之一。

（李玉　刘小亮　李继伟）

病例 5 肝内胆管细胞癌伴胰头后淋巴结转移的立体定向放射治疗

【诊断与治疗经过】

患者:女性,51 岁

以背部及右胁部间断疼痛 1 年为主诉

患者于 2012 年 4 月 25 日查腹部 MRI 显示肝右叶见团块及结节状长 T1 长 T2 信号影,最大病灶范围为 7cm×5.9cm。动态增强扫描:动脉期病灶呈环形强化,门脉期及延迟期呈低信号影,胰头见团块状长 T1 长 T2 信号影,范围为 3cm×2.8cm(图 19-05-1)。肺部 CT 未见异常, 化验 CA199 为 57.51U/mL,CEA 为阴性。为明确病变性质,行肝肿物穿刺活检术,病理检查所见:癌细胞腺管状,团巢状排列,纤维组织丰富(图 19-05-2),诊断为肝内胆管细胞癌。根据 BCLC 分期为 C 期。2012 年 5 月 11 日,行肝动脉造影显示如图 19-05-3。术后,肝功能恢复之后向肝内植入金标。7 天后,行 CT 定位,由于肝内病灶较大,且紧邻十二指肠,该阶段同时对胰头周围转移淋巴结放射治疗。为了减少十二指肠受量,对肝内病变行射波刀 SBRT 分靶区、分阶段治疗(图 19-05-4)。第一阶段治疗是针对胰头周围转移淋巴结及肝内偏上部分肿瘤射波刀治疗(靶区偏大些)。治疗计划见图 19-05-5(1)及图 19-05-5(2),治疗计划 1:7.5Gy/F,共 5 次,总剂量为 37.5Gy;治疗计划 2:12Gy/F,共 4 次,总剂量为 48Gy。放疗期间无食欲不振、恶心、呕吐等不良反应,随访血常规及肝肾功能较放疗前无明显差异。

第一阶段放射治疗后 1 个月,即 2012 年 5 月 11 日,腹部 CT 显示肝癌并腹膜后转移淋巴结治疗后改变,病变较前明显缩小(图 19-05-6)。化验 CA199 为 49.56U/mL,血常规、肝功能均无异常。因此开始第二阶段仍采用射波刀立体定向放射治疗, 治疗计划设计:12Gy/F,共 4 次,总剂量为 48Gy(图 19-05-7)。放疗期间无食欲不振、恶心、呕吐等不良反应,随访血常规及肝肾功能无差异。

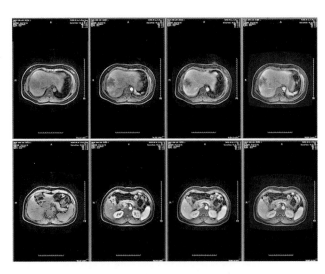

图 19-05-1 2012 年 4 月 25 日,腹部 MRI 显示肝右叶见团块及结节状长 T1 长 T2 信号影。增强扫描动脉期病灶呈环形强化,门脉期及延迟期呈低信号影,胰头见团块状长 T1 长 T2 信号影。

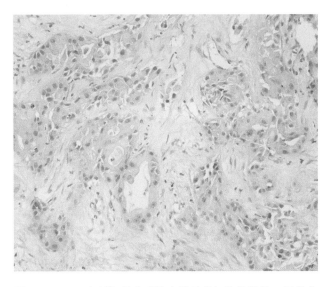

图 19-05-2 穿刺组织病理检查显示癌细胞腺管状,团巢状排列,纤维组织丰富。

2013 年 1 月 10 日,即射波刀 SBRT 后近 8 个月,腹部 CT 显示肝癌并腹膜后转移淋巴结治疗后病灶,较前明显缩小(图 19-05-8),由 7cm×5.9cm 变为

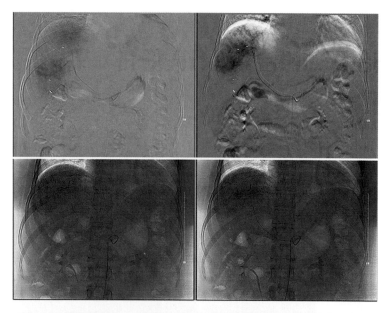

图 19-05-3　2012 年 5 月 11 日,行肝动脉造影,肝右叶见大片状淡淡肿瘤组织染色，肝左叶未见异常染色,肝脏血管扭曲明显,栓塞后的摄片见碘油聚积良好。

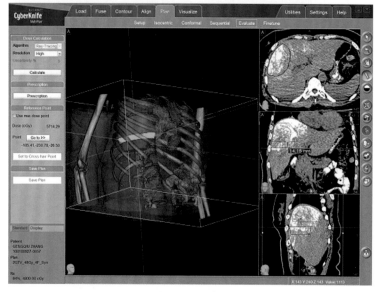

图 19-05-4　分靶区放射治疗计划。

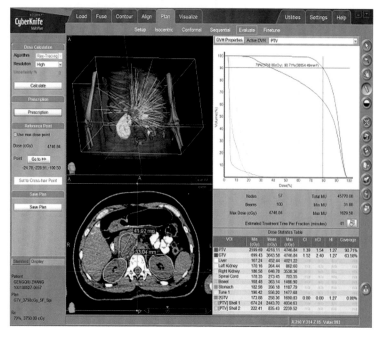

图 19-05-5（1）　治疗计划 1（腹膜后淋巴结转移灶）。(待续)

靶区名称	GTV1	治疗时间	2012.05.21~ 2012.05.23
剂量	7.5Gy×5=37.5Gy	GTV 体积(cm³)	44.07
PTV 体积(cm³)	33.79	正常肝体积(cm³)	1997.35
空肠(D₅cc)	12.34Gy	胃(D₁₀cc)	8.06Gy
十二指肠(D₁₀cc)	10.44Gy	脊髓(MAX)	7.03Gy

图 19-05-5(1)(续)

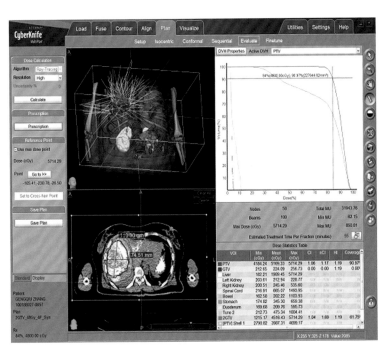

靶区名称	GTV2	治疗时间	2012.05.26~ 2012.05.29
剂量	12Gy×4=48Gy	GTV 体积(cm³)	375.40
PTV 体积(cm³)	250.25	正常肝体积(cm³)	1623.60
空肠(D₅cc)	6.28Gy	胃(D₁₀cc)	5.71Gy
十二指肠(D₁₀cc)	3.42Gy	脊髓(MAX)	14.93Gy
肝(D₇₀₀cc)	8.00Gy	全肝受量	13.07Gy

图 19-05-5(2)　治疗计划 2(部分右肝病灶)。

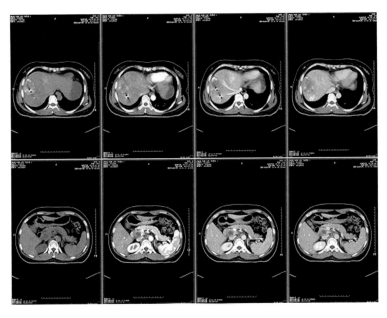

图 19-05-6　2012 年 7 月 2 日，腹部 CT 显示肝癌并腹膜后转移淋巴结治疗后改变，病变较前明显缩小。

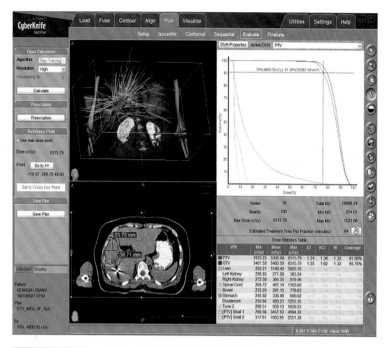

靶区名称	GTV	治疗时间	2012.05.21~ 2012.05.23
剂量	12Gy×4=48Gy	GTV 体积（cm³）	77.64
PTV 体积（cm³）	102.50	正常肝体积（cm³）	1463.67
肝（D_{700cc}）	7.28Gy	全肝受量	11.40Gy
脊髓（MAX）	11.63Gy		

图 19-05-7　治疗计划（右肝剩余病灶）。

6.2cm×6.6cm，未见晚期毒副作用，肝功能也未受影响，化验 CA199 降至 29.15U/mL。

2013 年 4 月 4 日，进行射波刀 SBRT 后近 11 个月，腹部 MRI 显示如图 19-05-9。CA199 为 28.19U/mL，因病变较小，予以动态观察。

2013 年 6 月 27 日，腹部 CT 显示（图 19-05-10）：①肝癌治疗后，肝右叶低密度影，腹主动脉周围小淋巴结，FDG 均未见异常摄取；②肝右前叶包膜下低密

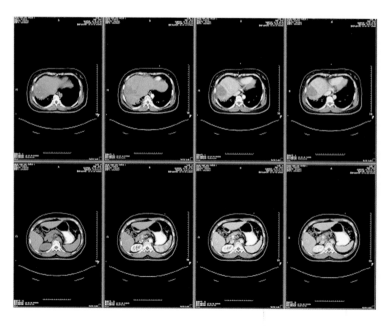

图 19-05-8　2013 年 1 月 10 日，腹部 CT 显示肝癌并腹膜后转移淋巴结治疗术后病灶，较前明显缩小。

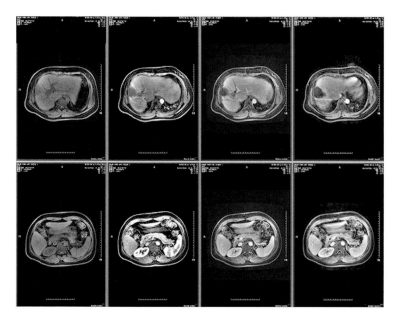

图 19-05-9 2013 年 4 月 4 日，腹部 MRI 显示肝癌伴腹膜后淋巴结转移放疗术后改变，与 2012 年 4 月 25 日的 MRI 片比较，肝 S8 病灶未见明确活性，病灶较前缩小，肝 S5 边缘新发病灶，腹膜后淋巴结较前明显缩小。

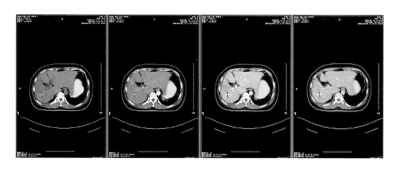

图 19-05-10 2013 年 6 月 27 日，腹部 CT 显示肝癌伴腹膜后转移治疗术后病灶较前明显缩小，肝右前叶低密度考虑新发病变。

度结节，考虑为转移结节。化验 CA199 为 27.52U/mL，右肝新发病灶行射波刀治疗如图 19-05-11 所示（右肝新发病灶）。右肝病灶采用射波刀立体定向放射治疗，给予 7Gy/F，共 6 次，总剂量为 42Gy。监测血常规未提示明显骨髓抑制，肝功能无异常。完成计划疗程后，患者病情稳定，应用替吉奥联合奥沙利铂化疗 2 个疗程。

2013 年 10 月 16 日，即第三阶段放射治疗后 3 个月，腹部 CT 显示肝 S8 病灶未见明确活性，肝 S5 边缘两结节，考虑复发可能。胰头周围转移淋巴结较前变化不大（图 19-05-12）。化验 CA199 为 32.64U/mL，予以停止化疗，动态观察。

2014 年 1 月 10 日，即第三阶段放射治疗后 6 个月，腹部 CT 显示如图 19-05-13 所示。化验 CA199 为 34.83U/mL，予以继续观察。

2014 年 4 月，因左腹股沟区疼痛，发现左耻骨转移灶，于外院行氩氦刀消融术。

2014 年 5 月 16 日，腹部 CT 显示腹膜后淋巴结转移灶较前有所增大（图 19-05-14）。向腹膜后淋巴结病变内植入金标 7 天后，CT 定位治疗计划见图 19-05-15，给予 7Gy/F，共 7 次，总剂量为 49Gy。放疗期间，无恶心、呕吐、食欲不振等症状，血常规、肝肾功能无异常。6 月中旬，因耻骨疼痛加重，针对耻骨病灶行 IMRT，治疗计划见图 19-05-16。治疗计划：给予 2.5Gy/F，共 15 次，总剂量为 37.5Gy，放疗期间左侧耻骨疼痛减轻，监测血常规提示存在 II 度骨髓抑制，无毒副反应发生。随访至 2015 年 6 月，患者一般情况尚可，带瘤生存。自患者诊断肝癌至 2016 年 6 月，生存正常。

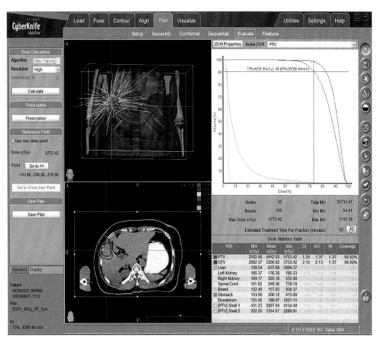

靶区名称	GTV	治疗时间	2013.07.17~ 2013.07.22
剂量	7Gy×6=42Gy	GTV 体积(cm³)	23.76
PTV 体积(cm³)	43.80	正常肝体积(cm³)	1436.99
空肠(D_{5cc})	2.30Gy	胃(D_{10cc})	2.87Gy
十二指肠(D_{10cc})	2.87Gy	脊髓(MAX)	7.78Gy
肝(D_{700cc})	4.82Gy	全肝受量	6.37Gy

图 19-05-11 治疗计划(右肝新发病灶)。

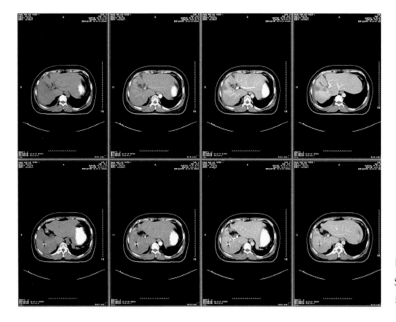

图 19-05-12 2013 年 10 月 17 日，腹部 CT 显示 S8 病灶未见明确活性,肝 S5 边缘两结节;腹膜后转移淋巴结较前变化不大。

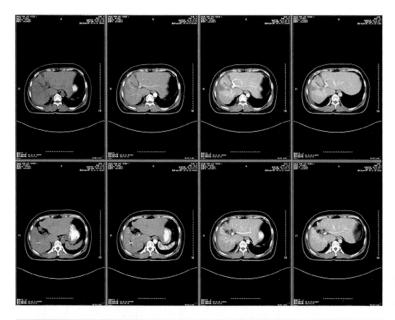

图 19-05-13　2014 年 1 月 10 日,腹部 CT 显示 S8 病灶未见明确活性,肝 S5 边缘两结节,较前片略大,腹膜后淋巴结变化不大。

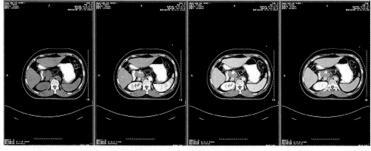

图 19-05-14　2014 年 5 月 16 日,腹部 CT 示腹膜后淋巴结转移灶较前有所增大。

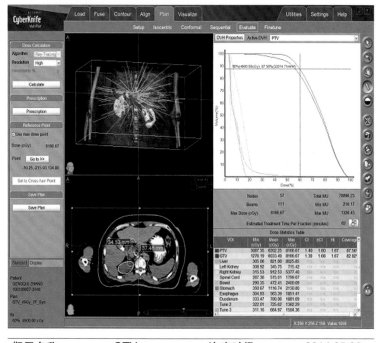

靶区名称	GTV	治疗时间	2014.05.26~ 2014.06.01
剂量	7Gy×7=49Gy	GTV 体积(cm³)	40.40
PTV 体积(cm³)	38.00	正常肝体积(cm³)	1249.99
空肠(D$_{5cc}$)	20.41Gy	胃(D$_{10cc}$)	17.96Gy
十二指肠(D$_{10cc}$)	12.25Gy	脊髓(MAX)	17.99Gy
肝(D$_{700cc}$)	6.38Gy	全肝受量	8.21Gy

图 19-05-15　治疗计划(腹膜后淋巴结)。

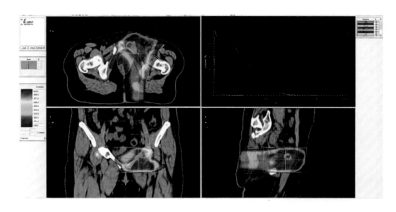

图 19-05-16　治疗计划(耻骨病灶)。

【讨论】

问题 1　放疗是否能让患者获益

　　该患者无肝病背景,肝功能基础好。治疗前,肝功能为 Child-Pugh A 级。初诊时,肿瘤分期属于中晚期,右肝多发病灶,最大病灶直径约为 6.5cm。病理诊断,肝胆管细胞癌,合并胰头淋巴结转移,无手术治疗适应证。血管介入仅姑息,不适合行局部消融,对化疗不敏感,实践证明,进行射波刀 SBRT 能使患者从中获益。

问题 2　该患者可否行根治性放射治疗

　　该患者肝内多发病灶合并胰头淋巴结转移,理论上不符合根治性放射治疗所具备的条件,但具体到患者自身状况,仍给予根治性放疗剂量。原因是:①肝胆管细胞癌对放射治疗相对敏感;②患者一般情况尚可,虽区域转移但无远处转移等;③肝内病灶虽然较大,位于右肝边缘,采用分靶区、分阶段,有利恢复肝功能,重要的是无左肝转移;④胰头后方有淋巴结转移,仅有单病灶。

问题 3　如何制订射波刀立体定向放射治疗方案(如何分阶段、分靶区以及确定剂量)

　　放射治疗发展至今,精准治疗病灶已达到亚毫米级,所以确定靶区应像外科手术切除一样不必再为精准度纠结。针对此患者,为了达到根治治疗的目的,作者的原则为:①右肝病灶虽大,但靠边缘,实行分靶区照射,第一阶段照射肝内靠上病变与胰头后方转移淋巴结,交替照射。②第二阶段为第一阶段治疗 1 个月后,靶区为肝内残存病变。③因为肝内胆管细胞癌易发生肝内转移,扩大勾画 GTV。④靶区所给予的根治剂量是依据射波刀立体定向放射治疗技术的精确性。⑤第一阶段胰头后方转移淋巴结剂量(未植入金标)为 7.5Gy/F,连续 5 次,总剂量 37.5Gy,肝内上部靶区剂量为 12Gy/F,连续 4 次,总剂量为 48Gy;第二阶段肝内下部病灶剂量为 12Gy/F,连续 4 次,总剂量为 48Gy,连续照射。⑥胰头后方转移淋巴结 2 年后,若局部复发,应考虑当时有未植入金标的原因,与精度差有关。此次植入金标后,再次进行射波刀治疗,剂量为 7Gy/F,连续 7 次,总剂量为 49Gy。⑦2014 年 4 月,因左耻骨转移灶进行氩氦刀治疗。治疗后 2 个月疼痛加重,用调强放射治疗,剂量为 2.5Gy/F,连续 15 次,总剂量为 37.5Gy,病灶控制较好。综上所述,最重要原则是使用危及器官剂量要在规定的剂量之下。该患者正常肝脏体积较大,且左侧肝脏代偿能力较好,多次对肝右叶病变行放射治疗后,未出现放射性肝损伤。

【评论】

1.肝内胆管细胞癌伴淋巴结转移的治疗策略

　　手术是目前唯一可能治愈肝内胆管癌的手段,但是对于是否常规行淋巴结清扫目前仍有争议。Shimada 等认为,淋巴结清扫对改善总生存率帮助不大。Cho 等报道,肝内胆管癌较易出现淋巴结转移,在手术患者中大约 30% 以上的伴有同步淋巴结转移。作者综合国内外资料认为,淋巴结转移是公认的肝内胆管癌预后的独立危险因素,出现淋巴结转移往往预示着患者生存期短,预后差。尽管存在争议,目前主流的观点仍是推荐尽可能行淋巴结清扫,这样不仅可以更好地明确淋巴结状态，有利于评估病情和判断预后，同时也有潜在生存的获益。而对那些在手术中无法行淋巴结清扫的患者，目前没有统一的治疗策略。Mofimoto 等报道，淋巴结阳性和阴性患者的 3 年生存率分别为 60.6% 和 9%；肿块型肝内胆管细胞癌(ICC)淋巴结转移率为 44.8%，胆管周浸润型和胆管内型淋巴结转移率为 15%。因此，肿块型预后较胆管周浸润型和胆管内型较差。淋巴结阳性的肿块型 ICC 的 1、2 和 3 年生存率分别为 25.4%、16.9% 和 0%。该患者初诊时的腹膜后淋巴结较大，针对肝脏肿瘤及腹膜后淋巴结行射波刀立体定向放射治疗。放疗后，评估病情达到部分缓解，病情得以控制，而且目前生存期已到 32 个月。因此，对于肝内胆管细胞癌伴有同步淋巴结转移的患者，评估无法行淋巴结清扫者，应先手术切除原发灶，再针对淋巴结转移灶行放射治疗。但作者认为，直接针对原发灶及转移淋巴结同时行射波刀立体定向放射治疗，也许是更好的选择。

2.肝内胆管癌的介入治疗

肝动脉栓塞化疗在肝细胞癌中的疗效已得到证实，成为不可切除肝细胞癌的主要治疗手段之一。但是肝内胆管细胞癌缺乏血供特点，因此，TACE 并不是其常规治疗手段之一，但目前有学者尝试利用 TACE 治疗肝内胆管癌，如 Park 等回顾性分析 72 名行 TACE 治疗的肝内胆管细胞癌的患者，并与同时期的 83 名仅行对症支持治疗的患者做对比，发现 TACE 组的患者客观缓解率(CR+PR)达 23%，中位生存期为 12.2 个月，明显高于对症支持治疗组的 3.3 个月。Kin 等进一步研究，认为 TACE 治疗肝胆管细胞癌的效果与肿瘤血供情况、肿瘤大小、Child-Pugh 分级

等密切相关。因此，TACE 可选择性的应用于某些患者，但是最终治疗效果仍需要等待大规模的随机对照研究结果。作者对肝胆管细胞癌行 TACE 并不是真正意义上治疗肿瘤，而是为射波刀立体定向放射治疗提供真正有意义的靶区勾画。另外，血管造影还可以了解其他部位有无病灶。

3.肝内胆管细胞癌的化学治疗

肝内胆管细胞癌无论从病因、发病机制、临床等方面均与原发性肝细胞癌不同，因此治疗方法也有所不同。目前，治疗 ICC 最彻底有效的方法就是行手术切除。根据 NCCN 指南，切除后，显微镜下切缘阳性(R1)或残存局部病灶(R2)的患者，最佳治疗策略尚不明了，但治疗方法包括：①考虑再次切除；②射频治疗；③5-Fu 为基础的或吉西他滨为基础的化疗与放疗结合。

大部分患者诊断时已处于疾病的晚期，而且不适于手术治疗。对于不能切除的患者，化疗作为一种姑息治疗手段被广泛研究，但肝内胆管细胞癌对化疗敏感度较低，并且，缺乏有效的标准化疗方案。单药有效的化疗药物，包括 5-FU、吉西他滨、卡培他滨、丝裂霉素、顺铂、奥沙利铂、吡柔比星等。临床研究发现，多种新药的联合使用可以提高治疗的有效率。该患者在 2013 年 7 月至 10 月曾接受奥沙利铂联合替吉奥化疗两周期，但疗效欠佳，很快出现肝内复发。因此，对于晚期肝内胆管癌的化疗疗效的研究期待大型的随机对照研究结果。

（李玉　王柱　戴相昆）

病例6 肝硬化门静脉高压的小肝癌射波刀治疗后行经颈静脉肝内门体静脉分流术

【诊断与治疗经过】

患者:男性,37 岁

以发现 HBsAg 阳性 14 年,肝占位 20 天为主诉

2011 年 10 月,腹部 MRI 显示肝 S7 见类圆形长 T1 长 T2 信号影,大小为 2.9cm×3.1cm。动态增强扫描:动脉期病变呈明显强化,门脉期及延迟期上述病变造影剂消退,可见假包膜环形强化(图 19-06-1)。超声提示少量腹水,化验 AFP 为 1676ng/mL,肝功能轻度异常,肾功能、凝血功能无异常,白细胞为 5.85×10^9/L,血小板为 30×10^9/L,诊断原发性肝癌,Child-Pugh 分级为 B7,具备手术治疗指证,但术后发生肝功能衰竭概率较大,患者慎重考虑后放弃手术治疗,并拒绝局部消融治疗。经保肝、减腹水等治疗后,于 2011 年 10 月 21 日行肝动脉造影,肝右后动脉供血区见小片状肿瘤组织染色,肝脏血管扭曲明显,用微导管插至肝右后动脉近肿瘤血管开口处附近造影,可见明确肿瘤染色,注入 7mL 碘油后摄片显示碘油沉积良好(图 19-06-2)。同时行部分脾栓塞术,术后 1 周复查血小板升至 88×10^9/L,肝功能轻度异常。2011 年 10 月 27 日,在 CT 引导下向肿瘤病灶内植入金标。1 周后,行 CT 定位,治疗计划见图 19-06-3。治疗计划:单次剂量为 10Gy/F,连续 5 次,总剂量为 50Gy。放疗中及放疗后,患者出现乏力、右上腹痛、腹胀等症状,给予对症治疗后缓解。随访肝功能轻度异常,肾功能和血常规无异常。

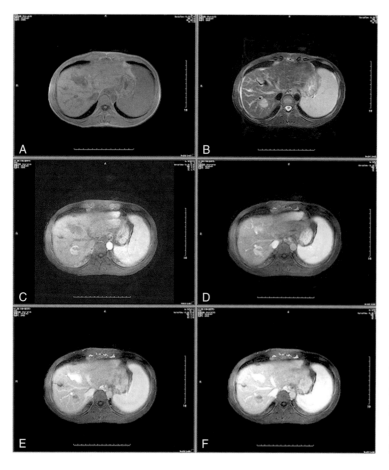

图 19-06-1 2011 年 10 月的腹部 MRI。(A)T1 加权,肿瘤呈低信号;(B)T2 加权,肿瘤呈高信号;(C 和 D)肿瘤 2 个层面的动脉相,肿瘤未见强化;(E 和 F)门脉期和延迟期造影剂明显消退,可见假包膜环形强化。

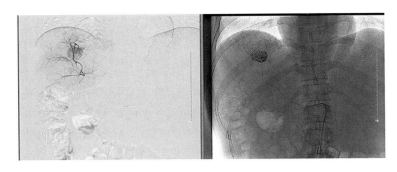

图 19-06-2　2012 年 10 月 21 日，行血管造影，肝右后动脉供血区见小片状肿瘤组织染色，栓塞后的摄片见碘油沉积良好。

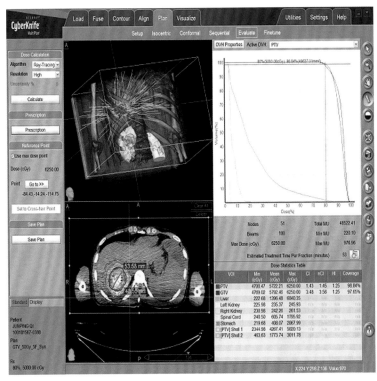

靶区名称	GTV	治疗时间	2011.11.01~2011.11.05
剂量	10Gy×5=50Gy	GTV 体积（cm³）	20.88
PTV 体积（cm³）	50.21	正常肝体积（cm³）	1517.98
空肠（D5cc）	9.37Gy	胃（D10cc）	8.09Gy
十二指肠（D10cc）	5.67Gy	脊髓（MAX）	17.95Gy
肝（D700cc）	12.67Gy	全肝受量	13.96Gy

图 19-06-3　治疗计划设计。

2012 年 2 月，随访腹部 CT 显示肝右叶后上段可见结节状致密影，直径约为 1.7cm，病灶周边可见斑片状低密度影，增强扫描未见明确强化（图 19-06-4），化验 AFP 为 13ng/mL。2012 年 8 月 13 日，再次复查腹部 CT 显示见图 19-06-5。化验 AFP 为 5.39ng/mL，但肝功能轻度异常，且出现大量腹水。内科保肝、利尿等治疗后，在 2012 年 8 月 18 日行肝动脉造影，未见肿瘤染色，遂带药出院。院外出现腹水反复，内科治疗效果差。为治疗顽固性腹水、预防食管胃底静脉破裂出血，在 2012 年 9 月行经颈静脉肝内门体静脉分流术（TIPS）。2013 年 4 月、9 月和 2014 年 2 月、5 月及 11 月多次随访，腹部 CT 显示肝内肿瘤无活性残留（图 19-06-6），肺部 CT 未见转移性病变。

2015 年 3 月 20 日，再次入院复查，腹部 CT 显示肝癌综合治疗术后改变，不除外复发，门腔静脉间隙淋巴结增大（新发）（图 19-06-7）。肺部 CT 显示双肺多发结

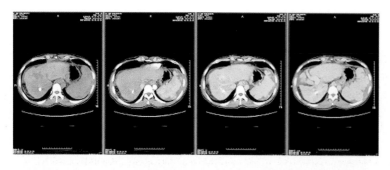

图 19-06-4 2012 年 2 月 16 日,腹部 CT 显示肝右叶后上段可见结节状致密影,病灶周边可见斑片状低密度影。增强扫描未见明确强化。

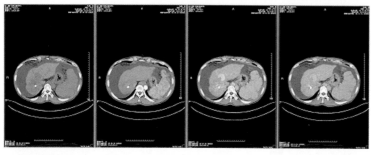

图 19-06-5 2012 年 8 月 13 日,腹部 CT 显示肝右叶见一高密度结节影。增强扫描肝内未见明确异常强化灶,门脉期及延迟扫描未见明确异常低密度影形成。

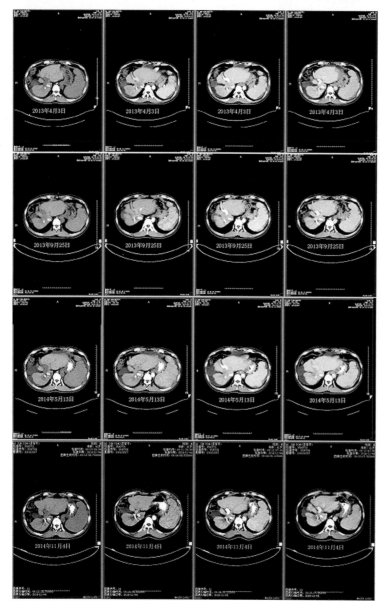

图 19-06-6 2013 年 4 月至 2014 年 11 月多次随访,腹部 CT 均显示肿瘤无活性残留。

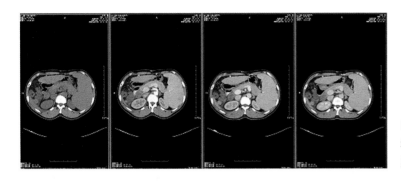

图 19-06-7 2015 年 3 月 20 日,腹部 CT 显示肝癌综合治疗术后改变,门腔静脉间隙淋巴结增大(新发)。

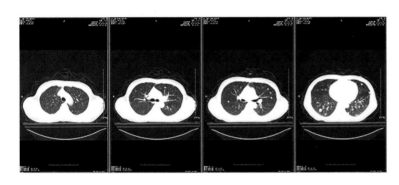

图 19-06-8 2015 年 3 月 20 日,肺部 CT 显示双肺多发结节,考虑转移。

节,考虑转移(图 19-06-8)。化验 AFP 升至 7907ng/mL,WBC3.82×10⁹/L,血小板水平正常。肝功能指标:ALT 为 62U/L、AST 为 174U/L、AlB 为 30g/L、CHE 为 1333U/L、TBIL 为 449.1μmol/L、DBIL 为 354.2μmol/L。诊断为合并肝性脑病Ⅰ期,患者自动出院。生存 41 个月。

【讨论】

问题 1　如何明确不同肝硬化程度及肝功能情况的治疗方法

　　肝硬化肝癌患者,多伴有不同程度的肝功能障碍。文献报道,不同阶段的肝癌患者中由 60%~80% 死于肝功能衰竭。肝功能情况及肝硬化程度可决定患者接受何种抗肿瘤治疗方法,而肝脏再生能力则直接影响肝癌患者的预后。虽然手术是肝癌首选治疗方法,但由于就诊晚及肝功能障碍,有 80% 患者无法手术。

　　该患者肝硬化程度处于失代偿期,治疗前肝功能 Child-Pugh 评分为 B7,合并腹水、低蛋白血症,对外科手术耐受性差,术后可能出现腹水感染、肝功能衰竭等并发症。放射治疗属于物理消融治疗,毒副作用小,耐受性好。但放射治疗前须明确肝功能情况及肝硬化程度。如果,肝硬化程度较轻,以及 Child-Pugh A 级或 B 级的患者,接受放射治疗后的肝功能损伤较轻,甚

至可改善肝功能。这类患者接受放射治疗可直接带来生存获益或减轻患者痛苦,也可提高患者生活质量。多变量分析,肝硬化程度是放射性肝病的唯一独立预后因素。

问题 2　如何明确介入和放疗各自的目的

　　该患者初诊时的肿瘤分期属于早期,为局限于肝内的单发直径小病灶(直径为 3.1cm)。对于早期肝癌,肝功能差,血小板为 30×10⁹/L,Child-Pugh 评分为 B7 的患者,不适合手术治疗,可考虑行局部消融,但患者拒绝射频消融治疗。该患者射波刀前接受了介入治疗达到以下目的:①肝动脉造影检查进一步明确肝内肿瘤的数目及部位;②肝动脉血管栓塞同时行部分脾栓塞以提升血小板和间接降低门静脉压;③介入不能使肿瘤完全坏死,但碘油沉积对病灶更有利于靶区勾画;④消灭了亚临床病灶,减少了肿瘤负荷,大大降低了危及器官受量,有利于到达根治性放疗的目的。该患者为肝硬化失代偿期,初诊时合并腹水、低蛋白血症,对外科手术耐受性差,而且介入治疗碘油沉积不完全。如要对其进行根治性放射治疗,可考虑立体定向消融放射治疗(SART)。

问题 3　如何确定放疗靶区、剂量

　　立体定向放射治疗直接勾画 GTV。在 GTV 的基

础上,向上下外扩 2~2.5mm,向左右外扩 1~1.5mm 为 PTV。治疗计划以平扫 CT 图像为基准图像,可与 MR、PET/CT、DSA 等多种图像进行融合。射波刀治疗前行介入治疗,因病灶位于膈下,动度较大,所以 PTV 外扩仅考虑该技术误差。由于患者肝功能差,因而尽量缩小靶区,使正常肝组织受损失更小。该患者虽然肝功能差,但由于肿瘤小,符合根治性放疗条件,给予单次剂量为 10Gy,总剂量为 50Gy,连续照射。

问题 4　行经颈静脉肝内门体静脉分流术,患者是否获益?

该患者慢性肝病背景下,肝硬化程度处于失代偿期,行腹部 CT、MRI、肝动脉造影,且 AFP 为 1676ng/mL,诊断为肝细胞癌。经射波刀立体定向放射治疗肝右叶占位后,化验 AFP 为 5.39ng/mL,多次复查 CT 和 MRI 病灶无活性。但出现大量腹水,内科治疗效果差,在右肝病灶 SBRT 11 个月后,为治疗顽固性腹水、预防食管胃底曲张静脉破裂出血,行 TIPS,术后病情平稳直至 30 个月后。右肝癌综合治疗后改变,肝外转移(肺转移、门腔静脉淋巴结转移)。但从 TIPS 上看,患者是获益的。

【评论】

1.经颈静脉肝内门体静脉分流术的适应证

肝癌患者常合并肝硬化、脾功能亢进。门静脉高压症是肝硬化发展过程中的重要病理生理环节,也是肝硬化失代偿期的重要临床表现之一,主要表现为腹水、脾大、脾功能亢进及食管胃底静脉曲张等,严重者可出现腹水感染、食管胃底静脉破裂出血、肝功能衰竭等危重症,严重影响了患者的生活质量,甚至危及患者生命。TIPS 是指由颈静脉处穿刺插管经上腔静脉至肝静脉,穿刺肝实质至肝内门静脉分支,建立有效的分流通道并栓塞曲张静脉,达到降低门静脉压力的目的。选择恰当病例,可有效减少食管胃静脉曲张、再出血和门静脉高压引起的顽固腹水等肝硬化并发症,改善肝硬化患者生活质量。作者认为,在肝硬化门静脉高压的某一期间,上消化道反复出血或顽固性腹水,而内科治疗无效,此时合理应用 TIPS 治疗肝硬化门静脉高压,对患者病情稳定是有帮助的。

目前,TIPS 主要用于以下情况:①急性食管胃静脉曲张破裂出血及其二级预防;②难治性腹水及难治性肝性胸腔积液;③肝肾综合征;④布加综合征;⑤门静脉癌栓。

禁忌证:①绝对禁忌证为未被证实的肝硬化门静脉高压。②相对禁忌证:A.Child-Pugh 评分>C 级 13 分;B.肾功能不全;C.严重右心功能衰竭;D.中度肺动脉高压;E.严重凝血障碍;F.未控制的肝内或全身感染;G.胆道梗阻;H.多囊肝;I.广泛的原发或转移性肝脏恶性肿瘤;J.门静脉海绵样变。

2.TIPS 治疗原发性肝癌伴门静脉高压症临床应用及并发症分析

原发性肝癌伴有不同程度肝硬化者约占 90%。对于合并肝硬化的肝癌患者,不仅需要积极治疗癌症病灶,还应有效地解除门静脉高压症对生存的威胁,且肝癌患者常合并门静脉癌栓,加重了门静脉压力,使得许多肝癌患者无法接受外科手术、局部消融治疗、介入及放疗等抗肿瘤治疗,直接影响肝癌患者的生存期。因此,对于非广泛性转移的原发性肝癌,且符合上述适应证者,可选择合适患者进行 TIPS 术,以减轻门静脉压力,减少食管胃静脉曲张再出血和顽固性腹水等并发症的发生,使得肝癌患者有机会接受抗肿瘤治疗,以改善患者生活质量,延长患者生存期。肝癌患者发生门静脉高压症,除了肝硬化原因外,还可能与下列因素有关:①肝动静脉瘘(HAVF)。HAVF 的存在可加速肿瘤在肝内及全身的播散,这不仅是肝内肿瘤细胞转移的一个原因,而且也可以引起门静脉高压,严重影响肝癌 TACE 的治疗疗效。②门静脉癌栓:门静脉癌栓的窦前阻塞效应使门静脉压力急剧升高,一旦发生曲张静脉破裂出血很难有效控制。③肝癌直接压迫门静脉、肝静脉和(或)下腔静脉:门静脉压力升高程度与肿瘤压迫部位和压迫程度有关。肝癌患者行 TIPSS 治疗主要是为了解决由于门静脉高压引起的上消化道出血或顽固性腹水等相关并发症。

作者认为:TIPS 术前肝功能 Child-Pugh 分级情况、肿瘤治疗后是否稳定,以及肿瘤的位置与大小、分流通道支架直径、是否合并有门静脉癌栓、术前 TACE 次数以及是否有外科手术史等均为影响 TIPS 操作及术后远期生存影响因素。术前充分评估这些危险因素,筛选出适合 TIPS 手术的患者,可使其得到较高的获益。原发性肝癌不是 TIPS 治疗门脉高压症的禁忌证。原发性肝癌患者经 TIPS 治疗后,由于避免了门脉高压并发症的出现,因此生活质量能得以提高。该患者为乙肝肝硬化门静脉高压失代偿期,2011 年 10 月的腹部 MRI 显示肝内可见大小为 2.9cm×3.1cm 病灶,超声示腹水,化验 AFP 为 1676ng/mL,血小板为 $30×10^9/L$,Child-Pugh 分级为 B7。选择部分脾栓塞术,肝内病灶采用射波刀立体定向放射治疗。至 2015 年前一直稳定,稳定时间达 41 个月。射波刀立体定向放

射治疗后 11 个月,因门静脉高压顽固性腹水,采用 TIPS 治疗后,病情稳定 30 个月。目前,TIPS 治疗肝癌和(或)肝硬化合并门静脉高压引起的食管胃底静脉曲张破裂出血、顽固性腹水的疗效已获得临床肯定,但术后也会出现一些并发症,如腹腔出血、肝衰竭、肝性脑病和分流道狭窄等。

(李玉 张素静 戴相昆)

病例7　左肝巨大肝癌伴左下腹巨大淋巴结转移灶分阶段、分靶区射波刀治疗

【诊断与治疗经过】

患者：男性，49 岁

以发现 HBsAg 阳性 21 年，肝区不适 9 个月为主诉

2010 年 9 月 9 日，查 AFP 及肝功能无异常。B 超：左肝占位病变，并于 9 月 15 日行肝动脉造影显示见图 19-07-1，临床诊断为原发性肝癌。

2010 年 10 月 30 日入院复查，腹部 CT 显示肝左叶交界处见团块状碘油沉积影，范围为 7cm×6.5cm，动脉期肝左内叶团块仍可见强化，门脉期及延迟期呈低密度，考虑肝左内叶病灶活性残留，伴门脉左支瘤栓（图 19-07-2）；于 11 月 3 日再次行 TACE。

2011 年 1 月 5 日，复查腹部 CT 显示肝左叶见团块状及斑片样碘油沉积影，肝左内叶见大片低密度影，增强扫描动脉期上述低密度区轻度强化，门脉期及延迟期呈低密度，考虑肝左内叶病灶活性残留伴门脉左支瘤栓，伴下腔静脉旁淋巴结转移（图 19-07-3）。

于 2011 年 1 月 7 日再次行肝动脉造影，肝左叶原碘油沉积周边可见不规则片状肿瘤染色，栓塞后的摄片见碘油沉积良好（图 19-07-4）。

2011 年 3 月 20 日，再次复查腹部 CT 显示肝左叶交界处见团块状及斑片样碘油沉积影，肝左内叶见低密度团块影。增强扫描动脉期上述病变轻度强化，门脉期及延迟期呈低密度改变，考虑肝左叶病变残留活性伴门脉左支癌栓，且病灶较前增大为 11cm×8.5cm（图 19-07-5）。考虑由于肿瘤体积大，单纯介入治疗疗效欠佳，决定行放射治疗。2011 年 3 月 22 日，行 CT 引导下肝内金标植入术，1 周后行 CT 定位。因肿瘤体积巨大伴门脉癌栓，为保护正常肝脏组织，采用射波刀 SBRT 分靶区放射治疗技术，治疗计划见图 19-07-6(1) 及图 19-07-6(2)。治疗计划 1：8Gy/F，共 6 次，总剂量为 48Gy；治疗计划 2：10Gy/F，共 4 次，总剂量为 40Gy。放疗期间，无食欲不振、恶心、呕吐等不良反应发生，定期复查肝功能无波动，顺利完成放射治疗。

射波刀 SBRT 后的 3 个月，即 2011 年 7 月 22 日，复查腹部 CT 显示碘油沉积尚可，病变较前缩小，但部

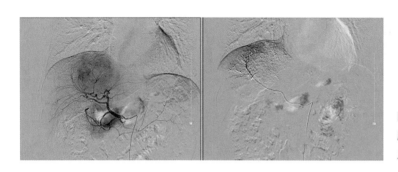

图 19-07-1　2010 年 9 月 15 日，介入治疗的肝动脉造影，肝左右叶均可见欠规则片状肿瘤染色，栓塞后的摄片见碘油沉积可。

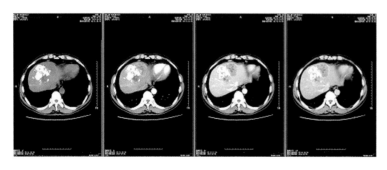

图 19-07-2　2010 年 10 月 30 日，腹部 CT 显示肝左右交界处见团块状碘油沉积影，肝左叶见团块状低密度影，动脉期肝左内叶团块仍可见强化，门脉期及延迟期呈低密度，考虑肝左内叶病灶活性残留。

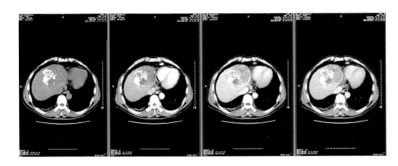

图 19-07-3　2011 年 1 月 5 日，腹部 CT 显示肝左右叶交界处见团块状及斑片样碘油沉积影，肝左内叶见大片低密度影，增强扫描动脉期上述低密度区轻度强化，门脉期及延迟期呈低密度，考虑肝左内叶病灶活性残留。

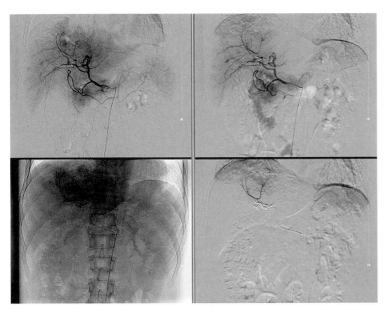

图 19-07-4　2011 年 1 月 7 日，介入治疗的肝动脉造影，肝左叶原碘油沉积周边可见不规则片状肿瘤染色，栓塞后的摄片见碘油沉积良好。

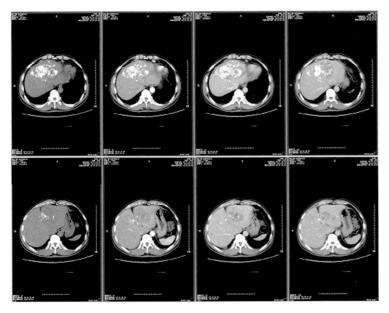

图 19-07-5　2011 年 3 月 20 日，腹部 CT 显示肝左右叶交界处见团块状及斑片样碘油沉积影，肝左内叶见低密度团块影。增强扫描动脉期上述病变轻度强化，门脉期及延迟期呈低密度改变，考虑肝左叶病变残留活性，且病灶较前增大。

分残留活性，伴门脉左支瘤栓（图 19-07-7）。肺部 CT 未见转移性病变，肝功能无异常。

　　放射治疗后 6 个月，即 2011 年 11 月 4 日，复查腹部 MRI 显示肝左叶见类圆形长 T1 短 T2 信号，大小为 6.3cm×5.9cm，其上缘见长 T1 长 T2 信号，范围为 4.5cm×3.6cm。增强扫描该病灶各期均未见明确强化。肝右后叶见一稍长 T2 小结节影，增强扫描动脉期轻度强化，门脉期及延迟期造影剂消退呈稍低信号，

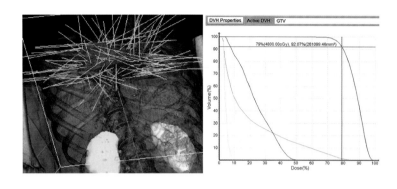

图 19-07-6(1)　治疗计划 1。

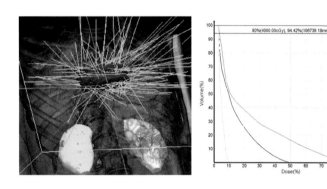

图 19-07-6(2)　治疗计划 2。

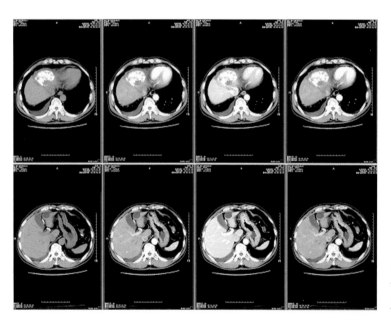

图 19-07-7　2011 年 7 月 22 日的腹部 CT 显示碘油沉积尚可,病变较前缩小,但部分残留活性,伴门脉左支瘤栓。

考虑肝左叶病灶凝固坏死好。肝右后叶小结节为肝内转移,伴腹膜后淋巴结转移(图 19-07-8)。肺部 CT 未见转移性病变,肝功能无异常,于 11 月 8 日针对肝右后叶小结节行 CT 引导下射频消融术,术后恢复好。

放射治疗后 8 个月,即 2011 年 12 月 30 日,复查腹部 MRI 显示与 2011 年 11 月 3 日的 MRI 比较,肝左叶及右后叶病灶凝固坏死好,肝 S8 小结节,考虑右肝内转移可能,伴腹膜后及左肾下极巨大淋巴结转移灶(图 19-07-9),AFP 为 11ng/mL。然后针对腹膜后淋巴结转移灶行射波刀 SBRT。由于淋巴结靠近大血管,植入金标较为困难,直接用脊柱作为追踪系统,治疗计划见图 19-07-10。治疗计划:7Gy/F,连续 7 次,总剂量为 49Gy;然后针对左肾下极巨大淋巴结转移灶内植入 6 枚金标,7 天后,行 CT 定位。因淋巴结转移灶体积大,采用射波刀 SBRT,行分靶区放射治疗技术,金标追踪。治疗计划见图 19-07-11(1)及图 19-07-11(2)。

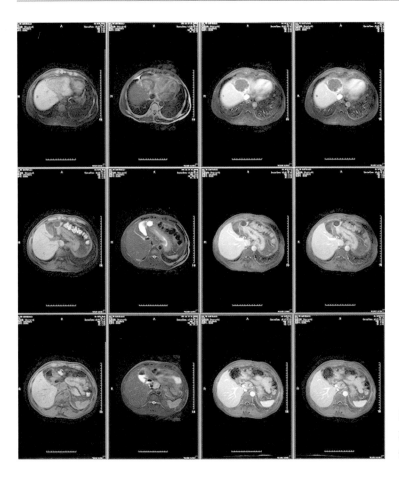

图 19-07-8 2011 年 11 月 4 日,腹部 MRI 显示肝左叶病灶凝固坏死好;肝右后叶小结节为肝癌复发,伴腹膜后淋巴结转移灶。

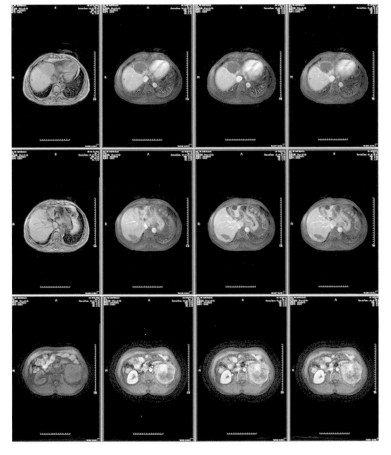

图 19-07-9 2011 年 12 月 30 日,腹部 MRI 显示与 2011 年 11 月 3 日的 MRI 比较,肝左叶及右后叶病灶凝固坏死好,肝 S8 小结节,考虑肝内转移伴腹膜后及左肾下极巨大淋巴结转移灶。

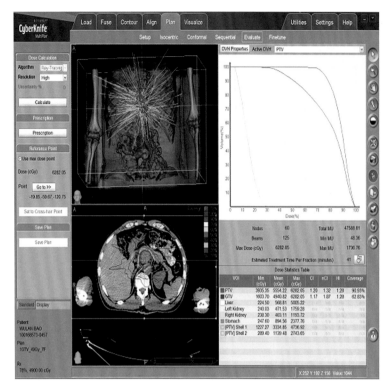

靶区名称	GTV1	治疗时间	2012.01.04~ 2012.01.10
剂 量	7Gy×7=49Gy	GTV 体积(cm³)	64.89
PTV 体积(cm³)	43.69	正常肝体积(cm³)	1247.29
空肠(max)	23.77Gy		

图 19-07-10 治疗计划(腹膜后淋巴结)。

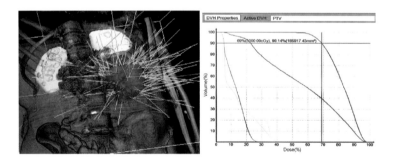

图 19-07-11(1) 治疗计划 1(腹腔巨大淋巴结)。

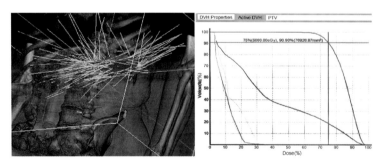

图 19-07-11(2) 治疗计划 2(腹腔巨大淋巴结)。

治疗计划 1:10Gy/F,治疗 5 次后,予以加量 1 次,加量剂量为 8Gy,总剂量为 58Gy;治疗计划 2:10Gy/F,治疗 5 次后,予以加量一次,加量剂量为 8Gy,总剂量为 58Gy。放疗期间,无食欲不振、恶心、呕吐等不良反应发生,定期复查肝功能无波动,顺利完成放射治疗。

2012 年 5 月 6 日,复查腹部 CT 显示腹腔内转移综合治疗术后改变,与前片相比,腹腔内转移块明显坏死吸收,腹膜后淋巴结较前缩小,下腔静脉旁可见一肿大淋巴结(图 19-07-12)。2012 年 5 月 9 日外院的 PET-CT 显示肝内肿瘤及左肾下极淋巴结均未见残留活性,腹膜后淋巴结转移灶较前缩小(图 19-07-13)。

患者诉腰背部疼痛不适,住院期间针对下腔静脉旁淋巴结转移灶行射波刀 SBRT(脊柱追踪)。治疗计划见图 19-07-14,剂量:12Gy/F,连续 4 次,总剂量为 48Gy。放疗期间出现纳差、恶心等不适,对症治疗后好转。放射治疗顺利结束。放疗结束后,给予恩度联合阿霉素脂质体一周期化疗,期间出现乏力、纳差,对症治疗后稍好转。2012 年 6 月 13 日又继续第二周期化疗,检查盆腔 CT 显示左肾下极见软组织肿块,大小为 5cm×3cm,其内见金标影,结合病史,考虑为肝癌腹腔内转移治疗术后改变,未见活性残留(图 19-07-15)。

2012 年 7 月 5 日,复查腹部 MRI 显示肝左叶占位

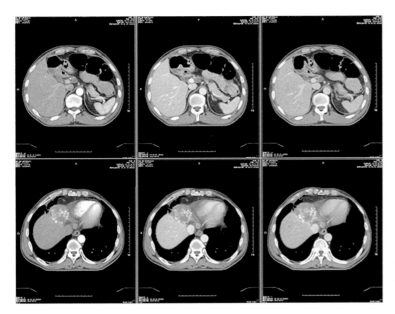

图 19-07-12　2012 年 5 月 6 日,腹部 CT 显示肝癌腹腔内转移综合治疗术后改变,与前片相比腹腔内转移块明显坏死吸收,腹膜后淋巴结转移灶较前缩小,下腔静脉旁可见一肿大淋巴结。

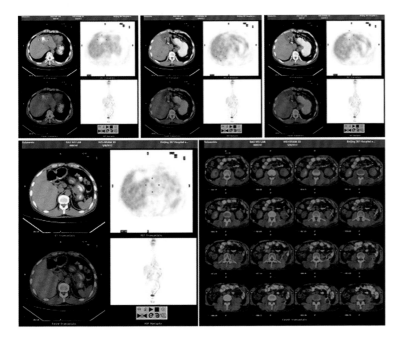

图 19-07-13　2012 年 5 月 9 日,外院的 PET-CT 显示肝内肿瘤及左肾下极淋巴结均未见残留活性,腹膜后淋巴结转移灶较前缩小。

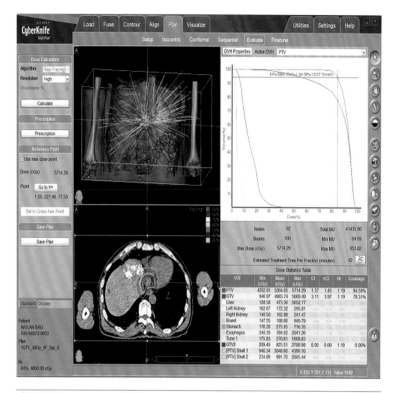

靶区名称	GTV	治疗时间	2012.05.21~ 2012.05.25
剂量	12Gy×4=48Gy	GTV 体积(cm³)	7.04
PTV 体积(cm³)	13.25	正常肝体积(cm³)	1158.82
空肠(D5cc)	9.26	胃(D10cc)	7.18

图 19-07-14 治疗计划(下腔静脉旁淋巴结)。

射波刀治疗术后改变,病灶凝固坏死好,较前缩小;肝右后叶上段肝癌射频术后改变,病灶凝固坏死好;腹膜后淋巴结转移行射波刀 SBRT 后,病灶明显缩小;肝右叶多发强化小结节影,新发肝癌病灶不除外(图19-07-16),予以动态观察。

2012 年 10 月 25 日,外院的 PET-CT 显示肝癌综合治疗后患者,与 2012 年 5 月 9 日的 PET-CT 检查比较:①肝左叶肿物、肝右后叶低密度影及左肾下极肿物均近似无代谢活性,符合肿瘤治疗后改变,提示治疗有效;②腹膜后淋巴结转移癌,较前增大并代谢活

性增高,未予特殊处理,继续动态观察。

2013 年 1 月 10 日,回院复查腹部 CT 显示腹膜后淋巴结转移灶较前增大(图 19-07-17),肺 CT 未见转移性病变。拟再次针对腹膜后淋巴结转移灶行放射治疗(脊柱追踪)。治疗计划见图 19-07-18,治疗计划:7Gy/F,连续 6 次,总剂量为 42Gy。放疗期间轻微恶心、上腹部不适,对症治疗后症状明显好转。放射治疗顺利结束。

2013 年 5 月 21 日复查腹部 CT 显示腹膜后淋巴结较前缩小,肝实质多发结节,考虑肿瘤复发可能(图

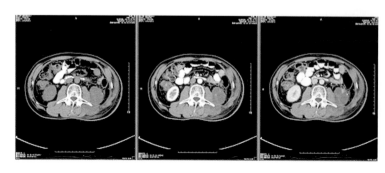

图 19-07-15 2012 年 6 月 13 日,盆腔 CT 显示左肾下极见软组织肿块,其内见金标影,结合病史,考虑为肝癌腹腔内转移治疗术后改变,未见活性残留。

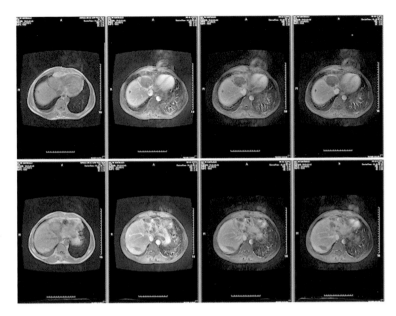

图 19-07-16　2012 年 7 月 5 日的腹部 MRI 显示肝左叶占位放疗后改变，病灶凝固坏死好，较前缩小；肝右后叶上段肝癌射频术后改变，病灶凝固坏死好；腹膜后淋巴结转移射波刀术后病灶明显缩小；肝右叶多发强化小结节影，新发肝癌病灶不除外。

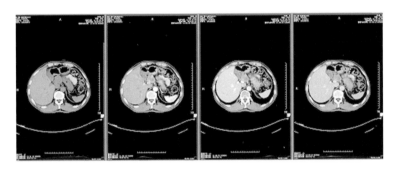

图 19-07-17　2013 年 1 月 11 日的腹部 CT 显示腹膜后淋巴结转移灶较前增大。

19-07-19）。建议 3 个月后随访。

2013 年 7 月 2 日再次复查，腹部 CT 显示肝癌腹腔内转移综合治疗术后改变，较前变化不明显（图 19-07-20）。为明确是否为肝内复发，于 2013 年 7 月 3 日行肝动脉造影，未见肿瘤染色（图 19-07-21）。术后患者恢复好。考虑到腹膜后淋巴结转移灶经过两次放射治疗仍控制不理想，于 2013 年 7 月 5 日行 CT 引导下腹膜后淋巴结穿刺注药术（图 19-07-22）。术中顺利，术后除诉轻微疼痛外，无其他特殊不适，术后恢复出院。

2013 年 9 月 26 日，患者因尿黄、巩膜黄染及反复腹泻，胃镜示非萎缩性胃炎伴胆汁反流，十二指肠球部溃疡伴球腔畸形。化验肝功能：ALT 为 796U/L，AST 为 400U/L，TBIL 为 85.0μmol/L，DBIL 为 68.1μmol/L。腹部 CT 显示肝癌腹腔内转移综合治疗术后改变，与 2013 年 7 月 2 日的腹部 CT 相比，腹腔内软组织影稍显增大（图 19-07-23）。结合影像学检查，考虑黄疸为腹膜后淋巴结转移灶压迫胆管所致，予以保肝、降酶、抑酸等对症支持治疗后，肝功能较前明显好转。于 2013 年 9 月

30 日向增大的淋巴结转移灶内植入金标（图 19-07-24），脊柱摆位金标追踪，再次对此病灶行放射治疗。治疗计划见图 19-07-25（1），治疗计划：3.5Gy/F，连续 9 次，总剂量为 31.5Gy。腹膜后淋巴结的治疗计划见图 19-07-25（2）。图 19-07-26（1）是 2013 年 10 月 20 日的定位图像。当淋巴结接受 31.5Gy 照射后 [图 19-07-26（2）]，执行计划时出现金标移位，重新定位后，发现肿瘤较前缩小。放疗后，复查胆红素水平下降，TBIL 为 26.5μmol/L，DBIL 为 22.9μmol/L，ALT 为 10U/L，AST 为 25U/L。

2014 年 1 月 22 日腹部 MRI 显示：与 2013 年 10 月 12 日的 MRI 比较：肝内多发活性病变，肝右前叶病灶较前增大，腹膜后淋巴结较前明显缩小，余较前无明显变化（图 19-07-27）。化验肝功能：TBIL 为 6.8μmol/L，DBIL 为 3.4μmol/L、AST 为 71U/L、ALT 为 83U/L，拟针对肝内复发病灶带瘤生存。

2014 年 2 月，因肝区疼痛入院，化验肝功能及血常规均无异常。2014 年 2 月 27 日胃镜示非萎缩性胃

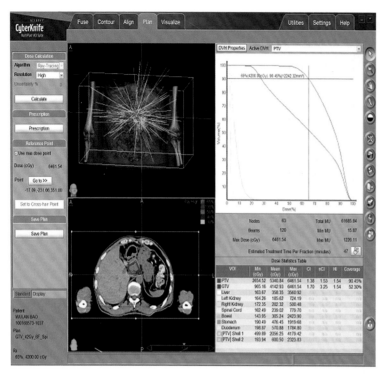

靶区名称	GTV	治疗时间	2013.01.14~ 2013.01.19
剂量	7Gy×6=42Gy	GTV 体积(cm^3)	19.00
PTV 体积(cm^3)	13.53	正常肝体积(cm^3)	1084.26
空肠(D_{5cc})	15.50	胃(D_{10cc})	8.40
十二指肠(D_{10cc})	11.68	脊髓(MAX)	7.79
肝(V5)	9.69	肝(V10)	7.10
肝(V20)	4.52	肝(V30)	3.23

图 19-07-18 治疗计划(腹膜后淋巴结)。

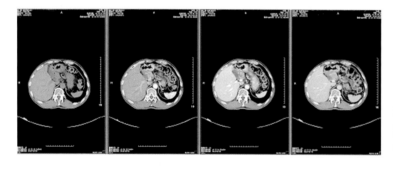

图 19-07-19 2013 年 5 月 21 日,腹部 CT 显示腹膜后淋巴结较前缩小,肝实质多发结节,考虑肿瘤复发可能。

炎伴胆汁反流、胃潴留、十二指肠球部溃疡伴狭窄、幽门形状狭长。因腹部影像学检查示淋巴结转移灶较前缩小,胃潴留考虑为十二指肠球部狭窄所致。因到患者十二指肠球部溃疡伴狭窄和幽门形状狭长,考虑与多次腹膜后淋巴结放疗相关,建议患者就诊于普外科以解决十二指肠梗阻。

患者一般情况较差,极度消瘦,于 2014 年 3 月 15 日外院行剖腹探查术。术中见血性腹水、肝内多发转移,幽门梗阻,术中游离远端空肠将结肠后上体,距空肠起始约 10cm 处与胃后壁行侧侧吻合,下段空肠行布朗吻合,术后给予补液、补充电解质、营养支持、胃肠减压等对症支持治疗。2014 年 5 月 2 日,患者因纳差、乏力、反复恶心、呕吐及腰背部疼痛入院,腹部 CT 显示肝内病灶可见碘油沉积,增强后均见强化,腹膜后肿大淋巴结较前缩小,腹腔内转移灶较前相比稍显变小(图 19-07-28)。化验肝功能:TBIL 为 44.0umol/L、

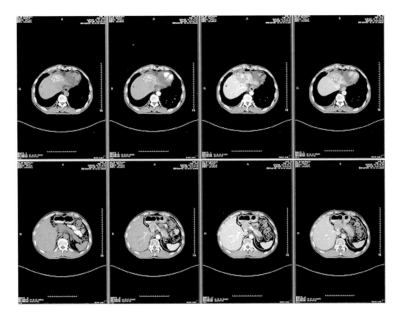

图 19-07-20　2013 年 7 月 2 日，腹部 CT 显示肝癌腹腔内转移综合治疗术后改变，较前变化不明显。

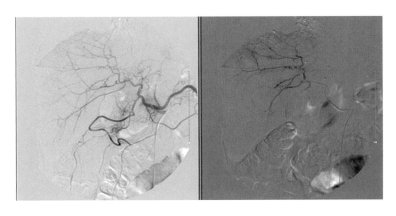

图 19-07-21　2013 年 7 月 3 日，行肝动脉造影，未见肿瘤染色。

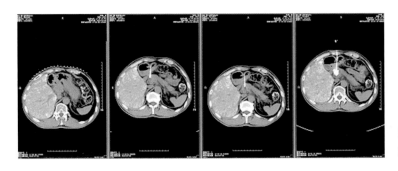

图 19-07-22　2013 年 7 月 5 日，在 CT 引导下行腹膜后淋巴结穿刺注药术。

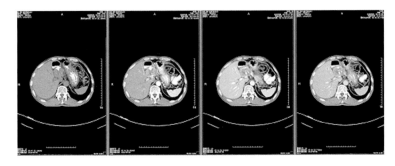

图 19-07-23　2013 年 9 月 27 日，腹部 CT 显示肝癌腹腔内转移综合治疗术后改变，与 2013 年 7 月 2 日的腹部 CT 相比，腹腔内软组织影稍显增大。

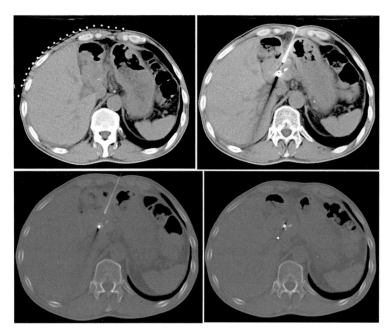

图 19-07-24　对复发淋巴结植入金标 2 枚。

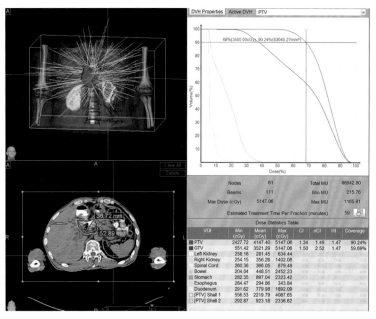

靶区名称	GTV	治疗时间	2013.10.10~ 2013.10.19
剂量	3.5Gy×10=35Gy	GTV 体积（cm³）	79.40
PTV 体积（cm³）	58.70	十二指肠（D₁₀cc）	14.7Gy
空肠（D₅cc）	14.7Gy	胃（D₁₀cc）	11.2Gy

图 19-07-25(1)　治疗计划（金标植入腹膜后淋巴结计划）。

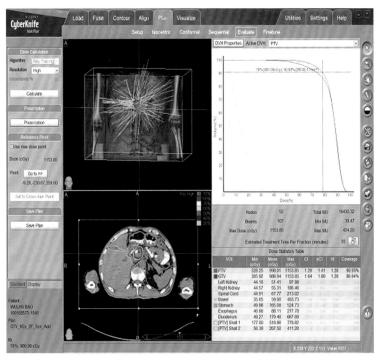

靶区名称	GTV	治疗时间	2013.10.22~ 2013.10.23
剂量	4.5Gy×2=9Gy	GTV 体积(cm³)	79.40
PTV 体积(cm³)	58.70	十二指肠(D₁₀cc)	3.80
空肠(D₅cc)	3.80Gy	胃(D₁₀cc)	2.88

图 19-07-25(2)　治疗计划(腹膜后淋巴结)。

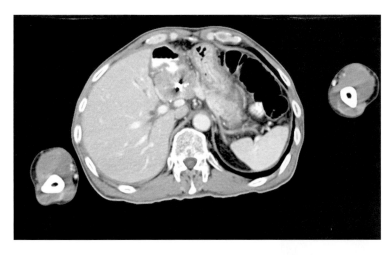

图 19-07-26(1)　2013 年 10 月 8 日的定位图像。

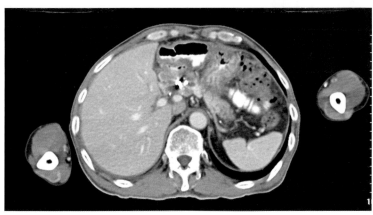

图 19-07-26(2)　2013 年 10 月 20 日的定位图像。当淋巴结接受 31.5Gy 照射后,执行计划时出现金标移位,重新定位后,发现肿瘤较前缩小。

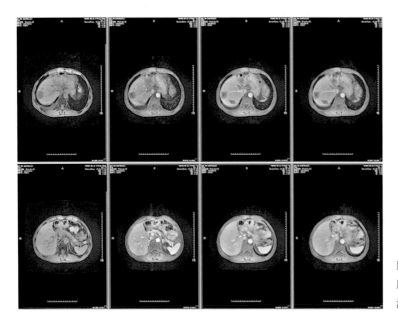

图 19-07-27　2014 年 1 月 22 日，腹部 MRI 显示肝内多发活性病变，肝右前叶病灶较前增大，腹膜后淋巴结较前明显缩小。

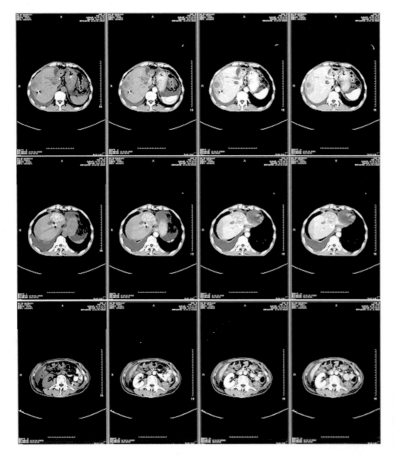

图 19-07-28　2014 年 5 月 3 日，腹部 CT 显示肝内病灶，可见碘油沉积，增强后均见强化，腹膜后肿大淋巴结缩小，腹腔内转移灶较前稍显变小。

DBIL 为 32.2umol/L、AST 为 53U/L、ALT 为 44U/L。予以对症治疗后,肝功能无明显好转或恶化,病情不断恶化。患者生存 3 年 5 个月,2014 年 8 月 22 日死于肿瘤晚期,各脏器功能衰竭。

【讨论】

问题 1　介入或放射治疗可否能让患者受益

该患者为左肝大肝癌,首选介入治疗是正确的。但在 4 个月内行 3 次 TACE 之后,发展为巨大肝癌(图 19-07-1 和图 19-07-5),说明单纯介入治疗是失败的。肿瘤的位置和体积不适合微创消融。根据当时病灶局限,无其他部位转移,确定介入后行射波刀 SBRT 分靶区治疗技术。放射治疗 6 个月后,左肝巨大病灶活性完全消失。但治疗 8 个月后,左肾下可见巨大转移淋巴结,行金标植入,再次用射波刀 SBRT 分靶区治疗技术。左肝巨大肝癌治疗后 11 个月和左肾下腹腔巨大转移治疗后 5 个月,PET-CT 检查显示:左肝大肝癌和左肾下区巨大转移淋巴结未见残存活性。但对腹膜后转移淋巴结两次射波刀 SBRT, 因肿瘤内未植入金标,采用脊柱追踪照射均失败。以上说明,射波刀治疗肝内病变及左下腹巨大转移淋巴结(分别标准金标植入)疗效确切。但对腹膜后转移淋巴结(未植入金标)治疗后,短期内肿瘤缩小,但随着时间推移再次出现复发,说明射波刀放疗技术采用脊椎追踪腹膜后肿瘤存在放射治疗的不确定性。

问题 2　如何明确放疗的目的

射波刀 SBRT 的目的如同外科一样,就是通过"切除"来根治肿瘤。该患者两个部位的巨大肿瘤,采用射波刀 SBRT 方式,技术上达到以下要求:①用放射外科的剂量根治肿瘤;②用外科的理念切除肿瘤,最大程度上保护正常肝组织和腹腔内胃肠组织,但无相邻的危及器官损伤;③真正放射外科的根治性放射剂量体现无疑。

问题 3　如何确定放疗靶区、剂量和放疗技术

确定放疗靶区视病情而定。该患者初诊时是根据原发性肝癌中的肝细胞癌,如果不出现淋巴引流区转移,靶区设定不包括淋巴引流区。而左肝巨大肝癌则采用分靶区设定, 并给予根治性立体定向放射治疗。放射治疗 6 个月后,尽管左肝巨大肝癌达到根治疗效,而出现左肾下区巨大腹腔淋巴结转移和腹膜后淋巴结转移。此后,对左肾下区巨大腹腔淋巴结转移灶(植入金标)采用分靶区立体定向放射治疗;而对腹膜后转移灶(未植入金标)设一靶区。给予剂量:①左肝巨大肝癌分靶区,每个靶区各给予 10Gy/F,共 5 次,每个靶区总剂量为 50Gy;②左肾下巨大转移病灶,分靶区治疗,每个靶区为 10Gy/F,共 5 次,之后再给每个靶区加一次 8Gy,每个靶区总剂量均为 58Gy。由于肝脏受呼吸运动影响较大,3D-CRT 和 IMRT 应用以肝硬化为背景肝癌的治疗存在许多不确定性。射波刀立体定向放射外科治疗技术可通过金标实时追踪肿瘤病灶以减少治疗的不确定性,且治疗过程中采取实时影像引导以保证治疗的精确性。随后的随访中证实,采用该技术治疗左肝巨大肝癌及左下腹巨大转移淋巴结,均取得较好的效果。

【评论】

1.单纯介入治疗对肝内大病灶只起到姑息治疗作用, 但联合立体定向放射治疗可延长患者生存期

原发性肝癌患者大多数合并肝炎肝硬化,由于起病隐匿,大部分患者发现时已属中晚期,失去了根治手术或肝移植的机会,需要非手术治疗。介入治疗,主要指经导管肝动脉化疗栓塞(TACE)已经成为肝癌患者最主要的非手术治疗方法。Trevisani 和 Gesschwind 等报道,单一 TACE 治疗常难以完全消灭肿瘤,其远期疗效仍相对有限(文献报道 5 年生存率为 6%~25%)。对直径>5cm 的肝癌患者,介入栓塞很难使得肿块完全缺血坏死。作者在临床上也观察到,肿瘤越大,介入效果越不理想。这是由于大肝癌有肝动脉与门静脉的双重血供,介入即使将肿瘤的动脉完全栓塞,门静脉血管仍存在,残留的肿瘤细胞成为日后复发和转移的根源。从患者介入治疗的效果来看,患者自 2010 年 9 月至 2011 年 3 月共接受 3 次介入治疗, 复查肝内肿瘤病灶从>5cm 到>10cm,而且碘油沉积不完全,肿瘤仍存在活性。因此,对于该患者单纯介入治疗控制肿瘤效果不理想。联合 SBRT 后,肝内肿瘤病变坏死较好。

2013 年 7 月行肝动脉造影,肝内无肿瘤染色。2014 年 1 月的腹部 MRI 提示肝内转移,无进展生存达到了 34 个月。本病例告诉我们,对巨大肝癌应采用介入联合射波刀 SBRT 技术。其中若有巨大肿瘤再用分靶区方案,可治疗大病灶,也可延长无进展生存。

2.肝癌伴淋巴结转移的放射治疗

作者综合国内外文献报道认为,原发性肝癌腹腔淋巴结转移灶对放射治疗敏感,尽管放射治疗是有效的方法,但目前对腹膜后淋巴转移的诊断,都是根据肿瘤病史、临床表现和影像学检查做出的,属于临床诊断,让其缺乏相关大数据支持。在治疗原发灶有效情况下,对于转移灶虽没有获得病理诊断,但可以接受诊断性治疗。如果达到预期治疗效果,则可进一步支持临床诊断。该患者有明确原发性肝癌病史,治疗肝内病灶后约 8 个月,腹部影像学检查见左肾下级巨大淋巴结,支持淋巴结转移瘤诊断,放疗后淋巴结明显缩小,亦反过来证明是淋巴结转移。该患者左肾下极淋巴结转移灶放疗后多次复查提示肿瘤较无活性残留,至患者去世一直未见复发,局部控制达 32 个月,提示肝细胞癌伴淋巴结转移接受放射治疗,可延长患者生存期。左肾下巨大淋巴结转移,能够获得很好的临床疗效,是基于金标植入。射波刀 SBRT 对软组织肿瘤的精确性来源于对肿瘤内或肿瘤周边的金标植入,实施"实时追踪"对肿瘤进行照射,并给予根治性放射剂量,才获得很好临床效果。但对腹膜后淋巴结,在第一次和第二次射波刀 SBRT,由于病灶未植入金标,采用脊柱追踪病灶控制分别达 12 个月和 8 个月后局部复发。第三次对腹膜后转移淋巴结进行金标植入,再行射波刀立体定向放射治疗时,直到去世未见复发。

3.立体定向放射治疗时,胃肠道能耐受多少放射剂量

美国放射治疗肿瘤组(RTOG)对胃肠道的放射损伤分为 4 级,所谓的胃肠道的放射耐受剂量就是针对出现Ⅲ级或以上的放射性损伤而言,也就是尽量避免胃肠道的出血(Ⅲ级)或穿孔(Ⅳ级)。作者认为,采用射波刀 SBRT 治疗肝癌时,对胃肠道会有很小体积的损伤,表现为充血或出血点,无明显的临床症状,其只有在胃镜下才能发现,故而临床上往往被忽视。因此,

胃肠道局部很小的体积受到稍高剂量的放射是允许的。该病例中,腹膜后淋巴结转移灶第一次接受放射治疗时,未将胃肠道进行细分,总的胃肠道最高剂量点的放射剂量为 23.77Gy。放疗期间,患者无腹痛、烧灼感、恶心、呕吐等消化道症状;第二次针对该淋巴结进行放疗时,空肠接受 15.5Gy 及以上剂量的体积<5cm³,胃接受 8.4Gy 及以上剂量的体积<10cm³,十二指肠接受 11.68Gy 及以上剂量的体积<10cm³。放疗期间有轻微恶心、上腹部不适,对症治疗后缓解。第三次针对该淋巴结行放射治疗时,空肠接受 3.8Gy 及以上剂量的体积<5cm³,胃接受 2.88Gy 及以上剂量的体积<10cm³,十二指肠接受 3.8Gy 及以上剂量的体积<10cm³。放疗期间,患者出现轻微上腹部烧灼感、食欲不振、恶心等症状,经过抑酸、保护胃黏膜治疗后,缓解。但患者因出现呕吐,初诊为幽门梗阻,后经剖腹探查明确幽门梗阻的诊断,为此行胃肠吻合。该患者的幽门梗阻是因腹膜后转移淋巴结进行三次高剂量放射治疗时累加剂量所致。

4.肝癌腹膜后淋巴结转移患者放疗后的胃肠道毒性反应

在肝癌患者的放疗中,胃肠道的耐受量是一个非常重要的参考因素。作者综合文献认为,其产生原因可能有 3 个方面:①射线直接损伤胃表面的黏膜柱状上皮细胞,导致胃酸分泌方式改变,胃黏膜对射线极其敏感。据报道,低剂量(1.8Gy)的放射就能导致胃酸分泌降低 50%,持续时间可超过 1 年。这种损伤在显微镜下最初表现为黏膜水肿,而后是出血、渗出,伴有胃壁细胞和主细胞内胞质内容物和颗粒的消失。Coia 等报道,射线诱发的胃十二指肠溃疡通常在放疗后的 1~2 个月就会出现,而放射性胃炎则可见于放疗后的 1~12 个月。②长期的肝硬化导致门脉门静脉压力增高,胃黏膜的防御和自愈机制在门脉高压状态下出现异常,肝硬化患者胃黏膜的分泌减少,胃肠上皮细胞的增生受到抑制,黏膜防御调节因子的产物也发生了改变。Young 等报道,合并肝硬化的肝癌患者放疗后更容易出现严重的胃十二指肠毒性反应。③肝硬化时,由于脾脏充血以及脾内其他成分的增生,使得脾脏肿大,脾功能亢进导致白细胞、血小板和红细胞显著减少,其中血小板数量的降低会使得身体的凝血功能受到影响,更容易发生出血。此外,综合的治疗模式

也可能增加了胃肠道毒性反应的发生，如反复的TACE 使得胃黏膜处于缺血状态，全身化疗亦可加重放疗的胃肠道毒性反应。肝癌患者多数有合并肝炎肝硬化的背景，因此，在肝癌的放疗中，出现胃肠道毒性反应通常是多种因素共同参与的结果。回顾该患者的放疗计划，第一次和第二次针对腹膜后淋巴结行放射治疗时，未植入金标，依据脊柱追踪，精确性可能欠佳，因为脊柱运动不可能与腹膜后转移淋巴结相一致。第三次放射治疗，植入金标后，脊柱摆位，金标追踪放射治疗后，患者至去世未见腹膜淋巴结复发。

5.教训

教训一：金标植入是保证腹膜后淋巴结射波刀SBRT 疗效的重要措施。

射波刀 SBRT 为目前全球最为精确的放射治疗手段之一，其独特的追踪系统中的金标追踪和同步呼吸追踪能够保证软组织肿瘤射波刀 SBRT 的精确性，以及减少不确定性。

在针对该患者腹膜后淋巴结进行多次射波刀SBRT 的结果来看，由于腹膜后淋巴结转移灶位置较深且靠近大血管，造成金标植入困难。因此第一次射波刀立体定向放射治疗期间，通过脊柱追踪肿瘤病灶，发现淋巴结靠近胃肠道，为保护胃肠道组织，使得肿瘤照射剂量受限。因此，在射波刀 SBRT 治疗 12 个月后转移淋巴结再次增大，SBRT 失败。由于胃肠道既往在第一次针对腹膜后转移淋巴结 SBRT 时已接受了照射，在第二次针对腹膜后转移淋巴结行 SBRT时，对其接受的放射剂量要求更为严格，加上我们仍采用脊柱追踪肿瘤，造成放疗结束后 8 个月再次出现腹膜后转移淋巴结进展。同样是针对巨大淋巴结转移灶进行放射治疗，左肾下极淋巴结病灶放疗期间是通过金标及呼吸追踪肿瘤病变，至患者去世一直无复发，取得 34 个月的病灶控制时间。因此，针对肝癌腹膜后淋巴结转移灶射波刀 SBRT 应采用脊柱摆位、金标追踪。

教训二：腹膜后淋巴结转移灶 SBRT 的胃肠道毒性与 SBRT 次数累积的放射剂量相辅相成。

该患者共针对腹膜后淋巴结转移灶进行了三次射波刀 SBRT，由于照射次数多，且脊柱追踪系统无法像金标追踪系统一样保证周围胃肠道组织的照射量在正常范围内，导致了淋巴结病灶控制不佳及十二指肠溃疡及球部畸形的出现。假设，我们第一次针对腹膜后转移淋巴结病灶采用射波刀 SBRT 时，即采用脊柱摆位、金标追踪，可能会取得更长的病灶控制时间及更小的胃肠道照射量，那样的话，幽门就可能不会发生因反复 SBRT 而导致的梗阻。

6.疗效与思考

该患者的病症是左肝巨大肝癌，而且左下腹巨大淋巴结转移病灶，可用射波刀立体定向放射治疗技术，并按要求标准植入金标。采用分靶区，给予根治性放射剂量，治疗后，患者生存 3 年 5 个月，期间无复发。这样的治疗效果，给患者的生存带来极大获益，并为我们临床治疗积累经验，提供很好的病例。但对于腹膜后淋巴结转移的处理，略显不足。期间在 20 个月内行 2 次射波刀立体定向放射治疗（未行金标植入），终因局部复发而失败。第三次行射波刀立体定向放射治疗前，给以金标植入，治疗后一直到患者死亡未见局部复发。但对腹膜后转移淋巴结 3 次 SBRT 后，因胃肠道放射剂量的积累，患者出现放射所致上消化道梗阻，经剖腹探查"幽门梗阻"，3 个月后死亡。从本病例中得出，再精确的放射治疗设备和技术，对其他部位肿瘤照射涉及胃肠道时，必须注意胃肠道被照射体积和累加被照射剂量的计算。如果此患者一开始对腹膜后转移淋巴结植入金标，进行射波刀 SBRT 又会怎样？也可能当时的想法是，左肝巨大肝癌和左下腹巨大淋巴结转移病灶的患者，一般生存期都不长，对腹膜后转移淋巴结采用射波刀 SBRT 技术的非金标植入进行照射，过多的是出于人道主义。

（李玉　俞伟　戴相昆）

病例 8　肝癌接受射波刀治疗后腹膜后淋巴结转移的治疗

【诊断与治疗经过】

患者：男性，57 岁

以发现 HBsAg 阳性 23 年，肝占位 4 天为主诉

患者在 1990 年体检发现 HBsAg 为阳性，此后定期复查。2013 年 5 月 23 日，查 AFP 为 12.22ng/mL，腹部 CT 显示肝右叶见多个类圆形低密度影，边界尚清晰，增强扫描动脉期上述病变周边轻微强化，门脉及延时期呈低密度，直径约为 4.7cm，门脉结构显示清晰，无癌栓(图 19-08-1)。2013 年 5 月 30 日，行肝动脉造影，肝右叶见片状肿瘤染色，明确诊断为原发性肝癌，肝左叶未见异常染色。用微导管插至肝右动脉近肿瘤血管开口处后，注入博安霉素 21.8mg 与 10mL 碘油混悬液，摄片见碘油聚积尚可(图 19-08-2)。术后复查腹部 CT 显示肝右前叶见致密团块影，大小为 4.2cm× 2.9cm，碘油沉积尚可(图 19-08-3)。CT 引导下向肿瘤病灶内植入金标(图 19-08-2)。1 周后，行 CT 定位，治疗计划见图 19-08-4。治疗计划：10Gy/F，连续 5 次，总剂量为

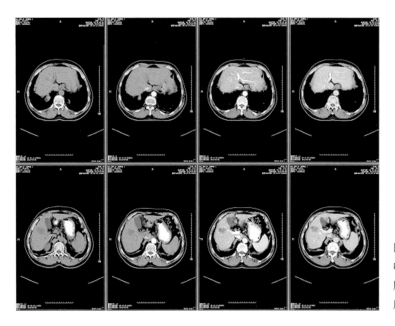

图 19-08-1　2013 年 5 月 23 日，腹部 CT 显示肝右叶见多个类圆形低密度影，边界尚清晰。增强扫描动脉期上述病变周边轻微强化，门脉及延时期呈低密度。

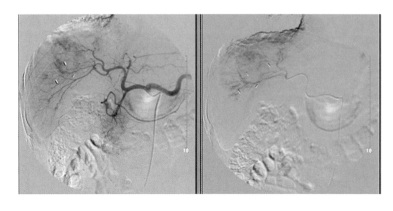

图 19-08-2　2013 年 5 月 30 日，行血管造影，肝右叶见片状肿瘤染色。

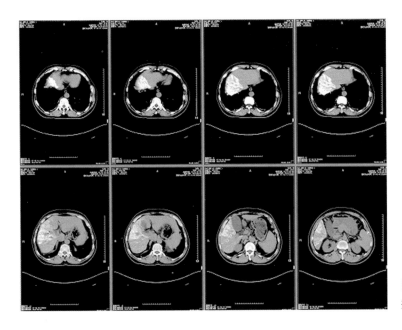

图 19-08-3 2013 年 6 月 3 日，腹部 CT 显示肝内病灶碘油沉积较好。

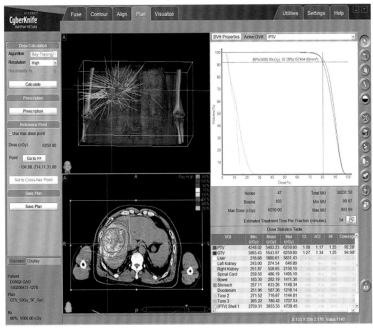

靶区名称	GTV	治疗时间	2013.06.04~ 2013.06.08
剂量	10Gy×5=50Gy	GTV 体积（cm³）	141.32
PTV 体积（cm³）	170.66	正常肝体积（cm³）	1085.68
空肠（D_{5cc}）	11.87Gy	胃（D_{10cc}）	8.75Gy
十二指肠（D_{10cc}）	10.00Gy	脊髓（MAX）	14.95Gy
肝（D_{700cc}）	8.85Gy	全肝受量	18.80Gy

图 19-08-4 治疗计划设计。

50Gy。放疗中及放疗后，患者未出现相关毒副反应。

2013 年 8 月 15 日，入院复查腹部 CT 显示右叶见小片状低密度影内有斑片状高密度碘油聚集。增强扫描低密度影及周边肝实质未见确切强化灶，门脉期及延迟扫描高密度碘油聚集影周边肝实质密度略显增高，腹主动脉周围可见多个明确肿大淋巴结影，大小为 24mm×20mm（图 19-08-5）。化验 AFP 为 55.38ng/mL，考虑 AFP 升高与腹膜后淋巴结转移灶有关。

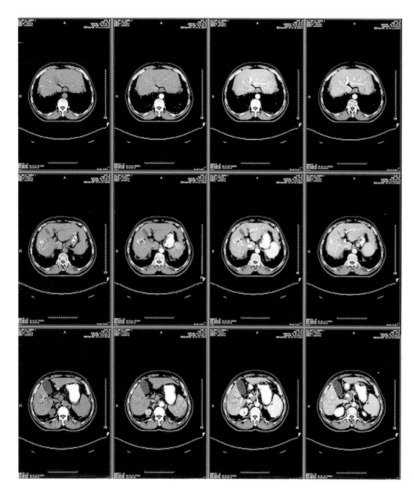

图 19-08-5　2013 年 8 月 13 日, 腹部 CT 显示肝内病灶无活性残留, 腹膜后肿大淋巴结。

2013 年 10 月 9 日, 再次复查, 腹部 CT 显示肝右叶见片状低密度影内有斑片状高密度碘油聚集。增强扫描:低密度影及周边肝实质未见确切强化灶,门脉期及延迟扫描高密度碘油聚集影周边肝实质密度略显增高,腹主动脉周围可见多个明确肿大淋巴结影,大小为 36mm×30mm(图 19-08-6)。腹膜后淋巴结转移灶较前明显增大,且淋巴结位于大血管附近,未植入金标,用脊柱追踪。行射波刀 SBRT,治疗计划见图 19-08-7(1)及图 19-08-7(2)。治疗计划:7Gy/F,6 次

之后予以加量一次, 总剂量为 49Gy。放疗中及放疗后,出现上腹部不适、食欲不振和恶心等症状,予以保护胃黏膜、止吐等治疗后,好转。随后定期复查。2013 年 12 月和 2014 年 2 月、5 月复查, 腹部影像检查均显示肝门及腹主动脉软组织影较前明显缩小(图 19-08-8),AFP 水平降至正常范围内。2014 年 8 月复查,腹部 CT 显示腹膜后淋巴结较前明显增大,考虑肿瘤复发(图 19-08-9)。于 2014 年 10 月死于肿瘤晚期,属多脏器功能衰竭。

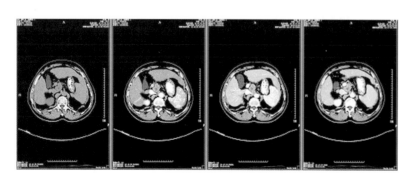

图 19-08-6　2013 年 10 月 9 日, 腹部 CT 显示腹膜后淋巴结较前明显增大。

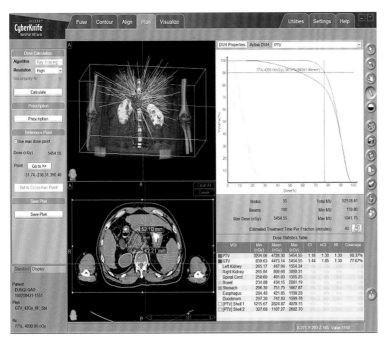

靶区名称	GTV	治疗时间	2013.10.12
剂量	7Gy×6=42Gy	GTV 体积（cm³）	69.90
PTV 体积（cm³）	73.40	脊髓（MAX）	13.56Gy
空肠（D$_{5cc}$）	16.90Gy	胃（D$_{10cc}$）	10.90Gy
十二指肠（D$_{10cc}$）	12.00Gy		

图 19-08-7(1)　治疗计划设计 1。

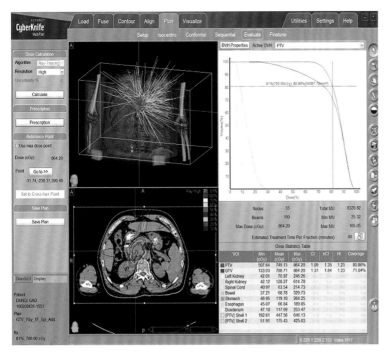

靶区名称	GTV	治疗时间	2013.10.19
剂量	7Gy×1=7Gy	GTV 体积（cm³）	69.90
PTV 体积（cm³）	73.40	胃（D$_{10cc}$）	2.72Gy
空肠（D$_{5cc}$）	2.67Gy	脊髓（MAX）	2.14Gy
十二指肠（D$_{10cc}$）	1.81Gy		

图 19-08-7(2)　治疗计划设计 2。

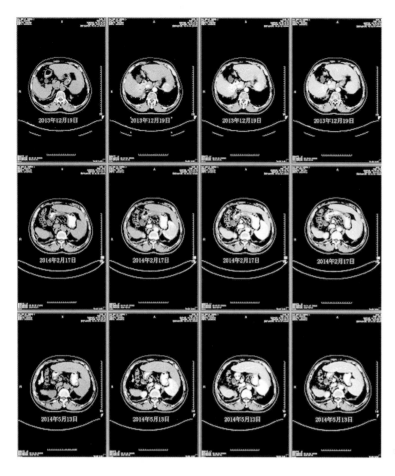

图 19-08-8　随访期间，多次腹部 CT 显示腹膜后淋巴结较前缩小。

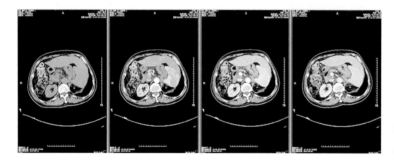

图 19-08-9　2014 年 8 月 13 日，腹部 CT 显示腹膜后淋巴结较前明显增大。

【讨论】

问题 1　肝硬化肝癌射波刀治疗前介入治疗的临床意义

　　肝癌患者常合并肝硬化或肝炎背景，多伴有不同程度的肝功能损伤。该患者肝硬化程度处于代偿期，治疗前肝功能为 Child-Pugh A 级，初诊时的肿瘤分期属于中期，为局限于肝内的多发病灶，最大病灶直径 4.7cm。肝内多发占位，影像学检查考虑原发性肝癌，AFP 正常，又无病理诊断，介入的目的为：①是协助诊断；②是对症治疗。但 TACE 难以消灭肿瘤细胞，而且复发转移率高。从肝动脉造影上来看，可见肿瘤散在染色，说明肿瘤无明确包膜。介入后，复查腹部 CT 显示肿瘤及周围可见碘油沉积，这为勾画肿瘤靶体积提供很好的影像。肝癌诊疗规范明确推荐，放射治疗联合介入用于局限于肝内的肝细胞癌。

问题 2　如何确定放疗靶区

　　该患者已行介入治疗，肝内多发占位，病变之间的距离均<2cm。根据靶区勾画原则，可勾画成一个靶

区。GTV 勾画需考虑介入前腹部 MRI 或腹部 CT 及肝内碘油沉积情况，在 GTV 的基础上向上下外扩 1~1.5mm，向左右外扩 0.7~1.0mm，为 PTV。肝细胞癌行 SBRT 仅治疗原发病灶，不做淋巴引流区的照射。腹膜后淋巴结转移病灶，因未植入金标，勾画 GTV 时，一定注意其与胃肠道的关系（特别是十二指肠）。未勾画 PTV，依据原则勾画 GTV 与危及器官关系，危及器官包括正常肝组织、十二指肠、胰腺、肾脏、胃和脊髓等。另外，感兴趣器官不宜超过其耐受剂量。

问题 3　如何确定放疗剂量

该患者由于肿瘤局限于肝内，符合根治性放疗条件。针对肝内病灶行射波刀 SBRT 时，作者按标准行金标植入，实时追踪技术，给予 10Gy/F，连续 5 次，总剂量为 50Gy（生物有效剂量为 100Gy）。针对腹膜后淋巴结转移灶行放射治疗时，为姑息性放疗，考虑到淋巴结转移灶邻近胃肠道，为减少相关胃肠道不良反应，予以减少单次剂量，采用脊柱追踪，给予 7Gy/F、连续 7 次，总剂量为 49Gy（生物有效剂量为 85Gy）。但放疗过程中仍然出现上腹部不适、食欲不振、恶心等症状，予以对症治疗后，好转。随访中，无放疗相关胃肠道溃疡、出血、梗阻等不良反应发生。

【评论】

1.肝癌淋巴结转移的诊断与鉴别诊断

原发性肝癌是临床上最常见的恶性肿瘤之一，其恶性程度高。原发性肝癌的治疗难点在于容易复发转移。Sun 和 Konbayashi 等报道，根治性切除后 5 年内仍有 60%~70%的患者会出现转移及复发，而腹腔淋巴结转移在肝外转移的发生率仅次于肺，但相对于胃癌、肺癌、食管癌、胆管癌等恶性肿瘤来说，肝癌的淋巴结转移率较低，剖腹探查发现腹腔淋巴结转移率为 0.8%~32.9%。Watanabe 和 Yuki 等报道，尸检率为 25.5%~32.9%。作者认为，腹腔淋巴结转移以肝门淋巴结转移最常见，也可转移至胰周淋巴结、腹主动脉旁淋巴结，偶尔累及锁骨上淋巴结、颈部淋巴结等。转移引起的淋巴结大多比较固定，同周围组织粘连在一起，常常多个淋巴结融合。腹膜后淋巴转移由于其解剖位置深在，难以得到病理诊断。对腹膜后淋巴转移的诊断，都是根据肿瘤病史、临床表现和影像学检查来做出临床诊断。该患者在肝内肿瘤治疗后 2.5 个月出现腹膜后淋巴结转移，为常见淋巴结引流区，结合影像学检查可做出诊断。

2.对肝癌淋巴结转移治疗的探讨

原发性肝癌淋巴结转移是临床治疗的难点，也是亟待解决的问题。对于腹腔淋巴结转移，通常认为局部介入化疗是无法实施的，因为很难把化疗药物直接注入淋巴系统。虽然 TACE 可以通过血液途径对肝门部淋巴结注入少量碘油及化疗药物，但疗效不佳。Xiaohong 和 Lee 等报道，区域性淋巴结切除术曾被认为是原发性肝癌伴淋巴结转移安全有效的手术方式，且手术并发症发生率仅为 0.95%，尤其是对于单个淋巴结转移。Kobayashi 和 Utsumi 等认为，对于术前影像学检查疑似转移的淋巴结，行选择性切除，可对发生单个淋巴结转移的病例的预后有所改善，术后中位生存期可达到 29 个月，若再加以放疗，可使疗效倍增。对于单个发生淋巴结转移，肝切除后行手术切除转移淋巴结能够有效延长患者的生存时间。但对多发淋巴结转移手术切除常提示着全身性改变，这是因为局部淋巴结切除后所致的淋巴液回流改变会导致伴肝硬化患者术后难治性腹水。

目前，对于原发性肝癌是否需要行淋巴结清扫尚有争论，而且肝切除同时行淋巴结清扫可能会增加手术的风险。Uenishi 认为，原发性肝癌伴多发淋巴结转移即使行肝切除与淋巴结清扫，患者预后仍然极差，从而质疑了原发性肝癌局部淋巴结切除术的疗效，而且肝硬化患者淋巴结清扫太彻底，会破坏肝周门静脉系统侧支，减少肝脏血供，增加肝功能衰竭发生率。肝癌患者一旦出现淋巴结转移，大部分已失去手术切除机会，介入、局部无水乙醇注射和射频治疗均不适宜。原发性肝癌的淋巴结引流区分为 3 个区域，即肝门区、胰周和腹主动脉旁淋巴结，肝癌患者腹腔淋巴结转移依次由近及远转移。如果肝内存在未控制的肿瘤病灶，我们设计的常规放疗野应尽可能包括肝内肿瘤及转移的淋巴结。常规放射治疗，淋巴结放射野范围应包括累及部位的淋巴结区及下一站，如肝门淋巴结转移，放射野应包括胰周淋巴结；如胰周淋巴结转移，应包括腹主动脉旁淋巴结。SBRT 不做预防性照射，只勾画可见的肿瘤体积，即 GTV。该患者淋巴结转移灶位于胰周,在勾画靶区时,不包括腹主动脉旁淋巴结引流区。外放射治疗是一种可选择的姑息治疗方法,作者依据临床及个人体会认为,原发性肝癌腹腔淋巴结转移灶对放射治疗敏感,因此放射治疗是有效的方法。SBRT 根据设备所能达到技术上的精度(例如,射波刀技术的实时跟踪),对 3cm 以上肿瘤生物有效剂量可达 100Gy 以上。但对腹膜后淋巴转移的诊断,都是根据肿瘤病史、临床表现和影像学检查做出的,属于临床诊断。治疗任何肿瘤的原发灶或转移灶,在没有获得病理诊断的前提下接受治疗,都属于诊断性治疗,即治疗也是诊断依据之一。如果达到预期治疗效果,则能进一步支持临床诊断。该患者有明确原发性肝癌病史,且初诊时的肿瘤为多发,亦出现淋巴结转移。治疗肝内病灶后约 2.5 个月,化验 AFP 出现再次升高,腹部 CT 见肿大淋巴结边缘强化,支持淋巴结转移瘤诊断。放疗后,淋巴结明显缩小,亦反过来证明是淋巴结转移。

3.对射波刀立体定向放射治疗技术的探讨

该患者肝内多发占位,最大者直径为 4.7cm。介入治疗后,碘油沉积尚可,有利于靶区勾画。采用射波刀同步呼吸追踪技术,给予低分次、高剂量的根治性剂量,单次剂量为 10Gy/F,连续照射 5 次,总剂量为 50Gy(生物有效剂量为 100Gy)。放射治疗后经过 18 个月系统随访观察,肝内肿瘤无复发,而且左肝明显代偿性增大。但之后出现腹膜后淋巴结转移灶。对于腹腔淋巴结转移灶,治疗方法有限,患者预后也很差。然而,放疗后,淋巴结压迫出现的症状会得到缓解。对于腹膜后淋巴结转移,可采用射波刀脊柱实时追踪技术,给予根治性剂量 7Gy/F、连续 7 次,总剂量 49Gy(生物有效剂量 85Gy)。但 10 个月后,仍出现局部复发。作者认为:脊柱追踪是通过匹配 CT 定位时脊柱的位置与实时影像中脊柱的位置来实现的,没有考虑肿瘤与脊柱的相对运动,脊柱追踪保证的是实时影像中脊柱的位置与 CT 定位时脊柱的位置是一致的,而不是保证治疗中肿瘤的位置与 CT 定位是一致的,假若,肿瘤与脊柱动度一致或肿瘤相对脊柱的动度不大时,我们认为追踪是精确的。假如肿瘤与脊柱的相对运动过大时,但往往腹膜后淋巴结转移灶与脊柱的相对运动是不一致的,我们需要通过其他方式来保证追踪的精确性。作者根据临床治疗腹膜后淋巴结转移灶的体会认为, 用脊柱去追踪腹膜后肿瘤是不可靠的,应该用金标辅助脊柱,才能达到真正意义上的实时追踪照射。

(李玉　刘小亮　李纪伟)

病例 9　无法手术切除的肝胆管细胞癌接受分靶区射波刀治疗

【诊断与治疗经过】

患者：女性，46 岁
以发现 HBsAg 阳性 26 年，乏力、腰背痛 3 个多月为主诉

　　1985 年体检发现 HBsAg 为阳性，此后定期复查。目前，在口服恩替卡韦抗病毒治疗中。2011 年 7 月，出现乏力、腰背部疼痛，查腹部 CT 提示肝血管瘤可能大，未予特殊治疗，定期观察。2011 年 9 月 22 日，腹部 MRI 考虑为肝内胆管细胞癌。于 2011 年 9 月 29 日全麻下行剖腹探查+胆囊切除术，因肿瘤侵犯第一肝门，无法分离出肝总管及门静脉汇合部，未予肿瘤

切除。活检病理：胆管细胞癌。2011 年 10 月 24 日，腹部 MRI 显示肝右叶见不均匀混杂信号影，病变周边部分呈长 T2 长 T1 信号，病变中心部分呈略短 T2 略短 T1 信号。动脉期病变周边见轻度环形强化，病变大小约为 6.9cm×7.9cm。门脉期及延迟扫描病变呈不均匀低信号影，病变见假包膜及分隔强化，肝内及下腔静脉未见明显狭窄（图 19-09-1）。肺部 CT 未见明显异常。10 月 26 日，行肝动脉造影，肝右动脉供血区见片状肿瘤组织染色，行碘化油栓塞治疗，栓塞后摄片见碘油聚集较差（图 19-09-2）。向右肝内植入金标后（图 19-09-2），行 CT 定位，因肿瘤较大采用射波刀立体定向分靶区放射治疗（图 19-09-3）。治疗计划见图 19-09-4（1）及图 19-09-4（2）。治疗计划 1：10Gy/F，共 5 次，总剂量为 50Gy；治疗计划 2：

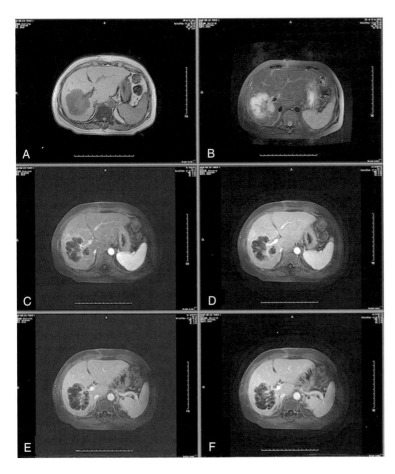

图 19-09-1　2011 年 10 月 25 日的腹部 MRI。(A) T1，肝右叶见不均匀混杂信号影，病变周边部分呈长 T1 信号，病变中心部分呈略短 T1 信号；(B)T2，肝右叶见不均匀混杂信号影，病变周边部分呈长 T2 信号，病变中心部分呈略短 T2 信号；(C 和 D)动脉早期和晚期，病变周边见轻度环形强化，病变大小为 6.9cm×7.9cm；(E 和 F)门脉期及延迟扫描病变呈不均匀低信号影，病变见假包膜及分隔强化。

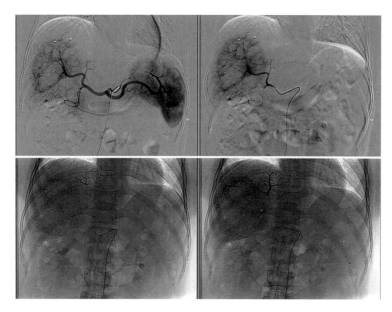

图 19-09-2　2011 年 10 月 26 日的介入治疗的肝动脉造影,见肝右动脉供血区见片状肿瘤组织染色。栓塞后的摄片见碘油聚集差。

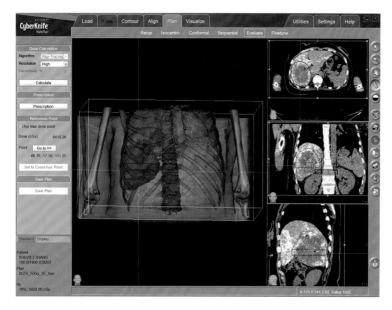

图 19-09-3　分靶区放射治疗。

10Gy/F,共 5 次,总剂量为 50Gy。放疗期间无食欲不振、恶心、呕吐等不良反应。随访血常规及肝肾功能较放疗前无明显差异。

2012 年 1 月 6 日(放疗后 2 个月),腹部 MRI 显示肝右叶胆管细胞癌介入及放疗术后改变,与 2011 年 10 月 26 日的腹部 MRI 比较,病变大小未见明确变化(图 19-09-5),继续观察。

2012 年 3 月(放疗后 4 个月)的外院 PET-CT 显示:①肝右叶占位性病变,未见明确高代谢征象,提示治疗后改变;②左肺下叶结节状钙化;③右侧胸腔积液。化验 AFP 为 11ng/mL。2012 年 3 月 14 日,行肝动脉造影,肝右叶见大片状淡淡染色,注入 10mL 碘油

混悬液给予诊断性治疗(图 19-09-6)。

2012 年 6 月 29 日(放疗后 7 个月),腹部 CT 显示肝右叶见一 7cm×8cm 低密度影,其内见金标影。增强扫描未见确切强化,余肝实质未见明确异常强化影,门脉结构清晰未见异常,腹膜后未见明确肿大淋巴结影(图 19-09-7)。血常规及肝功能正常,未见晚期毒副反应。

2012 年 10 月 30 日(放疗后 11 个月),腹部 MRI 显示肝右叶胆管细胞癌介入及放疗术后改变,与 2012 年 1 月 6 日的 MRI 比较,病变凝固坏死较前缩小(图 19-09-8)。化验 AFP 为 8ng/mL。2013 年 3 月、7 月随访腹部 MRI 显示肝内病变凝固坏死好(图 19-09-9),

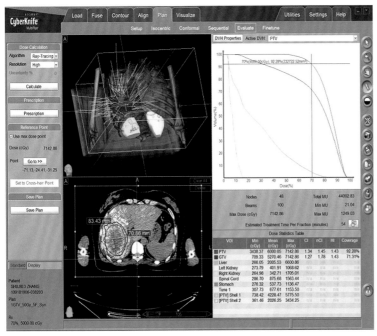

靶区名称	GTV1	治疗时间	2011.11.07~2011.11.15
剂量	10Gy×5=50Gy	GTV 体积(cm³)	539.54
PTV 体积(cm³)	252.18	正常肝体积(cm³)	1553.12
空肠(D_{5cc})	10.71Gy	胃(D_{10cc})	9.42Gy
十二指肠(D_{10cc})	8.91Gy	脊髓(MAX)	15.63Gy
肝(D_{700cc})	14.28Gy	全肝受量	20.05Gy

图 19-09-4(1) 治疗计划 1。

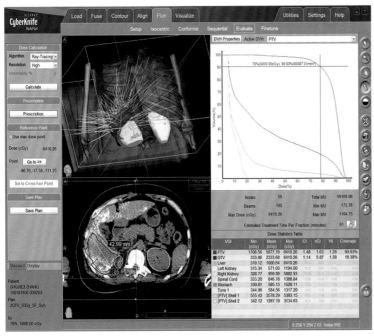

靶区名称	GTV2	治疗时间	2011.11.08~2011.11.16
剂量	10Gy×5=50Gy	GTV 体积(cm³)	539.54
PTV 体积(cm³)	88.70	正常肝体积(cm³)	1360.36
空肠(D_{5cc})	12.82Gy	胃(D_{10cc})	9.28Gy
十二指肠(D_{10cc})	7.53Gy	脊髓(MAX)	13.88Gy
肝(D_{700cc})	4.28Gy	全肝受量	10.00Gy

图 19-09-4(2) 治疗计划 2。

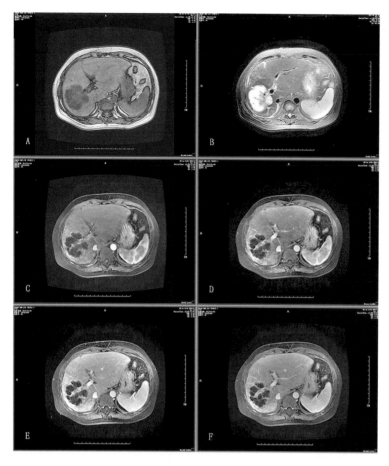

图 19-09-5　2012 年 1 月 6 日，腹部 MRI 显示肝右叶胆管细胞癌介入及放疗术后改变，病变大小较前未见明确变化。

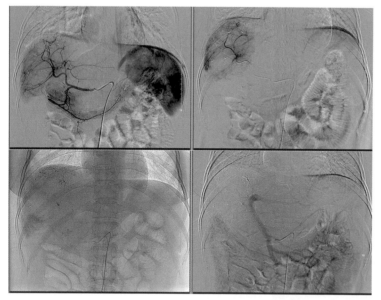

图 19-09-6　2012 年 3 月 14 日，行肝动脉造影，肝右叶见大片状淡淡染色。

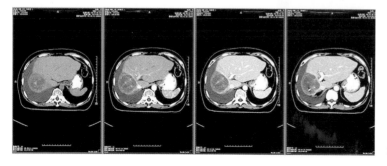

图 19-09-7　2012 年 6 月 29 日，腹部 CT 显示肝右叶有一 7cm×8cm 低密度影，其内见金标影。增强扫描未见确切强化，余肝实质未见明确异常强化影，门脉结构清晰未见异常，腹膜后未见明确肿大淋巴结影。

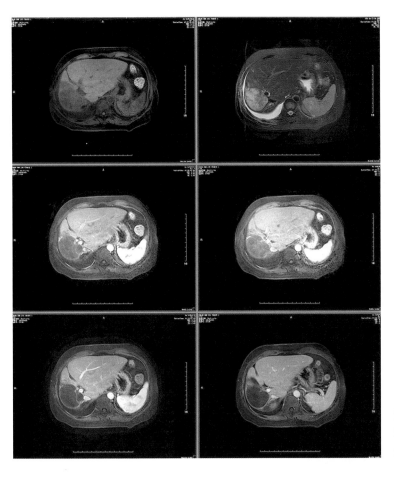

图 19-09-8 2012 年 10 月 30 日，腹部 MRI 显示肝右叶胆管细胞癌介入及放疗术后改变，病变凝固坏死较前缩小。

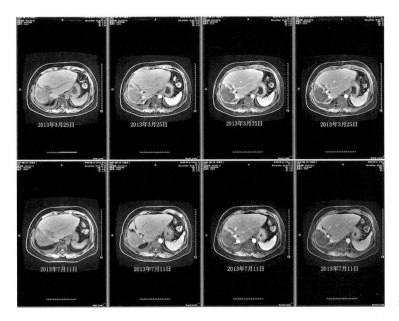

图 19-09-9 腹部 MRI 显示肝内肿瘤病灶凝固坏死好。

化验 AFP 在正常范围。

该患者为右肝胆管细胞癌，因手术未能切除，而行射波刀 SBRT，给予根治性放射剂量。25 个月后，即 2013 年 12 月 9 日的腹部 CT 显示门脉右支旁小结节

低密度影，考虑新发病变（图 19-09-10）。2013 年 12 月 12 日，行肝动脉造影，肝右叶及肝尾叶见小片状肿瘤染色，肝左叶未见异常染色，栓塞后的摄片见碘油聚积尚可（图 19-09-11）。术后复查腹部 CT 显示肝右

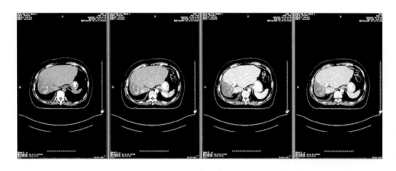

图 19-09-10 2013 年 12 月 9 日，腹部 CT 显示门脉右支旁小结节低密度影，考虑新发病变。

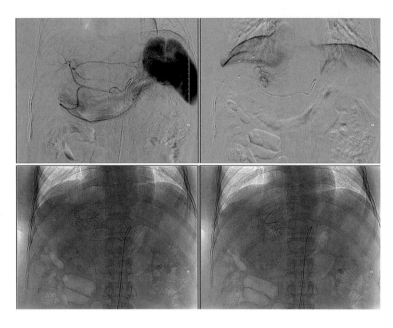

图 19-09-11 2013 年 12 月 12 日，行肝动脉造影，肝右叶及肝尾叶见小片状肿瘤染色，肝左叶未见异常染色。栓塞后的摄片见碘油聚积良好。

叶及尾叶肝实质内有高密度碘油聚集影(图 19-09-12)。肝功能恢复后，向肝内植入金标，然后行 CT 定位，采用射波刀立体定向放射治疗计划系统，治疗计划见图 19-09-13(1):8Gy/F，连续 7 次，总剂量为56Gy，加量计划见图 19-09-13(2)。放疗中及放疗后，出现 2 级消化道毒性，对症治疗后，好转，无其余毒副反应发生。随访肝肾功能和血常规，无异常。

2014 年 4 月 16 日的腹部 MRI 显示见图 19-09-14，继续观察。

2014 年 11 月 4 日和 2015 年 10 月的腹部 CT 及 MRI 均提示肝内未见明确复发及转移病变，肝左叶代偿性增生明显(图 19-09-15)，肺部 CT 无异常。2017 年 6 月电话随访，患者一般情况好，正常工作和生活。

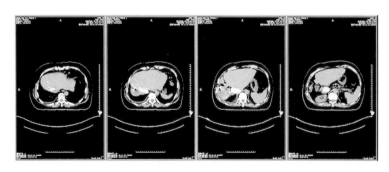

图 19-09-12 介入术后腹部 CT 显示肝右叶及尾叶肝实质内有高密度碘油聚集影。

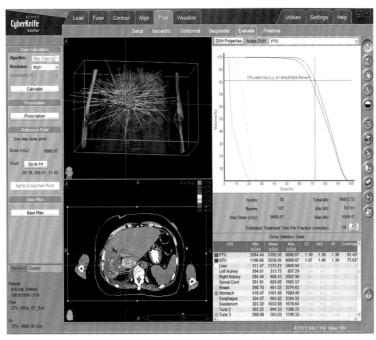

靶区名称	GTV1	治疗时间	2013.12.17～2013.12.22
剂量	8Gy×6=48Gy	GTV 体积（cm³）	146.56
PTV 体积（cm³）	120.10	正常肝体积（cm³）	1400.59
空肠（D_{5cc}）	18.66	胃（D_{10cc}）	16.00
十二指肠（D_{10cc}）	14.66	脊髓（MAX）	19.95
肝（D_{700cc}）	10.66Gy	全肝受量	13.75Gy

图 19-09-13(1)　治疗计划。

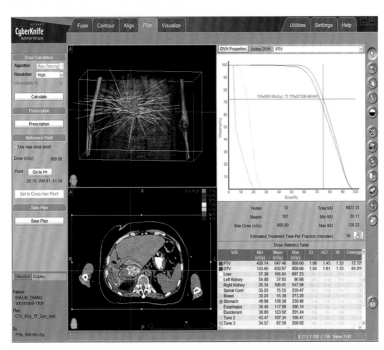

靶区名称	GTV2	治疗时间	2013.12.08～2011.11.16
剂量	6Gy×1=6Gy	GTV 体积（cm³）	146.56
PTV 体积（cm³）	120.10	正常肝体积（cm³）	1400.59
空肠（D_{5cc}）	2.24Gy	胃（D_{10cc}）	1.92Gy
十二指肠（D_{10cc}）	1.76Gy	脊髓（MAX）	2.39Gy
肝（D_{700cc}）	1.28Gy	全肝受量	1.66Gy

图 19-09-13(2)　治疗计划加量。

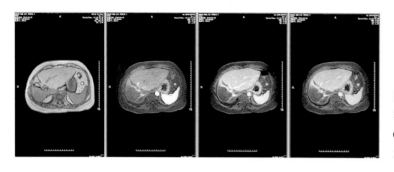

图 19-09-14　2014 年 4 月 16 日，腹部 MRI 显示肝右叶见团块状长 T1 长 T2 信号影，病变大小为 6.5cm×5cm。肝尾叶见椭圆形长 T1 长 T2 信号，大小为 3.5cm×2.1cm。增强后，病变各期未见强化。

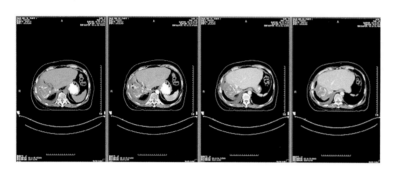

图 19-09-15　2014 年 11 月 4 日，腹部 CT 显示肝内未见明确肿瘤复发。

【讨论】

问题 1　无法进行手术切除时，射波刀立体定向放射治疗是否能让患者获益

该患者虽合并慢性乙型病毒性肝炎，但未发展至肝硬化阶段，且治疗前肝功能为 Child-Pugh A 级。初诊时的肿瘤分期属于中晚期，剖腹探查术中发现肿瘤包绕大血管，无法进行手术切除。根据 NccN 指南，对不能手术切除或拒绝手术切除的肝内胆管细胞癌，建议以放化疗为主。该患者病理明确诊断为胆管细胞癌，为乏血供肿瘤，按常规不适合行血管介入治疗，但仍然选择行介入治疗，作者认为有以下 2 点：①可排除其腹部 CT 及腹部 MR 不能发现的微小病变；②向肿瘤供血血管注入碘油，碘油沉积后，可以看到真正的肿瘤轮廓。肝内无子灶形成，其肝功能基础较好，为根治性放射治疗提供良好的基础，且放射治疗一定会使患者获益。

问题 2　如何确定放疗靶区

靶区的确定应根据以下几点：①剖腹探查手术记录；②血管造影图像及碘油沉积情况；③肝脏磁共振；④肝内胆管细胞癌病理生理特点。综上所述，可见肿瘤为 GTV。在 GTV 的基础上，向上下外扩 1.5~2.0mm，向左右外扩 1~1.5mm。同时勾画危及器官，包括正常肝组织、十二指肠、肾脏、胃和脊髓等。

问题 3　选择射波刀立体定向放射治疗技术后，如何确定分靶区放射剂量

该患者剖腹探查未能切除，病理诊断肝胆管细胞癌，虽然病变较大，但局限于右肝，且无肝内转移，仍可考虑给予根治性放射治疗。临床研究证实，原发性肝癌放射治疗疗效与照射剂量有关，存在明显的剂量效应关系。在不增加正常肝放射性损伤的前提下，提高肿瘤区的照射剂量是提高放射治疗疗效的重要因素。由于肝脏受呼吸运动影响较大，在射波刀治疗前植入金标是关键。采用分靶区照射时，其中一个关键因素是病灶上、中、下都具有金标。分靶区的目的之一是提高靶区剂量，减少周围正常肝脏及危及器官受量。照射过程中，利用同步呼吸追踪系统建立与金标动度（内运动）和体表运动（外运动）的关联，即建立患者的呼吸模型，实现对动态肿瘤的静态照射。同时，实时监测和修正肿瘤的位置偏差，照射精度要优于 1mm。所以两个靶区分别给予较高剂量照射，10Gy/F，共 5 次，总剂量均为 50Gy，两靶区交替治疗。

【评论】

1.为什么选择射波刀立体定向放射治疗技术

就大肝癌来看,经剖腹探查未能切除,肝胆管细胞癌恶性程度相对较高,治疗难度大,预后差。如何延长患者生存期,改善生活质量,需要多种技术结合。在针对肝胆管细胞癌的非手术治疗方案中,首选TACE,但由于血供不丰富,效果欠佳。而局部消融治疗,因肿瘤较大也无法取得好的效果。根据胆管细胞癌治疗指南,可考虑行放射治疗,要想达到较好的效果,必须对放疗设备进行选择。在众多放疗设备中,只有射波刀立体定向放疗设备能给予肿瘤根治性放射治疗,而周围正常器官受量较低,并且治疗过程中真正意义上能实现实时追踪照射。

2.肝内胆管细胞癌的预后因素

Nathan 等对肝内胆管细胞癌有专门的分期。从其分期中可以看出,影响预后的因素有原发肿瘤的数目、是否伴有血管侵犯、是否伴有淋巴结转移等。该患者适合手术治疗,并不完全适用于非手术治疗。Jiang 等总结了近十年诊治的肝内胆管细胞癌 344例,通过对多因素分析,得出碱性磷酸酶、CA199、肿瘤影像学边界、肿瘤大小和肿瘤数目等 5 个临床特征是影响预后的重要因素。根据上述因素将肝内胆管细胞癌的患者分为低危、中危、高危、极高危等 4 个级别,各个级别的预后具有显著的差异。该患者首次发病时的 ALP 明显升高,病灶最大径为 9.1cm,CA199正常、单发、边界清。因此评分为 1 分,属于中危患者,预计 3 年生存率为 29.7%,5 年生存率为 15%。但是作者抓住该患者虽然病灶大,但 CA199 正常,以及单发的有利条件,治疗后,至目前已经存活 6 年多（截至2017 年 6 月）。因此,对于存在预后不良因素的患者积极地进行抗肿瘤治疗,仍有可能获得较好的生存期。

3.肝脏肿瘤高剂量照射治疗后的活性评估

目前,抗肿瘤治疗方法多种多样,但抗肿瘤治疗后,如何评估肿瘤是否仍存在活性,有肝动脉造影、PET-CT、造影剂增强扫描(CT 或 MRI)等方法,通过上述方法可对肿瘤活性进行初步评估,最终可经手术切除组织病理检查进一步证实。但介入、放化疗后,接受肿瘤切除患者较少。多数情况下,临床医生是通过联合肝动脉造影、PET-CT、造影剂增加扫描(CT 或 MRI)等手段来评估肿瘤是否存在活性,联合多种检查手段亦增加评估的准确性。该患者于放疗后 5 个月行 PET-CT 检查,结果为肝右叶占位性病变,未见明确高代谢征象,提示治疗后改变。但肝动脉造影见肝右叶大片状淡淡染色,与 PET-CT 结果一致。因此,在临床工作中,应尽可能采取多种手段评估肿瘤活性,且不可偏信于一种影像学手段,以免贻误病情。Herfarth 等报道:单次剂量 SBRT 肝癌后影像学改变原因不明。这种现象与临床结果之间的联系仍不明确,对 SBRT 在治疗肝癌后几个月的肿瘤反应评价造成困难。Herfarth 将其分为三型改变:Ⅰ型,门脉静脉期出现低密度并且增强扫描后后期为等密度;Ⅱ型,反应特征是发生较晚,包括门脉期出现低密度,随后晚期(延迟期)出现高密度;Ⅲ型,反应特征是包括门脉期为等密度或高密度,延迟期出现高密度。

4.肝内胆管癌放疗失败的原因是否为肝内病灶复发

该患者肿瘤标志物一直处于正常范围,通过影像学检查来评价疗效。随访中发现,该患者在放疗后25 个月,影像学提示肿瘤出现进展(新发病灶)。再次针对新发病灶行放射治疗。随访至 2016 年 12 月,病灶凝固坏死好,提示肝内胆管细胞癌放疗后效果较好。上海复旦大学附属中山医院资料显示,不能手术切除的肝内胆管细胞癌患者接受放疗后的中位生存期为 9.5 个月。该患者至今已生存 6 年多,明显优于文献报道结果,但病程中第一次放疗后失败的原因和其他肝内胆管癌患者一样,也是肝内病灶复发。

（李玉　梁军　戴相昆）

病例 10　肝右叶大肝癌多次介入未控射波刀分靶区治疗

【诊断与治疗经过】

患者:男性,58 岁
以间断性右上腹不适 22 年,加重 3 个月为主诉

1990 年,患者因腹胀、右上腹部不适就诊于当地医院,查 HbsAg 为阳性,未系统诊治。2011 年 10 月,腹部彩超显示右肝占位。2011 年 10 月、11 月和 2012 年 1 月先后在外院行 3 次介入治疗。2012 年 2 月 1 日,复查腹部 CT 显示肿瘤尚存活性,大小为 8.9cm× 5.8cm(图 19-10-1),AFP 为 87.94ng/mL。2012 年 2 月 2 日,行 CT 引导下金标植入术之后,又行 CT 定位。因

患者先后行 3 次介入治疗,病变较大,为保护正常肝脏组织,采用射波刀 SBRT 技术,进行分靶区治疗(图 19-10-2)。治疗计划见图 19-10-3(1)及图 19-10-4 (1)。治疗计划 1:10Gy/F, 连续照射 5 次, 总剂量为 50Gy。治疗计划 2:10Gy/F,连续照射 5 次,之后分别追加 1 次剂量为 8Gy[图 19-10-3(2)及图 19-10-4(2)],GTV1 和 GTV2 总剂量均为 58Gy。期间无毒副反应发生。随访肝肾功能和血常规,较放疗前无明显变化。2012 年 5 月、8 月、11 月和 2013 年 1 月,多次复查腹部 CT 均显示肝内肿瘤控制较好(图 19-10-5)。2013 年 4 月复发,复查腹部 CT 提示肝右叶病灶无活性,化验 AFP 为 2.45ng/mL。

2013 年 8 月 9 日的腹部 MRI 显示肝 S6 病灶凝

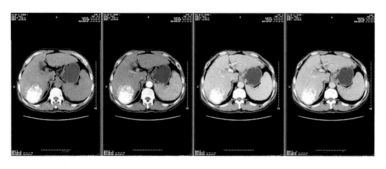

图 19-10-1　2012 年 2 月 1 日,腹部 CT 显示肝右叶见块状类圆形致密碘油沉积影,病变大小为 8.9cm×5.8cm,病变见不规则低密度充盈缺损影。动脉期病变见不均匀强化强化影,门脉期及延迟扫描病变造影剂消退,呈低密度改变。

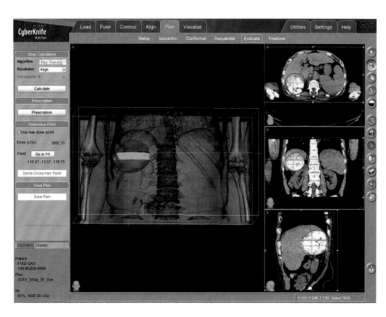

图 19-10-2　分靶区治疗设计。

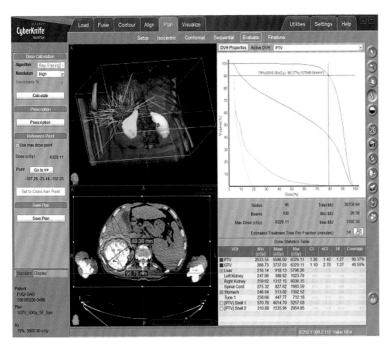

靶区名称	GTV1	治疗时间	2012.02.07~ 2012.02.15
剂量	10Gy×5=50Gy	GTV 体积（cm³）	390.27
PTV 体积（cm³）	152.31	正常肝体积（cm³）	1391.50
空肠（D$_{5cc}$）	11.39Gy	胃（D$_{10cc}$）	10.75Gy
十二指肠（D$_{10cc}$）	10.12Gy	脊髓（MAX）	19.93Gy
肝（D$_{700cc}$）	5.70Gy	全肝受量	9.18Gy

图 19-10-3(1)　治疗计划 1。

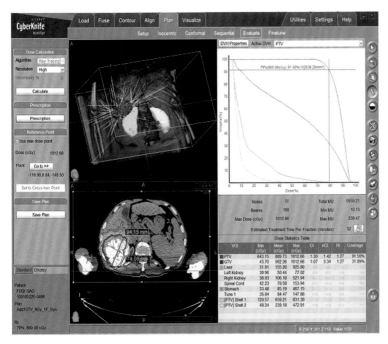

靶区名称	GTV1 加量	治疗时间	2012.02.19
剂量	8Gy×1=8Gy	GTV 体积（cm³）	390.27
PTV 体积（cm³）	152.31	正常肝体积（cm³）	1391.50
空肠（D$_{5cc}$）	1.85Gy	胃（D$_{10cc}$）	1.63Gy
十二指肠（D$_{10cc}$）	1.58Gy	脊髓（MAX）	1.53Gy
肝（D$_{700cc}$）	1.01Gy	全肝受量	1.55Gy

图 19-10-3(2)　治疗计划 1 的加量计划。

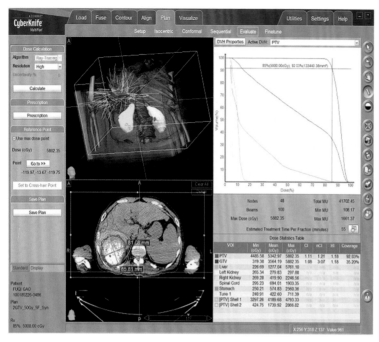

靶区名称	GTV2	治疗时间	2012.02.08~ 2012.02.16
剂量	10Gy×5=50Gy	GTV 体积（cm³）	390.27
PTV 体积（cm³）	144.99	正常肝体积（cm³）	1391.50
空肠（D_{5cc}）	10.00Gy	胃（D_{10cc}）	8.82Gy
十二指肠（D_{10cc}）	8.60Gy	脊髓（MAX）	19.03Gy
肝（D_{700cc}）	6.47Gy	全肝受量	12.77Gy

图 19-10-4(1) 治疗计划 2。

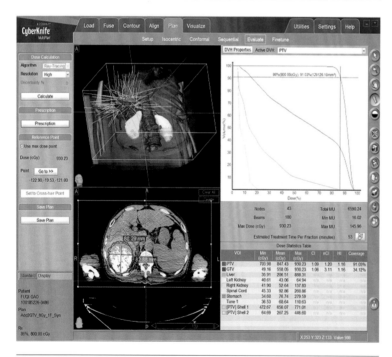

靶区名称	GTV2 加量	治疗时间	2012.02.20
剂量	8Gy×1=8Gy	GTV 体积（cm³）	390.27
PTV 体积（cm³）	144.99	正常肝体积（cm³）	1391.50
空肠（D_{5cc}）	1.78Gy	胃（D_{10cc}）	1.26Gy
十二指肠（D_{10cc}）	1.23Gy	脊髓（MAX）	2.60Gy
肝（D_{700cc}）	1.47Gy	全肝受量	2.05Gy

图 19-10-4(2) 治疗计划 2 的加量计划。

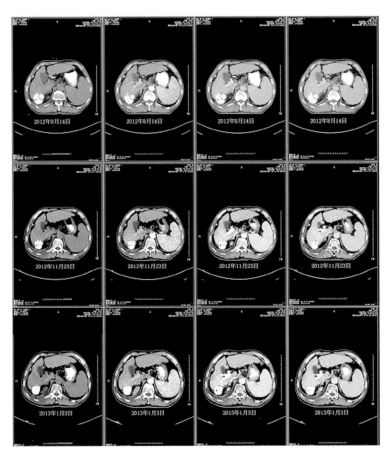

图 19-10-5　多次腹部 CT 均显示肝内肿瘤控制较好。

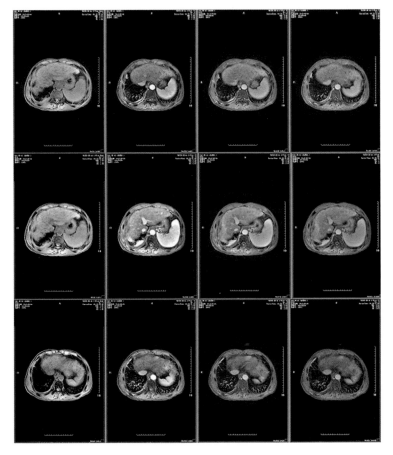

图 19-10-6　2013 年 8 月 9 日，腹部 MRI 显示肝 S6 病灶凝固坏死，肝左外叶见两活性病灶，肝 S8 强化小结节，考虑肝癌复发。

固坏死,肝左外叶见两活性病灶,肝 S8 强化强化小结节,考虑肝癌复发(图 19-10-6);因肝功能异常且合并腹水,未针对肿瘤行特殊治疗。此后,每 3 个月复查腹部影像学检查,均提示肝内多发活性病灶,仅予以保肝、利尿等对症支持治疗,均未针对肿瘤行特殊治疗。右肝大肝癌,给根治性放疗,右肝基本无功能,左肝虽然功能代偿较好,但出现多发转移。目前,患者一般情况尚可,带瘤生存。大肝癌给予根治性放疗后,已生存 3 年。

【讨论】

问题 1 如何明确是否继续行肝动脉化疗栓塞还是放疗,如果放疗是否可获益

该患者在 4 个月内进行了 3 次 TACE,肝内肿瘤大小为 8.9cm×5.8cm,腹部 CT 动脉期显示不均匀强化,门脉期及延迟期病变强化消失,呈低密度影,说明肿瘤残存活性,未控。肝功能情况及肝硬化程度决定了患者可再接受何种抗肿瘤治疗方法,而肝脏再生能力直接影响肝癌患者的预后。因此,放射治疗前,须明确 Child-Pugh 分级。如果 Child-Pugh 分级是 A 级或 B 级的患者,接受放射治疗后,肝功能损伤较轻,甚至改善肝功能,这类患者接受放射治疗可直接带来生存获益,或减轻患者痛苦,提高患者生活质量。多变量分析,肝硬化程度是放射性肝病的唯一独立预后因素。

该患者肝硬化程度处于代偿期,治疗前肝功能为 Child-Pugh A 级 6 分,对放射治疗耐受性好。尽管右肝肿瘤较大,但左肝正常,用射波刀立体定向放射治疗技术减少正常左肝受照射剂量,对右肝肿瘤可达到根治性放射剂量。之后肿瘤组织的缓慢纤维化导致血管闭塞,让肝右叶门脉血流向左肝回流增加,使左肝叶缓慢增大。

初诊时的肿瘤为单发,分期属于早期。根据肝癌诊治指南,可选择肝移植、外科切除治疗。但患者选择了介入治疗。后肿瘤体积逐渐增大,作者接诊时,肿瘤大小增至 8.9cm×5.8cm。对于直径>5cm 的病灶,单纯介入只能起到姑息治疗的作用,这是因为介入栓塞很难达到肿瘤完全缺血坏死,而且栓塞后的复发及转移概率均较高。临床上也观察到 3 次栓塞后的肿瘤增大至 8.9cm×5.8cm,CT 显示碘油沉积不完全,残留活性,肝功能 Child-Pugh 分级为 A6,正常肝组织体积>

700cm³,为立体定向放射治疗适应证。

问题 2 如何确定放疗靶区

作者认为,该患者如何确定放疗靶区,应根据以下几点:①定位前,应该有完整的肝脏动脉期、门脉期及延迟期影像资料;②勾画靶区也应参考碘油沉积情况;③分靶区原则是根据肿瘤位置、形状及与敏感器官关系等再进行分。在 GTV 的基础上,向上下外扩 1~1.5mm,向左右外扩 0.5~1mm,构成 PTV。大肿瘤外扩多少应根据设备误差的来确定,勾画危及器官,包括正常肝组织、十二指肠、胰腺、肾脏、胃和脊髓等,器官不超过其耐受剂量。

作者认为,设计该患者靶区首要原则对正常肝组织尽可能少受辐射,因为要充分利用正常肝组织所具有的强大的再生能力,最好能保留一部分正常肝组织不受照射。在大部分肝脏受放射损伤时,这部分肝脏能得到再生。5 次分割总剂量为 50Gy(10Gy/F),700cm³ 受辐射剂量为 5.7Gy(1.14Gy/F)。之后,又加一次分割剂量为 8Gy,700cm³ 受辐射剂量为 1.01Gy,低于上述标准。

问题 3 如何确定放疗剂量及尽可能达到根治性剂量

由于肿瘤局限于肝内,符合根治性放疗条件,应给予根治性放疗剂量。为安全起见,针对右肝大肝癌行射波刀 SBRT 技术分靶区放疗。原则:①靶区周边危及器官剂量须在正常范围内;②靶区内给予根治性剂量。

【评论】

1.介入对小肝癌可以取得较高的控制率,但对大肝癌是否只起到姑息治疗效果

作者认为,尽管经肝动脉介入化疗栓塞术是治疗不能手术切除肝细胞癌的常用方法,但对肿块>5cm 的肝癌患者,介入栓塞很难达到肿块完全缺血坏死。这是由于肝癌有肝动脉与门静脉的双重血供的原因,介入即使将肿瘤的动脉完全栓塞,门静脉血管仍存在,残留的肿瘤细胞就会成为日后复发、转移的根源。从该患者介入治疗的效果来看,患者自 2011 年 10 月

至 2012 年 1 月共接受 3 次介入治疗，复查肝右叶病灶碘油沉积不完全，肿瘤仍存在活性，且 AFP 仍高于正常，单纯介入治疗控制肿瘤效果不理想。联合放射治疗后，无进展生存期达到了 15 个月，已生存 3 年。本病例告诉我们，介入联合射波刀立体定向放射治疗对大肝癌采用分靶区放射治疗，在保护正常肝组织基础上，可延长无进展生存。

2.肝癌在短时间内反复抗肿瘤治疗是否影响远期疗效

在肝癌治疗前，除了检查患者一般情况、心肺肾外，还要了解肝硬化的程度、既往介入治疗和微创消融治疗的次数，以及肝功能情况、肿瘤的大小、有无血管侵犯、有无淋巴结转移。

该患者在 2011 年 10 月、2011 年 11 月、2012 年 1 月先后行 3 次介入治疗，于 2012 年 2 月复查腹部 MRI 显示右肝肝癌，但肝内肿瘤增大为 8.9cm×5.8cm，肝功能为 Child-Pugh A 级，行射波刀立体定向放射治疗，系列复查一直很好。2013 年 8 月，复查腹部 MRI 为：肝内多发活性病灶，但因肝功能异常，肝硬化程度较重，处于失代偿期，且合并腹水，无法行进一步抗肿瘤治疗。如果患者肝功能较好，肝硬化程度轻，该患者可行介入栓塞、消融、放疗等抗肿瘤治疗。但最终因肝功能差而丧失抗肿瘤治疗机会，给予对症处理。我们的临床资料研究表明，肝癌放疗后失败的主要原因是肝内播散，肝右叶病灶即于放射治疗后 15 个月出现肝内新发病灶，肝左叶病灶于放射治疗后 4 个月出现肝内新发病灶，均宣告放疗失败。

3.结论

该患者第一次入院时，为第 3 次介入后 1 周，肿瘤大小为 8.9cm×5.8cm，无门脉癌栓，化验为 87.94ng/mL。给予立体定向放射治疗后，肝内肿瘤控制较好，AFP 逐渐降至正常，最低值为 2.45ng/mL。15 个月后，出现肝左叶新发病灶，PFS 为 15 个月，证实放射治疗治疗大肝癌疗效确切，并为我们积累了临床经验。之后，针对肝内多发新发病灶，未进行积极治疗，肿瘤持续存在，肝功能逐渐恶化，随诊至 2015 年 1 月，患者生存 3 年。射波刀 SBRT 作为一种精确放射治疗手段，即使放疗前行血管造影检查，有时也难发现微小病灶，这就是立体定向放射治疗与外科手术一样均有的局限性。

（李玉　张素静　戴相昆）

病例 11　肝左叶胆管细胞癌伴梗阻性黄疸经减黄后接受左肝分靶区射波刀放射治疗

【诊断与治疗经过】

患者：女性，35 岁
以皮肤瘙痒、巩膜黄染 1 个多月为主诉

患者于 2012 年 8 月 16 日出现皮肤瘙痒，8 月 18 日发现巩膜黄染，当地医院查 TBIL 为 88μmol/L，ALT 为 121U/L，AST 为 111U/L。腹部 CT 显示肝左叶有一 8.5cm×6cm 低密度影，增强扫描周边强化较明显，考虑肝左叶胆管癌(图 19-11-1)，化验 TBIL 为 143.8μmol/L，DBIL 为 114.2μmol/L，ALT 为 294U/L，AST 为 96U/L。2012 年 8 月 22 日行 CT 引导下肝穿刺活检术，病理报告：中分化胆管细胞癌。为解除梗阻、减轻黄疸及改善肝功能，2012 年 8 月 28 日行经皮肝脏穿刺胆道引流术(PTCD)(图 19-11-2)。术后，每日引流胆汁约为 700mL，复查胆红素缓慢下降，肝功好转。2012 年 10 月 6 日，复查 TBIL 为 63μmol/L，DBIL 为 47.3μmol/L，

CEA 为 0.788U/mL，CA199 为 9.18U/mL。腹部 CT 显示肝左叶见片状(8.5cm×5.6cm)低密度影。增强扫描周边强化，门脉期及延迟扫描呈混杂密度，肝门处胆管稍显扩张(图 19-11-3)。因胆红素下降缓慢，再次于 DSA 下行胆管造影，注入造影剂后，见胆道较上次未见明显扩张，且造影剂已流通至十二指肠，形成内外引流(图 19-11-4)。可择期行 TACE 术控制肿瘤。2012 年 10 月 10 日行介入治疗，术中见肝左叶淡淡片状肿瘤染色，肝脏血管扭曲明显，栓塞后摄片见碘油沉积欠佳 (图 19-11-5)，术后复查胆红素逐渐下降。行 CT 定位，病变较大，且紧邻胃脏，为了减少胃肠道损伤，采用射波刀立体定向放射治疗技术分靶区治疗。治疗计划见图 19-11-6(1)及图 19-11-6(2)。治疗计划 1：10Gy/F，5 次，总剂量为 50Gy；治疗计划 2：15Gy/F，2 次，总剂量为 30Gy。放疗期间胆红素逐步下降，后将至正常。放疗期间肝功能轻度异常，食欲稍差，无不适症状。放疗结束后，复查 TBIL 为 33.3μmol/L。2012 年 10 月 24 日于 DSA 下行胆道支架植入术(图

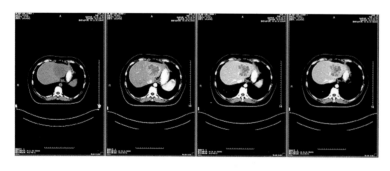

图 19-11-1　2012 年 8 月 21 日，腹部 CT 显示肝左叶有一 8.5mm×6mm 低密度影，增强扫描周边强化较明显。

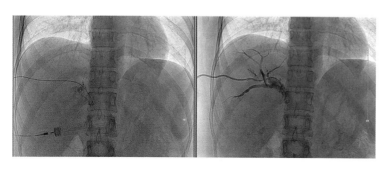

图 19-11-2　2012 年 8 月 28 日的经皮肝胆管穿刺引流术。

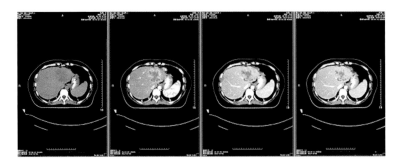

图 19-11-3　2012 年 10 月 8 日，腹部 CT 显示肝左叶有片状(8.5cm×5.6cm)低密度影，增强扫描周边强化门脉期及延迟扫描呈混杂密度，肝门处胆管稍显扩张。

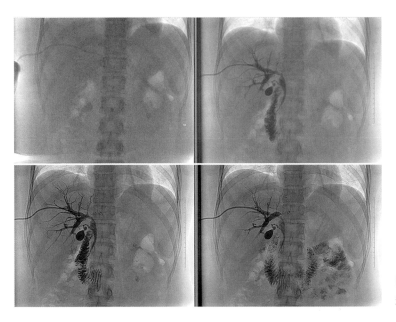

图 19-11-4　2012 年 10 月 9 日，胆管造影见胆道通畅，且造影剂已流通至十二指肠，形成内外引流。

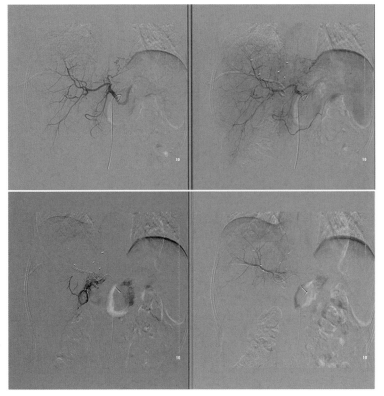

图 19-11-5　2012 年 10 月 10 日，行肝动脉造影，术中见肝左叶淡淡片状肿瘤染色，栓塞后的摄片见碘油聚积欠佳。

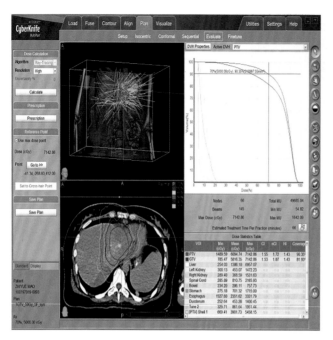

靶区名称	GTV1	治疗时间	2012.10.15~ 2012.10.23
剂量	10Gy×5=50Gy	GTV 体积（cm³）	242.38
PTV 体积（cm³）	242.38	正常肝体积（cm³）	1723.23
空肠（D_{5cc}）	5.00Gy	胃（D_{10cc}）	12.85Gy
十二指肠（D_{10cc}）	8.57Gy	脊髓（MAX）	21.65Gy
肝（D_{700cc}）	10.71Gy	全肝受量	13.86Gy

图 19-11-6(1)　治疗计划 1。

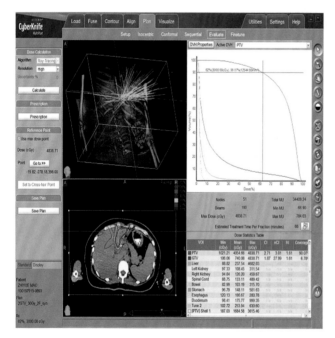

靶区名称	GTV2	治疗时间	2012.10.16~ 2012.10.22
剂量	15Gy×2=30Gy	GTV 体积（cm³）	13.91
PTV 体积（cm³）	13.92	正常肝体积（cm³）	1723.23
空肠（D_{5cc}）	1.93Gy	胃（D_{10cc}）	2.41Gy
十二指肠（D_{10cc}）	3.38Gy	脊髓（MAX）	4.89Gy
肝（D_{700cc}）	1.71Gy	全肝受量	2.37Gy

图 19-11-6(2)　治疗计划 2。

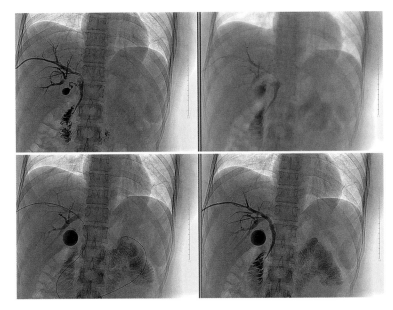

图 19-11-7　2012 年 10 月 24 日，行胆道造影，经引流管注入对比剂见肝内胆管及胆总管显影，肝总管处见一狭窄。交换导丝用球囊扩张后，确定位置，然后置入 8mm×6mm 支架，沿原引流道放置引流管并固定。造影见胆总管及肝内胆管显影。

19-11-7）。术后，夹毕引流管，观察胆红素水平。若胆红素可平稳下降至正常，1 个月后，可考虑拔除 PTCD 引流管。

2013 年 1 月 17 日，复查 TBIL 为 11.8μmol/L，DBIL 为 3.6μmol/L，ALT、AST 均正常，CEA 为 0.705U/mL，CA199 为 5.52U/mL。腹部 CT 显示肝左叶内有一 4cm×5cm 低密度影，其内及周边见多个金标影，增强扫描肝内未见确切异常强化影，肝内胆管无扩张（图 19-11-8）；遂拔除 PTCD 引流管。

2013 年 4 月 23 日复查腹部 CT 显示肝左叶内有一 3cm×4.5cm 低密度影，其内及周边见多个金标影，肝右叶见一管状影与外界相通，增强扫描肝内未见确切异常强化影，肝内胆管无扩张（图 19-11-9）。CEA 为 0.308U/mL，CA199 为 5.22U/mL，胆红素及转氨酶均正常。

2013 年 8 月 13 日、11 月 18 日及 2014 年 2 月 17 日、5 月 9 日、8 月 15 日多次复查腹部 CT 均显示肝左叶萎缩，可见多个金标影，肝右叶见一高密度结节影，增强扫描肝内未见明确异常强化灶（图 19-11-10）。CA199、CEA 均处于正常范围内，胆红素及转氨酶均正常。

2015 年 11 月电话随访，患者一般情况尚可，能正常工作、生活。

2018 年 1 月随诊：患者家属告知，2016 年 5 月 6 日的 PET-CT 检查：胆管支架上段及周围高代谢灶，肝左叶高代谢肿物，以上考虑恶性肿瘤复发。在外院再次行射波刀 SBRT（剂量不详），治疗后，半年逐渐感上腹不适。2017 年 5 月 15 日，再次进行 PET-CT 检查：左肝叶、支架上段及周围肿病较前范围增大、活性增高，肝右叶新发一病灶。2017 年 9 月 3 日的胃镜检查：幽门变形严重，普通内镜无法通过，更换鼻胃镜后，见球腔内深大溃疡，未活检，肝段无异常。2017 年

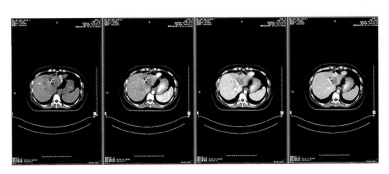

图 19-11-8　2013 年 1 月 17 日，腹部 CT 显示肝左叶内有低密度影，其内及周边见多个金标影，增强扫描肝内未见确切异常强化影。

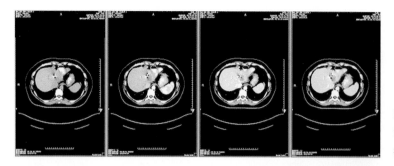

图 19-11-9　2013 年 4 月 23 日,腹部 CT 显示肝左叶内有低密度影,其内及周边见多个金标影,增强扫描肝内未见确切异常强化影。

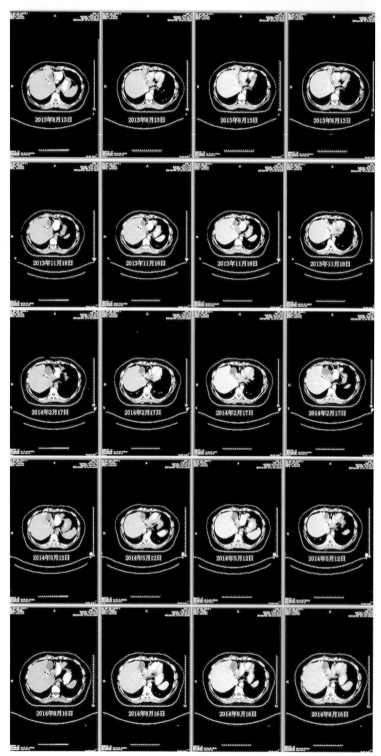

图 19-11-10　随访期间,多次腹部 CT 均显示肝左叶萎缩,可见多个金标影,增强扫描肝内未见明确异常强化灶。

11月,因上消化道大出血死亡。

【讨论】

问题 1　梗阻性黄疸病如何减黄

作者认为,对一名梗阻性黄疸患者,不管采取何种治疗方式前,首先解除黄疸,改善肝功能。解除胆道梗阻有 3 种方式:①手术;②PTCD;③ERCP。一般来说,外科手术对创伤相对较大,不作为首选;ERCP 术后易发生胆道逆行感染,也不宜。相对来说,PTCD 则是一种操作简单,术后恢复快,并发症少的方式。该患者无肝炎肝硬化病史,肝脏储备功能较好,就诊时的胆红素、转氨酶高于正常,缘于肝脏肿瘤压迫胆管所致。行 PTCD 穿刺引流后,胆红素逐渐下降,肝功能好转,患者一般状况好,对放射治疗耐受性也较好。

该患者因皮肤、巩膜黄染查出肝左叶占位,病理明确诊断为胆管细胞癌。根据 AJcc/TNM 分期为 T1N0M0(Ⅰ期),具备手术治疗指征,但患者拒绝手术切除。根据 NccN 指南,对不能手术切除或拒绝手术切除的肝内胆管细胞癌,建议以放化疗为主。因患者胆红素较高,首先予以 PTCD 减黄治疗,术后肝功能逐渐恢复后,再考虑行放射治疗。

问题 2　如何明确放疗的目的

该患者肿瘤局限在左肝,无肝内转移、区域淋巴结转移及远处转移。行 PTCD 引流后,肝功能逐渐恢复正常。该患者无肝炎肝硬化病史,肝功能代偿能力较好,在充分保护正常肝脏及周边危及器官的情况下,对左肝病变的放射剂量应达到根治性放射剂量。该患者放疗的目的是根治性治疗。

问题 3　如何确定放疗靶区、剂量及放疗技术

肝内胆管细胞癌的放疗范围是否包括淋巴引流区,需要结合具体情况。有专家总结了 320 例手术切除的肝内胆管细胞癌病例发现,如果同时满足以下条件:肿瘤分化程度为高分化、肿瘤边界清晰、肿瘤直径<5cm,则出现淋巴结转移的概率仅为 5%,对于满足以上条件的患者,可以不行预防性淋巴结引流区照射。但是对于已经出现淋巴结转移的患者,照射范围

需包括原发灶及淋巴引流区。按照上述研究结果,肿瘤>5cm,应该行预防性淋巴结引流区照射。该患者病变长径为 8.5cm,无淋巴结转移,如果对淋巴结预防照射,再加原发灶照射,无法对原发灶行根治性放射治疗(无法使生物有效剂量达 100Gy 以上)。而且,其病灶又位于左肝,按大小分类是大肝癌,且紧邻胃。如果只是对一个大靶区照射非但肿瘤无法达到根治剂量,而使胃却受到较高剂量辐射。所以只对肝内病变行分靶区治疗,未对区域淋巴结行预防照射。

靶区勾画的依据:①血管介入。尽管血供不丰富,但注入碘油沉积后,仍可显出肿瘤的轮廓。这时的注入碘油并不是为治疗,而是为了在 CT 图像上显示肿瘤轮廓。②胆道造影可明确看出胆道未受侵,所以不需要考虑胆管。该患者肿瘤较大,采取了分靶区治疗方式,即在一个肿瘤上分靶区,病灶靠上为相对较大靶区(体积为 242.38cm³),单次剂量给予 10Gy,连续照射 5 次,总剂量为 50Gy;下段病灶距离胃部较近,所以设一个相对小的靶区(体积为 13.91cm³),单次剂量为 15Gy,连续照射 2 次,总剂量为 30Gy。这种分靶区照射,目前只有射波刀立体定向放射治疗技术具备这种精度。

该患者无肝炎肝硬化病史,肿瘤周围肝组织对放射耐受剂量高于肝硬化合并肝细胞患者的肝组织,且采用射波刀立体定向治疗肝内肿瘤病灶,精确度高,能够减少肿瘤周围组织射线受量和减少放射性肝病发生率。

【评论】

1.肝内胆管细胞癌的分型

作者综合国内外资料认为,肝内胆管细胞癌(Icc)是原发性肝癌的少见病理类型,约占肝内原发肿瘤的 10%~15%。手术是 Icc 患者获得长期生存最重要的治疗措施,因恶性程度高、手术切除率低,长期生存率仍不理想,5 年生存率为 10%~30%,术后 2 年复发和转移率高达 77.6%,对放化疗相对不敏感,因此,预后较差。根据日本肝肿瘤协会关于肝内胆管细胞癌的影像学描述,肝内胆管细胞癌分为 3 种类型:肿块型、管周浸润型和管内生长型。肿块型表现为肝内结节状肿瘤,伴或不伴周围胆管扩张;管周浸润型

表现为沿胆管纵轴生长的树枝状肿瘤,往往伴有周围胆管扩张;管内生长型表现为单发或多发肿瘤结节位于扩张的胆管内。肝内胆管细胞癌的分型不仅有助于其诊断和鉴别诊断,更为重要的是,可以帮助判断肿瘤的侵袭方式以及预后等,从而决定治疗方式。从影像学上分型,该患者属于肿块型,CT扫描可见肝内结节状病灶,表现常为大小不一的分叶状或类圆形低密度区,密度不均匀。增强扫描可见肝脏占位的血供不如HCC丰富,有延迟强化现象,呈"快进慢出"特点,周边有时可见肝内胆管不规则扩张,为较为典型的Icc影像学表现。但影像学检查确诊率不高,主要依赖手术后病理检查证实。

2.肝内胆管细胞癌属于原发性肝癌,但治疗策略却与肝细胞癌不同

原发性肝癌主要包括肝细胞癌(HCC)、肝内胆管细胞癌(ICC)和肝细胞癌–肝内胆管细胞癌混合型等不同病理类型,在其发病机制、生物学行为、组织学形态、临床表现、治疗方法以及预后等方面均有明显的不同。ICC是原发性肝癌的少见病理类型,其发病率仅次于肝细胞癌,预后极差。肝内胆管细胞癌手术切除率在日本仅为54.6%,在美国为62%,有机会接受手术切除的患者,其1、3年生存率分别介于60%~80%和10%~38%,而不能手术切除的肝内胆管细胞癌患者,其中位生存期往往<5个月。肝内胆管细胞癌占原发性肝癌的10%~20%,其实两者有许多的不同点:①肝内胆管细胞癌属于少血供的肿瘤(尤其是肝动脉血供少)。因此,通过肝动脉栓塞往往不能起到阻止肿瘤血供的作用,而且介入效果差。②肝内胆管细胞癌易出现腹膜后淋巴结转移,特别是肝门的淋巴结转移,因此,外科医生需要对淋巴结进行清扫。腹膜后淋巴转移是手术失败的常见原因。③肝内胆管呈树枝状多级分支结构,胆管细胞癌可以沿胆管蔓延,故切缘阳性率高,术后复发率高。④周围型肝内胆管细胞癌只有肿瘤足够大时,才能出现腹痛、腹胀和消化不良症状。此时,患者往往失去手术切除的机会。中央型肿瘤患者常会因出现黄疸就诊,肿瘤尽管不大,但周围存有大的血管,导致手术难度较大,一般没有足够的切缘,容易复发。⑤胆管细胞癌属于腺癌,对放疗相对不敏感。作者认为,腺癌、高分化癌等为放射治疗不

敏感肿瘤,但随着SBRT技术发展,对于既往不敏感肿瘤采用低分割、高剂量放射治疗(生物有效剂量达100Gy以上),同样能达到放射性根治。此外,与肝细胞癌不同,目前尚无肝内胆管细胞癌的临床诊断标准,这是因为肝内胆管细胞癌没有特异性的影像学表现,很难和胃肠道肿瘤出现的肝转移相鉴别。其次,肝内胆管细胞癌的肿瘤标志物CA199也非特异性,胰腺癌或者其他胃肠道肿瘤、胆道感染性疾病也会出现CA199升高。因此,临床诊断肝内胆管细胞癌时,一定要慎重,最好有病理检查。

3.肝内胆管细胞癌的放射治疗趋势——立体定向放射治疗

目前,手术是唯一可能治愈肝内胆管细胞癌,但是对于不可手术切除的肝内胆管细胞癌,则是以姑息治疗为主。根据目前的循证依据及NccN指南,姑息治疗主要是化疗或放化疗。

由于肝内胆管细胞癌发病率低,目前的化疗临床研究往往将胆囊癌、肝内胆管细胞癌、肝外胆管细胞癌归为一类,称为胆系肿瘤。Valle等报道,目前关于胆系肿瘤最大的III期临床研究为ABC–02研究,其将吉西他滨单药和吉西他滨联合顺铂方案进行比较,两者总体生存期分别为11.7个月和8.1个月($P<0.001$)。该研究基本确定了吉西他滨+顺铂作为晚期胆系肿瘤的一线治疗方案。此外,有效的化疗药物还包括氟尿嘧啶类、紫杉醇等。

放射治疗在肝内胆管细胞癌中的研究报道较少。Dewas等报道,肝内胆管细胞癌的放射敏感性不及肝细胞癌,这是因为胆管细胞癌的α/β比值低于肝细胞癌,对于α/β比值越低,其低分割放疗的收益越大。Barney等报道,10例肝内胆管细胞癌接受45~60Gy的立体定向放射治疗,随访中位时间为14个月,局部控制率为100%。Chen等回顾性的临床放疗结果是,放疗组的患者1年、2年生存率为38.5%和9.6%,未放疗的患者仅为16.4%和4.9%,两者中位生存期分别为9.5个月和5.1个月。放射治疗明显延长患者的生存期。对于年龄大、基础疾病多的早期肝内胆管细胞癌患者,放射治疗能否起到根治性作用有待更多的临床研究。因此,对于肝内胆管细胞癌的姑息治疗需采取何种手段,需要结合患者的具体情况,以及借鉴

更多的临床研究结果而定。

4.治疗思路与疗效

　　该患者以黄疸为首发症状,腹部 B 超、CT 均提示肝左叶占位,无肝病背景。穿刺活检明确为胆管细胞癌,化验 CA199 轻度升高。作者首先给予 PTCD 减黄治疗,待肝功能改善后予以介入联合立体定向放射治疗,采用射波刀立体定向放射治疗技术。给予高剂量低分割放疗后的第二天, 在 DSA 下利用 PTCD 引流管在胆总管与右肝管连接处放入 8mm×6mm 支架。术后,夹毕引流管,观察 1 个月后,拔除 PTCD 引流管。为什么放疗后的第二天就植入胆道支架,这是因为高剂量照射后胆道可能会纤维化,时间长后可能无法植入,给患者治疗带来不便。后期随访影像检查可见左肝消失(图 19-11-8、图 19-11-9 和图 19-11-10)。类似手术切除后的影像学表现,右肝形态正常,且肝功能指标多次复查均在正常范围内。随访 42 个月,未见明确复发及转移,CA199 亦降至正常。疗效评价为CR, 提示肝内胆管细胞癌采取精确放射治疗可达到很好的临床疗效。

　　2016 年 5 月,当出现局部复发后,在外院虽然也行射波刀 SBRT 治疗,但没有把握和控制危及器官的剂量,致使放射治疗后半年出现上腹不适。胃镜检查:幽门变形严重,并见球腔深大溃疡。2017 年 11 月,因上消化道大出血死亡。

　　综上所述:本患者射波刀 SBRT 治疗有非常成功的一面,也有因不可挽回失败的一面。其为临床积累了成功与失败的经验和教训。

(李玉　刘小亮　戴相昆)

病例 12　右肝巨大肝癌伴门脉癌栓行分靶区放射治疗

【诊断与治疗经过】

患者:男性,60 岁
以右上腹疼痛 3 个月为主诉

患者缘于 2011 年 2 月出现右上腹疼痛,放射至右侧腰部及肩部,给予药物治疗后,病情无明显改善。2011 年 4 月 7 日,化验肝功能:TBIL/DBIL 为 30.7/17.8μmol/l,ALT/AST 为 131.8/163.3U/l。乙肝五项:HBsAg(+)、抗-HBe(+)、抗-HBc(+),其余两项均阴性。AFP 正常。腹部 MRI 提示肝右叶巨大占位,考虑肝癌伴门静脉癌栓形成。根据 BCLC 分期为 C 期,无手术、肝移植、局部消融治疗等的适应证。在非手术治疗中,首选介入治疗。肝动脉造影见右肝内明确肿瘤染色影,考虑为原发性肝癌,栓塞后造影见碘油沉积尚可(图 19-12-1)。介入后,复查 CT 显示肝右叶碘油尚可,大小为 14cm×10cm,伴门脉右支癌栓(图

19-12-2)。术后出现一过性转氨酶及胆红素波动,予以对症治疗后好转。因肿瘤体积巨大,碘油沉积不完全,单纯 TACE 对巨大肝癌疗效欠佳,遂决定选择射波刀立体定向放射治疗作为补充治疗。在 CT 引导下向肝脏内植入金标,后行 CT 定位。因肿瘤体积巨大,且伴门脉栓子,为保护正常肝脏组织,行分靶区、分阶段治疗(图 19-12-3)。第一阶段针对部分右肝病灶行放射治疗,治疗计划见图 19-12-4(1)及图 19-12-4(2)。治疗计划 1:6Gy/F,共 6 次,总剂量为 36Gy;3 周后,行第二阶段治疗计划 2:8Gy/F,共 6 次,总剂量为 48Gy。放疗期间出现纳差、乏力症状,同时出现肝功能波动,ALT/AST 升至 119/185U/L,予以暂停放疗。药物治疗后好转,复查 ALT/AST 降至 31/84U/L,继续放疗计划。

放射治疗后 3 个月,即 2011 年 9 月 27 日,复查腹部 CT 显示肝癌综合治疗后改变,肝内碘油沉积可,病灶较前缩小,大小为 9.4cm×6cm,但残留活性(图 19-12-5)。肺部 CT 未见明确转移性病变,化验肝功

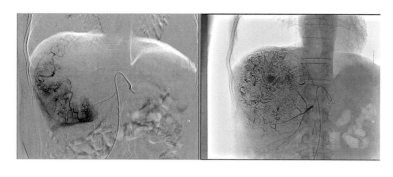

图 19-12-1　2011 年 5 月 4 日的介入治疗的肝动脉造影,肝右动脉供血区内明确肿瘤染色影。栓塞后的造影见碘油沉积尚可。

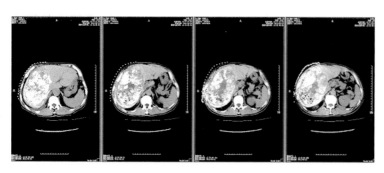

图 19-12-2　介入术后的 CT 显示肝内碘油沉积好,伴门脉右支癌栓。

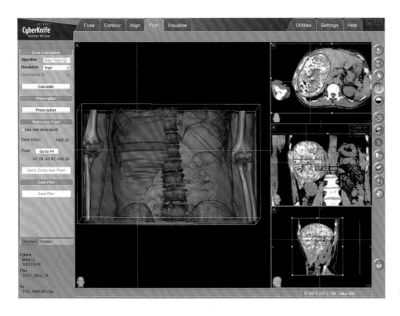

图 19-12-3　分靶区放射治疗。

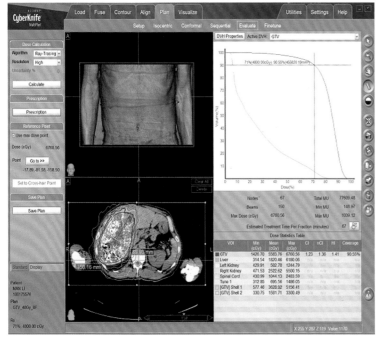

靶区名称	GTV1	治疗时间	2011.05.18~ 2011.05.23
剂量	6Gy×6=36Gy	GTV 体积（cm³）	503.37
PTV 体积（cm³）	503.37	正常肝体积（cm³）	1619.30
空肠（D$_{5cc}$）	11.81Gy	胃（D$_{10cc}$）	5.40Gy
十二指肠（D$_{10cc}$）	10.81Gy	脊髓（MAX）	24.83Gy
肝（D$_{700cc}$）	15.26Gy	全肝受量	18.20Gy

图 19-12-4(1)　治疗计划 1。

能无异常。后于当地予以继续动态观察，未见明确复发或转移。

　　2014 年 1 月 14 日，复查腹部 CT 显示肝右叶可见片状碘油沉积影，其内可见多发低密度充盈缺损。增强扫描动脉期、门脉期及延迟期病灶边缘可见斑片状强化影，考虑放射治疗后改变，伴门脉右支栓子（图 19-12-6）。肺部 CT 显示双肺多发结节影，不除外转移，AFP 为 2.3ng/mL，肝功能无异常，建议再次行介入复查，但是遭到患者拒绝。至 2014 年 12 月，电话随访，患者一般情况较好，能正常工作、生活。

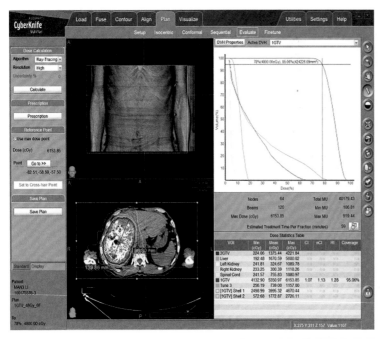

靶区名称	GTV2	治疗时间	2011.06.13~ 2011.06.18
剂量	8Gy×6=48Gy	GTV 体积 (cm³)	446.25
PTV 体积 (cm³)	446.25	正常肝体积 (cm³)	1539.82
空肠 (D_{5cc})	14.82Gy	胃 (D_{10cc})	7.68Gy
十二指肠 (D_{10cc})	13.56Gy	脊髓 (MAX)	18.86Gy
肝 (D_{700cc})	12.36Gy	全肝受量	16.70Gy

图 19-12-4(2)　治疗计划 2。

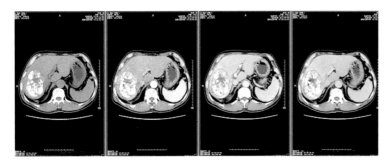

图 19-12-5　2011 年 9 月 27 日的腹部 CT 显示肝癌综合治疗后改变,碘油沉积可,肿瘤较前缩小,但病灶残留活性。

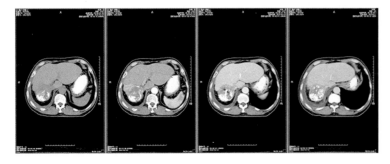

图 19-12-6　2014 年 1 月 14 日,腹部 CT 显示肝右叶有片状碘油沉积影,其内可见多发低密度充盈缺损。动脉期、门脉期及延迟期病灶边缘可见斑片状强化影,考虑放射治疗后改变,伴门脉右支栓子。

【讨论】

问题1　巨大肝癌选择介入与射波刀治疗是否能获益

该患者初诊时的肿瘤分期属于进展期,巨大肝癌伴门脉癌栓,无手术、肝移植、局部消融等治疗适应证。根据原发性肝癌诊疗指南,中晚期肝癌合并门静脉癌栓患者,推荐行介入联合放射治疗。巨大肝癌在放射治疗前行介入治疗的目的:①明确左肝有无病灶;②碘油与药物注入肝内病灶可消灭亚临床病灶;③碘油与药物缓慢释放有利于放疗增敏;④碘油衬在病灶边缘有利于靶区勾画。该患者自2011年5月行介入联合立体定向放射治疗,至2014年12月电话随访,患者正常生活,生存期达3年7个月,所以上述治疗方案对该患者受益。

问题2　如何明确放疗的目的,以及如何确定靶区和剂量

该患者病灶体积巨大,而且合并门脉右支癌栓,但左肝内无转移及门静脉左支无癌栓形成,尽管不符合根治性放疗所具备的条件,却可行高姑息性射波刀立体定向放射治疗。靶区确定依据:①各种影像资料;②介入造影资料;③碘油的沉积情况。因为患者靶区较大,一个靶区无法进行计划设计,所以采用分靶区治疗,即在一个巨大肿瘤分成2个靶区,再根据危及器官及左肝关系,第一阶段第一靶区剂量为6Gy/F,连续6次,总剂量为36Gy;再隔21天后,行第二阶段第二靶区治疗,给予单次剂量为8Gy/次,共6次,总剂量为48Gy,连续照射。国际上对于立体定向放射治疗的标准,多评估正常肝组织700cm³受量。根据GT101报告,单次大剂量照射,其700cm³受量为9.1Gy;3次分割700cm³总受量为14.4Gy(4.8Gy/F);5次分割进行照射时的700cm³总受量为21Gy(4.2Gy/F)。作者认为,该标准未考虑以肝硬化为背景肝癌的肝功能情况。在临床上,对于Child-Pugh A级患者,可参考上述标准的2/3肝脏耐受剂量。对于Child-Pugh B级患者,可取上述标准的1/3肝脏耐受剂量。超过5次分割者,按照上述5次标准进行限制,其700cm³为多计划叠加剂量。该患者700cm³叠加受量分别为12Gy及

15Gy,均在肝脏绝对承受范围内。

【评论】

1.分靶区、分阶段立体定向放射治疗的作用

原发性肝癌诊疗指南明确指出,对局限于肝内HCC,放疗联合肝动脉介入治疗,可以显著提高有效率和生存率。临床上也观察到,肿块越大,TACE效果越不理想。对于巨大肝癌,TACE的作用是为射波刀立体定向放射治疗提供所需帮助。

在肝癌中,巨大肝癌所占比例较高。如何解决巨大肝癌治疗这个难题,是我们肝脏肿瘤工作者应重点研究之一。近年来,越来越多的学者不仅在小肝癌的放疗中取得了一定的成绩,而且在大肝癌的放疗中也进行了初步的尝试。射波刀立体定向放射治疗技术作为一种精确放射治疗手段,遗憾病灶较大时,无法达到肿瘤周边危及器官的低剂量,无法保证靶区内肿瘤组织达到有效根治剂量。而分靶区、分阶段、立体定向放射治疗则完美地解决了这一难题。该患者放疗前最大肿瘤直径约为14cm,如设一个靶区进行放射治疗,可能因极大靶区的辐射剂量,对肝功能造成无法回避的损伤,随时出现肝衰竭,同时靶区周围危及器官也无法保护。这时,若分阶段、分靶区照射,不仅保护了正常肝组织,而且保证了靶区内理想的剂量分布。

2.肝癌伴门静脉癌栓患者的治疗选择

门静脉癌栓是肝癌患者预后不良的重要指标,然而对于合并门脉癌栓的患者,国际上并没有统一的治疗标准。根据欧洲和美国的治疗指南,这类患者应该接受姑息治疗或参加临床试验。为提高患者的生存期,临床上做了各种尝试,如TACE、系统化疗、靶向治疗、局部消融治疗及手术切除,但效果均不理想。目前,肝癌伴门静脉癌栓治疗方法的选择主要是根据癌栓分型。程树群等认为,肝癌癌栓是以肿瘤局部突破门静脉管壁后作为基部向门静脉主干方向生长,并沿门静脉血管腔离心蔓延,他们以此病理特征建立了门静脉癌栓分型标准。该患者右肝巨大肝癌,但门静脉癌栓为Ⅱa型,这为射波刀立体定向放射治疗右肝巨

大肝癌获得好的病理解剖基础。如果患者门静脉癌栓是Ⅱb型以上,局部控制再好,也很快会发生肝内转移。该患者为巨大肝癌合并门静脉癌栓,于2011年5月行介入联合射波刀放射治疗,生存期已到达42个月,明显高于未行放射治疗的患者。

(李玉　李丹　张素静)

病例 13　肝癌多次局部消融后进展接受介入联合射波刀治疗

【诊断与治疗经过】

患者:男性,51 岁

以发现 HBsAg 阳性 3 年,间断肝区不适 3 个月为主诉

患者 2008 年体检发现 HBsAg 为阳性,被诊断为乙肝病毒携带者,病情稳定。2011 年 6 月,出现间断肝区不适,MRI 显示肝右叶占位,伴肝内子灶形成,大小为 6.9cm×5.9cm,有门静脉癌栓(图 19-13-1)。化验 AFP 为 3665ng/mL,诊断为进展期肝癌,不适合行外科手术切除及肝移植,而且肿瘤为乏血供型,介入效果差,术后易复发。给予 2 次微波消融及 1 次氩氦刀治疗。术后,复查腹部 CT 显示病变残留部分活性伴

瘤内出血(图 19-13-2)。2011 年 8 月 11 日,复查腹部 MRI 显示肝右叶上段见类圆形长 T1 长 T2 团块(8.1cm×6.2cm),其内见类圆形短 T1 短 T2 信号。动态增强扫描:动脉期肿块周边不均匀强化,中心短 T1 信号未见强化,门脉期及延迟期上述病变造影剂消退,呈不均匀低信号改变,肝右及肝中静脉内见充盈缺损影,门脉右支可见充盈缺损影(图 19-13-3)。化验 AFP 为 352ng/mL,再次行 1 次氩氦刀治疗。术后,复查腹部核磁示肝癌氩氦刀术后改变,伴门脉右支、肝右及肝中静脉癌栓,病变残留活性及范围较前有增大(图 19-13-4)。2011 年 9 月,化验 AFP 为 2932mg/mL。2011 年 9 月 7 日,行肝动脉造影,肝右叶可见团块状及斑片状肿瘤染色,注入 8mL 碘油+21.8mg 盐酸博安霉素,摄片显示碘油散在沉积尚可(图 19-13-5)。2011

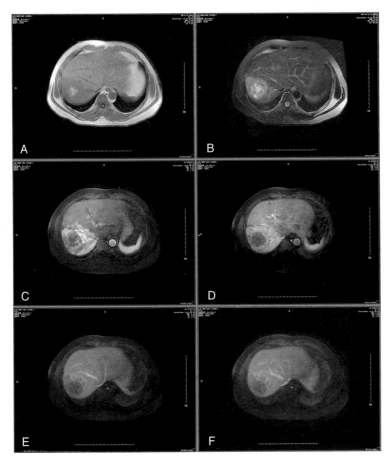

图 19-13-1　2011 年 6 月 17 日的腹部 MRI。(A)T1 相,肝右叶上段见团块状长 T1 信号;(B)T2 相,肝右叶上段见团块状长 T2 信号;(C 和 D)动脉早期和晚期,肝右叶病变呈不均匀强化,中心短 T1 信号不强化,病灶边缘可见片状明显强化,门静脉右支明显强化;(E 和 F)造影剂消退,可见多个低密度团块及结节灶。

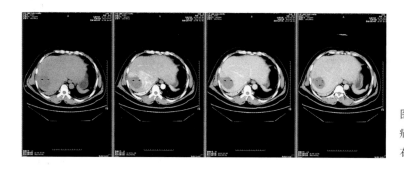

图 19-13-2　2011 年 7 月 1 日腹部 CT 显示肝右叶病变残留部分活性伴瘤内出血、动脉-门脉瘘,门脉右前支栓子形成。

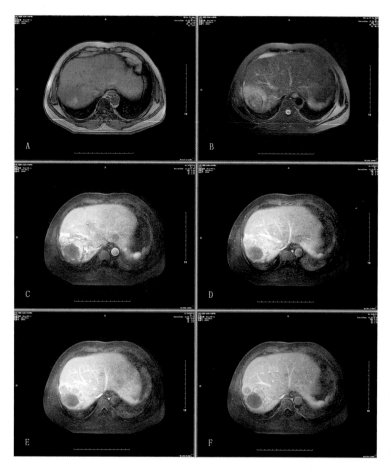

图 19-13-3　2011 年 8 月 11 日腹部 MRI 显示肝右叶见类圆形混低密度影,动脉期周边稍低密度影明显不均匀强化及斑片样强化,门脉期及延迟期呈稍低或等密度改变。

年 9 月 15 日,行肝内肿瘤病灶植入金标,然后行 CT 定位。由于肝右叶病灶较大,为 11.1cm×6.2cm,门脉右支、肝中及肝右静脉癌栓,采用射波刀立体定向放射治疗技术,行分靶区照射(图 19-13-6)。治疗计划见图 19-13-7(1)及图 19-13-7(2)。治疗计划 1:10Gy/F,共 5 次,总剂量为 50Gy;治疗计划 2:10Gy/F,共 5 次,总剂量为 50Gy。放疗期间,无不良反应发生。随访发现,肝肾功能和血常规较治疗前无明显变化。

2011 年 11 月 9 日(SBRT 后 2 个月),复查 AFP 为 352ng/mL。腹部 MRI 显示肝右叶病灶较前缩小,病变周边仍见残留活性,伴门脉右前支栓子形成(图

19-13-8)。2012 年 2 月 18 日(SBRT 后 5 个月),复查 AFP 降至正常(图 19-13-9)。腹部 CT 显示病灶周边部分活性残留不除外,伴门脉右前支栓子形成(图 19-13-9)。但 2012 年 2 月 22 日行肝动脉造影,未见肿瘤染色(图 19-13-10)。2012 年 7 月、11 月随访,腹部 CT 均示肝内肿瘤控制较好,未见明确复发或转移(图 19-13-11),化验 AFP 逐渐降至正常范围。2013 年 3 月 8 日的腹部 MRI 显示肝癌放疗后改变,与 2012 年 7 月 12 日 MRI 比较,凝固坏死灶较前变化不大,病变周边片状强化影,考虑异常灌注,伴门脉右支栓子,较前变化不大;肝左外叶边缘动脉期异常强化

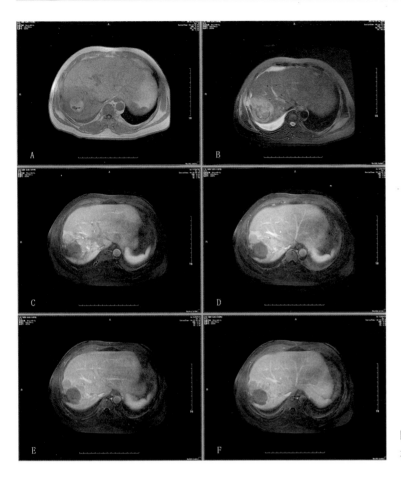

图 19-13-4　2011 年 8 月 21 日,腹部 MRI 显示肝右叶病变残留活性,凝固坏死范围较前有增大。

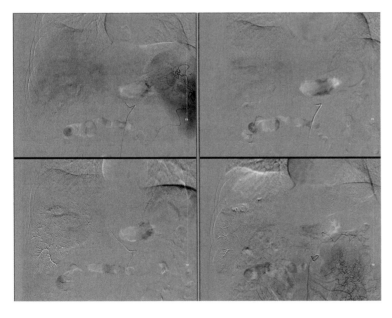

图 19-13-5　2011 年 9 月 7 日介入的肝动脉造影,肝右叶可见团块状及斑片状肿瘤染色,栓塞后摄片示碘油沉积尚可。

结节,建议 3 个月复查除外转移(图 19-13-12)。化验 AFP 为 1.77ng/mL,予以继续观察。2013 年 5 月、8 月和 2014 年 1 月的腹部 MRI 均显示肝右叶病变无活性残留,肝左外叶边缘动脉期异常强化结节较 2013 年 3 月 8 日的腹部 MRI 无明显变化 (图 19-13-13),继续观察,化验 AFP 无明显升高。2014 年 2 月 8 日,行肝动脉造影,肝左叶见结节状肿瘤染色(图 19-13-14)。术后,复查 CT 显示 S3 边缘似见一稍低密度影,

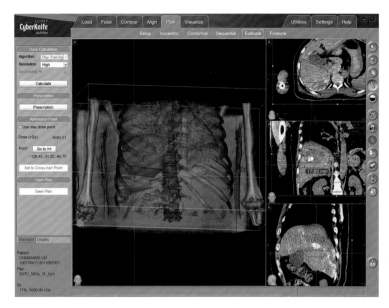

图 19-13-6　分靶区照射图。

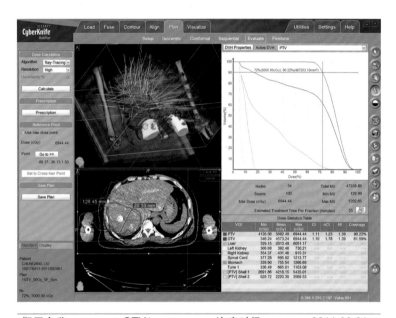

靶区名称	GTV1	治疗时间	2011.09.21~2011.09.29
剂量	10Gy×5=50Gy	GTV 体积 (cm³)	801.42
PTV 体积 (cm³)	540.02	正常肝体积 (cm³)	1790.89
空肠 (D₅cc)	12.50Gy	胃 (D₁₀cc)	9.70Gy
十二指肠 (D₁₀cc)	11.80Gy	脊髓 (MAX)	12.13Gy
肝 (D₇₀₀cc)	12.87Gy	全肝受量	20.13Gy

图 19-13-7(1)　治疗计划 1。

未见明显碘油沉积（图 19-13-15）。2014 年 2 月 17 日，行肝内肿瘤病灶植入金标，后行 CT 定位。治疗计划见图 19-13-16。治疗计划：7Gy/F，共 7 次，总剂量为 49Gy。放疗期间，无不良反应发生，随访发现，肝肾功能和血常规较治疗前无明显变化。

2014 年 6 月、9 月及 2016 年 5 月多次随访，腹部 MRI 显示肝内肿瘤控制好，无明确复发（图 19-13-17），化验 AFP 位于正常水平。2018 年 8 月，再次随访，患者目前一般情况好，能正常生活及工作。

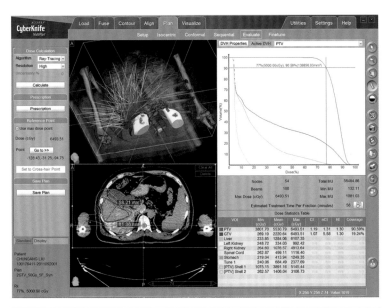

靶区名称	GTV2	治疗时间	2011.09.22~ 2011.09.30
剂量	10Gy×5=50Gy	GTV 体积（cm³）	801.42
PTV 体积（cm³）	153.27	正常肝体积（cm³）	1790.89
空肠（D_{5cc}）	11.03Gy	胃（D_{10cc}）	7.86Gy
十二指肠（D_{10cc}）	10.08Gy	脊髓（MAX）	11.16Gy
肝（D_{700cc}）	7.69Gy	全肝受量	12.84Gy

图 19-13-7(2)　治疗计划 2。

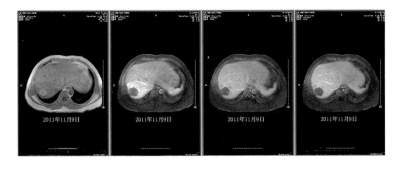

图 19-13-8　2011 年 11 月 9 日，腹部 MRI 显示肝右叶病灶较前缩小，病变周边仍见残留活性，伴门脉右前支栓子形成。

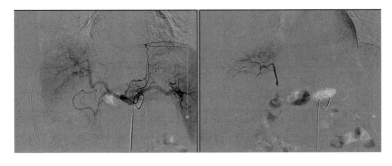

图 19-13-9　2012 年 2 月 18 日，腹部 CT 显示病灶周边部分活性残留不除外，伴门脉右前支栓子形成。

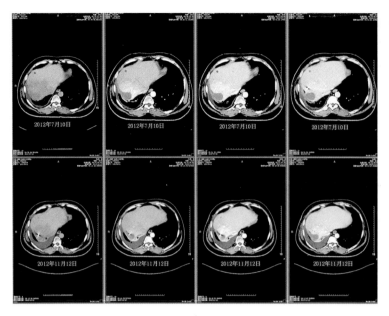

图 19-13-10　2012 年 2 月 22 日的介入治疗的肝动脉造影,未见肿瘤染色。

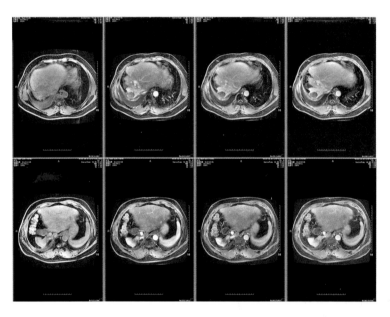

图 19-13-11　腹部 CT 显示肝内肿瘤控制较好,未见明确复发。

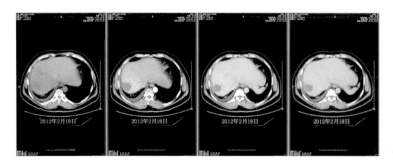

图 19-13-12　2013 年 3 月 8 日,腹部 MRI 显示肝右叶病变较前变化不大,肝左叶异常强化灶,除外转移。

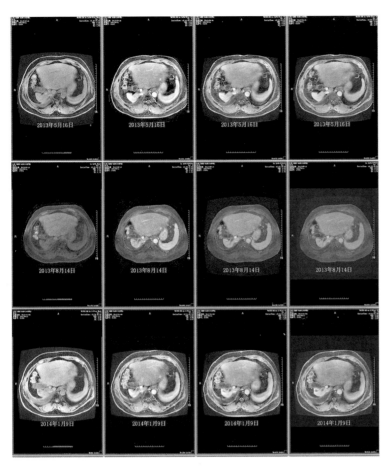

图 19-13-13　多次腹部 MRI 显示肝左外叶边缘动脉期异常,强化结节较 2013 年 3 月 8 日的腹部 MRI 无明显变化。

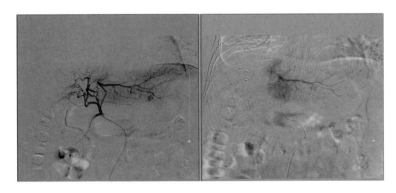

图 19-13-14　2014 年 2 月 8 日的介入治疗的肝动脉造影,肝左叶见结节状肿瘤染色,栓塞后肿瘤染色消失。

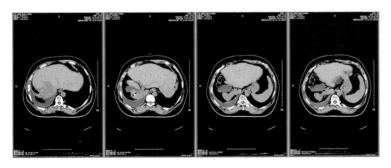

图 19-13-15　介入术后,复查 CT 显示肝左叶未见碘油沉积。

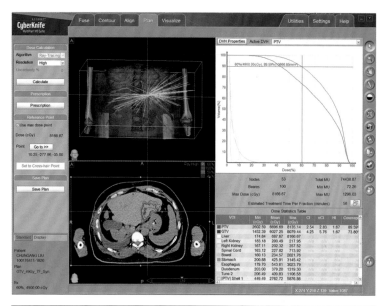

靶区名称	GTV	治疗时间	2014.02.21~ 2014.02.27
剂量	7Gy×7=49Gy	GTV 体积（cm³）	8.63
PTV 体积（cm³）	11.90	正常肝体积（cm³）	1268.84
空肠（D_{5cc}）	13.88Gy	胃（D_{10cc}）	12.25Gy
十二指肠（D_{10cc}）	7.35Gy	脊髓（MAX）	7.13Gy
肝（D_{700cc}）	3.69Gy	全肝受量	6.87Gy

图 19-13-16　治疗计划。

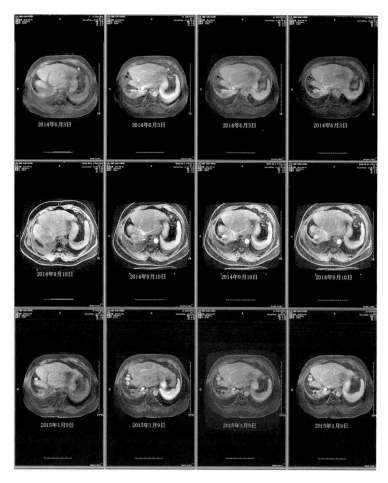

图 19-13-17　腹部 MRI 显示肝内肿瘤控制好，无明显复发。

【讨论】

问题1 选择微创消融治疗是否正确

2011年6月，该患者的腹部MRI提示右肝占位伴肝内子灶形成，较大者为6.9cm×5.9cm，并有门静脉癌栓形成。化验AFP为3665ng/mL，为进展期肝癌，确诊后的两月内行2次微波消融、1次氩氦刀消融。2011年8月，腹部MR提示右肝可见8.1cm×6.2cm肿物，复查AFP为1466ng/mL，再次行氩氦刀消融治疗。1个月后复查，AFP为2932ng/mL（2011年9月），腹部MR提示肝右叶占位较前增大，从上述治疗过程看，作者认为，初始治疗方式不是最佳选择，分析原因如下：①肿瘤部位位于肝脏边缘（位于肝脏包膜下）；②肿瘤直径>5cm，且伴有子灶形成、门静脉癌栓形成；③反复微创消融，肿瘤未控情况下，再次行氩氦刀治疗；④进展期肝癌首选TACE治疗，但并未给予患者实施。

问题2 进行下一步治疗措施时，采用介入与立体定向放射治疗能否让患者获益

根据BCLC分期，该患者初诊时已属C期，经过多次微创消融治疗，发展为晚期肝癌。根据肝癌诊疗指南，应首先TACE，但对于>5cm的肿瘤，介入治疗仅作为姑息治疗手段，即使反复多次行介入治疗，也很难达到根治的目的，反而易促进复发和转移。作者认为，由于多次微创治疗，病灶周围区域往往残留大量的肿瘤细胞，导致无法彻底栓塞，但可以让碘油沉积在散在病灶（如微创治疗时的针道），这有利于靶区勾画。该患者合并门脉右支及其分支癌栓形成，极易导致肝内播散和门静脉高压，为肝癌根治性放射治疗创造条件。根据肝癌诊断指南，已明确推荐放射治疗用于肝癌合并门脉癌栓者。作者认为，无论是肝内病变，还是门静脉癌栓，联合SBRT都可以延长患者生存期。

问题3 如何明确放疗的目的

放射治疗分为根治性放射治疗和姑息性放射治疗，从患者右肝内病变范围及门脉癌栓形成情况看，应给予姑息性放射治疗。由于肝左叶无明显转移病变及门脉主干及其左支无明显癌栓形成，且肝功能Child-Pugh评分为A级，作者认为，在充分保护左肝及周围敏感器官前提下，利用目前最精准的射波刀立体定向放射治疗技术，采用分靶区治疗方式，可给予根治性放射治疗。

问题4 如何确定放疗靶区

前期对肝右叶病变行多次微创治疗，可能会造成右肝内广泛转移，给放射治疗靶区勾画增加一定难度，所以为了明确肿瘤范围，应先行介入诊断与治疗，根据碘油沉积情况，明确病变范围，有利于靶区勾画。作者认为，此类患者靶区勾画需考虑如下情况：①碘油沉积情况；②多次微创治疗后穿刺针道；③左侧肝内未见明显病变，且门脉主干及左支无癌栓，左肝正常肝脏体积足够大（该患者正常肝脏体积为1790cm³）。为立体定向消融放射治疗（SART）放射外科切除右肝提供病理和解剖基础，根据上述原则将右肝病变勾画出一个靶区，再根据肿瘤形状进行分靶区，分别给予根治性放射剂量。

问题5 如何确定放疗剂量和放疗技术

该患者由于右肝肿瘤较大（11.1cm×6.2cm），伴门静脉癌栓形成，不符合根治性放射条件，理论上应给予姑息性放射剂量。结合该患者实际情况，左肝正常肝脏体积较大，肝功能基础尚好，决定给予根治性放射治疗。如果用一个靶区照射，则无法给予根治剂量。由于肝脏组织特殊性正常肝脏有强大的再生能力，作者对目前放疗设备认为，仅有射波刀立体定向放射治疗技术，可在一个靶区上行分靶区治疗，是因为该设备真正意义上实现了实时追踪照射技术，对肝脏肿瘤采取高剂量、低分次立体定向放射治疗。但肝癌的根治性治疗剂量多少及采取何种低分割剂量，目前没有固定模式。作者给予每个靶区单次剂量为10Gy，每个靶区照射5次，总剂量为50Gy，两个靶区交替照射，共10次，为根治性放射治疗。

由于肝脏随呼吸运动而运动，对于肝脏等软组织中的肿瘤，在射波刀治疗前需要植入金标。在治疗过程中，利用同步呼吸追踪系统建立起金标动度（内运动）和体表运动（外运动）的关联，即建立患者的呼吸模型，实现对动态肿瘤的静态照射。特别对动态的肝脏肿瘤分靶区治疗，实时监测和修正肿瘤的位置偏差

尤为重要。

【评论】

1.通过 AFP 下降的趋势是否可以了解肿瘤控制程度

甲胎蛋白即 AFP,是胎儿发育早期由肝脏和卵黄囊合成的一种血清糖蛋白, 婴儿出生后持续下降,在出生后 6 个月至 2 岁降至正常水平。成人的 AFP 主要由肝脏产生,肝细胞癌、胚胎性肿瘤以及部分肝外肿瘤可使血清中 AFP 浓度上升。AFP 可分为 LCA 非结合型(AFP-L1、AFP-L2)、LCA 结合型(AFP-L3),其中 AFP-L1 主要存在于良性肝病中,AFP-L2 来自孕妇,AFP-L3 主要来自肝细胞癌。

研究发现,在清除病灶以后,AFP 一般可以逐渐降至正常。该患者初诊时,AFP 为 3665ng/mL,2 个月经两次微波消融及一次氩氦刀治疗后,降至 1466ng/mL。再次氩氦刀治疗后,射波刀治疗前,AFP 升至 2932ng/mL。射波刀立体定向放射治疗后 5 个月,AFP 降至正常。Schmilovitz 等报道,若 AFP 降至正常的时间较长或不能降至正常,往往提示存在微转移或微病灶,且复发率高。作者认为,AFP 增高的肝癌患者,如果不存在微转移,外科切除后,AFP 很快恢复正常值,但行根治性放射治疗后,AFP 是缓慢下降至正常。如果是姑息性 SBRT, 肿瘤有残留活性或有微转移灶,AFP 下降,但不能恢复正常,应及时给予积极的辅助治疗。

2.AFP 降至正常后,还应警惕复发

AFP 是目前诊断原发性肝癌使用最广泛的血清标志物。自从 AFP 临床应用以来,不少原发性肝癌得到早期诊断及治疗,使原发性肝癌的诊治及预后概念有了进一步更新。一般情况下,血清 AFP 水平随着肝细胞癌的生长而增高, 在症状出现前 6~12 个月即可被监测到异常。肝癌有效治疗后,增高的血清 AFP 就会下降或消失;肝癌复发时,原来已下降的 AFP 又会升高。可见 AFP 可用来评估疗效和发现肝癌的复发,与肝癌的大小也有一定的关系。对肝癌各种治疗的疗效及预后判断、动态测定血清 AFP 有其重要的临床价值。但是,也有一部分阳性患者出现肿瘤转移复发时,AFP 不升高,相反,也有一部分患者,原来 AFP 阴

性,复发转移后转为阳性。对于这种情况存在两种可能性:①是新病灶出现,不属于旧病灶复发;②是原肿瘤复发,但新病灶表达 AFP 不同。

在原发性肝癌中, 尚有 20%~30% 的患者的 AFP 为阴性,这归因于这部分患者的肿瘤细胞不分泌甲胎蛋白或分泌过少而检测不出来。

肿瘤细胞具有异质性,AFP 作为肝细胞癌分泌的一种特异性糖蛋白,在不同患者群中的表达水平是原发性肝癌的异质性表现之一,然而,这种异质性不仅可表现在不同患者群,在同一患者的不同病期也可体现出来。

该患者于 2011 年 9 月射波刀治疗到 2012 年 2 月 (5 个月后),AFP 正常,一直到 2014 年 9 月,AFP 一直正常,未再出现 AFP 反弹。即使 2014 年 2 月肝动脉造影明确肝左叶新发转移灶时,AFP 仍处于正常范围(AFP 为 2.36ng/mL)。究其原因,考虑新发病灶为再发病灶,不是复发,再发病灶与原先病灶不同源,且再发肿瘤转移灶不具有分泌 AFP 的能力。因此,对于 AFP 阳性肝癌患者, 经治疗后,AFP 降至正常后维持持续低水平者,仍应警惕肿瘤再发。由此可以看出,AFP 可以作为 AFP 阳性患者转移复发的很好指标,但不是唯一的依据,应结合其他依据。

该患者可以从 AFP 表达加以区别复发还是再发,然而对两次 AFP 均为阴性或阳性的肝癌患者,如何区别是否同源?可以分析染色体畸变来区分肿瘤性质是复发性还是再发原发性肝癌。区分复发性还是再发性肝癌非常重要,因为两种不同的检查诊断有不同的预后,复发性肝癌的预后差于再发性肝癌患者。导致再发性肝癌的基础是持续存在的病毒性肝炎。肝炎、肝硬化、肝癌可以看成是同一疾病的不同阶段,受到肝炎病毒感染的肝细胞,较无病毒感染的肝细胞容易恶变为肝细胞癌。

3.肝动脉造影的作用

杨秉辉等制订了原发性肝癌的临床诊断标准:即:①AFP≥400ng/mL,能排除妊娠、生殖系统胚胎源性肿瘤、活动性肝病及转移性肝癌,并能触及肿大、坚硬及有大结节状肿块的肝脏或影像学检查有肝癌特征的占位性病变者;②AFP<400ng/mL,能排除妊娠、生殖系统胚胎源性肿瘤、活动性肝病及转移性肝癌,并有两种影像学检查有肝癌特征的占位性病变或有

两种肝癌标志物（DCP、GGTII、AFU 及 CA199 等）阳性及一种影像学检查有肝癌特征的占位性病变。

该患者复发阶段，AFP 较未复发时无明显升高，小于 5ng/mL，影像学发现肝左叶可疑结节状病灶，但不能确诊。为明确诊断，给予进行 DSA 下肝动脉造影，术中见肝左叶肿瘤染色，明确肝左叶病灶为新发肿瘤病灶，之后针对新发病灶行化疗栓塞术。

4.错误的多次局部消融治疗后,再选择介入配合立体定向放射治疗是否可行

对肝内单发的<3cm 病灶，局部消融治疗与手术疗效相当。而如果是 3~5cm 病灶，手术疗效优于局部消融，且局部消融治疗术后复发率高。如果是>5cm 病灶，局部消融治疗疗效差，难以获得根治性疗效，易遗漏小卫星灶而造成复发率高。患者初诊时，肝内病灶>5cm，而且伴门静脉癌栓，BCLC 分期属于 C 期，不属于单纯局部消融治疗适应证。

根据原发性肝癌诊疗指南，C 期原发性肝癌患者可选择介入、放射治疗、分子靶向及全身化疗等治疗。作者开始治疗该患者时，首先给予介入治疗，但对于>5cm 的肿瘤，介入治疗无法使肿瘤完全坏死，只是一种姑息治疗手段。病灶周围区域往往残留大量的肿瘤细胞或栓塞不彻底，易导致术后复发和转移，而且门静脉癌栓极易导致肝内播散和门静脉高压，单纯介入治疗疗效差。作者认为，无论是肝内病变，还是门静脉癌栓，介入联合立体定向放射治疗都可以延长患者生存期，基于原发性肝癌诊疗指南，该患者最终选择联合射波刀立体定向放射治疗。

（曲宝林　李玉　李东）

病例 14 肝功能差的大肝癌接受单纯的射波刀放射治疗

【诊断与治疗经过】

患者：男性，50 岁

以发现 HBsAg 阳性 11 年，中上腹胀 1 年多为主诉

2002 年，因"胃溃疡"住院。治疗时，化验 HBsAg 为阳性，未行规律复查及治疗。2013 年 3 月，腹部 CT 显示肝右叶占位性病变；少量腹水；胸部 CT 未见异常；胃镜显示胃大部切除术后（毕 I 氏），残胃吻合口炎，食管静脉曲张（轻度），未行特殊治疗。2013 年 5 月 10 日，腹部 CT 显示肝右叶见类圆形低密度影，动脉期病变呈轻度强化影，门脉期及延迟扫描病变造影剂消退，延迟扫描病变呈低密度影，直径约为 5.6cm，考虑为肝癌，肝硬化，脾大，腹水，食管、胃底静脉曲张（图 19-14-1）。2013 年 5 月 15 日，腹部 MRI 显示肝 S7 可见类圆形稍长 T1 稍长 T2 信号影，动脉期上述病变不均匀轻度强化，以边缘强化为主，门脉期及延迟期呈低信号影，结合病史，考虑肝癌，建议穿刺活检（图 19-14-2）。胸部 CT 平扫未见明确病变，化验 AFP 为 109.1ng/mL，诊断为：①原发性肝癌；②乙型肝炎肝硬化失代偿期活动性，入院后给予抗病毒、抗肿瘤、调节免疫力、保肝等治疗。因患者肝功能差，Child-Pugh 评分为 B8，无手术治疗、局部消融及介入治疗适应证，拒绝行肝移植，因此考虑针对肝脏肿瘤病灶行立体定向放射治疗。5 月 17 日，行 CT 引导下肝肿瘤靶区金标植入术。7 天后，行 CT 定位，治疗计划见图 19-14-3（1）和图 19-14-3（2）。治疗计划：10Gy/F，连续 5 次之后予以加量一次 6Gy，总剂量为 56Gy。放疗期间略感纳差、恶心、无呕吐、腹痛等不适，监测血常规、肝肾功能较放疗前无明显变化。

放疗后 3 个月，即 2013 年 9 月 2 日腹部 MRI 显示肝 S7 占位性病变放疗后改变（图 19-14-4）。结合化验 AFP 降至 14.45ng/mL 和影像学检查，考虑放疗

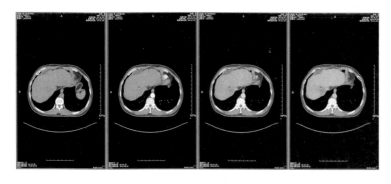

图 19-14-1 2013 年 5 月 10 日，腹部 CT 显示肝右叶有类圆形低密度影，动脉期病变呈轻度强化影，门脉期及延迟扫描病变造影剂消退，延迟扫描病变呈低密度影，直径约为 5.6cm，考虑为肝癌，肝硬化，脾大，腹水，食管、胃底静脉曲张。

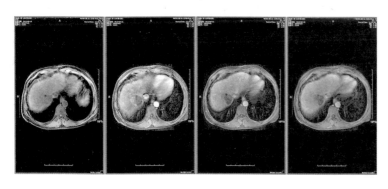

图 19-14-2 2013 年 5 月 15 日，腹部 MRI 显示肝 S7 可见类圆形稍长 T1 稍长 T2 信号影，动脉期上述病变不均匀轻度强化，以边缘强化为主，门脉期及延迟期呈低信号影，结合病史，考虑肝癌，建议穿刺活检。

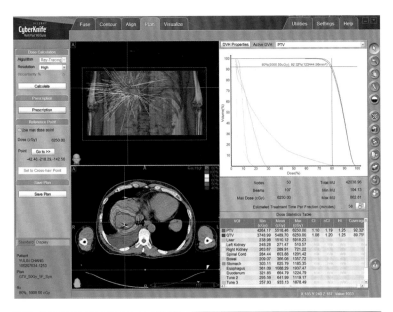

靶区名称	GTV	治疗时间	2013.05.23
剂量	10Gy×5=50Gy	GTV 体积（cm³）	139.74
PTV 体积（cm³）	133.71	正常肝体积（cm³）	1368.81
空肠（D_{5cc}）	11.25Gy	胃（D_{10cc}）	8.12Gy
十二指肠（D_{10cc}）	8.75Gy	脊髓（MAX）	12.01Gy
肝（D_{700cc}）	11.87Gy	全肝受量	15.10Gy

图 19-14-3(1)　治疗计划。

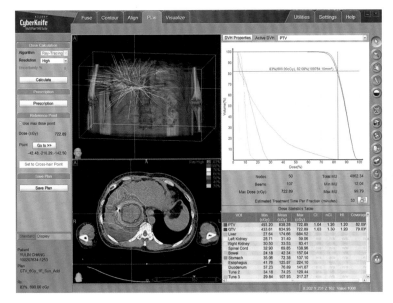

靶区名称	GTV 加量	治疗时间	2013.05.28
剂量	6Gy×1=6Gy	GTV 体积（cm³）	139.74
PTV 体积（cm³）	133.71	正常肝体积（cm³）	1368.81
空肠（D_{5cc}）	1.37Gy	胃（D_{10cc}）	0.86Gy
十二指肠（D_{10cc}）	1.01Gy	脊髓（MAX）	1.38Gy
肝（D_{700cc}）	1.37Gy	全肝受量	1.74Gy

图 19-14-3(2)　治疗计划加量。

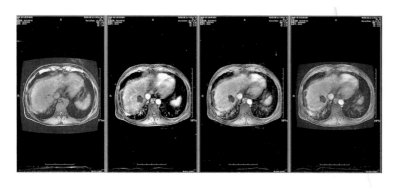

图 19-14-4 2013 年 9 月 2 日，腹部 MRI 显示肝 S7 占位性病变放疗后改变加量。

反应可能，患者肝功能较差，Chlid-Pugh 评分为 B9，予以保肝、抗病毒、抗肿瘤、增强免疫力、补充白蛋白、利尿等综合治疗后好转。放疗后 8 个月，即 2014 年 1 月 10 日，复查腹部 MRI 显示肝 S7 占位性病变动脉期病灶周边增强，但门脉期、延迟期病灶周边仍强化改变，临床认为，放射治疗后改变（图 19-14-5）。2014 年 1 月 19 日出现意识不清、双下肢无力、步态不稳，颅脑 CT 扫描未见转移性病变，诊断为"肝性脑病"，给予保肝、脱氨、灌肠等治疗后，意识恢复，但双下肢无力及步态不稳症状渐加重。2014 年 2 月 5 日，颅脑 MRI 显示双侧半卵圆中心及顶叶多发脑缺血灶（图 19-14-6），胸部 CT 平扫未见异常，入院后，予以营养神经等对症治疗后，双下肢无力症状减轻。2015 年 2 月 13

日门诊复查，具体不详。2015 年 8 月，电话随访患者一般情况尚可。

【讨论】

问题 1 肝功能较差是否可行立体定向放射治疗，如果可行是否能让患者获益

该患者为乙肝肝硬化失代偿期，肿瘤 BCLC 分期属于 A 期，肝内单发病变，无淋巴结转移，无血管侵犯，无肝外转移，但因肝功能较差，Child-Pugh 评分为 B8，无手术治疗指证，肝功能情况及肿瘤乏血供不适合行介入治疗，肿瘤的位置不适应局部消融治疗，适

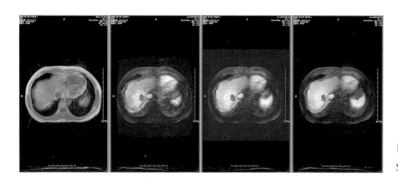

图 19-14-5 2014 年 1 月 10 日，腹部 MRI 显示肝 S7 病变放疗后改变。

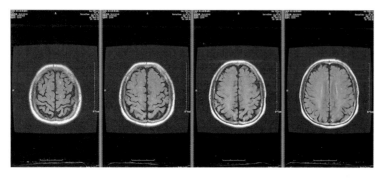

图 19-14-6 2014 年 2 月 5 日，颅脑 MRI 显示双侧半卵圆中心及顶叶多发脑缺血灶。

合行肝脏移植,但患者家属考虑肝移植费用问题及需长时间等待肝源问题,导致病情进展,错过治疗时期,要求采用非手术治疗方法,因此考虑直接针对肝脏肿瘤病灶行立体定向放射治疗。为改善肝脏功能,在保肝基础上,给予补蛋白、血浆等治疗下,给予肝肿瘤根治性放射剂量,患者至2015年8月电话随访情况尚可,已生存27个月。

问题2 如何确定放疗靶区

患者腹部CT及MRI平扫期肿瘤为低密度,动脉期显示肿瘤强化,门脉期和延迟期造影剂消退明显,因此采用平扫CT与MRI影像融合,可见肿瘤为GTV。PTV在GTV基础上是否外扩及外扩多少要依据设备整体误差、肿瘤大小,特别是肝功能的情况。金标植入位置较好,利用同步呼吸追踪,误差约为1mm。考虑患者肝功能基础较差,PTV基本等同于GTV,未行适当外扩,给予单次剂量10Gy,连续照射5次后,追加6Gy,总剂量为56Gy(生物有效剂量为110Gy),达到真正意义上根治性放射治疗。

【评论】

1.局限于肝内的直径>5cm肝癌肝功能差的治疗选择

对于局限于肝内的肝癌(直径>5cm),根据BCLC分期为A期,如肿瘤局限于一叶或半肝,在患者一般情况好且肝储备功能满意情况下,可考虑行手术切除,但术后复发率明显高于早期肝癌。也可选择TACE联合或不联合微创消融治疗。该患者肝硬化失代偿期,肝功能较差,不适合行手术,介入治疗可以作为非手术治疗中的首选方法。但对于直径>5cm肿瘤,肝功能较差及肿瘤血供不丰富的情况下,TACE无法解决肝内病灶。此患者的肝功能无法承受介入治疗,肝内肿瘤位置又在大血管旁,无法行局部消融治疗。对局限于肝内肝癌可以考虑单纯立体定向根治性放射治疗。

2.肝功能在抗肿瘤治疗中的作用

在抗肿瘤治疗前,除完善影像学检查明确肿瘤分期外,还要了解患者一般情况、心肺肾及肝功能情况。良好的肝功能是肝癌患者接受抗肿瘤治疗的基础。当肝功能较差,肿瘤>5cm,局限在肝内,无外侵,无淋巴结转移,而Child-Pugh分级为B8的条件下,对其采取何种抗肿瘤治疗呢?该患者于2013年5月腹部CT提示肝内单发大肝癌,合并腹水感染及肝功能异常,经保肝、利尿、抗感染等有效治疗后,感染控制,腹水减少,肝功能好转。但因肝硬化程度较重,处于失代偿期,对手术、介入、局部消融等抗肿瘤治疗耐受性差,选择对肝内病灶行立体定向放射治疗。在众多放疗技术中,作者认为该患者仅能选射波刀立体定向放射治疗技术,这是因为它对肝功能影响最小。在2011年2月至2014年1月,作者对63名大肝癌患者(5~10cm)接受射波刀SBRT后的肝功能情况进行评估,发现与放疗前对比均无统计学差异。

(李玉 柴广全 戴相昆)

病例 15　肝癌氩氦刀、介入治疗后出现胆管癌栓接受射波刀治疗

【诊断与治疗经过】

患者：男性，66 岁

以发现 HBsAg 阳性 3 年，乏力伴皮肤及目黄 0.5 个月为主诉

2011 年 12 月 13 日，无明显诱因出现乏力，尿黄并呈浓茶色，皮肤及目黄。化验 HBsAg 为阳性，肝功能明显异常。腹部 MRI 显示肝 S8 富含脂质乏血供占位，直径约 2cm 占位，考虑肝脏恶性肿瘤；肝硬化，脾

大，少量腹水，食管及胃底静脉曲张，多发肝硬化结节（DN）；动脉期肝内多发轻度强化影（图 19-15-1）。双肺 CT 平扫未见明确病变，化验 AFP 为 2629ng/mL。予以抗病毒、保肝、降酶、退黄等对症支持治疗后，肝功能改善。

2012 年 2 月 27 日，腹部 MRI 显示肝 S8 富含脂质乏血供占位，考虑肝癌，与 2011 年 12 月 13 日 MRI 比较，未见明确变化（图 19-15-2）。胸部 CT 平扫未见明确病变，化验 AFP 为 443.25ng/mL。2013 年 5 月 15 日，行氩氦刀消融治疗。术后，复查腹部 MRI 提示病灶凝固坏死完全（图 19-15-3）。

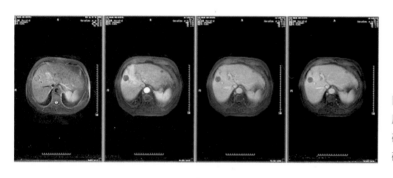

图 19-15-1　2011 年 12 月 13 日，腹部 MRI 显示肝 S8 富含脂质乏血供占位，考虑肝脏恶性肿瘤；肝硬化，脾大，少量腹水，食管及胃底静脉曲张，多发肝硬化结节。

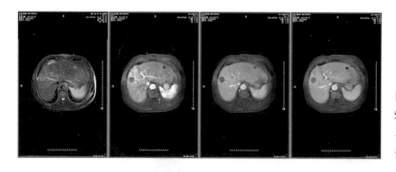

图 19-15-2　2012 年 2 月 27 日，腹部 MRI 显示肝 S8 富含脂质乏血供占位，考虑恶性肿瘤，肝癌可能，与 2011 年 12 月 13 日的腹部 MRI 比较，未见明显变化。

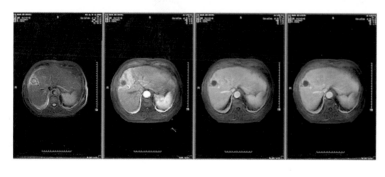

图 19-15-3　2013 年 5 月 15 日，术后复查腹部 MRI 提示病灶凝固坏死完全。

2012 年 5 月、9 月及 2013 年 1 月、5 月多次复查，腹部 MRI 均提示病灶凝固坏死完全。2013 年 9 月 29 日入院复查，腹部 MRI 显示肝占位氩氦刀术后改变，与 2013 年 5 月 15 日 MRI 对比，病灶凝固坏死好，病灶前缘结节，考虑周边复发可能（图 19-15-4）。化验 AFP 升至 10 066ng/mL，再次针对肿瘤活性病灶行 CT 引导下肝癌氩氦刀消融治疗。

2014 年 1 月 9 日，复查入院，行腹部 MRI 提示肝右叶肝癌治疗术后改变，与 2013 年 9 月 29 日 MRI 对比，病灶前缘复发区仍呈高信号，考虑病灶仍残留活性（图 19-15-5）。化验 AFP 升至 12 287ng/mL。于 2014 年 1 月 14 日行肝动脉造影，肝右叶可见肿瘤染色。将 SP 导管超-超选择性置于肝右动脉病变供血血管处，经此缓慢漂注超液态碘化油约 6mL，摄片可见碘油沉积，再次造影异常染色消失（图 19-15-6）。术后，恢复出院。

2014 年 4 月 20 日，再次入院复查，腹部 MRI 显示肝右叶肝癌治疗术后改变，与 2014 年 1 月 9 日

MRI 对比，病灶前缘异常信号，较前片增大，考虑病灶仍残留活性（图 19-15-7）。化验 AFP>20 000ng/mL。于 2014 年 4 月 23 日再次行肝动脉造影，肝右叶可见团片状肿瘤染色，将 SP 导管超-超选择性置于肝右动脉肿瘤供血血管处，再次造影表现同前，经此缓慢漂注 10mg 表柔吡星与 5mL 超液态碘化油的混悬乳液，摄片显示碘油沉积良好，之后漂注直径为 560μm 明胶海绵封闭肿瘤血管，再次造影肿瘤染色消失（图 19-15-8）。术后，恢复出院。

2014 年 9 月 12 日，化验总胆红素为 184.1μmol/L、直接胆红素为 151.7μmol/L，查腹部 MRI 提示肝右叶肝癌治疗术后改变，与 2014 年 4 月 20 日 MRI 对比，病灶前缘异常信号，较前片变化不大，考虑活性病变可能，肝门部胆管及部分右肝内胆管癌栓，伴肝内胆管扩张（图 19-15-9）。又于 2014 年 9 月 24 日行经皮肝穿胆道引流术（PTCD），术后复查胆红素缓慢下降，患者眼黄、尿黄、皮肤黄染逐渐减轻，于 2014 年 10 月 16 日至 25 日针对肝脏肿瘤病灶及胆管癌栓行放射治

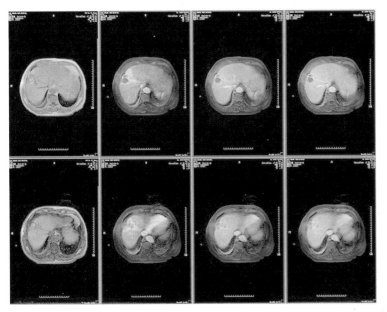

图 19-15-4 2013 年 9 月 29 日，腹部 MRI 显示肝占位氩氦刀术后改变，与 2013 年 5 月 15 日的腹部 MRI 对比，病灶凝固坏死好，病灶前缘结节，考虑周边复发可能。

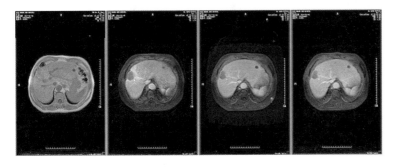

图 19-15-5 2014 年 1 月 9 日，腹部 MRI 显示肝右叶肝癌治疗术后改变，与 2013 年 9 月 29 日的腹部 MRI 对比，病灶前缘复发区仍呈高信号，但未见病灶增强，考虑病灶仍残留活性可能。

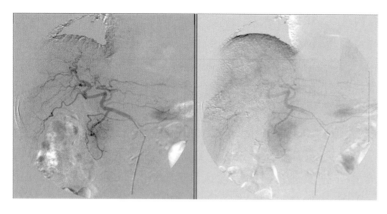

图 19-15-6　2014 年 1 月 14 日,行肝动脉造影,肝右叶可见斑片状异常染色,将 SP 导管超-超选择性置于肝右动脉病变供血血管处,经此缓慢漂注超液态碘化油约 6mL,摄片可见碘油沉积,再次造影异常染色消失。

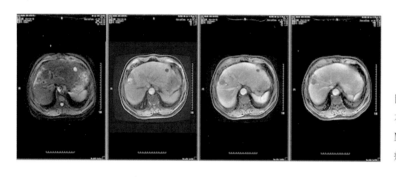

图 19-15-7　2014 年 4 月 20 日,腹部 MRI 显示肝右叶肝癌治疗术后改变,与 2014 年 1 月 9 日的腹部 MRI 对比,病灶前缘异常信号,较前片略增大,考虑病灶仍残留活性可能。

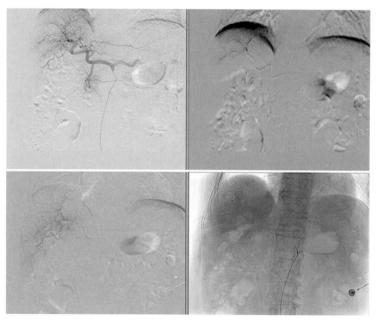

图 19-15-8　2014 年 4 月 23 日,行肝动脉造影,肝右叶可见团片状肿瘤染色,将 SP 导管超-超选择性置于肝右动脉肿瘤供血血管处,再次造影表现同前,经此缓慢漂注 10mg 表柔吡星与 5mL 超液态碘化油的混悬乳液,摄片显示碘油沉积良好,之后漂注直径为 560μm 明胶海绵封闭肿瘤血管,再次造影肿瘤染色消失。

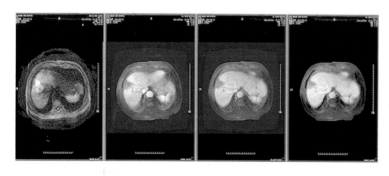

图 19-15-9　2014 年 9 月 12 日,腹部 MRI 显示肝右叶肝癌治疗术后改变,与 2014 年 4 月 20 日的腹部 MRI 对比,病灶前缘异常信号,较前片变化不大,考虑活性病变可能,肝门部胆管及部分右肝内胆管癌栓,伴肝内胆管扩张。

疗,治疗计划见图 19-15-10(1),治疗计划:8Gy/F,连续 6 次之后,予以加量一次 5Gy,加量计划见图 19-15-10(2),总剂量为 53Gy,过程顺利。放疗结束后,胆红素逐渐降至正常。

2014 年 12 月 22 日,腹部 MRI 显示肝右叶肝癌治疗术后改变,与 2014 年 9 月 12 日的腹部 MRI 相比,病灶凝固坏死,周边异常强化考虑放疗后改变,伴肝内

胆管轻度扩张,建议:3 个月后复查(图 19-15-11)。肺部 CT 显示少量胸腔积液,化验 AFP 降至 182ng/mL,动态观察。

2015 年 4 月 12 日,腹部 MRI 显示肝右叶肝癌治疗术后改变,与 2014 年 12 月 22 日的腹部 MRI 相比,病灶凝固坏死,周边异常强化考虑放疗后改变,伴肝内胆管轻度扩张(图 19-15-12)。双肺 CT 平扫未见明确

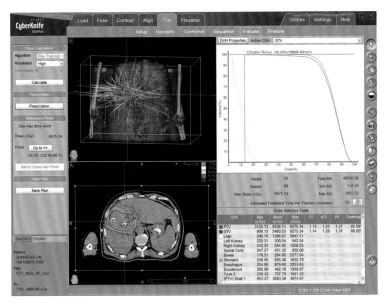

靶区名称	GTV	治疗时间	2014.10.15
剂量	8Gy×6=48Gy	GTV 体积(cm³)	196.86
PTV 体积(cm³)	186.48	正常肝体积(cm³)	1941.01
空肠(D$_{5cc}$)	18.41Gy	胃(D$_{10cc}$)	13.15Gy
十二指肠(D$_{10cc}$)	6.57Gy	脊髓(MAX)	9.50Gy
肝(D$_{700cc}$)	14.38Gy	全肝受量	13.86Gy

图 19-15-10(1)　治疗计划设计。

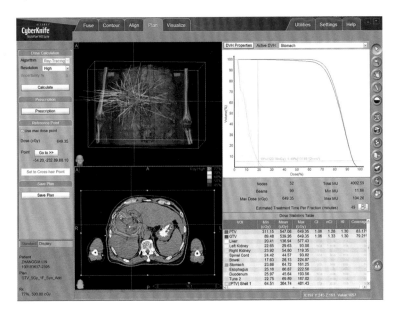

图 19-15-10(2)　治疗计划设计加量。

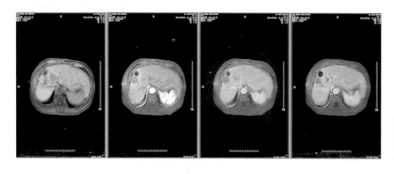

图 19-15-11　2014 年 12 月 22 日,腹部 MRI 显示肝右叶肝癌治疗术后改变,与 2014 年 9 月 12 日 MRI 相比,病灶凝固坏死,周边异常强化考虑放疗后改变,伴肝内胆管轻度扩张,建议:3 个月复查。

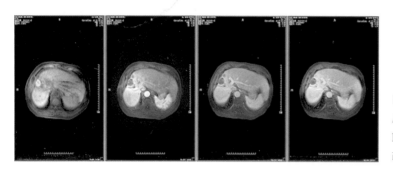

图 19-15-12　2015 年 4 月 12 日,腹部 MRI 显示肝右叶肝癌治疗术后改变,与 2014 年 12 月 22 日 MRI 相比,病灶凝固坏死,周边异常强化考虑放疗后改变,伴肝内胆管轻度扩张。

异常,建议定期复查胸部 CT 以了解纵隔内软组织结节影变化,化验 AFP 为 2.95ng/mL,继续观察。2016 年 6 月,电话随访患者一般情况好,无不适,能正常工作和生活。

【讨论】

问题 1　氩氦刀消融治疗能使患者获益吗

腹部 MRI 发现肝内 2cm 的占位性病变,AFP 为 2629ng/mL,未进行处理,动态观察。3 个月后,MRI 显示肝内病灶无变化,但 AFP 降至 443.25ng/mL。在未行任何抗肿瘤治疗下,AFP 进行性下降,且可疑肝内占位较前无明显变化,此时治疗应谨慎,应行肝穿刺取活检病理检查或肝动脉造影检查,或者仍可考虑动态观察,但同时给予氩氦刀消融治疗经此治疗后,AFP 仍未至正常。18 个月后,氩氦刀治疗处病变较前增大,AFP 为 10 066ng/mL,再次行氩氦刀消融治疗。4 个月后,MRI 复查肿瘤未控,AFP 为 12 287ng/mL,改为介入治疗。从治疗经过看,氩氦刀治疗并未获益。

问题 2　介入治疗能使患者获益吗

该患者 2 次氩氦刀消融治疗后,病灶较治疗前增大,AFP 为 20 000ng/mL。3 个月内行 2 次介入治疗,

介入 5 个月后,因肝癌伴胆管内癌栓,出现梗阻性黄疸。综上所述,介入治疗也未获益,分析胆管内癌栓可能与氩氦刀消融治疗所致。

问题 3　立体定向放射治疗能让患者获益吗

患者入院时,处于肝硬化失代偿期,伴腹水,肝功能 Child-Pugh 分级为 B7,肿瘤分期属于进展期,肝癌伴胆管癌栓,且出现梗阻性黄疸。化验总胆红素为 184.1μmol/L、直接胆红素为 151.7μmol/L,肝内胆管扩张。治疗首先减黄,采用经皮肝穿胆道引流(PTCD)。20 天后,采用射波刀立体定向放射治疗。2 个月后,AFP 下降。6 个月后,多次复查腹部 MRI 提示肝内病灶无活性。

问题 4　如何确定放疗靶区和剂量

靶区勾画应注意以下几点:①既往微创治疗和 PTCD 针道;②按照 Satoh 胆管癌栓分型该患者属于 Ⅱ型,因此勾画靶区按Ⅱ型勾画;③CT 定位图像和 MRI 融合;④根据既往介入碘油沉积情况。综上所述,在勾画 GTV 时,考虑以上因素而适当扩大。由于采用射波刀精确放疗技术,考虑到靶区较大及病变位于肝门区,未给予较高的单次剂量,单次剂量给予 8Gy,连续 6 次后,再追加一次 5Gy,总剂量为 53Gy。

【评论】

1.肝癌伴胆管癌栓概述

Ueda 等和 Shiomi 等报道，胆管癌栓为肝癌患者出现黄疸的因素之一。在原发性肝癌的外科手术切除标本与尸检标本中，胆管癌栓占 2%~13%。一般认为，肝癌伴胆管癌栓为肝癌晚期，且患者常合并肝炎肝硬化，故切除率低，预后差。本病有肝癌和胆管梗阻的临床表现，包括右上腹痛、呈隐痛或胆绞痛、皮肤瘙痒、进行性黄疸、陶土样粪便和尿色深暗等。如果癌栓部分坏死脱落，黄疸可有波动性。少数患者还可以出现明显的胆道出血或反复表现为大便隐血阳性，可较快发展为肝衰竭。Ueda 等根据胆管癌栓存在的部位分为 4 型：Ⅰ型，胆管癌栓位于胆管树内的二级分支内，一般不引起黄疸，癌栓可随肿瘤一并切除；Ⅱ型，胆管癌栓延伸到胆管树内一级分支内；Ⅲa 型胆管癌栓延伸到胆总管，Ⅲb 癌栓种植于胆总管内；Ⅳ型肝内原发肿瘤坏死脱落，肿瘤碎片进入胆总管内。Satoh 等简化了 Ueda 分型：Ⅰ型，癌栓位于胆道的一级分支，未达到左右肝管汇合部；Ⅱ型，癌栓延伸超过左右肝管汇合部；Ⅲ型，癌栓游离于原发肿瘤，在肝总管腔内生长。该患者腹部 MRI 显示肝门部胆管及右肝内胆管内癌栓，根据 Satoh 分型属于 Ⅱ型。

2.肝癌伴胆管癌栓的治疗

（1）手术治疗。既往认为肝癌伴胆管癌栓已属于晚期，疗效差，生存期远远低于不伴胆管癌栓的肝癌患者，原因在于当发现胆管癌栓时大多数病例已经有肝外的远处转移。近几年，大多数学者指出，经积极手术治疗，肝癌是否伴有胆管癌栓在生存率方面没有明显差别。以往有学者认为，胆管切开取癌栓是手术的禁忌，因为会导致腹膜播散。Satoh 等和 Shiomi 等比较了肝癌伴胆管癌栓行胆管切除与未行胆管切除的患者的生存率，结果均无明显差异，均认为肿瘤切除联合胆管切开取栓是合理的手术方式。但对于胆管癌栓与胆管壁粘连紧密者，说明胆管被癌栓侵犯，应行肝癌切除加胆管切除重建。

（2）非手术治疗。对于不能切除的肝癌伴胆管癌栓的患者行内镜胆道引流（ERCP）仍有争议，因为这些患者生存期短。Yoshioka 等认为，对胆管癌栓放置胆管内支架对肿瘤引起的胆管狭窄有许多优越性：压迫肿瘤，阻止肿瘤长入管腔内；扩张狭窄的胆管并引流胆汁；联合 TACE 可阻止胆道出血。Matsueda 等认为，对不能切除的肝癌伴胆管癌栓的患者行 ERCP 治疗有可能取得较为满意的姑息性治疗效果，但对于肿瘤侵犯两侧肝管和两叶多发性的肝癌效果不理想。在行 ERCP 前首要的是考虑到肿瘤的位置、范围、梗阻时间、肝功能以及门静脉有无栓塞。Lee 等认为，早期有效的胆道引流在肝功能差的病例中是必要的，可明显改善预后。胆管引流联合 TACE 被推荐为手术前的治疗措施。手术后联合化疗或 TACE 有助于控制术后的复发。Shibata 等认为，肝动脉栓塞（TAE）是唯一适用于治疗胆管癌栓大出血的有效措施，虽然它的有效性可能是暂时的，因为癌栓瘤体的生长会导致再发出血。

3.肝癌伴胆管癌栓的预后

肝癌伴胆管癌栓总体来说治疗效果较差，预后欠佳，主要原因有以下几个方面：Fukuda 等认为，一个原因是瘤栓的存在伴随着术后的高复发的可能性，即使根治性手术早期也常会发生广泛的多结节性的复发；另外一个原因是残留肝脏内的复发呈弥漫性的形式。Tanaka 等还指出，由于内科医生对本病的认识不足，使 80% 的肝癌患者不能从外科治疗中受益。经正确诊断的患者经合理的术前治疗，均可取得较好的临床效果。Shiomi 等报道，外科手术后的患者 3 年和 5 年的生存率分别为 47% 和 28%，中位生存期为 2.3 年，与不伴有胆管癌栓的肝癌患者生存率相近。

4.思考与疗效

作者认为，对肝内病变，虽然 AFP 高，但经 3 个月的观察，AFP 反而下降，肝内病变无变化。下一步应是行肝内病灶活检取得病理诊断，同时继续观察。这两项都没做，就行 2 次氩氦刀消融治疗，从临床上观察病灶控制 18 个月。之后 AFP 达 20 000ng/mL，经介入补充治疗，病灶未达到控制反而加重，导致梗阻性黄疸。随着放射治疗技术发展，目前达到对肿瘤实施"实时追踪"照射的设备仅有射波刀立体定向放射治疗技术。尤其是在"实时追踪"技术下实施对动态肿瘤的静态照射，真正达到可以给予肿瘤根治性致死剂量并对肿瘤周围危及器官低剂量。该患者确诊时为早期肝癌，由于 2 次氩氦刀消融治疗和 2 次介入治疗后，逐渐发展成大肝癌并胆管内癌栓形成，出现梗阻性黄疸，AFP 20 000umol/L。经 PTCD 减黄，20 天后采用射波刀立体定向放射治疗。2 个月后，AFP 降至 182μmol/L。半年后，MRI 显示肝内病灶无活性，AFP 降至 2.95μmol/L。2016 年 6 月，电话随访患者能正常生活。从这个病例可以看出，射波刀立体定向低分割、高剂量放射治疗是可以像外科手术一样根治肝内肿瘤。但还需临床继续系统观察和总结。

（李玉　阎英　李继伟）

病例 16 肝细胞癌伴胸壁转移、肾上腺转移灶行射波刀治疗

【诊断与治疗经过】

患者:男性,47 岁
以左侧胸壁隐痛不适 4 个多月为主诉

2012 年 12 月,无诱因出现左侧胸壁隐痛不适,初未予重视。2013 年 3 月初,胸壁疼痛无缓解,且左侧胸壁可触及一肿块,AFP 正常,肝功能正常,腹部 CT 提示肝脏占位,左胸壁肋骨转移,行病理活检提示"转移癌,不除外肝细胞肝癌",PET-CT 提示肝右叶等代谢低密度肿物,左胸壁第八肋骨质破坏并周围高代谢软组织肿物形成,肝细胞癌伴转移可能性大。2013 年 4 月 11 日,腹部 CT 提示肝癌;肝硬化,脾大;左胸壁第八肋骨转移(图 19-16-1);化验 AFP 为 3.27ng/mL,肝功能正常,结合 PET-CT 检查,临床诊断为肝细胞肝癌伴左胸壁第八肋骨转移。BCLC 分期为 C 期,TNM 分期为 T2N0M1(Ⅳ期)。2013 年 4 月 15 日,行肝动脉造影,肝右叶见片状染色,肝左叶未见异常染色,肝脏血管扭曲明显,用微导管插至肝右动脉近肿瘤血管开口处后,注入盐酸博安霉素 21.84mg 与 9mL 碘油混悬液。栓塞后,摄片见碘油聚积尚可(图 19-16-2)。肝细胞肝癌并胸壁转移,无手术治疗指征,行介入治疗对肝细胞肝癌起到控制作用。病情稳定后,

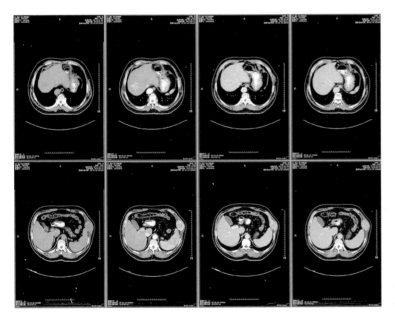

图 19-16-1 2013 年 4 月 11 日,腹部 CT 显示肝多发占位性病变,考虑肝癌、肝硬化、脾大、左侧胸壁转移。

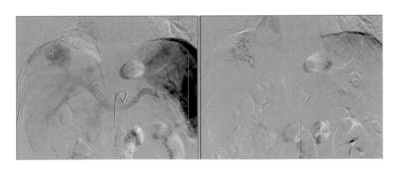

图 19-16-2 2013 年 4 月 15 日,行肝动脉造影,肝右叶见片状染色。栓塞后,摄片见碘油聚积良好。

各项指标尚可,针对肝细胞肝癌病灶及胸壁转移病灶行射波刀立体定向放射治疗。CT引导下,对右肝病变及左胸壁病变行金标植入术。1周后,行CT定位,再针对肝内病灶行射波刀立体定向放射治疗,治疗计划见图19-16-3(1)。治疗计划:10Gy/F,共5次,总剂量为50Gy,连续照射。放疗期间,无恶心、呕吐、乏力、纳差等症状,期间随访肝功能及血常规无异常。继续针对肋骨病灶转移灶行射波刀立体定向放射治疗,治疗计划见图19-16-3(2),其治疗计划:8Gy/次,治疗1次后,更改治疗计划。更改后的治疗计划见图19-16-3(3),其治疗计划:8Gy/F,共5次,总剂量为40Gy。放疗期间,无恶心、呕吐、乏力、纳差等症状,期间随访肝

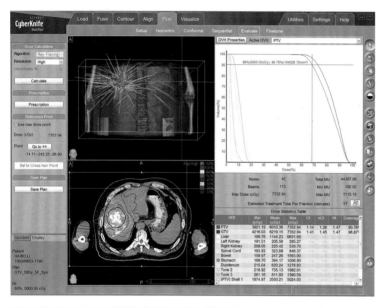

靶区名称	GTV1	治疗时间	2013.04.19~ 2013.04.23
剂量	10Gy×5=50Gy	GTV 体积(cm³)	87.21
PTV 体积(cm³)	114.61	正常肝体积(cm³)	2049.69
空肠(D$_{5cc}$)	11.76Gy	胃(D$_{10cc}$)	7.35Gy
十二指肠(D$_{10cc}$)	9.55Gy	脊髓(MAX)	8.46Gy
肝(D$_{700cc}$)	11.78Gy	全肝受量	11.44Gy

图 19-16-3(1)　治疗计划。

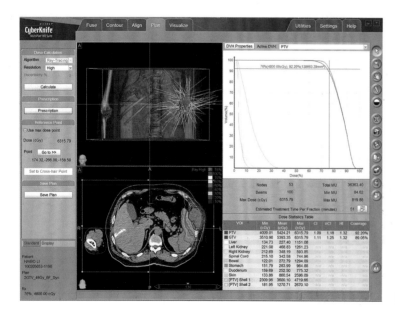

图 19-16-3(2)　继续治疗计划。(待续)

靶区名称	GTV2	治疗时间	2013.04.24
剂量	8Gy×1=8Gy	GTV 体积 (cm³)	152.43
PTV 体积 (cm³)	150.40	备注	该计划只执行一次
空肠 (D$_{5cc}$)	10.73Gy	胃 (D$_{10cc}$)	6.31Gy
十二指肠 (D$_{10cc}$)	2.52Gy	脊髓 (MAX)	7.44Gy

图 19-16-3(2)(续)

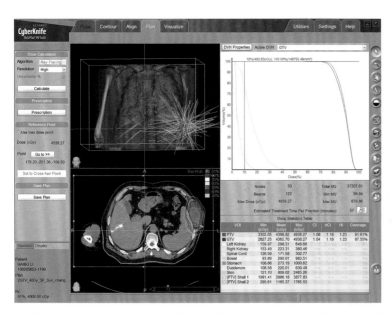

靶区名称	GTV2-CH	治疗时间	2013.04.26~ 2013.04.30
剂量	8Gy×5=40Gy	GTV 体积 (cm³)	149.75
PTV 体积 (cm³)	137.85	脊髓 (MAX)	3.02Gy
空肠 (D$_{5cc}$)	7.90Gy	胃 (D$_{10cc}$)	7.90Gy
十二指肠 (D$_{10cc}$)	4.93Gy		

图 19-16-3(3)　更改后的治疗计划。

功能及血常规无异常。

　　立体定向放射治疗后 3 个月，即 2013 年 8 月 9 日入院复查，腹部 MRI 显示肝占位介入及放疗后改变，病变未见明确活性残留，较前缩小，建议定期复查 (图 19-16-4)。2013 年 8 月 10 日，腹部 CT 显示肝右叶后段有 38mm×27mm 斑片状高密度影，其周边见多个金标影，增强扫描高密度影周边片状强化，门脉期及延迟扫描仍呈高密度改变，考虑治疗后改变；肝左叶见小片状 (12mm×18mm) 强化，考虑异常灌注，建议定期复查；胸壁转移治疗术后较前 (2013 年 4 月 11 日的腹部 CT) 相比明显好转 (图 19-16-5)；肺部 CT 显示双肺未见明显异常，AFP 及肝功能正常，继续动态观察。放射治疗后 6.5 个月，即 2013 年 11 月 22 日，复查腹部 CT 显示肝内病灶无活性残瘤，左侧胸壁转移灶控制好 (图 19-16-6)。同日，肺部 CT 显示双肺野内未见明确异常 (图 19-16-7)。腹部 MRI 显示肝占

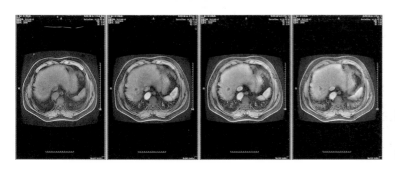

图 19-16-4　2013 年 8 月 9 日，腹部 MRI 显示肝占位介入及放疗后改变，病变未见明确活性残留，较前缩小。

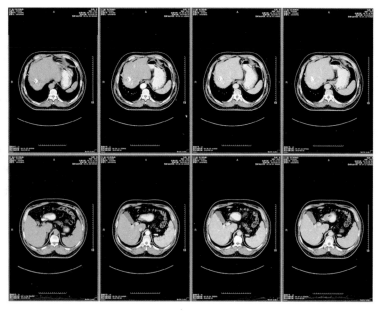

图 19-16-5　2013 年 8 月 10 日，腹部 CT 显示肝右叶后段有 38mm×27mm 斑片状高密度影，其周边见多个金标影，增强扫描高密度影周边片状强化，门脉期及延迟扫描仍呈高密度改变，考虑治疗后改变；肝左叶见小片状（12mm×18mm）强化，考虑异常灌注，建议定期复查；胸壁转移治疗术后的腹部 CT，与 2013 年 4 月 11 日的腹部 CT 相比明显好转。

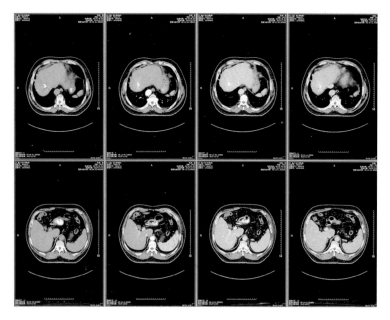

图 19-16-6　2013 年 11 月 22 日，腹部 CT 显示肝内病灶无活性残瘤，左侧胸壁转移灶控制好。

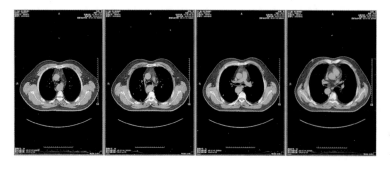

图 19-16-7　2013 年 11 月 22 日，肺部 CT 显示双肺野内未见明确异常结节或团块影，主肺动脉窗内见数个结节影，较前无明显变化。

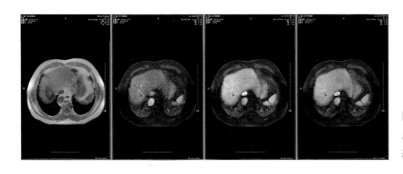

图 19-16-8 2013 年 11 月 24 日，腹部 MRI 显示肝占位介入及放疗后改变，病变未见明确活性残留，较前缩小。

位介入及放疗后改变，与 2013 年 8 月 12 日的腹部 MRI 比较，病变未见明确活性残留，较前缩小，建议定期复查（图 19-16-8）。放射治疗后 10 个月，即 2014 年 3 月复查，腹部 MRI 显示肝占位介入及放疗后改变，病变未见明确活性残留，建议定期复查，考虑左肾上腺转移瘤（图 19-16-9）；腹部 CT 显示肝癌治疗术后改变，建议结合磁共振或定期复查；左肾上腺软组

织结节影考虑转移（图 19-16-10）；肺部 CT 未见异常（图 19-16-11）。AFP 为 1.56ng/mL，肝功能正常。2014 年 6 月 18 日，再次入院，腹部 MRI 及 CT 均提示肝内病变无活性残留，左侧肾上腺转移瘤较前增大[图 19-16-12（1）及图 19-16-12（2）]，肺部 CT 较前无明显变化，AFP 为 2.16ng/mL，肝功能无异常。住院期间，于 2014 年 6 月 20 日行左侧肾上腺转移灶 CT 引导下金

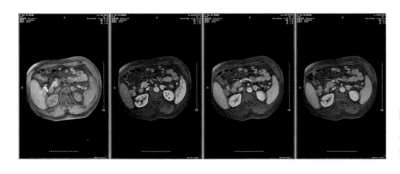

图 19-16-9 2014 年 3 月，腹部 MRI 显示肝占位介入及放疗后改变，病变未见明确活性残留，建议定期复查，考虑左肾上腺转移瘤。

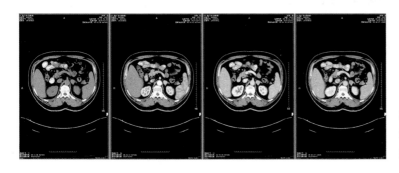

图 19-16-10 腹部 CT 显示肝癌治疗术后改变，建议结合核磁或定期复查；左肾上腺软组织结节影考虑转移。

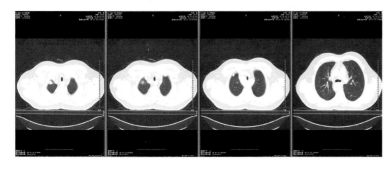

图 19-16-11 肺部 CT 右上肺软组织影性质待定，未见异常。

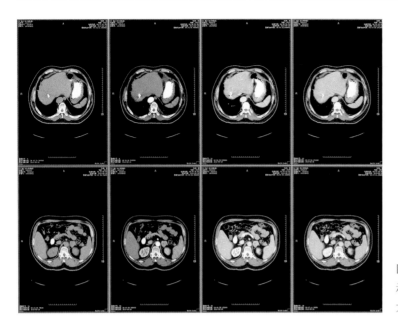

图 19-16-12(1)　2014 年 6 月 18 日，腹部 CT 显示肝内病变无活性残留，左侧肾上腺转移瘤较前增大。

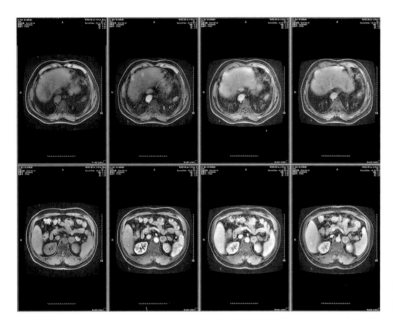

图 19-16-12(2)　腹部 MRI 显示肝内病变无活性残留，左侧肾上腺转移瘤较前增大。

标植入术，后行 CT 下定位，治疗计划见图 19-16-13(1)和图 19-16-13(2)。给予 8Gy/F，连续照射 6 次之后，予以加量一次，总剂量为 56Gy。放疗期间，无食欲不振、恶心、呕吐等不良反应，期间复查肝功能及血常规较放疗前无明显变化，治疗结束出院。第二阶段放射治疗后 3 个月，即 2014 年 10 月 17 日，复查腹部 CT 显示肝内病变无活性残留，左侧肾上腺转移瘤较前明显缩小（图 19-16-14）。肺部 CT 较前无明显变化，AFP 为 7.04ng/mL，肝功能正常。

最后一次随访时间为 2016 年 8 月，患者一般情况尚可，能正常工作。截止到最后一次随访，其无病生存时间为 40 个月。

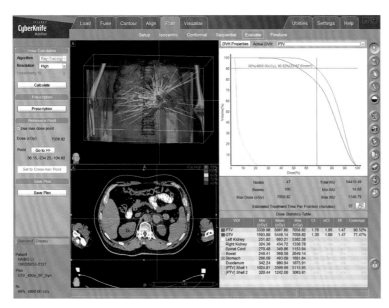

靶区名称	GTV	治疗时间	2013.06.24~ 2013.06.29
剂量	8Gy×6=48Gy	GTV 体积(cm³)	40.56
PTV 体积(cm³)	25.59	脊髓(MAX)	11.53Gy
空肠(D₅cc)	21.17Gy	胃(D₁₀cc)	13.41Gy
十二指肠(D₁₀cc)	14.11Gy		

图 19-16-13(1)　胸壁及骨转移灶治疗计划。

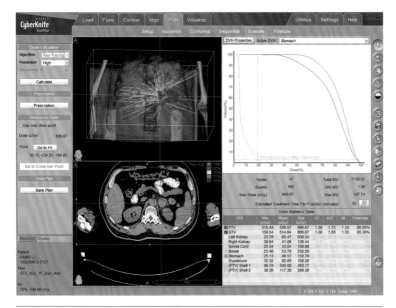

靶区名称	GTV	治疗时间	2013.06.24~ 2013.06.29
剂量	8Gy×1=8Gy	GTV 体积(cm³)	40.56
PTV 体积(cm³)	25.59	脊髓(MAX)	11.53Gy
空肠(D₅cc)	21.17Gy	胃(D₁₀cc)	13.41Gy
十二指肠(D₁₀cc)	14.11Gy		

图 19-16-13(2)　治疗计划加量。

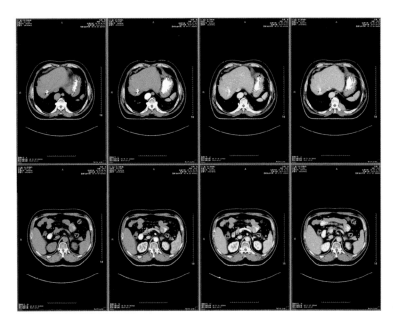

图 19-16-14　2014 年 10 月 17 日,腹部 CT 显示肝内病变无活性残留,左侧肾上腺转移瘤较前明显缩小,未见明显活性残存。

【讨论】

问题 1　如何明确放射治疗的适应证

该患者慢性肝病背景下,腹部 CT 提示肝癌,转移灶病理诊断为肝细胞癌来源,肝动脉造影明确诊断,同时明确肝内其他部位无病变。该患者为肝硬化代偿期,肝功能基础好,Child-Pugh 评分为 A 级。肝癌合并胸壁转移,后出现肾上腺转移灶,均为放射治疗适应证。虽然不符合根治性放疗所具备的条件,但仍给予根治性放疗剂量。

问题 2　如何确定放疗靶区、剂量

肝动脉造影目的:①是消灭亚临床病灶;②是有利靶区勾画。肝内靶区 GTV 影像为可见的病变,PTV 为 GTV 外扩 1.5mm。左侧胸壁转移病变,可见肿瘤为 GTV。但设计 PTV 剂量时,考虑到外皮肤和内肠道,PTV 在 GTV 基础上做适当内缩。

该患者虽然不符合根治性放疗条件,应仍给予根治性放疗剂量。肝癌的姑息性治疗剂量多少及采取何种低分割剂量,目前没有固定模式。从每次 3~30Gy 不等,差异跨度大,难以区分其优劣。依据射波刀设备的技术特点,每个照射部位都进行金标植入。针对肝内病灶行立体定向放射治疗,分别给予肝内病变 10Gy/F,共 5 次,总剂量为 50Gy;肋骨病灶单次剂量为 8Gy,连续照射 6 次,总剂量为 48Gy,连续照射;左肾上腺病灶单次剂量为 8Gy,连续照射 6 次,总剂量为 48Gy。对这 3 个部位肿瘤,均给予低分割、高剂量,均达到根治性治疗剂量,如此高的放疗剂量源于射波刀设备精确性,即每个病灶都给予金标植入。治疗时,采用同步呼吸追踪系统,可明显提高治疗精度。

【评论】

1.放射治疗的指征

放疗是恶性肿瘤的基本治疗手段之一,20 世纪 90 年代中期之后,现代精确放疗技术发展迅速,包括三维适形放射治疗(3D-CRT)、调强放射治疗(IMRT)等日益成熟和广泛应用,为采用放疗手段治疗肝癌提供了新的机会。作者认为,3D-CRT 与 IMRT 是放射治疗很好的技术,但对以肝硬化为背景的肝癌行放射治疗,一是无法达到很好的保护正常肝脏组织,二是无法达到对肝内肿瘤真正给予根治性放射剂量。因为这两种设备目前不具备在照射过程中实时追踪肿瘤进行照射。而射波刀立体定向放射治疗的实时追踪肿瘤进行照射,误差在毫米以下,所以能很好保护正常肝脏组织和给予肝肿瘤根治性照射剂量。

作为肝癌的综合治疗的重要手段,射波刀立体定向放射治疗适应证:①局限于肝内肝细胞癌:放疗联合介入治疗,可以显著提高有效率和生存率;②肝细胞癌伴癌栓：放疗可针对外科、微创消融或介入治疗后出现的癌栓以及原发灶的癌栓（包括下腔静脉癌栓），可以延长患者生存期C级；③肝细胞癌伴淋巴结转移：放疗可显著改善淋巴结转移的肝细胞癌患者的生存期；④肝细胞癌肾上腺转移：放疗可缓解肾上腺转移灶出现的症状，但尚无证据说明放疗可以延长生存期；⑤肝细胞癌骨转移：放射治疗的目标为缓解症状从而提高患者生存质量，但无证据说明能够延长患者生存期；⑥胆管细胞癌：放疗可延长切除术后切缘阳性和不能切除的胆管细胞癌患者的生存期。以肝硬化为背景的肝癌即使应用3D-CRT和IMRT，大多是属于姑息性手段，疗效较差，即使能延长生存期，也比较短，与传统二维肝癌放射治疗无显著差异。这是因为，对于肝内>50mm³用的肿瘤，3D-CRT和IMRT，一是无法给予根治性放射剂量（BED达不到100Gy以上）；二是无法真正保护正常肝组织。针对上述临床情况，射波刀立体定向放射治疗是有真正意义上的精确放疗，为临床带来外科意义上的切除术概念。尽管其能显示有更好的疗效，但没有更强的循证医学证据，因此，目前立体定向放射治疗对肝内病灶只是可供选择的重要治疗方法之一，特别是对肝外的转移病灶。

2.肾上腺转移癌的诊断与鉴别诊断

肾上腺转移癌根据原发肿瘤病史，如术中或术后随访发现肾上腺区实性肿物，结合影像学检查，一般可明确诊断。肾上腺转移癌起病隐匿，且多无特异性症状，但肿瘤较大可出现同侧腰背部酸痛不适，晚期患者可出现肿瘤恶病质表现，一般无肾上腺内分泌功能特异表现，常在原发肿瘤诊治过程中或肿瘤治疗后随访检查时发现，早期诊断有时比较困难。对于原发肿瘤，重视术中及术后肾上腺部位检查及随访，便于早期发现转移。B超对肾上腺肿块的定位诊断具有很高的准确性，可检出直径>1cm的肿瘤；CT可发现直径>0.5cm的肿瘤，同时可观察邻近器官及淋巴结有无转移，有助于判断肿瘤分期。MRI可进一步明确肿瘤部位及与周围组织关系，尤其是明确周围血管情况。PET-CT是目前唯一可用了解组织分子生物学代谢改变的影响技术，反映病灶的代谢活跃程度。

肾上腺转移癌应与肾上腺原发癌及腺瘤相鉴别。肾上腺原发癌及腺瘤患者大部分因为高血压、心悸、肥胖、低血钾及夜尿增多等就诊，内分泌检查提示有肾上腺功能改变，小部分无功能肿瘤在体检时发现，其他脏器无原发肿瘤。B超检查无特异性，不能区分原发肿瘤或腺瘤。CT检查肾上腺转移癌表现为肿瘤近似椭圆形，肿瘤较大且形态不规则，边界不清，毛糙和分叶被认为是肾上腺转移癌的特征。CT平扫密度不均匀，部分可见坏死灶，增强扫描表现多样，可表现为均匀强化、混杂强化和环状强化型。这可能与肿瘤有假包膜及肿瘤液化、坏死有关。当出现假包膜时，增强扫描较原发肿瘤强化更明显，有助于鉴别原发肿瘤。MRI表现为T_1加权像低信号，T_2加权像高信号，大多呈不均匀或不规则状态，但同时出现肾上腺肿瘤或其他部位肿瘤，有时不易鉴别是原发或是转移肿瘤，最终仍需病理检查确诊。

3.原发性肝癌伴肾上腺转移应选择何种治疗方法

作者综合国内外资料认为，肾上腺是肝细胞癌常见的转移部位，尸检发现转移率为8%，临床随访报告也显示，肾上腺转移占所有肝外转移的8.8%，在肺、淋巴结、骨之后，居第四位；而肾上腺转移癌中，来自肝细胞癌的转移占42.7%，居第一位。原发性肝癌肾上腺转移以血行转移为主，也可经淋巴转移或局部转移。单侧转移多见，占60%~66.2%，多见于右侧，肾上腺转移往往出现在并且终末期，79.6%的患者同时伴有其他部位的转移播散，预后不佳。早期发现、合理治疗对改善肝癌患者的预后有重要意义，但肝细胞癌肾上腺转移治疗方面的报道很少，最佳治疗方案仍然不确切。目前文献报道，肾上腺转移癌可选择的治疗方法有手术、放疗、介入、无水乙醇注射或射频消融、全身化疗等。Park等报道了30例肝癌伴肾上腺转移灶手术治疗、非手术治疗以及不治疗的疗效分析，中位生存期分别为手术治疗21.4个月，非手术治疗为11.1个月，未治疗组为5.6个月，但每组的病例数少，接受手术治疗者均为全身情况最好的病例，且仅为5例。Momoi等比较了23例肝癌伴肾上腺转移切除术与TACE或无水乙醇注射治疗效果的比较，显示手术治疗与其他疗法没有显著差异。

肝癌肾上腺转移理论上可以进行介入栓塞治疗，因为转移灶和原发灶一样，都是血供丰富的肿瘤，可以进行栓塞。实际上，肾上腺转移灶的动脉血供复杂，有的是肝动脉分支，但大部分是肾动脉血供，栓塞的同时,可能出现患侧肾梗死,导致血尿、蛋白尿、肾衰等并发症。

4.我们的思考

对患者选择何种治疗方法?选择放射治疗应选何种设备和技术？放射治疗技术确定后,给予根治性放射治疗还是姑息性？作者认为,在确保危及器官不受放射损伤的前提下,应对原发病灶和转移病灶给予根治性放射治疗。2013 年 4 月,对肝内 5cm 以下病灶及左侧胸壁肋骨转移病变分别植入金标,行射波刀根治性放射治疗,6 个月后, 两个病灶影像诊断代谢无活性。2013 年 6 月,左侧肾上腺转移,植入金标。照射时,行脊椎摆位,同步呼吸追踪,给予 8Gy/F,连续 6 次,后追加一次剂量 8Gy,总剂量为 56Gy。2016 年 8 月,随访发现,患者能正常工作。从这个患者治疗效果可以看出,作者以外科切除肿瘤的理念,给予低分割、高剂量的放射治疗是来源于射波刀设备所具备高精确实时追踪肿瘤照射的特点。

(李玉　戴相昆　刘芳)

病例 17　肝右叶大肝癌射波刀治疗后肝内转移再次立体定向放射治疗

【诊断与治疗经过】

患者:男性,62 岁

以发现 HBsAg 阳性 30 年,腹胀 1 个多月为主诉

2013 年 10 月 13 日,腹部 CT 显示肝右叶见一 62mm×48mm 低密度影,边缘欠规则,考虑为恶性病变(图 19-17-1)。肺部 CT 未见异常,化验 AFP 为 547.9ng/mL,肝功能无异常。乙肝五项:HBsAg、HBeAb、HBcAb 均阳性,其余两项均阴性,临床诊断为原发性肝癌。肿瘤>5cm,患者因合并高血压、糖尿病及糖尿

病肾病,考虑自身对手术耐受性差,拒绝手术切除。2013 年 10 月 17 日,行介入治疗,术中见肝右叶近肝顶处有片状肿瘤染色,肝脏血管扭曲明显,肝左叶未见异常染色,用微导管插至肝右动脉近肿瘤血管开口处后,注入 7mL 碘油混悬液。摄片见碘油聚积尚可(图 19-17-2)。术后,腹胀及肝区不适较前好转。从定位 CT 显示肝右叶见斑片状高密度碘油散在聚集,边缘欠规则[图 19-17-3(1)]。肿瘤直径>5cm,单独介入治疗疗效欠佳。介入治疗后,遂决定选择射波刀立体定向放射治疗。CT 引导下行金标植入术。1 周后,行 CT 定位,治疗计划见图 19-17-3(1)、图 19-17-3(2)。单次剂量为 10Gy,连续照射 5 次后,予以加量 1 次

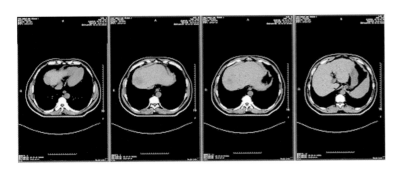

图 19-17-1　2013 年 10 月 14 日腹部 CT 显示肝右叶有一 62mm×48mm 低密度影,边缘欠规则,考虑为恶性病变。

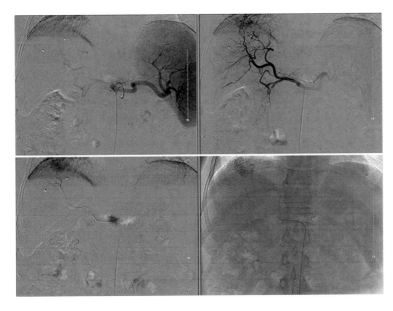

图 19-17-2　2013 年 10 月 17 日,行肝动脉造影,肝右叶近肝顶处见小片状肿瘤染色,肝左叶未见异常染色,肝脏血管扭曲明显,用微导管插至肝右动脉近肿瘤血管开口处后,注入 7mL 碘油。摄片见碘油聚积尚可。

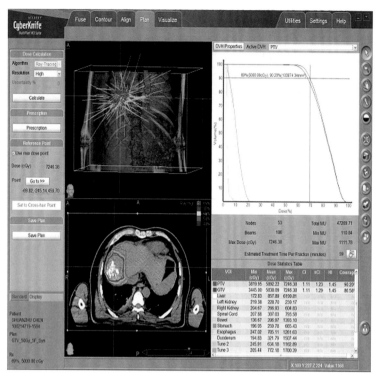

靶区名称	GTV	治疗时间	2013.10.25~ 2013.10.29
剂量	10Gy×5=50Gy	GTV 体积 (cm³)	119.55
PTV 体积 (cm³)	115.26	正常肝体积 (cm³)	2184.37
空肠 (D_{5cc})	10.14	胃 (D_{10cc})	3.62
十二指肠 (D_{10cc})	10.14	脊髓 (MAX)	7.93
肝 (V_5)	31.88	肝 (V_{10})	21.01
肝 (V_{20})	9.42	肝 (V_{30})	7.97
肝 (V_{40})	6.52	肝 (V_{50})	

图 19-17-3(1)　治疗计划。

6Gy,总剂量为 56Gy。放疗期间无恶心、呕吐、乏力、纳差等症状,期间随访肝功能及血常规无异常。

放射治疗后的 1.5 个月,即 2013 年 12 月 12 日,复查腹部 CT 显示肝右叶密度降低,其内见斑片状高密度碘油聚集,边缘欠规则,增强扫描肝右叶低密度影稍显强化,门脉期及延迟扫描仍呈稍高密度影,为肝癌治疗后改变(图 19-17-4)。肺部 CT 显示未见异常,AFP 降至 16.45ng/mL,动态观察。放射治疗后的 3.5 个月,即 2014 年 3 月 3 日入院复查,腹部 MRI 显示肝左右叶交界见不规则混杂信号,动态增强扫描未见强化,大小为 2.1cm×1.8cm,凝固坏死好(图 19-17-5)。肺部 CT 无异常,AFP 降至 4.56ng/mL,动态观察。

2014 年 7 月 10 日,复查腹部 MRI 显示肝左右叶交界见不规则混杂信号,动态增强扫描未见强化,大小为 2.1cm×1.8cm,考虑肝内病变凝固坏死完全,未见明确活性病变(图 19-17-6)。

2014 年 9 月 29 日,腹部 MRI 提示肝癌综合治疗术后改变,肝左右叶交界区病变凝固坏死,病变周边强化区考虑异常灌注;肝顶新发结节,考虑肝内转移(图 19-17-7)。肺部 CT 未见异常,AFP 升至 11.91ng/mL。为明确肝内活性病灶数目及进一步治疗,于 2014 年 10 月 16 日行肝动脉造影。术后,复查腹部 CT 显示肝顶部及左叶见片状高密度碘油聚集(图 19-17-8)。因肿瘤缺乏血供,TACE 疗效差,遂决定行 SBRT 作为补充治疗。植入金标后,行 CT 定位,治疗计划见图 19-17-9,治疗计划:10Gy/F,连续 5 次,总剂量为 50Gy。放疗期间,无食欲不振、恶心、呕吐等不良反应,期间复查肝功能及血常规较放疗前无明显变化。

目前患者一般情况尚可,2017 年 6 月随访,能正常工作和生活。

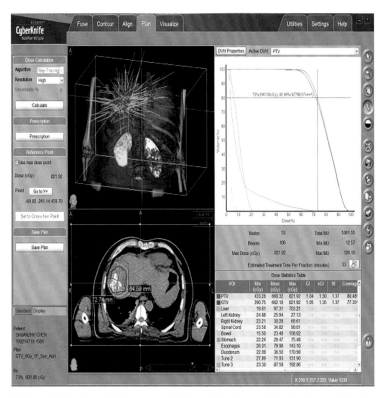

靶区名称	GTV 加量	治疗时间	2013.10.31
剂量	6Gy×1=6Gy	GTV 体积(cm³)	119.55
PTV 体积(cm³)	115.26	正常肝体积(cm³)	2184.37
空肠(D_{5cc})	1.15	胃(D_{10cc})	0.57
十二指肠(D_{10cc})	1.15	脊髓(MAX)	
肝(V_5)	3.61	肝(V_{10})	2.46
肝(V_{20})	1.15	肝(V_{30})	0.90
肝(V_{40})	0.73	肝(V_{50})	0.57

图 19-17-3(2)　治疗计划加量。

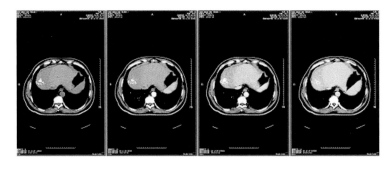

图 19-17-4　2013 年 12 月 12 日,腹部 CT 显示肝右叶密度降低,其内见斑片状高密度碘油聚集,边缘欠规则,增强扫描肝右叶低密度影稍显强化,门脉期及延迟扫描仍呈稍高密度影,为肝癌治疗术后改变。

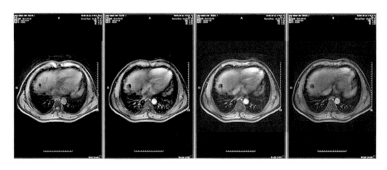

图 19-17-5　2014 年 3 月 3 日腹部 MRI 显示肝左右叶交界见不规则混杂信号,增强扫描未见强化,大小为 2.1cm×1.8cm,凝固坏死好。

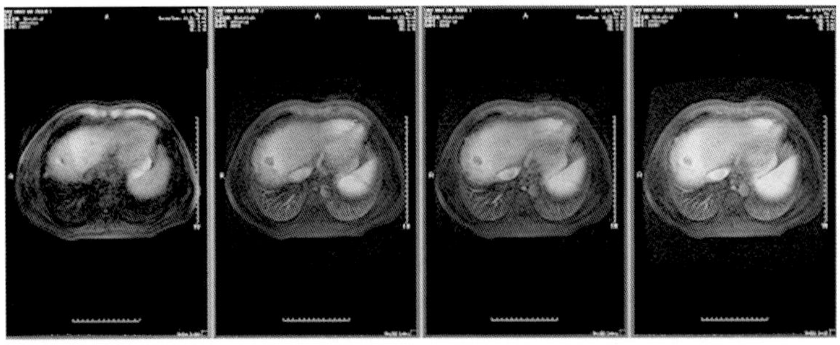

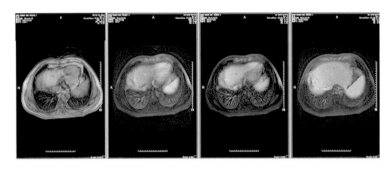

图 19-17-6　2014 年 7 月 10 日,腹部 MRI 显示肝左右叶交界见不规则混杂信号,动态增强扫描未见强化,大小为 2.1cm×1.8cm,考虑肝内病变凝固坏死完全,未见明显活性病变。

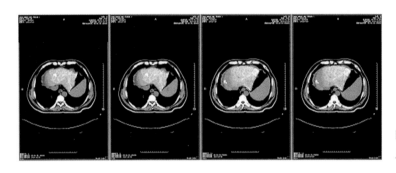

图 19-17-7　2014 年 9 月 29 日,腹部 MRI 显示肝癌综合治疗术后改变,肝左右叶交界区病变凝固坏死,病变周边强化区考虑异常灌注。与 2014 年 7 月 10 日的腹部 MRI 比较,肝顶新发结节,考虑肝癌复发。

图 19-17-8　介入术后,复查腹部 CT 显示肝顶部及左叶见片状高密度碘油聚集。

【讨论】

问题 1　选择射波刀立体定向放射治疗是否能让患者获益

肝细胞癌患者中,大多数有肝炎肝硬化背景,即使对原发病灶进行根治性治疗,因肝内多伴有多发硬化结节,也是复发的根源。该患者入院时,肝硬化处于代偿期,伴脾大、食管胃底静脉曲张,肝功能 Child-Pugh 评分为 A 级 5 分,但因患者合并高血压、糖尿病及糖尿病肾病,并对手术耐受性差,只能进行可耐受放射治疗。2013 年 10 月,对右肝癌行射波刀立体定向根治性放疗 1 年后,右肝病灶完全消失和同时,左肝又出现一新发病灶,再次行射波刀立体定向根治性放疗,左肝病灶完全消失,所以选择行射波刀立体定向放射治疗对患者来说是获益的。

问题 2　如何确定放疗靶区、剂量

该患者慢性肝病背景下,腹部 CT 提示为肝癌,化验 AFP>500ng/mL,肝动脉造影明确诊断,虽无病理诊断,临床诊断为肝细胞癌。GTV 为可见肿瘤,包括碘油沉积区域,考虑肿瘤体积较大,射波刀误差较小,PTV 等同于 GTV,肿瘤虽然大,但位于右肝的边缘,对正常肝损伤相对较小。单次剂量给予 10Gy,连续照射 5 次后,又追加 6Gy,总剂量为 56Gy(生物有效剂量为 110Gy)。1 年后,左肝出现转移灶,由于肿瘤体积较小,GTV 外扩 2.5~3mm,为 PTV。作者认为,勾画的依据是:①病灶小;②病灶位于膈顶处动度较大;③肝功能正常。正常肝脏体积较大,允许适当扩大照射。

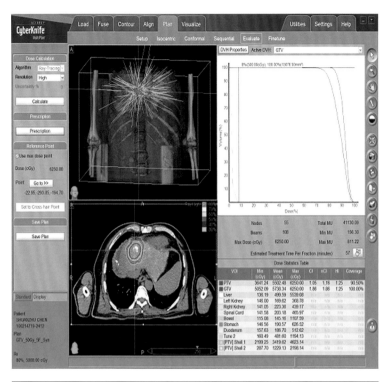

靶区名称	GTV	治疗时间	2014.10.23~ 2014.10.27
剂量	10Gy×5=50Gy	GTV 体积(cm³)	15.67
PTV 体积(cm³)	30.68	正常肝体积(cm³)	1938.36
空肠(D_{5cc})	5.00	胃(D_{10cc})	5.00
十二指肠(D_{10cc})	2.50	脊髓(MAX)	4.65
肝(V_5)	16.25	肝(V_{10})	10.00
肝(V_{20})	6.26	肝(V_{30})	4.37
肝(V_{40})		肝(V_{50})	

图 19-17-9 治疗计划。

【评论】

1.局限于肝内的直径>5cm 肝癌的治疗选择

根据我国原发性肝癌诊疗指南，对于单发的直径>5cm 的肝癌，首选手术切除或肝移植；但由于其他原因(如高龄、严重肝硬化及全身疾病等)不能或不愿接受手术的患者，介入治疗可以作为非手术治疗中的首选方法。但对于直径>5cm 或乏血供肿瘤，TACE 无法控制肿瘤，术后复发率高。故此，我国原发性肝癌治疗指南明确指出，对局限于肝内肝细胞癌，放疗联合介入治疗，可以显著提高有效率和生存率。对于局限于肝内的多发肝癌(最大直径>5cm)，据 BCLC 分期为 B 期，如肿瘤局限于一叶或半肝，在患者一般情况好且肝储备功能满意情况下，可考虑行手术切除，但术后复发率明显高于早期肝癌，也可选择 TACE 联合或不联合消融术。对患者右肝大肝癌，作者采用射波刀立体定向消融放射治疗(SART)，放射剂量为 110Gy，达到临床根治肿瘤的作用。但 1 年后，左肝转移经肝动脉造影确定后，再次行 SART。目前患者情况尚好。

2.放射治疗在中晚期原发性肝癌中的应用现状

肝脏属于并联器官，正常肝脏受照体积大小、肿瘤大小、位置、单次放射剂量、总放射剂量、肝脏储备功能等因素都会影响肝癌的近期和远期放射治疗效果。3D-CRT 和 IMRT 的放疗技术因肿瘤靶区受照时对周围正常肝组织和危及器官保护差，对肿瘤不能给予根治剂量等原因，导致肝癌的放疗效果不佳。近年来，发展较快的 SBRT 技术中的射波刀立体定向放射治疗弥补了 3D-CRT 和 IMRT 的放射治疗技术的不足,提高了肿瘤靶区的受照剂量,显著降低了周围正常组织器官的受照剂量,定位更加准确。

作者综合国内外资料认为,不能手术切除但局限于肝内的肝细胞癌,伴有门静脉和(或)下腔静脉癌栓、伴淋巴结转移的肝癌患者,因介入治疗碘油沉积欠佳,分为接受与不接受外放射治疗两组。而接受外放射治疗的患者中位生存期分别延长 4~6 个月。对肝细胞癌出现肾上腺转移、骨或软组织转移患者,接受外放射治疗可以使转移灶缩小、症状缓解。目前,各种病期肝细胞肝癌放射治疗的临床报道的循证医学证据级别均不高,但是,其他的治疗手段也未能显示出更高的循证医学证据或更好的治疗效果。对局限于肝内不能切除肝细胞癌的肿块最大直径>5cm 的患者,TACE 很难达到肿块完全缺血坏死。临床上也观察到肿块越大,TACE 效果越不理想。SBRT 联合 TACE 可以弥补单独介入治疗的不足,可延长中晚期肝细胞癌患者生存期,提高其生活质量。

作者于 2011 年 2 月至 2014 年 1 月对 63 名大肝癌患者(5~10cm)接受射波刀立体定向放射治疗后的肝功能情况进行评价, 放疗后的 ALT、AST、TBIL、DBIL 和 CHE 与放疗前对比,均无统计学差异。

(康静波　李玉　李丹)

病例 18 乏血供小肝癌的射波刀治疗

【诊断与治疗经过】

患者：男性，57 岁

以发现 HBsAg 阳性十余年，肝占位 0.5 个月为主诉

2011 年 10 月 23 日，腹部 CT：肝 S6 乏血供病灶，低密度影，直径约 3.1cm，局部向外突出（图 19–18–1）；考虑恶性肿瘤性病变。化验肝肾功能好，AFP 为 246.6ng/mL，患者拒绝行肝移植、手术切除及局部消融治疗，但选择行介入治疗。2011 年 11 月 7 日，行肝动脉造影，微导管插至肝右动脉造影，肝实质染色欠均匀，肝内未见明确肿瘤染色，经微导管注入碘油

6mL 的混悬液栓塞，摄片见碘油聚集欠佳（图 19–18–2）。介入治疗后，复查腹部 CT 显示 S6 病灶碘油未沉积（图 19–18–3）。介入治疗的疗效差，行射波刀立体定向放射治疗。向肝内植入金标，之后行 CT 定位，采用射波刀立体定向放射治疗计划系统，治疗计划见图 19–18–4，治疗计划为 PTV TD：7Gy/8F，连续照射，总剂量为 56Gy。放疗中及放疗后，患者无食欲减退、恶心、呕吐等症状。随访肝肾功能和血常规，无异常。

2012 年 3 月、2012 年 11 月、2013 年 7 月分别随访腹部 CT 或 MRI 均显示肝内肿瘤无活性（图 19–18–5 及图 19–18–6）。2016 年 4 月随访，未见明确肿瘤复发或转移，目前患者一般情况好。

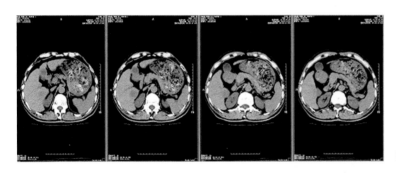

图 19–18–1　2011 年 10 月 23 日，腹部 CT 显示肝 S6 低密度影，直径约为 3.1cm，突出肝表面。

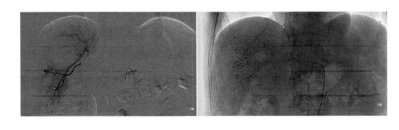

图 19–18–2　2011 年 11 月 7 日，行肝动脉造影，肝右叶未见明显肿瘤染色。栓塞后摄片见肝 S6 段病灶碘油沉积欠佳。

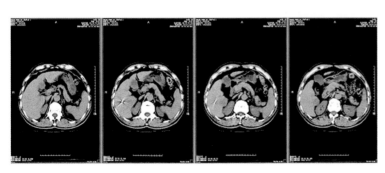

图 19–18–3　介入术后，复查腹部 CT 显示 S6 病灶碘油沉积较差。

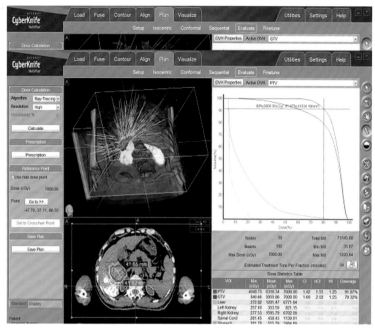

靶区名称	GTV	治疗时间	2011.11.12~2011.11.19
剂量	7Gy×8=56Gy	GTV 体积（cm³）	45.93
PTV 体积（cm³）	44.66	正常肝体积（cm³）	1327.62
空肠（D₅cc）	16.10Gy	胃（D₁₀cc）	14.00Gy
十二指肠（D₁₀cc）	11.20Gy	脊髓（MAX）	11.39Gy
肝（D₇₀₀cc）	7.00Gy	全肝受量	12.81Gy

图 19-18-4　治疗计划。

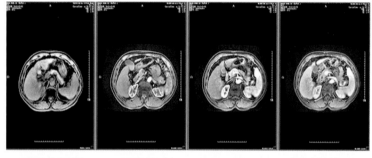

图 19-18-5　2012 年 3 月，腹部 MRI 显示 S6 病灶 T_1 相为低信号，增强后无强化，门脉期及延迟期可见照射野轻微强化，为放疗后的改变。

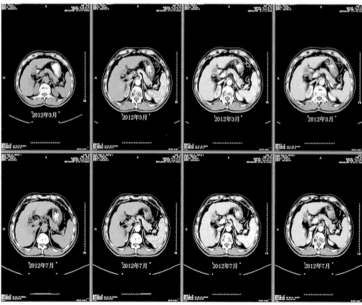

图 19-18-6　2012 年 11 月、2013 年 7 月的腹部 CT 分别显示 S6 病灶平扫期为低密度，增强后无强化，考虑病灶无活性残留。

【讨论】

问题 1　明确肝功能情况及肝硬化程度接受何种抗肿瘤治疗方法

作者认为,肝硬化为背景的肝癌,肝功能情况及肝硬化程度在较大程度上决定了患者可接受何种抗肿瘤治疗方法,而肝脏再生能力直接影响肝癌患者的预后。因此,放射治疗前必须明确肝功能情况及肝硬化程度。轻度肝硬化,Child-Pugh A 级患者接受放射治疗后肝功能损伤较轻,甚至可改善肝功能,这类患者接受射波刀放射治疗可直接带来生存获益。该患者肝硬化程度处于代偿期,治疗前肝功能 Child-Pugh 评分为 A5,肿瘤体积小,完全可耐受射波刀立体定向放射治疗。

问题 2　介入是否获益

该患者为肝 S6 段小肝癌,介入的目的是肝动脉造影检查肝内其他部位无效病灶,这是患者获益之处;但由于病灶乏血供,碘油未沉积到位,未为靶区勾画带来获益。

问题 3　放疗是否获益

目前,大部分关于肝内肿瘤立体定向放射治疗的报道均为回顾性,缺少对照。Sanuki 等报道 185 例小肝癌接受立体定向放射治疗,3 年存活率高达 72%,但目前缺乏 5 年生存率数据。对于早期肝癌,通过切除、肝移植或射频消融,其 3 年生存率为 60%~90%,5 年生存率为 40%~60%。作者综合目前较多的报道显示,对于不适宜行手术或局部消融治疗且介入治疗碘油沉积不完全的早期肝癌患者,可考虑行立体定向放射治疗。作者认为,射波刀立体定向放射治疗在较多情况下作为外科手术或局部消融治疗的替代治疗手段。

该患者为小肝癌,无肝移植、手术治疗禁忌证,肿瘤位置不适合行局部消融。根据目前原发性肝癌诊疗指南,应首选考虑手术治疗,但患者合并肝硬化,出于对术后复发及肝功能耐受情况的考虑,决定不行手术治疗。为了明确肝内是否存在其他肿瘤,需要行介入检查及治疗。由于肿瘤乏血供,介入后病灶无碘油沉

积,遂决定行射波刀立体定向放射治疗,患者生存近 5 年,SBRT 是获益的。

问题 4　确定放疗靶区

患者已行介入治疗勾画出 GTV,在 GTV 的基础上适当外扩构成 PTV,同时勾画危及器官(包括胃肠、双肾、脊髓等),设计治疗计划时要特别注意右肾脏及右侧肠道器官不超过其耐受剂量。该患者由于肿瘤较小,符合根治性放疗条件,故给予根治性放疗剂量:7Gy/F,连续照射 8 次,总剂量 56Gy。

【评论】

1.病毒性肝炎患者肝癌发病率高

原发性肝癌患者大多数存在肝炎病毒感染背景,可以认为肝炎、肝硬化、肝癌是同一种疾病的不同阶段。Kalaitzaki 等报道,与正常人群相比,肝炎、肝硬化患者的肝细胞癌发生率上升 26 倍,胆管细胞癌上升 13 倍。该患者存在肝炎、肝硬化基础,常规复查过程中发现肝占位,腹部 CT 考虑为肝恶性肿瘤,且 AFP 高于正常,结合肝动脉造影明确诊断。肝动脉造影也是诊断肝癌的标准之一。

2.肝炎背景的肝癌患者接受放疗必须进行抗病毒治疗

在我国肝癌患者中 90%以上有乙肝病毒感染背景,放射治疗会激发乙肝病毒的复制,导致肝炎活动。Kim 等报道,肝细胞癌患者接受放疗时用与不用拉米夫定抗病毒治疗,其肝炎活动发生率有显著差别,分别是 0%和 21.8%,而不用抗病毒治疗的患者,放射性肝病的发生率也会增高。Chou 等研究表明,放射诱发肝内非实质细胞释放的细胞因子与肝内乙肝病毒复制和活化密切相关,另一方面乙肝病毒复制和活化又反过来激活肝非实质细胞释放细胞因子。该患者初诊肝癌时 HBV DNA 为 5.356×10^6 IU/mL,转氨酶也高于正常,给予恩替卡韦抗病毒治疗后,转氨酶下降并顺利完成介入及放射治疗。

3.立体定向放射治疗定义

作者认为,适形放疗出现的放射性肝炎高于非适

形放疗,这主要是因为适形放疗多采取 5 个左右放射野以求靶区剂量相对均匀,结果造成正常肝组织普遍受到剂量不等的照射,致使肝细胞再增生能力受影响,而普通放射治疗的设野简单,虽然照射肝组织较多,但只要在放射野外留有正常肝组织,未受照射正常肝组织得以代偿性增生,肝功能就可以恢复。因此,在设计放射野时,务必要保留一部分正常肝组织不受放射治疗的影响。

立体定向放射治疗是利用立体定向原理和技术,对人体内肿瘤实施图像引导下的精确定位,能精确地将高剂量集中在肿瘤靶区,靶区外剂量急剧下降,从而使肿瘤受到超过根治剂量的放射,而正常组织受到的射线量在可耐受范围内。根据这一定义,射波刀 SBRT 在真正意义上实现了精确定位、精确计划和精确治疗,治疗过程中可以实时追踪肿瘤的运动。以往的放疗设备包括三维适形放射治疗和调强放射治疗以及螺旋断层放射治疗等立体定向放疗设备,均忽视了呼吸运动对肝脏的影响。肝脏是随呼吸运动较大的器官,所以要达到理想的疗效,肿瘤外放边界较大,由此造成了肝脏不必要的损伤。为了保护正常组织,避免放射性肝炎发生,可通过降低肿瘤剂量来达到目的,造成肿瘤未控。作者认为,为提高放射肿瘤的疗效,低分割、高剂量照射技术缩短总治疗时间且减轻正常肝组织损伤。在众多设备中,射波刀立体定向放射治疗在治疗肝癌上有独特的特点,其是利用同步呼吸追踪系统建立患者呼吸模型,同时对植入肝内或肝内肿瘤的金标进行实时追踪,实现对动态肿瘤的同步追踪照射,高剂量、短疗程的治疗,不仅有效地提高了控制率,而且使周围正常肝脏的损伤发生率明显降低。

4.射波刀立体定向放射治疗小肝癌与外科手术、局部消融治疗效果相当

在我国,60%~85%的原发性肝癌患者伴有不同程度的肝硬化,尽管外科手术是其首选治疗方法,但大多数患者手术时因肝硬化无法行扩大手术切除,加之残肝又是肝硬化的基础,本身又可再发新肿瘤。作者认为,微创消融非手术治疗及射波刀立体定向放射治疗受到越来越多的重视。放射生物学及相关临床研究证实了原发性肝癌并非放射抗拒性肿瘤,越来越多的肝癌患者从 SBRT 中获得生存期的延长,随着现代放射治疗技术及设备的发展,SBRT 已发展为继手术、介入、微创消融治疗之后,在原发性肝癌综合治疗中的另一重要治疗手段。射波刀立体定向放射治疗的精确定位和合理的剂量分布,可极大地降低正常肝组织剂量、提高肿瘤控制率、缩短放疗时间,在各病期肝癌的治疗中扮演着重要角色。李玉等根据自己用射波刀立体定向放射治疗小肝癌患者的经验并综合国内外文献认为,立体定向放射治疗能精确照射到肿瘤,正常组织受到放射损伤小。接受射波刀立体定向放射治疗的肝细胞癌患者,1、2 和 3 年生存期分别为 100%、90%和 76%,与外科手术、消融治疗疗效相似,但目前缺乏 5 年生存期资料,而且这些临床报道病例数少,均为不宜手术切除的患者,还需进一步临床研究,还需更多的临床研究支持小肝癌射波刀立体定向放射治疗效果。Hang 等报道以同期不接受 SBRT 的肝癌患者作为对照,放疗组和对照组各选 28 例进行配对比较,结果显示立体定向放疗患者的 2 年存活率为 72.6%,对照组为 42.1%(P=0.013),单因素和多因素分析均显示立体定向放疗可显著改善患者的生存情况。

(李玉 李丹 张琰君)

病例 19　单发右肝癌介入后复发接受射波刀治疗

【诊断与治疗经过】

患者:男性,41 岁

以发现 HBsAg 阳性 14 年,肝癌介入术后 7 个月为主诉

患者于 1999 年因脾功能亢进行脾切除术。2011 年 6 月 28 日腹部 MRI 示肝右叶后下段边缘见类圆形稍长 T2 长 T1 信号，动脉期上述病变呈明显强化，门脉期及延迟扫描上述病变造影剂消退，延迟扫描病变呈低信号改变,病变见假包膜强化,病变大小约为 4.5cm×3.7cm,符合肝癌的典型影像学特点(图 19-19-1)。化验肝功能基本正常,血常规、肾功能无异常,乙肝五项:HBsAg、HBeAg、HBcAb 均为阳性,HBV-DNA 1.58×

10^6IU/mL,AFP1814ng/mL,体格检查见面色晦暗,肝掌阳性,临床诊断为原发性肝癌,患者拒绝行手术切除及局部消融治疗,并选择介入治疗。2011 年 7 月 7 日行肝动脉造影,动脉期肝右动脉远端分支增粗,可见肿瘤血管,实质期肝右叶可见团块状肿瘤染色,肝左叶未见肿瘤染色,将微导管超选择性置于肝右动脉肿瘤供血血管处,再次造影肿瘤染色清晰,经此缓慢漂注超液态碘油约 9mL,摄片示碘油沉积良好(图 19-19-2),术后 1 个月复查腹部 CT 示肝右叶后下段可见类圆形碘油沉积,增强扫描未见明显强化(图 19-19-3),后定期复查。

2012 年 2 月 1 日腹部 CT 示肝右叶后下段可见类圆形碘油沉积,直径约 2.0cm,病变周边见稍低密度影,增强扫描:动脉期病变呈轻度强化影,门脉期及延

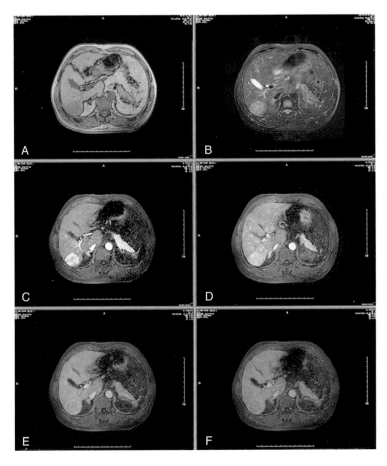

图 19-19-1　2011 年 6 月 28 日腹部 MRI。(A)T1 加权，肿瘤呈低信号;(B)T2 加权，肿瘤呈高信号；(C 和 D) 肿瘤 2 个层面的动脉相，肿瘤明显强化；(E 和 F)门脉期及延迟扫描病变造影剂消退,延迟扫描病变呈低信号改变,病变见假包膜强化。

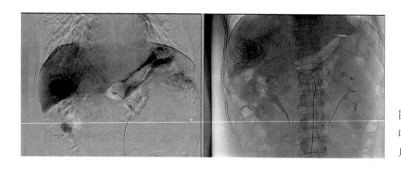

图 19-19-2　2011 年 7 月 7 日肝血管造影示肝右叶可见团块状肿瘤染色，缓慢漂注超液态碘油后摄片示碘油沉积良好。

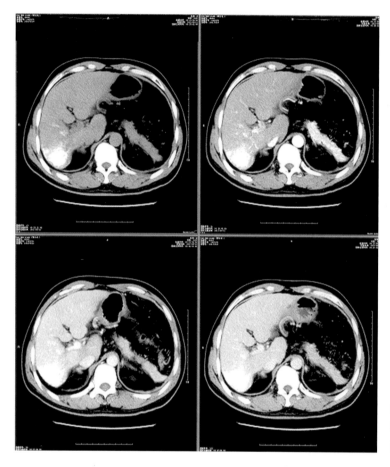

图 19-19-3　2011 年 8 月 10 日(介入后一个月)腹部 CT 示肝右叶病灶可见类圆形碘油沉积，增强扫描未见明显强化。

迟扫描病变呈低密度改变，考虑肿瘤周边复发(图 19-19-4)，化验 AFP56ng/mL。考虑肿瘤周边常为门静脉供血，TACE 只针对肝动脉供血肿瘤进行栓塞，不考虑再行 TACE 治疗，决定直接行射波刀立体定向放射治疗，2012 年 2 月 2 日于 CT 引导下向肿瘤周边及病灶内植入金标，后行 CT 定位，治疗计划见图 19-19-5，治疗计划：12Gy/F，连续照射 4 次，总剂量为 48Gy。放疗中及放疗后无毒副反应发生。随访肝肾功能和血常规，无异常。

2012 年 5 月、8 月、11 月，2013 年 2 月、6 月、10 月，2014 年 2 月、7 月及 2015 年 2 月多次随访，腹部 CT 均未见肝右叶大片低密度影，内可见金标及碘油影，增强扫描未见强化，门脉期及延迟期扫描可见略高密度影(图 19-19-6、图 19-19-7、图 19-19-8)，肺 CT 未见转移性病变。AFP 水平逐渐降至正常范围内。

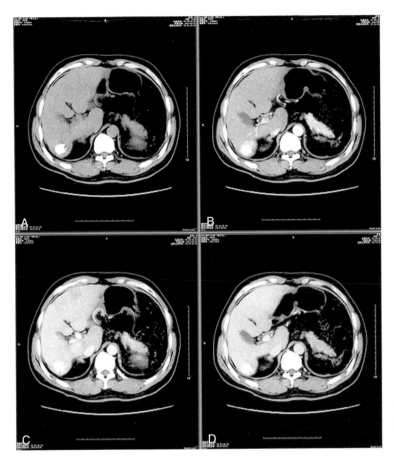

图 19-19-4 2012 年 2 月 1 日(介入后 7 个月)腹部 CT 示肝右叶病变碘油沉积好。(A)平扫、病灶周边见稍低密度影;(B)动脉期病变呈轻度强化影;(C、D)门脉期及延迟扫描病变呈低密度改变。

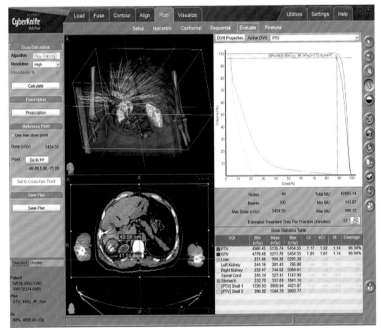

靶区名称	GTV	治疗时间	2012.02.07~2012.07.10
剂量	12Gy×4=48Gy	GTV 体积 (cm³)	40.64
PTV 体积 (cm³)	32.97	正常肝体积 (cm³)	1146.11
空肠 (D_{5cc})	13.09Gy	胃 (D_{10cc})	10.90Gy
十二指肠 (D_{10cc})	9.45Gy	脊髓 (MAX)	11.41Gy
肝 (D_{700cc})	0.15Gy	全肝受量	9.94Gy

图 19-19-5 治疗计划设计。

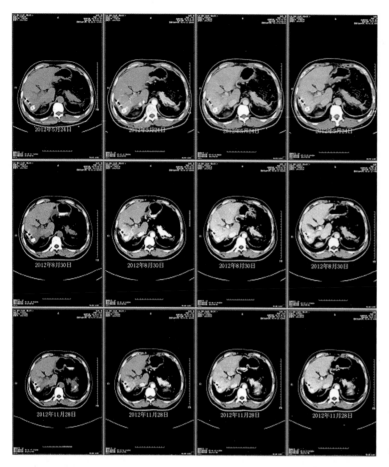

图 19-19-6　放射治疗后 3 个月、6 个月、9 个月腹部 CT 均示肝右叶大片低密度影，其内见金标影及片状高密度碘油聚集影，增强扫描未见明显异常强化影，门脉期及延迟扫描呈略高密度影。

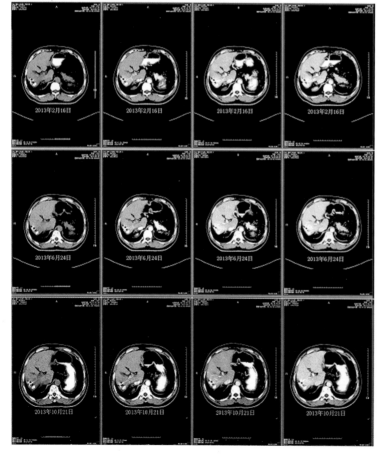

图 19-19-7　放射治疗后 12 个月、16 个月、20 个月腹部 CT 亦示肝右后叶见片状低密度影，其内见数个金标影及团块状碘油聚集影，增强扫描动脉期强化不明显，门脉及延迟期呈略高于肝实质密度。

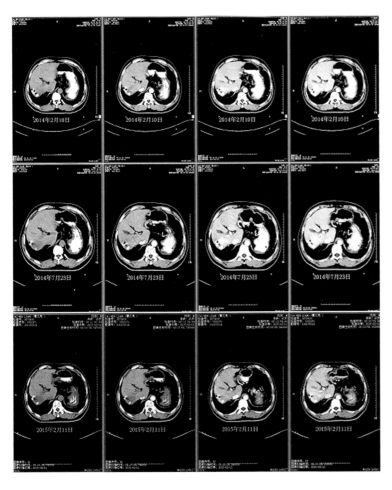

图 19-19-8　放射治疗后 24 个月、29 个月及 36 个月腹部 CT 均示肝右后叶萎缩，可见片状低密度影，其内见数个金标影及团块状碘油聚集影，增强扫描动脉期肝右叶未见异常强化灶，门脉及延迟扫描密度高于肝实质。

【讨论】

问题 1　根据肝硬化程度是行手术治疗还是射波刀治疗

如果患者接受 SBRT 后肝功能损伤较轻，甚至可改善肝功能，这类患者接受 SBRT 可直接带来生存获益，可以减轻患者痛苦，提高患者生活质量。该患者曾因肝硬化脾功能亢进行外科手术切除脾脏，虽然肝硬化程度处于代偿期，肿瘤分期属于早期，是局限于肝内的单发病灶，但既往有手术史，脏器粘连。所以，其不可能接受手术治疗。射波刀立体定向放射治疗属于物理消融治疗，毒副作用小，耐受性好，所以决定行射波刀立体定向放射治疗，但放射治疗前须明确肝功能情况、肝硬化程度以及肿瘤大小、位置与危及器官关系等。

问题 2　最终让患者获益是介入治疗还是立体定向放射治疗

该患者初诊时肿瘤分期属于早期，为局限于肝内的单发血供丰富的病灶，介入治疗后复发时病灶仍局限于肝内，根据 BCLC 分期仍属于早期。因患者有脾切除手术史，拒绝手术和射频消融治疗，因肝内肿瘤血供丰富，首先选择了肝动脉化疗栓塞治疗，且介入治疗碘油沉积完全，获益 7 个月后出现肿瘤周边复发，临床认为是肝动脉侧支和门静脉代偿供血所致，再次行介入治疗效果欠佳，近年来 SBRT 肝癌逐渐显示出较好的临床效果，故采用射波刀立体定向治疗对肝内复发病灶进行根治性放射治疗效果较好。放射治疗的目的是使肿瘤血管纤维化、血管闭塞，最终使肿瘤坏死。对于局限在某一肝段且没有远处转移的肿瘤，其放疗剂量又能达到根治性剂量，对周围正常组织不产生严重的毒副作用，争取做根治性放疗。该患者病灶小于 5cm，未发现其他部位存在病灶，且肝功能 Child-Pugh 评分为 A 级，完全符合根治性放疗所具备的条件。

问题 3 确定放疗靶区、剂量

该患者是 TACE 后肿瘤周边复发，采用平扫 CT 与增强 CT 或 MRI 图像融合，勾画出 GTV，GTV 包括碘油沉积部分及周边复发病变区域，勾画 GTV 时外扩 1.5~3mm。同时勾画正常肝组织、十二指肠、胰腺、肾脏、胃和脊髓等。肿瘤小于 5cm，应给予根治性放疗剂量(生物等效剂量达到 100Gy)，用常规放疗很难达到如此高的照射剂量。采用低分割、高剂量，可很容易达到生物等效剂量。由于肝脏是并联器官，正常肝组织具有强大的再生能力。作者给予 12Gy/F，连续 4 次，总剂量为 48Gy。

【评论】

1.肝癌为什么选择肝动脉化疗栓塞治疗

TACE 作为国内临床上最常用的治疗中晚期肝癌的非根治性治疗方法，其主要适应证为不能手术切除的中晚期肝癌。TACE 治疗肝癌主要基于肝癌和正常肝组织血供的差异，即 95%~99% 的肝癌血供来自肝动脉，而正常肝组织血供的 70%~75% 来自门静脉，肝动脉血供仅占 20%~25%。TACE 能有效地阻断肝癌的动脉供血，同时可持续释放高浓度的化疗药物打击肿瘤，使其缺血坏死并缩小，而对正常肝组织影响较小。循证医学证据也已表明 TACE 能有效控制肝癌生长，明显延长患者生存期，使肝癌患者获益，已成为不能手术切除的中晚期肝癌首选和最有效的治疗方法。

该患者初诊时为肝内单发 4.5cm 肿瘤，应选择根治性治疗方法，如外科手术和射波刀立体定向放射治疗等，因有脾切除史以及肝内病灶是富血供，所以选择了 TACE 治疗，但未达到根治肿瘤的目的。对于肝癌的患者，肿瘤越大，TACE 疗效越不理想。

2.原发性肝癌肝动脉化疗栓塞术后为何复发

TACE 主要是利用化疗药物直接作用于肿瘤而杀灭肿瘤细胞和用碘油栓塞肝动脉以阻断肝癌血供，控制肿瘤生长，从而达到使肿瘤坏死缩小的目的，但 TACE 难以一次完全消灭所有肿瘤细胞，TACE 术后病理学检查仅有 22%~50% 的肿瘤组织完全坏死，且复发转移率高，与肿瘤大小、类型、范围、肿瘤的生物学特性、侧支循环、肝功能及栓塞技术、栓塞方式、碘油用量及沉积方式有关。肝癌出现之后，由于肝动脉压力增高造成其扩张，使肝动脉交通支开放，肝动脉血通过交通支血管进入门静脉再进入肿瘤。所以高压的动脉血可以阻止低压的门静脉血进入病灶，但如果肿瘤压迫肝动脉发生狭窄或阻塞时，动脉血流压力低，门静脉可代偿对肿瘤的供血。该患者初诊后选择介入治疗，半年后出现肿瘤周边复发，肝动脉与门静脉之间存在这种互补关系，所以肝癌 TACE 治疗仅关注肝动脉的栓塞而忽视门静脉是不够的。考虑与肿瘤的边缘部分是以门静脉供血为主有关。TACE 术后常导致肿瘤的肝动脉供血支狭窄、闭塞，而门静脉供血增加，从而引起肿瘤周边复发。

3.复发后的治疗

复发后该如何治疗呢？对于复发之后病灶仍局限于肝内的复发肝癌的治疗，其原则与肝癌的初始治疗大体相同，但可能面临的是患者拒绝手术、射频消融及再次 TACE。TACE 术后残留癌灶及复发的肝癌患者治疗的方法，如射频消融、冷冻、微波、酒精等局部消融文献上都有些报道。消融治疗的原理在于借鉴外科治疗肿瘤的经验，通过物理或化学手段将肿瘤及周围 1cm 左右的组织完全破坏以达到治疗目的，所以从理论上讲消融治疗能取得与不规则肝切除同样的效果，但目前尚无统一的治疗方法。复发后许多患者的综合情况不允许，同时还有一些患者不愿接受再行切除和肝移植，在这部分患者中可选择合适的病例行局部消融治疗，尤其适用于全身状况欠佳、肝功能分级偏差或年龄较大者。通常认为对单个或少于 3 个、肿瘤直径为 3~5cm 的复发肿瘤，射频消融治疗可获得较好的效果。

Chan 等报道 435 例肝癌根治术后复发患者，复发后的治疗分别为再次手术切除、射频消融、介入栓塞化疗和支持治疗，其 2 年生存率分别为 90%、96%、75% 和 20%，5 年生存率分别为 72%、83%、56% 和 0%；多因素分析显示手术切除和射频消融优于介入治疗，射频消融和手术切除对生存情况没有显著差别。再次手术切除、挽救性肝移植以及局部消融治疗作为复发性肝癌的根治性治疗措施，如何选择未有定论。有研究认为，再次手术切除和挽救性肝移植疗效相当，均显著优于局部消融治疗；Choi 等研究认为，局部消融治疗的疗效接近再次手术切除。作者认为，三种治疗方式均有一定的局限性，在缺乏随机对照研究数据的支持下，要具体情况具体分析，最终达到延长患者存活时间的目的。若不考虑手术切除、射频消融等治疗，TACE 仍然是治疗的首选，但是随着射波刀立体定向放射治疗技术的临床应用，将来能否代替上述三种治疗方法，还需临床随机研究。该患者复发后病灶仍为单发，因合并肝硬化，对手术耐受性差，且肝动脉化疗栓塞达不到根治目的，因此决定行射波刀放射治疗。

4.射波刀立体定向放射治疗与疗效

射波刀是一种基于直线加速器的带有图像引导和实时追踪功能的立体定向放射治疗设备，对于肝脏等软组织中的肿瘤，由于缺少可被追踪的骨性标志，在射波刀治疗前需要植入金标，在治疗过程中，利用同步呼吸追踪系统建立起金标动度(内运动)和体表运动(外运动)的关联，即建立患者的呼吸模型，实现对动态肿瘤的同步照射。同时，实时监测和修正肿瘤的位置偏差，可很好地解决呼吸运动对肿瘤治疗的影响。

SBRT 对多种恶性肿瘤显示出良好效果，以非小细胞肺癌为例，SBRT 应用于各期患者。不考虑行外科手术或不适宜外科切除的 T1-T2 的非小细胞肺癌，SBRT 可替代外科切除根治的目的，对于局部晚期的非小细胞肺癌患者，同步放化疗是标准治疗，对晚期非小细胞肺癌患者，SBRT 可适用于骨转移、脑转移等。肝癌属于剂量依赖性肿瘤，且肝脏属于并联器官，适宜行 SBRT。

目前，大部分关于肝内肿瘤 SBRT 的报道均为回顾性研究，缺少对照。Huang 等报道以同期不接受

SBRT 的肝癌患者作为对照，放疗组和对照组各选 28 例进行配对比较，结果显示立体定向放疗患者的 2 年存活率为 72.6%，对照组为 42.1%(P=0.013)，单因素和多因素分析均显示 SBRT 可以显著改善患者的生存情况。李玉等报道 50 例小肝癌接受射波刀立体定向放射治疗，3 年生存率高达 76%。Seo 等对治疗的 38 例肝癌患者的结果进行了总结，剂量分割模式为 33~57Gy/3~4F，中位随访 15 个月，获得了 79% 的局部控制率和 68% 的总生存率。Louis 等报道了 25 例肝癌患者 SBRT 的治疗结果，肿瘤直径为 1.8~10cm，88% 的患者肝功能分级为 Child A 级，剂量分割模式为 45Gy/3F，结果显示：1 年局部控制率和总生存率分别达到 95% 和 79%，仅 1 例患者因十二指肠溃疡而发生 3 级放疗毒性反应。研究结果显示，只要严格掌握适应证，SBRT 治疗肝癌可获得较高的缓解率和总生存率，毒性反应轻微。

5.立体定向放射治疗后影像学表现

该患者放疗 3 个月后复查增强 CT 即表现为高密度，持续 26 个月后，照射野仍为高密度。这种变化 Price 已详细描述，其认为是照射野内肝组织血管阻塞、中央静脉和肝血窦内纤维蛋白进行性沉积导致。这种表现必须与肝内肿瘤相鉴别，必要时行 PET-CT 或肝动脉造影明确诊断。

Herfarth 等报道：单次剂量 SBRT 肝癌后影像学改变原因不明。这种现象与临床结果之间的联系仍不明确，对 SBRT 在治疗肝癌后几个月的肿瘤反应评价造成困难。Herfarth 称可分三型改变：Ⅰ 型包括门脉期出现低密度并且增强扫描后后期为等密度。Ⅱ 型的反应特征是发生较晚，包括门脉期出现低密度、随后晚期(延迟期)出现高密度。Ⅲ 型的反应特征包括门脉期为等密度或高密度，延迟期出现高密度。

（李玉　俞伟　李东）

病例 20 原发性多发肝癌分靶区、分阶段放射治疗

【诊断与治疗经过】

患者:男性,64 岁

以发现 HBsAg 阳性 30 年,肝区不适半年为主诉

患者于 2000 年确诊为早期肝硬化。2005 年 6 月无诱因出现黑便,2008 年先后出现黑便 6 次,均在对症治疗后好转。开始服用恩替卡韦,做抗病毒治疗。2013 年 6 月 4 日 MRI 示肝 S6、S7 多发占位性病变,考虑肝癌,伴门脉右后支癌栓,肝硬化,脾大(图 19-20-1)。2013 年 6 月 8 日肺 CT 示双肺陈旧病变,右侧胸膜增厚并钙化(图 19-20-2),化验 AFP 23.48ng/mL,结合患者病史,临床诊断为原发性肝癌。2013 年 6 月 9 日肝动脉造影,肝右叶见片状肿瘤染色,肝脏血管扭曲明显,用微导管插至肝右动脉近肿瘤血管开口处后注入盐酸博安霉素 21.84mg 与 10mL 碘油混悬液,摄片见碘油聚积尚可(图 19-20-3)。肿瘤为多发,且伴门静脉癌栓形成,单纯治疗效果欠佳,拟针对肝内病灶及门静脉癌栓行放射治疗。CT 引导下植入金标,1 周后行 CT 定位。第一阶段针对部分肝脏病灶行放射治疗,治疗计划见图 19-20-4,治疗计划 1:10Gy/F,共 5 次,总剂量为 50Gy;因肿瘤体积大,放疗期间出现恶心、食欲缺乏、腹泻等症状,对症治疗后好转,随访

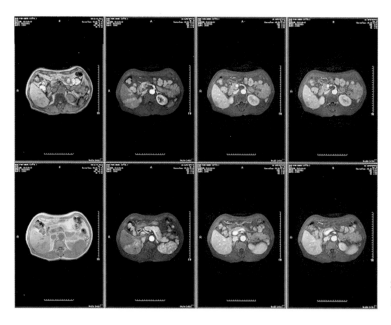

图 19-20-1 2013 年 6 月 4 日腹部 MRI 示肝 S6、S7 多发占位性病变,考虑肝癌,伴门静脉右后支癌栓,肝硬化,脾大。

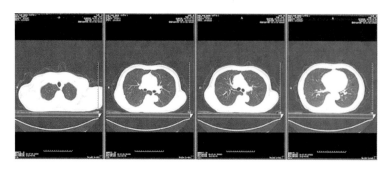

图 19-20-2 2013 年 6 月 8 日肺 CT 示双肺陈旧病变,右侧胸膜增厚并钙化。

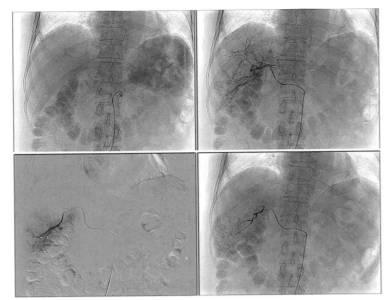

图 19-20-3　2013 年 6 月 9 日介入的肝动脉造影，肝右叶见片状肿瘤染色，肝脏血管扭曲明显，用微导管插至肝右动脉近肿瘤血管开口处后注入盐酸博安霉素 21.84mg 与 10mL 碘油混悬液，摄片见碘油聚积尚可。

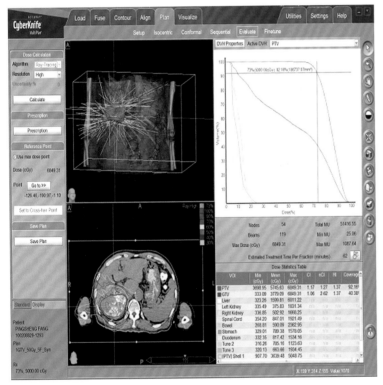

靶区名称	GTV1	治疗时间	2013.06.14~2013.06.20
剂量	10Gy×5=50Gy	GTV 体积（cm³）	512.73
PTV 体积（cm³）	202.61	正常肝体积（cm³）	1476.70
空肠（D_{5cc}）	17.12Gy	胃（D_{10cc}）	12.32Gy
十二指肠（D_{10cc}）	11.64Gy	脊髓（MAX）	19.21Gy
肝（D_{700cc}）	9.58Gy	全肝受量	15.99Gy

图 19-20-4　治疗计划。

肝功能及血常规无异常。放疗后 1 个月,入院复查腹部 CT 示肝 S6、S7 片状低密度影,其内可见散在至高密度影,增强扫描动脉期上述病变呈明显强化,门脉期及延迟扫描上述病变造影剂消退,延迟期呈低密度,最大径约为 74mm;门静脉右后支见充盈缺损影,考虑肝癌介入术后,不排除病变残留活性,伴门静脉右后支癌栓;肺 CT 较前无变化,化验血常规及肝功能尚可,遂开始第二阶段放射治疗,治疗计划见图 19-20-5(1)和图 19-20-5(2)。治疗计划 1:10Gy/F,共 5 次,总剂量为 50Gy;治疗计划 2:10Gy/F,共 5 次,总剂量为 50Gy,放疗期间出现恶心、食欲缺乏、腹泻等症状,对症治疗后好转,随访肝功能及血常规无异常。

　　放射治疗后 3 个月,即 2013 年 10 月 23 日复查腹部 MRI(图 19-20-6);肺 CT 未见转移性病变,继续动态观察。放射治疗后 7 个月,即 2014 年 2 月 23 日

复查腹部 MRI(图 19-20-7),继续动态观察。2014 年 6 月 11 日复查腹部 MRI(图 19-20-8)。2014 年 10 月 16 日复查腹部 MRI(图 19-20-9),于同年 10 月 30 日针对肝脏 S8 肿瘤病灶行微波消融治疗,过程顺利。2014 年 12 月 16 日复查腹部 MRI(图 19-20-10),予以继续观察。2015 年 1 月 13 日行腹部 MRI(图 19-20-11),查肺 CT 未见转移性病变,化验 AFP 460.7ng/mL,肝功能 Child-Pugh A 级,针对 S8 病灶行放射治疗。CT 引导下植入金标,后行 CT 定位。治疗计划见图 19-20-12(1),治疗计划 1:8Gy/F,6 次结束之后予以加量一次,总剂量为 53Gy,加量计划见图 19-20-12(2);放疗期间无恶心、食欲缺乏、腹泻等症状,随访肝功能及血常规无异常,放疗结束后出院。2016 年 4 月电话随访患者一般情况尚可,日常生活完全自理。

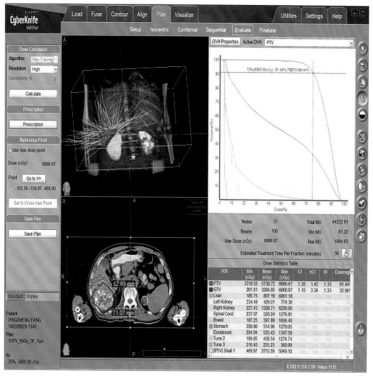

靶区名称	GTV1	治疗时间	2013.07.14~2013.07.22
剂量	10Gy×5=50Gy	GTV 体积(cm³)	274.90
PTV 体积(cm³)	84.00	正常肝体积(cm³)	1133.18
空肠(D_{5cc})	13.33Gy	胃(D_{10cc})	10.66Gy
十二指肠(D_{10cc})	10.00Gy	脊髓(MAX)	3.32Gy
肝(D_{700cc})	8.07Gy		

图 19-20-5(1)　治疗计划 1。

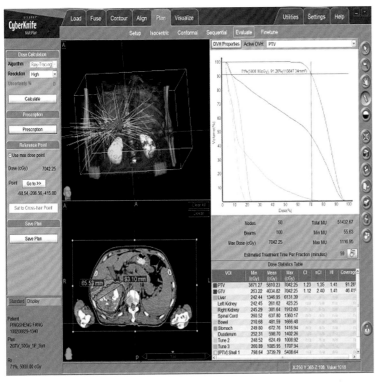

靶区名称	GTV2	治疗时间	2013.06.14~ 2013.06.20
剂量	10Gy×5=50Gy	GTV 体积（cm³）	274.90
PTV 体积（cm³）	126.7	正常肝体积（cm³）	1133.18
空肠（D_{5cc}）	14.08Gy	胃（D_{10cc}）	11.26Gy
十二指肠（D_{10cc}）	10.56Gy	全肝受量	13.46Gy
肝（D_{700cc}）	5.32Gy		

图 19-20-5（2）　治疗计划 2。

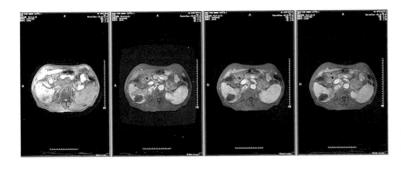

图 19-20-6　2013 年 10 月 23 日腹部 MRI 示肝右叶占位病变放疗后改变,病变周边部活性残留。

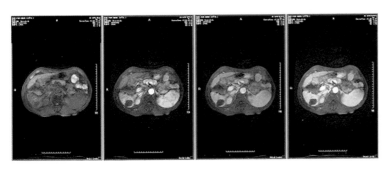

图 19-20-7　2014 年 2 月 23 日腹部 MRI 示肝右叶占位病变放疗后改变,与 2013 年 10 月 23 日 MRI 相比,病变稍缩小;病变周边异常信号,考虑放疗后反应,建议定期复查。

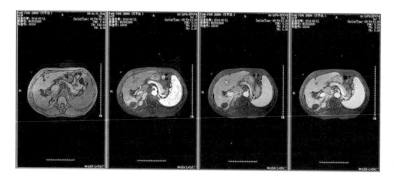

图 19-20-8 2014 年 6 月 11 日腹部 MRI 示肝右叶占位性病变放疗后改变，与 2014 年 2 月 23 日 MRI 相比，无明显变化；病变周边异常信号，考虑放疗后反应，建议定期复查。

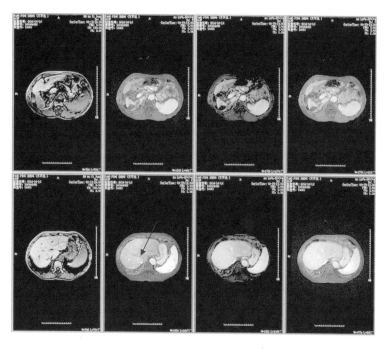

图 19-20-9 2014 年 10 月 16 日腹部 MRI 示肝右叶占位性病变放疗后改变，与 2014 年 6 月 11 日 MRI 相比，无明显变化；病变周边异常信号，考虑放疗后反应；肝 S8 小结节，考虑肿瘤复发。

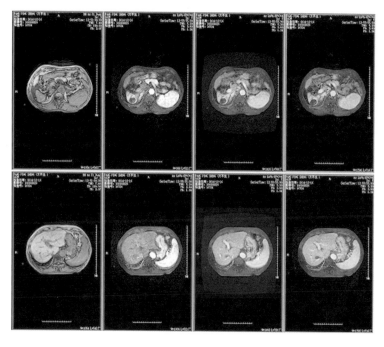

图 19-20-10 2014 年 12 月 16 日腹部 MRI 示肝右叶占位性病变放疗后改变，肝 S6 病变周边动脉期轻度强化，与 2014 年 10 月 16 日 MRI 相比，变化不明显；考虑放疗后反应的可能性大，肝 S8 病变治疗后改变，考虑病变残留活性。

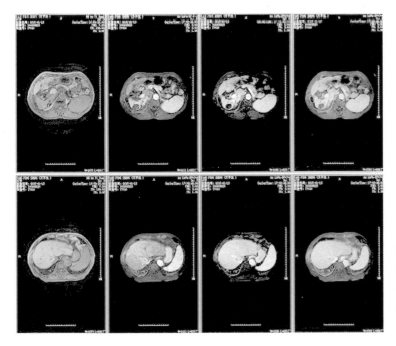

图 19-20-11　2015 年 1 月 13 日腹部 MRI 示肝右叶占位性病变放疗后改变，肝 S6 病变范围较前缩小，病变周边异常强化,考虑放疗后反应可能性大,肝 S8 病变治疗后改变,病变尚存活性较前增大,伴门脉右支栓子形成,肝右静脉可能受侵。

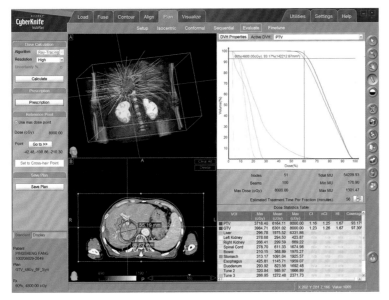

靶区名称	GTV	治疗时间	2015.01.25~2015.01.29
剂量	8Gy×6=48Gy	GTV 体积（cm³）	138.0
PTV 体积（cm³）	152.6	正常肝体积（cm³）	1012.54
空肠（D_{5cc}）	17.60Gy	胃（D_{10cc}）	16.00Gy
十二指肠（D_{10cc}）	12.80Gy	全肝受量	19.75Gy
肝（D_{700cc}）	12.80Gy		

图 19-20-12(1)　治疗计划 1。

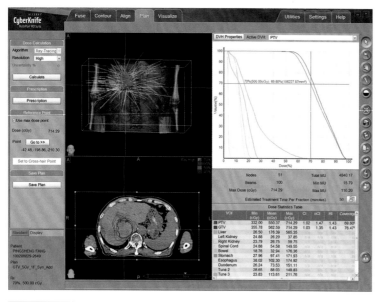

靶区名称	GTV 加量	治疗时间	2015.01.30
剂量	5Gy×1=5Gy	GTV 体积 (cm³)	138.0
PTV 体积 (cm³)	152.6	正常肝体积 (cm³)	1012.54
空肠 (D_{5cc})	1.57Gy	胃 (D_{10cc})	1.42Gy
十二指肠 (D_{10cc})	1.14Gy	全肝受量	1.76Gy
肝 (D_{700cc})	1.14Gy		

图 19-20-12(2)　加量治疗计划。

【讨论】

问题 1　介入治疗与射波刀治疗结合患者是否获益

该患者合并肝硬化,虽是代偿期,但合并脾大,既往多次出现消化道出血,肝功能基础差。介入治疗的目的是通过注入碘油,根据碘油沉积情况明确肝内病灶数量并消灭亚临床病灶,同时造影可知肝左叶未见明确病变,这为射波刀立体定向放射治疗右肝病灶并保护左肝组织提供依据,所以射波刀治疗结合介入治疗可为患者带来生存获益。

问题 2　确定放疗靶区,分靶区、分阶段治疗的目的

靶区的确定依据:肝动脉造影之后注入碘油,沉积于病灶内及其周围组织,为靶区勾画提供便利。该患者因合并肝硬化,伴门静脉高压形成,先后 6 次出现胃底静脉破裂出血,肝脏功能基础差,决定实行分靶区、分阶段治疗,但其先决条件是所选用的放疗设备精度较高。目前放疗设备中,只有射波刀立体定向放射设备具备在治疗过程中实时追踪肿瘤的运动及同步呼吸的功能。分靶区、分阶段治疗要达到的目的:①分靶区是为了保护正常肝脏组织;②分阶段是为了让正常肝脏组织有充分的恢复时间;③分靶区后靶体积缩小,可以给予根治性放射剂量。

【评论】

1.肝癌伴门静脉癌栓的放射治疗技术的探讨——分靶区、分阶段射波刀立体定向放射治疗

有文献报道,射波刀立体定向放射治疗作为一种治疗过程中实时追踪放射治疗设备,在肝癌原发灶的治疗中显现出较好的疗效。但是,其对门静脉癌栓的疗效如何,目前的报道较少,且如何根据患者肝功能状态、肝硬化程度及受照肝体积等情况评估耐受量,如何在可耐受的剂量范围内给予肿瘤高剂量、采取最佳分次治疗方案,临床尚待进一步深入研究。

大肝癌、巨大肝癌的 90%以上伴门静脉癌栓和肝

功能基础差，而肿瘤体积较大，一个靶区无法完全覆盖肿瘤组织，即使覆盖肿瘤组织，也无法保证给予根治性放射治疗。为了提高肿瘤覆盖率，解决靠近危及器官的肿瘤边缘剂量不足的问题，对大肝癌及巨大肝癌进行分靶区治疗计划设计。分靶区，顾名思义，就是把一个大靶区分成几个小靶区，肿瘤长度的减少能够使剂量曲线更加陡峭。该患者为右肝癌多发，且合并门静脉癌栓，我们把 PTV 分为 2 个靶区，先照射 1 个靶区，治疗结束后继续照射另一个靶区，随访至今，无放射性肝损伤发生。患者为右肝癌多发，且合并门静脉癌栓，肿瘤 BCLC 分期为 C 期，无手术指征，化疗疗效欠佳。虽为肝硬化代偿期，但既往多次出现消化道出血，肝功能基础差，且肿瘤病灶分散，对于此类患者，以往常常让放疗医生感到束手无策。因为肝硬化患者的肿瘤边缘正常肝组织对射线耐受性差，不仅要求放疗技术可控制肿瘤，更要保证治疗的精确性，力求对肿瘤边缘肝组织及周围正常组织的影响降到最低，3D CRT 或 IMRT 无法给予低分割、高剂量安全有效的放疗计划。故此，以肝硬化为背景的肝癌被认为是肝硬化肝脏，对射线耐受剂量低。在大部分肿瘤中，放射治疗能发挥抗肿瘤作用的 3D CRT 和 IMRT 技术，在肝癌的临床应用中大大受限。射波刀立体定向放射治疗分靶区放射技术不仅打破了大肝癌、巨大肝癌是放射治疗的禁区，而且使肿瘤内达到了理想的剂量分布，同时又保护了正常肝组织及其他重要器官。

2.疗效

患者初诊时为右肝内多发肿瘤（局限在右肝内），且合并门静脉癌栓，BCLC 分期为 C 期，如不治疗，生存期仅 2.4~2.7 个月。作者给予介入联合射波刀立体定向放射治疗，随访显示 AFP 进行性下降，腹部 MRI 显示照射部位肿瘤较前缩小，无进展生存期更是达到了 26 个月，随访至 2016 年 4 月，患者正常生活。如此出色的疗效不仅让患者庆幸，同时也为我们积累了经验，更加证实了放射治疗在中晚期肝癌患者中的出色疗效。

（李玉　张素静　李丹）

病例 21　右肝大肝癌介入联合放疗后多发骨转移的放疗

【诊断与治疗经过】

患者:男性,57 岁

以发现 HBsAg 阳性 7 年,肝癌介入术后 1 个月为主诉

患者于 2012 年 10 月 30 日行腹部 CT (图 19-21-1)。化验血 AFP 14ng/mL。2012 年 11 月 9 日行肝动脉造影术(图 19-21-2)。2012 年 12 月 5 日行腹部 CT (图 19-21-3);肺 CT 示双肺未见明显异常,AFP 3.89ng/mL,于 2012 年 12 月 9 日再次行 TACE(图 19-21-4)。考虑肿瘤大,单纯介入治疗疗效欠佳,予以射波刀立体定向放射治疗。行 CT 引导下金标植入术,后行 CT 定位,治疗计划见图 19-21-5,治疗计划:单次剂量为 10Gy/F,共 5 次,总剂量为 50Gy,放疗期间无乏力、食欲缺乏、恶心、呕吐等症状。

放射治疗后 3 个月,即 2013 年 3 月 25 日复查腹部 CT(图 19-21-6);肺 CT 较前无明显变化,AFP 11.78ng/mL,为明确是否残留活性,于 2013 年 3 月 27 日行肝动脉造影 (图 19-21-7);介入术后复查腹部 CT 示肝内局部碘油沉积良好(图 19-21-8)。

肝脏肿瘤射波刀立体定向放射治疗后 7 个月,2013 年 7 月 1 日因腰痛入院,行腹部 CT(图 19-21-9);肺 CT 较前无明显变化,腰椎 CT 示腰 1、腰 3 椎体转移性病变(图 19-21-10),化验 AFP 8ng/mL。PET-CT 示:①肝癌综合治疗后,现肝右后叶低密度肿物边缘代谢活性增高,考虑肿瘤残存活性,其中心局部治疗后无代谢。②多发骨转移瘤(左侧肩胛骨、左侧第 2 肋、右侧第 4、7 肋、T8、T10、T11、L1、L3、骶骨右部、右股骨干上段),其中右侧第 7 肋及 L3 椎体周围软组织肿物形成,L3 椎体肿物不排除侵犯左侧腰大肌。治疗的目的是缓解疼痛及控制病灶发展,拟针对症状明显

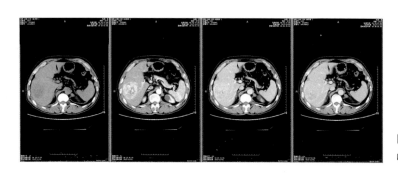

图 19-21-1　2012 年 10 月 30 日腹部 CT 示肝右后叶占位性病变,考虑肝癌。

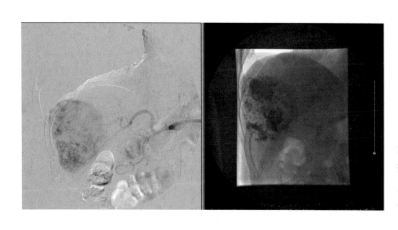

图 19-21-2　2012 年 11 月 9 日行介入的肝动脉造影,肝右叶可见较大团块状肿瘤染色,肝左叶未见肿瘤染色,将微导管超选择性置于肝右动脉肿瘤供血血管处再次造影表现同前,经此缓慢漂注超液态碘化油 10mL,摄片示碘油沉积尚可。

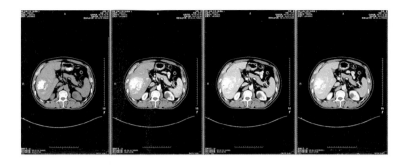

图 19-21-3　2012 年 12 月 5 日腹部 CT 示肝右叶的 73mm×61mm 低密度影内有斑片状高密度碘油聚集影,增强扫描部分低密度影淡淡强化,门脉期及延迟扫描与肝实质呈等密度,考虑介入术后仍有活性残留。

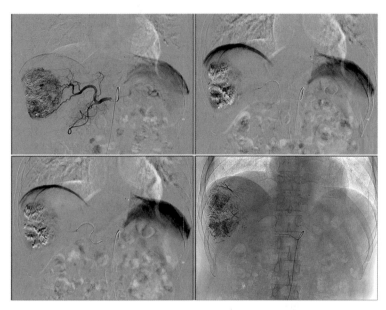

图 19-21-4　2012 年 12 月 9 日行介入的肝动脉造影,肝右叶原栓塞灶处见片状染色,肝脏血管扭曲明显,用微导管插至肝右动脉近肿瘤血管开口处后注入盐酸博安霉素 21.84mg 与 10mL 碘油混悬液,摄片见碘油聚积尚可。

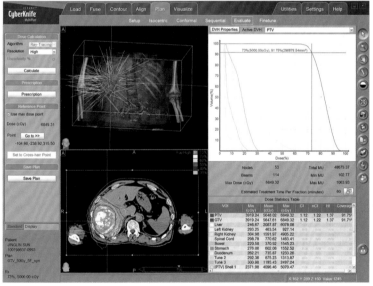

靶区名称	GTV1	治疗时间	2012.12.13~2012.12.17
剂量	10Gy×5=50Gy	GTV 体积(cm³)	323.53
PTV 体积(cm³)	323.53	正常肝体积(cm³)	1104.92
空肠(D$_{5cc}$)	13.69	胃(D$_{10cc}$)	11.64
十二指肠(D$_{10cc}$)	11.64	脊髓(MAX)	14.63
肝(V$_5$)	47.26	肝(V$_{10}$)	43.15
肝(V$_{20}$)	34.93	肝(V$_{30}$)	27.39
肝(V$_{40}$)	21.91	肝(V$_{50}$)	16.43

图 19-21-5　治疗计划。

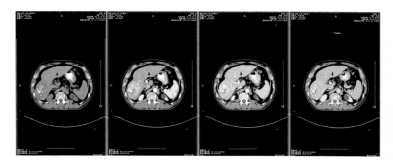

图 19-21-6 2013 年 3 月 25 日复查腹部 CT 示肝右叶片状低密度影,增强扫描呈片状强化,门脉期及延迟扫描大部分均呈高密度改变, 部分碘油聚集影周边呈低密度改变,考虑病灶残留活性的可能。

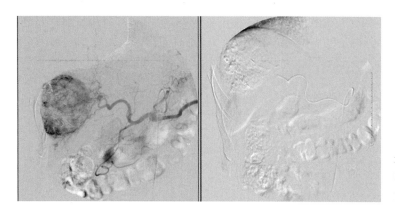

图 19-21-7 2013 年 3 月 27 日行介入的肝动脉造影,肝右叶原栓塞灶处可见片状染色,肝脏血管扭曲明显,用微导管插至肝右动脉近肿瘤血管处后注入 10mL 碘油,摄片见碘油聚积良好。

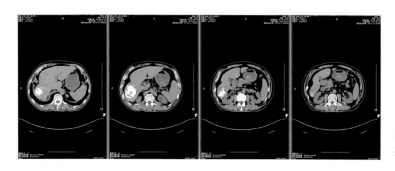

图 19-21-8 介入术后复查腹部 CT 示肝内局部碘油沉积良好。

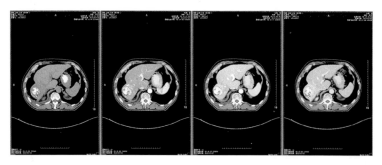

图 19-21-9 2013 年 7 月 1 日腹部 CT 示肝右叶散在点片状高密度碘油聚集影,其周边肝实质密度明显低于肝左叶,增强扫描呈片状强化,门脉期及延迟扫描大部分均呈高密度改变,余肝内未见明确异常强化灶,不排除病灶残留活性的可能。

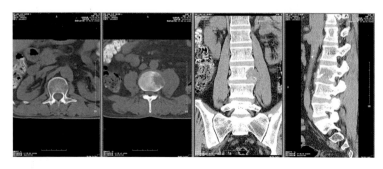

图 19-21-10 2013 年 7 月 1 日腰椎 CT 示腰 1、腰 3 椎体转移性病变。

的转移病灶行放射治疗。并应用唑来膦酸抑制骨转移。于 2013 年 7 月 5 日行 CT 下定位，首先针对胸椎转移灶行射波刀立体定向放射治疗，治疗计划见图 19-21-11，治疗计划 1：给予 3.5Gy/F，连续 10 次，总剂量 35Gy；然后针对腰椎病灶行射波刀治疗见图 19-21-12，治疗计划 2：给予 7Gy/F，连续 5 次，总剂量 35Gy。期间配合甘露醇、泼尼松龙脱水，治疗后腰痛明显好转。2013 年 7 月 24 日开始针对右侧肋骨病灶行适形调强放射治疗，治疗计划见图 19-21-13。治疗计划：单次剂量为 3.5Gy/F，总剂量为 35Gy/10F。放疗期间出现一过性腰痛加重，腰椎 CT 提示 L3 椎体病理性骨折（图 19-21-14），嘱患者制动观察，此后腰痛症状逐渐减轻。放疗期间无食欲不振、恶心、呕吐等症状，随访肝功能无异常。

2013 年 11 月 12 日复查，腹部 CT（图 19-21-15）无腰痛不适，肺 CT 较前无明显变化，腰椎 CT 未见骨转移灶进展（图 19-21-16），化验 AFP 11.36ng/mL，动态观察。

腰椎、胸椎转移肿瘤射波刀立体定向放射治疗 11 个月，2014 年 3 月 15 日患者因下肢疼痛、活动受限入院，伴腰痛不适，查肺 CT（图 19-21-17）；腹部 CT 示肝右叶低密度影内斑片状高密度碘油聚集，增强扫描低密度影不均匀强化，门脉期及延迟扫描呈混杂密度影；肝右叶可见多发结节样强化，门脉期及延迟扫描与肝实质呈等密度影，考虑病灶残留活性的可能（图 19-21-18）。

2014 年 6 月 23 日因大小便失禁、食欲缺乏 4 天，黑便 1 天入院，结合患者病史，考虑脊髓受骨转移灶压迫引起，住院期间患者一般情况差，合并肝肾功能损害及胸腔感染，后患者自动出院。出院后 1 周死于肿瘤进展。

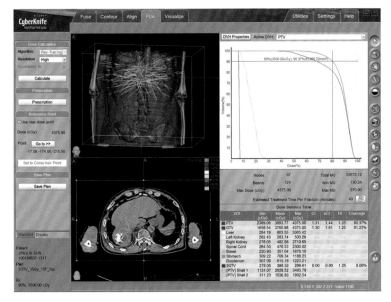

靶区名称	GTV1	治疗时间	2013.07.05~2013.07.14
剂量	3.5Gy×10=35Gy	GTV 体积（cm³）	76.38
PTV 体积（cm³）	68.56	脊髓（MAX）	7.43
空肠（D_{5cc}）	14.87	胃（D_{10cc}）	10.06
十二指肠（D_{10cc}）	9.18		

图 19-21-11　治疗计划 1（胸椎）。

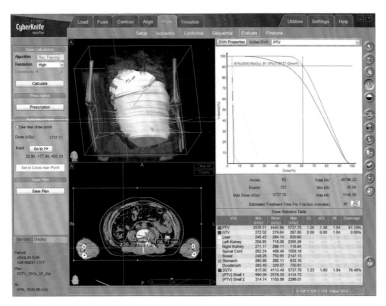

靶区名称	GTV2	治疗时间	2013.07.15~ 2013.07.19
剂量	7Gy×5=35Gy	GTV 体积(cm³)	157.00
PTV 体积(cm³)	128.10	脊髓(MAX)	15.58
空肠(D₅cc)	17.21	胃(D₁₀cc)	3.44
十二指肠(D₁₀cc)	4.59		

图 19-21-12　治疗计划 2(腰椎)。

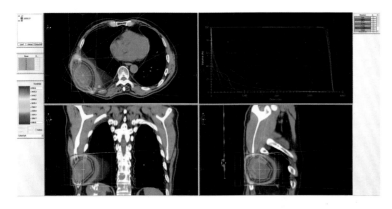

图 19-21-13　治疗计划(肋骨)。

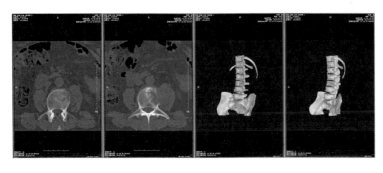

图 19-21-14　2013 年 7 月 31 日腰椎 CT 示 L3 椎体病理性骨折。

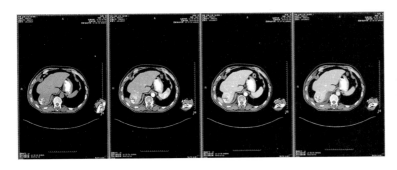

图 19-21-15 2013 年 11 月 12 日复查腹部 CT 示肝右叶 4cm×5cm 低密度影,其内可见斑片状高密度碘油聚集,增强扫描低密度影不均匀强化,门脉期及延迟扫描呈混杂密度影,肝右叶可见多发结节样强化,门脉期及延迟扫描与肝实质呈等密度影,不排除肿瘤残留活性及复发的可能。

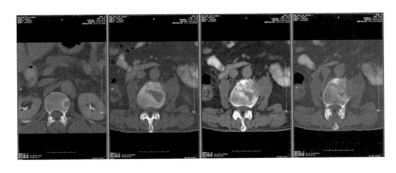

图 19-21-16 2013 年 11 月 12 日行腰椎 CT 未见骨转移灶进展。

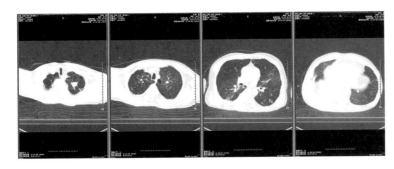

图 19-21-17 2014 年 3 月 15 日肺 CT 示双肺多发结节影,结合病史,考虑转移。

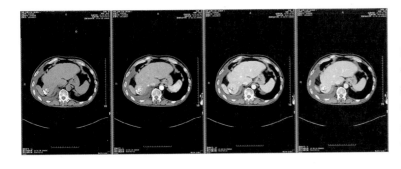

图 19-21-18 2014 年 3 月 15 日腹部 CT 示肝右叶低密度影,其内可见斑片状高密度碘油聚集,增强扫描低密度影不均匀强化,门脉期及延迟扫描呈混杂密度影;肝右叶可见多发结节样强化,门脉期及延迟扫描与肝实质呈等密度影,考虑病灶残留活性的可能。

【讨论】

问题 1 介入治疗后射波刀立体定向放射治疗是否让患者获益

该患者入院时肝硬化处于代偿期,肝功能基础尚可,肿瘤大小 73mm×61mm,分期属于进展期,既往行

2 次 TACE 治疗,尽管给予射波刀立体定向根治性放射治疗,但由于肿瘤体积大,之后复查腹部 CT 提示肿瘤残留活性,之后再次行 TACE。虽然未达到完全缓解,但达到部分缓解,治疗仍是获益的。后因胸背部疼痛,腰椎 CT 提示椎体转移。肝癌出现骨转移引起临床症状,可考虑行放射治疗以缓解症状。该患者先后针对胸椎、腰椎、肋骨等行放射治疗,都是因为不同部

位的骨转移灶产生的疼痛症状及防止出现严重相关不良事件。骨转移产生的症状可能有病理性骨折、脊髓神经压迫引起的神经综合征及神经根疼痛，该患者整个病程中先后出现了这些症状，并最终死于脊髓神经压迫引起的神经综合征。于 2013 年 7 月针对骨转移灶行放射治疗，放疗前疼痛评分为 6 分，放疗后疼痛症状消失，为完全缓解；在疾病某一阶段针对骨转移灶的放疗证实了使患者获益，提高生活质量。

问题 2　肝内肿瘤放疗目的是否达到？靶区如何勾画

该患者第一次治疗时，为肝内单发病灶，虽然病灶体积较大，但肝功能基础好，且无血管侵犯，具备根治性放射治疗条件。虽然病变较大，但行介入治疗后碘油沉积尚可，所以未行分靶区、分阶段治疗。虽然给予根治性放射治疗剂量，但由于体积较大，肿瘤周边剂量不足，未达到根治性治疗的目的，后出现多发骨转移与局部病变未控，可能与其有直接关系。

在慢性肝病背景下，腹部 CT 及肝动脉造影均提示为肝细胞癌，但血 AFP 正常，且无病理诊断，但依据多种影像学检查仍可明确诊断为肝细胞癌，所以靶区勾画依据肝细胞癌勾画靶区。①肝动脉血管造影肿瘤呈抱球样改变；②注入碘油沉积后的影像；③CT 图像与 MRI 图像进行融合。因肿瘤体积大，PTV 等同于 GTV，未进行外扩。单次剂量为 10Gy，连续 5 次，总剂量 50Gy。

2013 年 7 月针对骨转移灶行姑息止痛放疗，仍采用射波刀立体定向放射治疗技术，因该技术在治疗脊柱肿瘤或靠近脊柱肿瘤时可利用脊柱进行追踪照射，治疗精度明显提高。可见胸椎病灶与肝内病变平行在对肝内病灶进行 SBRT 时脊髓最大受放射剂量为 14.63Gy。所以，胸椎病变的 GTV 靠近脊髓处，PTV 没有在 GTV 上进行适当扩大，而是进行了适当内收，而且给予单次剂量为 3.5Gy，连续照射 10 次，总剂量为 35Gy。腰椎病变单次剂量给予 7Gy，连续照射 5 次，总剂量为 35Gy。其均为姑息性治疗剂量，从临床效果上看，不但达到了很好的姑息性止痛效果，而且未对脊髓造成损伤。

【评论】

1.介入与立体定向放射治疗结合效果欠佳的主要因素

较大病变介入与立体定向放射治疗结合效果欠佳，作者认为与以下因素有关：

(1)肝癌细胞直接侵犯门静脉(或肝静脉)，使肝动脉与门静脉(或肝静脉)相通。

(2)肝癌细胞侵犯门静脉分支或肝静脉后沿主干蔓延形成癌栓，癌栓有时为肝动脉供血，肝动脉血经癌栓，诸如门静脉或肝静脉，门静脉和肝动脉同步分支且彼此相邻，所以单纯介入效果欠佳。

(3)肝癌体积大，GTV323.53cm^3，再扩大 PTV 易造成肝脏损伤。虽给予根治性放射剂量，但因肿瘤体积大，至治疗后肿瘤周边仍未控。

(4)SBRT 前患者已行 2 次介入治疗，SBRT 后肿瘤周边仍存在活性，又行 2 次介入治疗。

(5)由于 SBRT 使肿瘤局部未控以及反复介入，致使由于肿瘤血管内皮生长因子的作用，造成肝动脉、门静脉间形成新生血管网，加速病情发展。

2.肝癌骨转移临床特点

几乎所有恶性肿瘤都会出现骨转移，但是，不同肿瘤的骨转移有其独特的临床特点。肝癌骨转移的临床特性有三点：①将近 50%肝癌骨转移患者伴有骨旁软组织受侵，该患者腰椎转移灶旁有软组织肿块影；②骨转移通常以溶骨性破坏为主；③多数患者伴有肝硬化，或经过多次 TACE，全身造血功能下降或脾功能亢进，表现为红细胞、白细胞和血小板下降。

3.肝癌骨转移放射治疗止痛效果

肝癌骨转移外放射治疗后疼痛缓解率达 99.5%，减少了麻醉药品用量，改善活动能力和生存质量，是一种花费少、疗效持续时间长的治疗方法。但临床诊断骨转移而无症状者，不主张放疗。该患者因骨转移所致的疼痛行放射治疗，治疗后疼痛明显缓解。

4.骨转移放疗剂量分割方式和放疗技术的选择

目前对骨转移肿瘤放射分割剂量仍存在争议。原发性肝癌骨转移一般遵循以下原则:一般对预计生存期短者,用大剂量短疗程放射治疗,以求止痛效果快;预计生存期长者,采用常规分割,以保护周围正常组织。射波刀立体定向放射治疗是一种精确放射治疗技术,多采用低分割放疗,疗程短,止痛效果快,不仅可保证肿瘤内严格的剂量控制,而且可以较好地保护正常组织。该患者针对腰椎转移灶行放射治疗期间,疼痛症状既明显减轻又无迟发性脊髓损伤发生,亦证实了这点。目前,无证据支持放射治疗可以延长肝癌骨转移患者生存期。文献报道,肝细胞癌骨转移中位生存期为7.4个月。该患者自第一次针对骨转移灶行放射治疗至临床死亡,生存期为12个月,明显长于文献报道数据,提示射波刀是治疗肝癌骨转移的有效手段。

5.该患者是否可接受核素内放疗

核素内放疗是利用放射性核素(如锶-89、钐-153)能让病变的骨组织中成骨细胞吞噬,放射性核素即浓聚于骨转移肿瘤内。以下情况是骨转移内放疗的相对或绝对禁忌证:单个骨转移灶、病理性骨折、转移灶位于椎体(潜在出现脊髓瘫痪的风险)、全身骨扫描为假阴性、伴有肿瘤软组织影、脾功能亢进或全身骨髓抑制导致的血细胞明显下降、预计生存期不超过3个月。该患者不宜用核素内放疗,尽管该患者全身多处骨转移,核素内放疗有优势,但是其转移灶位于椎体,合并病理性骨折、L3椎体旁软组织影,且伴有肝硬化及不同程度的脾功能亢进,核素内放疗效果差。

(张素静 李玉 李丹)

病例 22　肝癌多次介入后进展伴门静脉癌栓接受射波刀治疗

【诊断与治疗经过】

患者：男性，48 岁

以发现 HBsAg 阳性 13 年，肝占位 10 个月为主诉

患者于 2001 年查体时发现 HBsAg 阳性，肝功能正常，无不适，未予治疗。2013 年 4 月 22 日无明显诱因自觉右上腹疼痛，无放射痛，无恶心、呕吐、食欲缺乏等不适，腹部 CT 示肝右叶占位，考虑"瘤卒中"，行介入治疗，腹痛消失。2013 年 5 月行腹部 CT（图 19-22-1），AFP 15.26ng/mL，肺 CT 示右下肺盘状肺不张，肝功能 Child-Pugh 评分为 A5 级，无介入治疗禁忌证，于 2013 年 5 月 28 日行肝动脉造影，肝右叶原病灶周边可见不规则斑片状肿瘤染色，将微导管超选择性置于肝右动脉肿瘤供血血管处，再次造影肿瘤染色清晰，经此缓慢漂注碘油 14mL，之后注入适量吸收性明胶海绵颗粒，摄片示碘油沉积良好（图 19-22-2），术后恢复出院。

2013 年 6 月 30 日行腹部 MRI（图 19-22-3），肺 CT 未见异常，AFP 14ng/mL，再次行肝动脉造影（图 19-22-4），术后恢复出院。

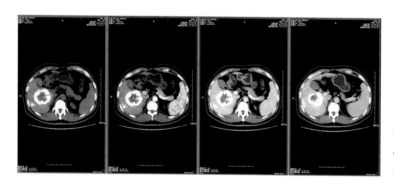

图 19-22-1　2013 年 5 月 22 日行腹部 CT，肝右叶下段可见类圆形混杂密度影，边缘见致密影，大小约 7.0cm×5.9cm，其旁可见不规则稍低密度影，大小约 4.5cm×2.9cm，增强扫描上述病变未见强化，考虑为肝占位介入术后改变，碘油沉积不均匀。

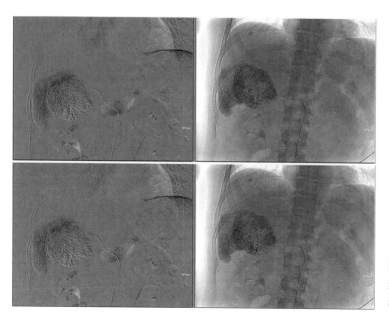

图 19-22-2　2013 年 5 月 28 日行介入的肝动脉造影，肝右叶原病灶周边可见不规则斑片状肿瘤染色，栓塞后摄片示碘油沉积良好。

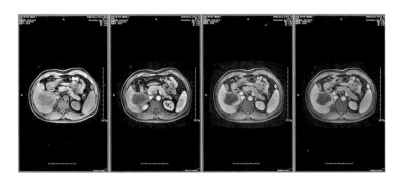

图 19-22-3 2013 年 6 月 30 日行腹部 MRI，肝右叶可见块状混杂信号影，双回波序列见病变内含大量脂质成分；动脉期病变呈不均匀强化影，门脉期及延迟扫描上述病变造影剂消退，延迟扫描病变呈不均匀低信号影，病变范围 7.0cm×6.4cm，病变部分突出肝脏轮廓之外，考虑肝占位介入术后改变，考虑病变周边尚存活性。

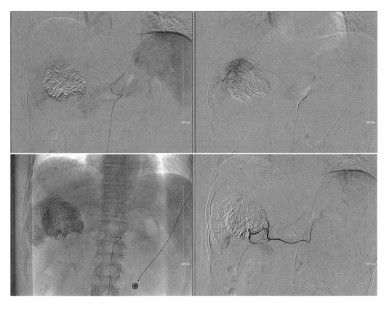

图 19-22-4 2013 年 7 月 4 日行介入的肝动脉造影，肝右叶可见团块状肿瘤染色，将 SP 导管超选择性置于肝右动脉肿瘤供血血管处，再次造影肿瘤染色清晰，经此缓慢漂注 10mL 超液态碘油，摄片示碘油沉积良好，再次造影肿瘤染色消失。

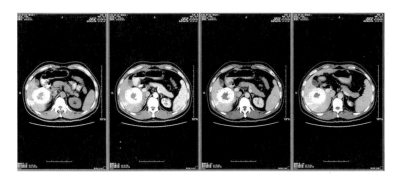

图 19-22-5 2013 年 8 月 6 日行腹部 CT，肝右叶下段可见类圆形混杂密度影，边缘可见致密影，其旁可见不规则稍低密度影，增强扫描上述病变未见强化，考虑介入术后改变，碘油沉积不均匀，与 2013 年 6 月 30 日 MRI 对比，未见显著变化。

2013 年 8 月 6 日行腹部 CT（图 19-22-5），胸部 X 线片未见异常，化验 AFP 18.89ng/mL，于 2013 年 8 月 13 日再次行肝动脉造影（图 19-22-6）。

2013 年 9 月 11 日复查腹部 MRI（图 19-22-7），双肺 CT 平扫未见异常，化验 AFP 23ng/mL，再次行肝动脉造影（图 19-22-8），术后恢复出院。

2013 年 10 月 28 日复查腹部 MRI，肝右叶可见块状混杂信号影，双回波序列可见病变内含大量脂质

成分；动脉期病变周边部分呈不均匀强化影，门脉期及延迟扫描造影剂渗入但仍呈不均匀低信号影，中心部无强化，病变范围 7.6cm×6.7cm，病变部分突出肝脏轮廓之外，考虑病变周边尚存活性，门脉右支癌栓形成，病变较前进展（图 19-22-9），肺 CT 平扫未见异常，化验 AFP 21ng/mL，进行动态观察。

2013 年 11 月 30 日再次复查腹部 MRI，示肝右叶下段占位介入术后改变，与 2013 年 10 月 28 日MRI

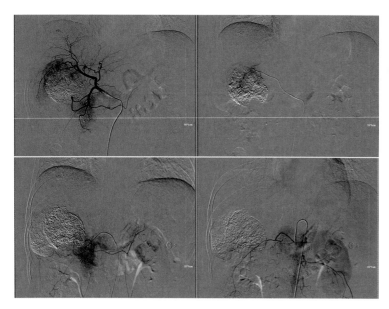

图 19-22-6　2013 年 8 月 13 日行介入的肝动脉造影,肝右叶可见斑片状肿瘤染色,将 SP 导管超选择性置于肝右动脉肿瘤供血血管处,再次造影肿瘤染色清晰,经此缓慢漂注超液态碘化油约 15mL,之后注入适量吸收性明胶海绵颗粒, 摄片示碘油沉积良好。

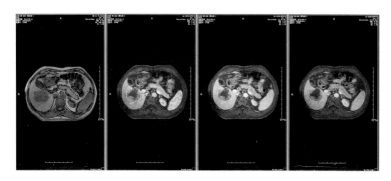

图 19-22-7　2013 年 9 月 11 日复查腹部 MRI,肝右叶可见块状混杂信号影,双回波序列可见病变内含大量脂质成分;动脉期病变周边部分呈不均匀强化影,门脉期及延迟扫描造影剂渗入但仍呈不均匀低信号影,中心部无强化,病变范围 7.6cm×5.7cm,病变部分突出肝脏轮廓之外,考虑病变周边尚存活性伴门脉右支癌栓。

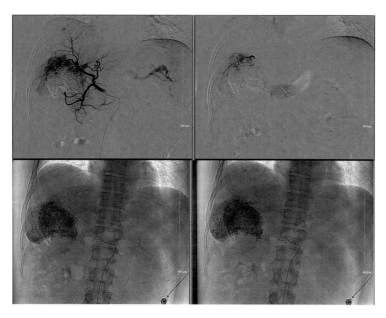

图 19-22-8　2013 年 9 月 13 日行介入的肝动脉造影,肝右叶原碘油沉积区周围可见多发肿瘤染色,将微导管超选择性置于肝右动脉肿瘤供血血管处,再次造影肿瘤染色清晰,经此缓慢漂注超液态碘油 17mL,摄片示碘油沉积良好。

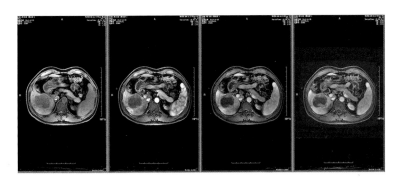

图 19-22-9 2013 年 10 月 28 日行腹部 MRI,肝右叶可见块状混杂信号影,双回波序列可见病变内含大量脂质成分;动脉期病变周边部分呈不均匀强化影,门脉期及延迟扫描造影剂渗入但仍呈不均匀低信号影,中心部无强化,病变范围 7.6cm×6.7cm,病变部分突出肝脏轮廓之外,考虑病变周边尚存活性,门脉右支癌栓形成,肝门淋巴结,病变较前进展。

比较,病灶大部分凝固坏死,病灶前上缘残留活性,伴门脉右支癌栓形成,肝门淋巴结 (图 19-22-10),肺 CT 平扫未见明确异常,AFP 11ng/mL,进行动态观察。

2014 年 1 月 6 日行腹部 MRI (图 19-22-11),肺 CT 平扫未见异常,AFP 7ng/mL,再次行肝动脉造影 (图 19-22-12),术后恢复出院。

2014 年 3 月 4 日复查腹部 MRI (图 19-22-13),肺 CT 未见转移性病变。根据 BCLC 分期为 C 期,根据原发性肝癌诊疗指南(2011 版),中晚期肝癌推荐行介入联合放射治疗。于 2014 年 3 月 4 日行金标植入术,7 天后行 CT 定位,治疗计划见图 19-22-14。治疗计划:7Gy/F,连续照射 7 次,总剂量为 49Gy。放疗期间加用放疗增敏药物,无不适反应,监测血常规、肝肾功能较放疗前无变化。

放疗后 3 个月, 即 2014 年 6 月 17 日复查腹部 CT(图 19-22-15)和腹部 MRI(图 19-22-16),肺 CT 未见转移性病变,AFP 4.35ng/mL,继续动态观察。

放疗后 6 个月,即 2014 年 9 月 18 日复查腹部MRI (图 19-22-17),双肺 CT 平扫未见异常,AFP3.85ng/mL,动态观察。

放射治疗后 9 个月, 即 2014 年 12 月 18 日复查腹部 MRI(图 19-22-18),AFP 正常,予以动态观察。

放射治疗后 12 个月,即 2015 年 3 月入院复查腹部 MRI,肝左右叶内可见多发小圆形长 T1 稍长 T2 信号影,最大者直径为 0.8cm,动脉期呈环形轻中度强化,门脉期及延迟扫描呈稍低信号,考虑肝癌复发(图19-22-19),肺 CT 平扫未见异常,AFP 7.03ng/mL,为明确病变数目及进一步治疗, 于 2015 年 3 月 5 日行

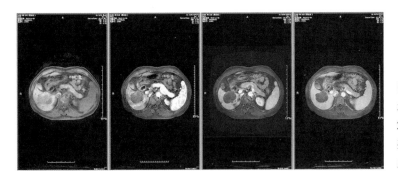

图 19-22-10 2013 年 11 月 30 日复查腹部 MRI,示肝右叶下段占位介入术后改变,与 2013 年 10 月 28 日 MRI 比较,病灶大部分凝固坏死,病灶前上缘残留少许活性,病灶较前片缩小,伴门脉右支癌栓形成,肝门淋巴结。

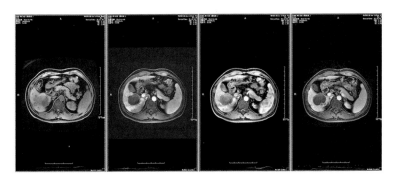

图 19-22-11 2014 年 1 月 6 日行腹部 MRI,示肝右叶下段占位介入术后改变,病灶边缘有活性,伴门脉右支癌栓。

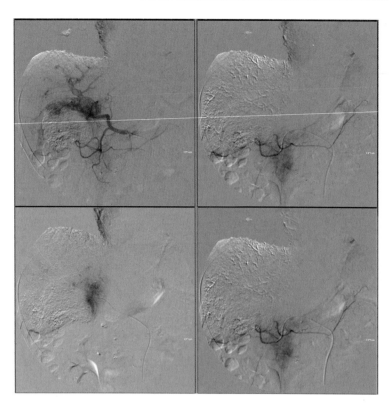

图 19-22-12　2014 年 1 月 6 日行介入的肝动脉造影，见肝右动脉供血区内明确肿瘤染色影，并见门脉右支走行区条形肿瘤染色影及部分门脉右支显影；将 SP 导管进一步插置肝右动脉近肿瘤血管开口附近造影，可见明确肿瘤染色，将 SP 导管插置肝右动脉内肿瘤血管附近，漂注 6mL 碘油，见碘油明确沉积。

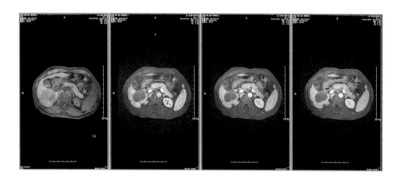

图 19-22-13　2014 年 3 月 4 日复查腹部 MRI，肝右叶可见块状混杂信号影，双回波序列可见病变内含大量脂质成分；动脉期病变周边部分呈不均匀强化影，门脉期及延迟扫描造影剂渗入但仍呈不均匀低信号影，中心部无强化，病变范围 5.1cm×5.6cm，病变部分突出肝脏轮廓之外，考虑介入术后改变凝固坏死灶较前略变小，病灶边缘残留活性；伴门脉右支癌栓，并且较前进展。

肝动脉造影，肝右叶可见多发斑片状染色，肝左叶肝实质染色欠均匀，肝脏血管扭曲明显，用微导管插至肝右动脉近肿瘤血管开口处后注入 6mL 碘油，摄片肿瘤周边未见碘油聚积(图 19-22-20)，腹部 CT 示肝右叶见原照射病灶高密度碘油沉积影，但肿瘤周边未见碘油聚积(图 19-22-21)，临床上不考虑肿瘤复发，建议定期复查。2016 年 5 月电话随访患者一般情况可，生活可自理。

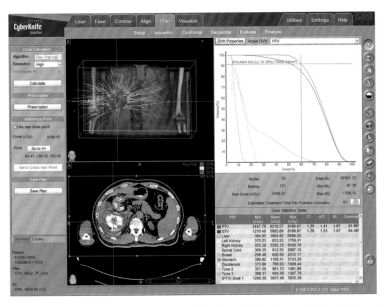

靶区名称	GTV	治疗时间	2014.03.12~2014.03.18
剂量	7Gy×7=49Gy	GTV 体积（cm³）	211.48
PTV 体积（cm³）	195.79	正常肝体积（cm³）	1165.22
空肠（D₅cc）	20.41Gy	胃（D₁₀cc）	18.78Gy
十二指肠（D₁₀cc）	13.06Gy	脊髓（MAX）	20.97Gy
肝（D₇₀₀cc）	10.89Gy	全肝受量	18.04Gy

图 19-22-14　治疗计划。

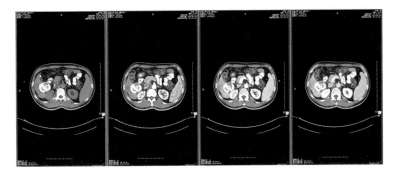

图 19-22-15　2014 年 6 月 17 日复查腹部 CT，肝右叶后下段可见低密度肿块影，其内可见金标影及碘油沉积影，增强扫描未见明显异常强化，考虑肝内占位综合治疗后改变。

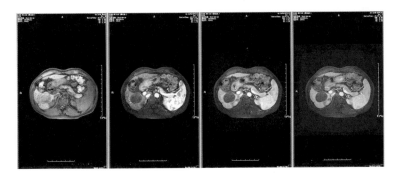

图 19-22-16　2014 年 6 月 17 日复查腹部 MRI，肝右叶后下段可见团块状混杂 T1 和 T2 信号影，动脉期病灶未见明显异常强化，门脉期及延迟期呈低信号影，考虑肝占位介入术后改变，病灶凝固坏死较前缩小，伴门脉右支癌栓，范围较前缩小。

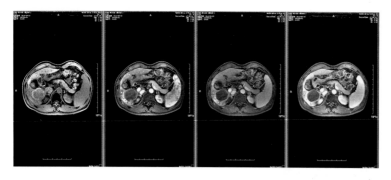

图 19-22-17　2014 年 9 月 18 日复查腹部 MRI,肝右叶后下段可见团块状混杂 T1 和 T2 信号影,大小约 5.2cm×4.3cm,病灶旁可见大片稍长 T1 等 T2 信号影,动脉期病灶未见明显异常强化,门脉期及延迟期呈低信号影,病灶周边异常信号呈不均匀稍低信号影,考虑肝占位介入及放疗术后改变,肝 S6 病灶凝固坏死好。

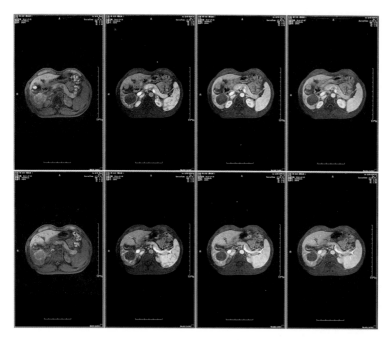

图 19-22-18　2014 年 12 月 18 日复查腹部 MRI,肝右叶后下段可见团块状凝固坏死区,病灶旁可见大片稍长 T1 等 T2 信号影,动脉期病灶未见明显异常强化,门脉期及延迟期呈低信号影,病灶周边异常信号呈不均匀稍低信号影;肝 S4 见小圆形长 T1 稍长 T2 信号影,动脉期呈轻度对比强化,门脉期及延迟扫描呈稍低信号改变,直径约为 0.5cm,考虑肝癌复发可能。

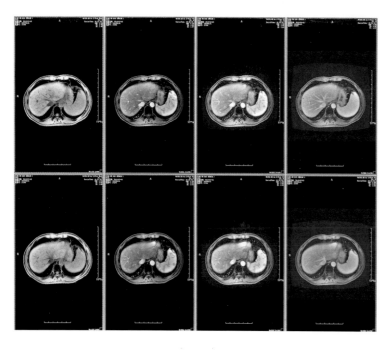

图 19-22-19　2015 年 3 月 3 日复查腹部 MRI,肝左右叶内可见多发小圆形长 T1 稍长 T2 信号影,最大者直径为 0.8cm,动脉期呈环形轻中度强化,门脉期及延迟扫描呈稍低信号,考虑肝癌复发。

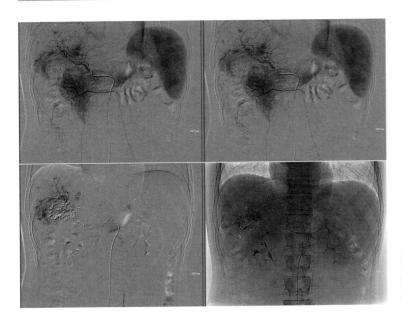

图 19-22-20　2015 年 3 月 5 日行介入的肝动脉造影，肝右叶可见多发斑片状染色，肝左叶染色欠均匀，栓塞后摄片见碘油聚积良好。

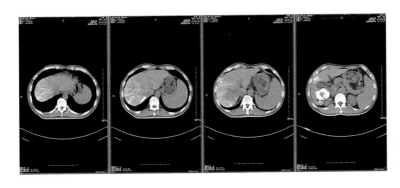

图 19-22-21　介入后复查腹部 CT，肝右叶可见片状及灶状高密度碘油沉积影。

【讨论】

问题 1　反复介入治疗后可否行立体定向放射治疗及可否获益

该患者为乙肝肝硬化代偿期，伴有门静脉高压、侧支循环形成，肝功能基础尚可，肝内病灶血供丰富，从 2013 年 4 月至 2013 年 9 月的 5 个月内反复介入治疗 5 次，每次介入时肝动脉造影均可见肿瘤周边肿瘤血管染色，随着肿瘤进展出现门静脉癌栓，这说明单纯介入治疗无法根治肝内较大肿瘤，其随着病情的进展出现门静脉癌栓，给予射波刀立体定向放射治疗后，肝内肿瘤控制较好，且门静脉癌栓逐渐缩小，证明选择射波刀立体定向放射治疗是正确的。至 2016 年

5 月随访，患者已生存 26 个月。

问题 2　确定放疗靶区、放疗剂量

该患者放疗靶区设计的一个重要原则是要充分了解反复介入会造成肝功能受损，同时肿瘤周边其他动脉和门静脉供血增加致复发，在勾画 GTV 时应在肿瘤基础上适当外扩，由于正常肝组织具有强大的再生能力，在设计照射靶区时，最好能保留一部分正常肝组织不受照射。在放疗设备中，只有射波刀立体定向放射治疗技术对肝内大肝癌或巨大肝癌可以达到部分正常肝脏组织少受或不受放射损伤，这部分肝脏能得到再生。该患者合并门静脉癌栓，不符合根治性放疗条件，但考虑正常肝脏体积较大，肝功能正常，仍给予根治性剂量，单次剂量 7Gy，连续照射 7 次，总剂量 49Gy。

【评论】

1.立体定向放射治疗在中晚期原发性肝癌中的应用

因射波刀立体定向放射治疗技术治疗精度较其他放疗设备明显提高,照射过程中具备实时追踪功能,可以提高单次剂量和总放射剂量,同时肿瘤周围正常组织和器官能得到很好保护,显著降低了周围正常组织器官的受照剂量。既往认为原发性肝癌直径在10cm以下、腔静脉无癌栓、无远处转移、肝硬化不明显者,有可能达到根治性放射治疗,或者得到较好的缓解。近年来作者在这方面的深入研究认为,肝癌放射治疗的适应证很广,相信随着立体定向放射治疗技术不断完善,放射治疗作为恶性肿瘤的一种主要的治疗手段之一,在肝癌立体定向放射治疗与外科治疗比例上可以发生缓慢变化。目前各种病期肝细胞癌放射治疗的临床报道的循证医学证据级别均不高,但是,其他的治疗手段也未能显示出更高的循证医学证据或更好的治疗效果。作者认为对局限于肝内不能切除肝细胞癌的肿瘤最大直径大于5cm的患者,TACE很难达到肿瘤根治,临床上也观察到肿块越大,TACE效果越不理想。射波刀立体定向放射治疗联合TACE可以弥补单纯介入的不足,可延长中晚期肝细胞癌患者生存期,提高其生活质量。文献报道显示,其在肝癌原发灶的治疗中显现出较为显著的疗效,但是,其对门静脉癌栓的疗效如何,目前的报道较少。

2.疗效

作者接手该患者时为肝内大肝癌因反复介入治疗合并门静脉癌栓,BCLC分期为C期,如不治疗,生存期仅为2.4~2.7个月。给予射波刀立体定向放射治疗,随访期间,腹部MRI显示照射部位肿瘤较前缩小且无活性,无进展生存期更是达到了26个月,未见肿瘤复发转移,如此出色的疗效不仅让患者庆幸,同时也为我们积累了经验,更加证实了放射治疗在中晚期肝癌患者中的出色疗效。射波刀作为一种立体定向放射治疗方式,如何根据患者肝功能状态、肝硬化程度及受照肝体积等情况估算最高耐受量,如何在可耐受的剂量范围内给予最高剂量、采取最佳治疗方案,临床尚待进一步深入研究。

(李玉　曲宝林　戴相昆)

病例 23　单发大肝癌接受介入联合射波刀治疗

【诊断与治疗经过】

患者：女性，61 岁

以间断乏力 19 年，加重伴肝区疼痛 3 个月为主诉

患者于 1994 年因"乏力、腹痛"发现 HBsAg 阳性，2006 年被诊断为肝硬化，2012 年底开始自觉乏力加重，并伴有肝区疼痛。2013 年 3 月 18 日入院后查腹部 MRI，肝 S8 可见类圆形稍长 T1 稍长 T2 信号，动态增强扫描：动脉期上述病变呈轻度不均匀强化，门脉期及延迟期上述病变造影剂消退，大小约为 6.3cm×5.1cm，门脉主干宽约为 1.2cm，无癌栓（图 19-23-1）；AFP 为 9ng/mL，临床诊断为原发性肝癌，肿瘤直径大

于 5cm，患者拒绝肝移植、手术切除及局部消融治疗，于 2013 年 3 月 27 日行肝动脉造影（图 19-23-2），明确诊断为原发性肝癌，同年 4 月 2 日在 CT 引导下向肿瘤病灶内和肿瘤旁植入 4 枚金标，后行 CT 定位，治疗计划 1 见图 19-23-3，单次剂量：8Gy/F，照射 6 次，总剂量为 48Gy（生物有效剂量为 87Gy），放疗中及放疗后无恶心、呕吐、乏力加重等症状，随访肝肾功能和血常规较治疗前无明显变化。

2013 年 6 月、8 月、11 月和 2014 年 3 月多次复查腹部 MRI，示肝内肿瘤控制良好，病灶周围呈现放射治疗后改变信号（图 19-23-4）。2014 年 5 月 21 日再次复查腹部 MRI，肝 S8 可见类圆形稍长 T1 稍长 T2 信号，动脉期上述病变呈环形强化，门脉期及延迟期呈稍低信号，大小约为 4.5cm×3.8cm；上述病变周围

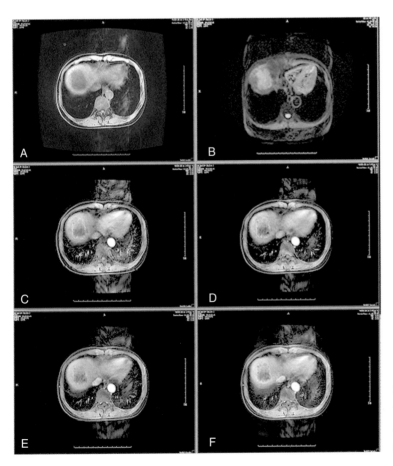

图 19-23-1　2013 年 3 月 18 日查腹部 MRI。(A)T1 相，S8 病灶呈稍长 T1 信号；(B)T2 相，S8 病灶呈稍长 T2 信号；(C 和 D)动脉早期和晚期，S8 病灶呈轻度不均匀强化；(E 和 F)门脉期和延迟期，造影剂消退，呈低信号。

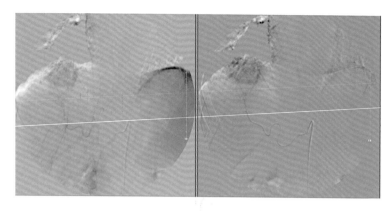

图 19-23-2　2013 年 3 月 27 日行介入的肝动脉造影,肝右叶可见团块样肿瘤染色影。

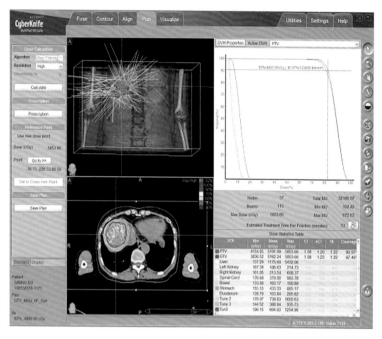

靶区名称	GTV1	治疗时间	2013.04.16~ 2013.04.21
剂量	8Gy×6=48Gy	GTV 体积(cm³)	142.14
PTV 体积(cm³)	135.28	正常肝体积(cm³)	1446.06
肝(D₇₀₀cc)	6.58Gy	脊髓(MAX)	9.83Gy
全肝受量	11.75Gy		

图 19-23-3　治疗计划 1。

可见片状不规则稍长 T1 等 T2 信号区,增强扫描动脉期轻度强化,门脉期及延迟期呈较高信号,考虑肿瘤残留活性(图 19-23-5)。于 2014 年 5 月 22 日再次行肝动脉造影,肝右叶可见片状染色,注入盐酸博安霉素 20mg 与 10mL 碘油混悬液,摄片可见碘油聚积良好(图 19-23-6)。介入术后 1 个月、2 个月、3 个月分别复查腹部 MRI,均示肿瘤周边残留活性(图 19-23-7),2014 年 9 月针对 S8 病变行射波刀放射治疗,治疗计划 2 见图 19-23-8:10Gy/F,照射 5 次,总剂量为 50Gy(生物有效剂量为 100Gy),放疗中及放疗后无恶心、呕吐、乏力加重等症状,随访肝肾功能和血常规较治疗前无明显变化,患者一般情况好,带瘤生存。

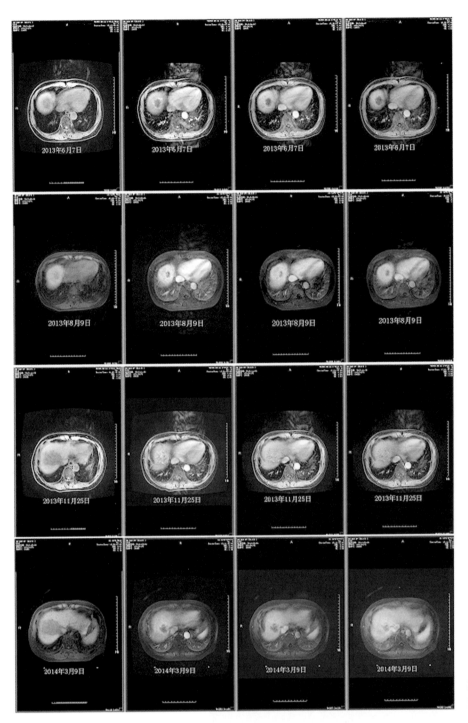

图 19-23-4　腹部 MRI 示肝内肿瘤控制良好,病灶周围呈现放射治疗后改变。

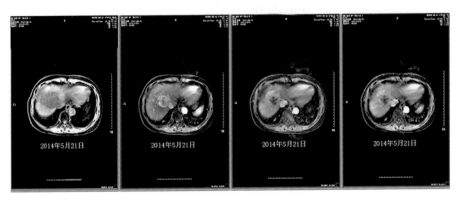

图 19-23-5　2014 年 5 月 21 日腹部 MRI 示 S8 病变残留活性,较前增大。

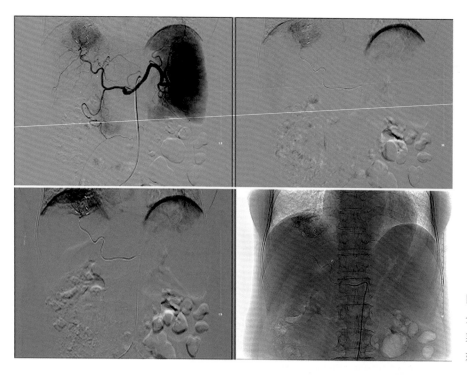

图 19-23-6　2014 年 5 月 22 日行介入的肝动脉造影,可见肝右叶片状染色,栓塞后摄片可见碘油聚积良好。

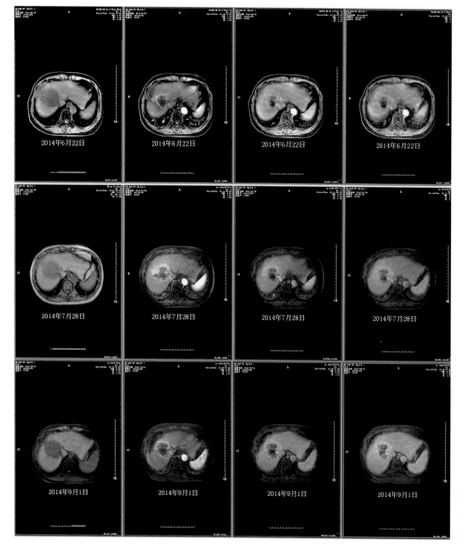

图 19-23-7　介入术后 1 个月、2 个月、3 个月复查腹部 MRI,示病灶周边仍有活性。

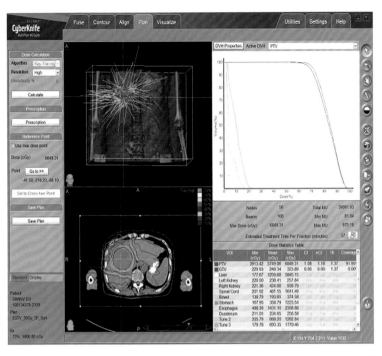

靶区名称	GTV2	治疗时间	2014.09.11~2014.09.15
剂量	10Gy×5=50Gy	GTV 体积（cm³）	174.89
PTV 体积（cm³）	161.99	正常肝体积（cm³）	1284.24
空肠（D₅cc）	2.73Gy	胃（D₁₀cc）	9.58Gy
十二指肠（D₁₀cc）	2.73Gy	脊髓（MAX）	16.41Gy
肝（D₇₀₀cc）	7.35Gy	全肝受量	12.59Gy

图 19-23-8　治疗计划 2。

【讨论】

问题 1　肝硬化、肿瘤的部位、肿瘤的大小及肝功能选择何种治疗方案

该患者肿瘤位于右肝顶部，大小约为 6.3cm×5.1cm，不适合行微创消融治疗。其处于肝硬化代偿期，虽治疗前肝功能为 Child-Pugh A 级，可行手术切除，但患者拒绝手术，因肿瘤较大，术后易发生肝内复发及转移。射波刀立体定向放射治疗技术可实时追踪肿瘤进行照射，毒副作用小，耐受性好。血管介入治疗肝癌是有效的，但无法根治，所以选用血管介入联合射波刀立体定向放射治疗。

问题 2　放疗可否让患者获益及放疗的目的

该患者初诊时为局限于肝内的单发肿瘤，但直径大于 5cm，单纯血管介入不能根治肿瘤。其肿瘤位于肝顶部，局部消融治疗危险系数相对较高，肿瘤大于 5cm，不适合局部消融治疗。可选择手术切除、肝移植治疗，患者拒绝行外科治疗，选择 TACE 联合射波刀立体定向放射治疗，从治疗后患者情况看，改善了患者生活质量，延长了生存期。

放疗剂量应根据以下情况来定：①肝硬化程度；②预计生存期；③照射后对肝功能损伤程度；④正常肝脏受辐射剂量及后期代偿能力。该患者为单发病灶，未发现其他部位存在病灶，且肝功能 Child-Pugh 评分为 A 级，完全符合根治性放疗的条件。

问题 3　确定放疗靶区、剂量及放疗技术

该患者射波刀治疗前接受血管介入的目的如下：①进一步明确肝内肿瘤的数量及部位，且碘油沉积于病灶，这样更有利于靶区勾画；②消灭亚临床病灶。可见肿瘤为 GTV，在 GTV 的基础上未向外扩，因肿瘤位于肝顶部与肺紧邻，加之肿瘤体积大。治疗肝癌的一个重要原则是充分利用正常肝脏所具有的强大再生

能力,在设计放疗靶区时一定要保留一部分正常肝组织受极低的辐射,这部分肝组织可以再生。肝癌患者接受放射治疗的有效率及生存情况都与放射剂量密切相关。所以放射治疗的核心问题如下:①能否给予根治性治疗剂量及肿瘤周围正常组织的耐受量;②每次的分割剂量是多少。该患者由于肿瘤单发,符合根治性放疗条件,应给予根治性放疗剂量。但由于肿瘤位于肝顶部,单靶区体积偏大,考虑肺脏受量,所以给予 8Gy/F,连续 6 次,总剂量为 48Gy(生物有效剂量为 87Gy)。放疗后 13 个月局部复发。经 TACE 治疗后 1 个月、2 个月、3 个月分别复查(图 19-23-7),肿瘤未控。2014 年 9 月再次行射波刀治疗,10Gy/F,连续 5 次,总剂量为 50Gy(生物有效剂量为 100Gy)。

由于肝脏受呼吸运动影响较大,在射波刀治疗前植入金标很重要,在治疗过程中,利用同步呼吸追踪系统建立起金标动度(内运动)和体表运动(外运动)的关联,即建立患者的呼吸模型,实现对动态肿瘤的静态照射。同时,实时监测和修正肿瘤的位置偏差,照射精度优于 1.5mm。

【评论】

1.原发性肝癌的诊断标准

原发性肝癌是我国常见的恶性肿瘤。由于起病隐匿,早期没有症状或症状不明显,进展迅速,确诊时大多数患者已经达到局部晚期或发生远处转移,治疗困难,预后很差,如果仅采取支持对症治疗,自然生存时间很短,因此,早期诊断显得非常重要。

原发性肝癌包括病理学诊断和临床诊断,是唯一可用临床诊断的恶性肿瘤,具体如下:①病理学诊断标准:肝脏占位病灶活检、肝外转移灶活检、手术切除组织标本,经病理组织学和(或)细胞学检查诊断为肝细胞癌(HCC),此为金标准。②临床诊断标准:在所有的实体瘤中,唯有 HCC 可采用临床诊断标准,国内外都认可。其为非侵袭性、简易方便且可操作强,一般认为主要取决于三大因素,即慢性肝病背景、影像学检查结果以及血清 AFP 水平;但是学术界的认识和具体要求各有不同,常有变化,实际应用时也有误差,因此,结合我国的国情和既往的国内标准与临床实际,专家组提议宜从严掌握和联合分析,要求在同时满足

以下条件中的(1)+(2)A 两项或者(1)+(2)B+(3)三项时,可以确立 HCC 的临床诊断:

(1)具有肝硬化以及 HBV 和(或)HCV 感染[HBV 和(或)HCV 抗原阳性]的证据;

(2)典型的 HCC 影像学特征:同期多排 CT 扫描和(或)动态对比增强 MRI 检查显示肝脏占位在动脉期快速不均质血管强化,而静脉期或延迟期快速洗脱。

A.如果肝脏占位直径≥2cm,CT 和 MRI 两项影像学检查中有一项显示肝脏占位具有上述肝癌的特征,即可诊断为 HCC;

B.如果肝脏占位直径为 1~2cm,则需要 CT 和 MRI 两项影像学检查都显示肝脏占位具有上述肝癌的特征,方可诊断为 HCC,以加强诊断的特异性。

(3)血清 AFP≥400μg/L 持续 1 个月或者 AFP≥200μg/L 持续 2 个月,并能排除其他原因引起的 AFP 升高,包括妊娠、生殖系胚胎源性肿瘤、活动性肝病及继发性肝癌等。

除此之外,肝动脉造影作为一种微创手段,在诊断和鉴别诊断方面有举足轻重的作用,它可用于其他检查后仍未能确诊的患者以明确诊断,可明确显示肝脏小病灶及其血供情况以及发现其他影像学手段无法发现的病灶。肝癌在 DSA 下可表现为:①肿瘤血管,出现于早期动脉相;②肿瘤染色,出现于实质相;③较大肿瘤可见肝内动脉移位、拉直、扭曲等;④肝内动脉受肝瘤侵犯可呈锯齿状、串珠状或僵硬状态;⑤动静脉瘘;"池状"或"湖状"造影剂充盈区等。

2.放射治疗对肝功能的影响

立体定向放射治疗的不良反应轻微,但也有报道发生放射性肝炎、肠穿孔等致死性并发症,3 度或以上的毒性反应发生率为 1%~2%。

肝脏是一个有组织再生能力的器官。动物试验中发现,正常肝脏给予每次 1.5Gy 的分次照射,其耐受性极高,全肝照射时 10% 发生放射性肝炎的剂量为 35Gy,1/2 为 60Gy,1/4 肝为 95Gy。由此可见,放射治疗的并发症发生率主要和照射体积及照射剂量相关,尤其是与靶区周围正常肝组织接受阈值以上剂量的体积和剂量密切相关。随着放疗在肝癌综合治疗中的应用,放射性肝损伤成为肝癌放疗的主要并发症及死亡的主要原因之一。放射性肝损伤潜伏期为 2 个月

到半年不等,主要表现为短期内肝脏增大、大量腹水、黄疸、生化检查肝脏中等损伤,该症的表现要严格与肝脏放疗后复发和恶化相区别,碱性磷酸酶的增高是放射性肝炎最早的表现,CT 或 MRI 的应用可帮助放射性肝炎的诊断,可见与放射野大小一样的低密度区,其边界明显,据此结合放疗史可有诊断意义。

3D CRT 和 IMRT 使部分肝癌患者于放疗后出现肝功能异常或使原已异常的肝功能再度加重,导致不能坚持完成放射治疗剂量或使总体病情加重。这是因为,为了不遗漏肝癌组织(亚临床病灶)并且考虑呼吸体位变化因素,PTV 必须在肉眼所及的 GTV 的基础上考虑亚临床病灶后 CTV,又在 CTV 基础上扩大成 PTV。所以,无论放射剂量几何分布多么理想,高剂量区会不可避免地包括一部分正常肝组织。因此,3D CRT 和 IMRT 对肝的放射性肝损伤依然难以避免。Liang 报道 3D CRT 128 例,放疗后 4~8 周发生放射性肝损伤 9 例,发生率为 14.8%,危险因素是患者原有肝硬化的严重程度,Child-Pugh B 级的患者更易发生放射性肝损伤。梁建设报道 3D CRT 70 例,放射性肝损伤占 45.71%,而 HBV-M 阳性者中占 88.88%,提示乙肝病毒感染可能与放射性损伤敏感性有关。但马虹等通过 Meta 分析系统性评价原发性肝癌放射治疗中 HBV 感染及肝功能分级与放射性肝损害相关性,其中 416 例 HBV 阳性者中 63 例出现放射性肝损伤,200 例 HBV 阴性者中 17 例有放射性肝损伤,差异无统计学意义,HBV 感染与放射性肝损伤发生无相关性,肝功能 Child-Pugh A 级观察 541 例中有 45 例出现放射性肝损伤,而 Child-Pugh B 级观察 74 例中 30 例出现放射性肝损伤,差异明显($P=0.02$)。作者认为,以肝硬化为背景的肝癌,它的基础肝功能状态、肝功能分级与放射性诱导肝病(RILD)密切相关,是影响 RILD 发生的主要因素;但其也与选择放射治疗技术密切相关,3D CRT 和 IMRT 易在这些患者中发生 RILD。

(李玉　曲宝林　李丹)

病例 24 巨大肝癌伴门静脉癌栓行分靶区放射治疗

【诊断与治疗经过】

患者:男性,48 岁

以间断乏力 30 年,加重伴腹胀 1 个月为主诉

患者于 1983 年患"急性乙型病毒性肝炎",给予保肝等治疗后好转。1991 年再次出现症状,间断治疗 3 年。2013 年 3 月 20 日出现明显乏力,伴有腹胀,行腹部 MRI(图 19-24-1);胸部 X 线片未见异常,化验 AFP 37ng/mL,肝功能:ALT 28U/L,AST 31U/L,ALB 37.2g/L,CHE 3712U/L,TBIL 9.2μmol/L,DBIL 3.8μmol/L, 腹水常规提示感染,胃镜示食管静脉曲张(中-重)伴胃静脉曲张;临床诊断为原发性肝癌;乙型肝炎肝硬化失代偿期合并腹水、自发性细菌性腹膜炎,予以抗感染、保肝、利尿等对症支持治疗后感染好转,腹水减少,遂决定开始抗肿瘤治疗。根据 BCLC 分期为 C 期,肝功能 Child-Pugh 评分为 B7 级,可选择介入、放射治疗、靶向等治疗手段。由于患者合并动脉-门脉瘘,肝功能基础差,考虑 TACE 疗效差,直接针对肿瘤行立体定向放射治疗。2013 年 5 月 27 日于 CT 引导下向肝脏植入金标,因肿瘤体积大且伴门静脉癌栓,为保护正常肝脏组织, 行射波刀立体定向分靶区放射治疗(图 19-24-2)。治疗计划见图 19-24-3(1)及图 19-24-3 (2)。治疗计划 1:10Gy/F, 共 5 次, 总剂量为 50Gy;治疗计划 2:10Gy/F, 共 5 次, 总剂量为 50Gy。放疗期间无食欲不振、恶心、呕吐等不良反应,肝功能无明显波动,顺利完成放射治疗。

放射治疗后 6 个月, 即 2013 年 12 月 29 日复查腹部 CT,示右肝癌治疗后改变,门脉主干及部分右支癌栓形成(无活性)(图 19-24-4),肺 CT 示与 2013 年 9 月 17 日对比,右侧新发胸腔积液,未见明确转移性病变。腹部 B 超未见腹水,化验 AFP 4.59ng/mL,肝功能:ALT 37U/L、AST 45U/L、AKP 78U/L、GGT 63U/L、ALB 34g/L、CHE 4367U/L,提示肝功能较放疗前好转。

放射治疗后 9 个月, 即 2014 年 3 月 27 日复查腹部 MRI,示肝癌治疗后改变,未见明确活性,肝右叶异常信号,考虑术后改变,伴门脉右支癌栓(图 19-24-5),肺CT 示与 2013 年 12 月 29 日对比,右侧胸腔积液稍减少, 余相仿;腹部 B 超未见腹水, 化验 AFP

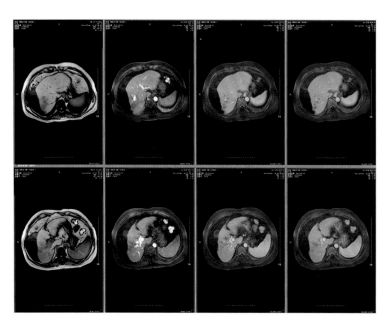

图 19-24-1 2013 年 3 月 20 日腹部 MRI 示右肝巨大占位性病变, 考虑肝癌伴门脉主干及部分右支癌栓形成,动脉-门脉瘘,肝硬化,脾大,腹水。

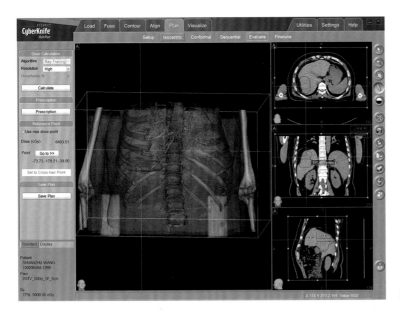

图 19-24-2　分靶区放射治疗。

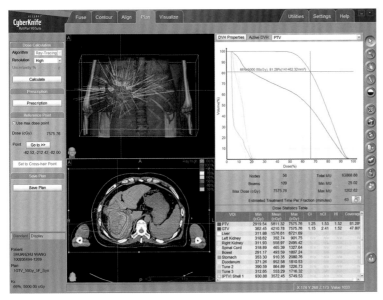

靶区名称	GTV1	治疗时间	2013.05.29~ 2013.06.06
剂量	10Gy×5=50Gy	GTV 体积（cm³）	319.99
PTV 体积（cm³）	174.03	正常肝体积（cm³）	1213.00
空肠（D_{5cc}）	15.90Gy	胃（D_{10cc}）	14.39Gy
十二指肠（D_{10cc}）	13.64Gy	脊髓（MAX）	13.27Gy
肝（D_{700cc}）	9.86Gy	全肝受量	15.76Gy

图 19-24-3(1)　治疗计划 1。

5.18ng/mL，肝功能：ALT 24U/L、AST 34U/L、AKP 60U/L、GGT 51U/L、ALB 39g/L、CHE 4860U/L，提示放疗后腹水明显好转，肝功能改善。

2014 年 6 月、2014 年 9 月及 2015 年 1 月患者分别入院复查，腹部 CT 均未见明确复发或转移（图 19-24-6），无腹水，化验 AFP 及肝功能正常。2016 年 4 月电话随访患者一般情况好，正常工作生活 3 年余。

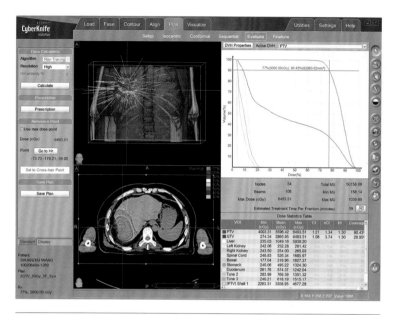

靶区名称	GTV2	治疗时间	2013.05.30~ 2013.06.07
剂量	10Gy×5=50Gy	GTV 体积（cm³）	319.99
PTV 体积（cm³）	91.76	正常肝体积（cm³）	1213.00
空肠（D_{5cc}）	13.63Gy	胃（D_{10cc}）	11.03Gy
十二指肠（D_{10cc}）	8.44Gy	脊髓（MAX）	16.85Gy
肝（D_{700cc}）	6.57Gy	全肝受量	10.49Gy

图 19-24-3(2)　治疗计划 2。

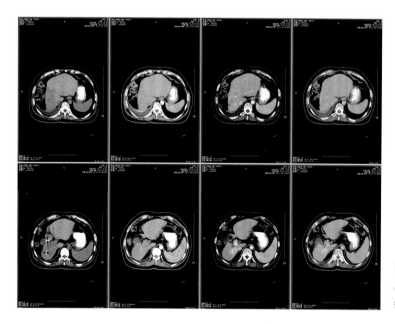

图 19-24-4　2013 年 12 月 29 日复查腹部 CT，示肝 S5、S8 肝癌治疗术后改变，门脉主干及部分右支癌栓形成。

【讨论】

问题 1　是否可行放射治疗以及能否获益

该患者肝硬化处于失代偿期，既往出现消化道出血，入院时合并腹水、腹膜炎，肝功能基础差，肝功能 Child-Pugh 为 B 级，对手术等治疗耐受性差，从病情上考虑，不适合用任何方式治疗肿瘤，但经抗感染、护肝、补蛋白、利尿等治疗后肝功能恢复。患者积极要求治疗肿瘤。射波刀立体定向放射治疗属于物理消融治

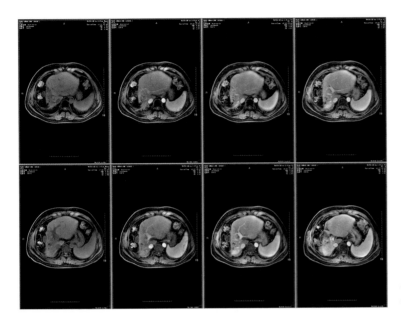

图 19-24-5　2014 年 3 月 27 日复查腹部 MRI,示肝癌治疗后改变,未见明确活性,肝右叶异常信号,考虑术后改变;门脉右支癌栓。

疗,不良反应小,耐受性较好。从临床上看可考虑给予姑息性放射治疗,从患者病灶体积上看巨大且合并门静脉癌栓。如果用姑息性放射治疗可否获益?能控制肿瘤吗?

问题 2　如何设计靶区,能否给予根治性剂量

射波刀立体定向放射治疗,首要评估正常肝组织体积 700cm³ 受量,根据 GT101 报告,5 次分割进行照射时 700cm³ 总受量为 21Gy(4.2Gy/F)。该患者采用分靶区设计,每个靶区给予 10Gy/F,总剂量为 50Gy;靶区设计方式:靠近正常肝脏组织(左肝)的靶体积设计较小,PTV 体积为 91.76cm³,距左肝较远的靶体积较大,PTV 体积为 174.03cm³。正常肝脏组织体积 700cm³总受量约为 16Gy,远低于上述标准,而且照射次数为 10 次。

【评论】

1.肝癌现代放射治疗技术的探讨:分靶区放射治疗

大肝癌患者的肿瘤体积较大,一个靶区无法完全覆盖肿瘤组织,且无法保证肝内肿瘤根治性放射剂量。为了提高肿瘤覆盖率,解决靠近危及器官的肿瘤边缘剂量不足的问题,作者对大肝癌及巨大肝癌进行

分靶区治疗计划设计。分靶区,顾名思义,就是把一个大靶区分成几个小靶区,肿瘤体积的减少能够使剂量曲线更加陡峭。该患者为巨大肝癌,我们把 PTV 分为 2 个靶区,先照射 1 个靶区,治疗结束后继续照射另一个靶区。随访至 2016 年 4 月,未发生放射性肝损伤。设计靶区时首先考虑正常肝脏组织(左肝)少被照射与辐射,所以靠近左肝的靶体积设计较小,距左肝较远的靶体积设计较大。

2.立体定向放射治疗对肝功能的影响

肝脏虽然是一个组织再生能力很强的器官,但以肝硬化为背景的肝癌,放射治疗时对正常硬化肝脏组织需要特别保护,而射波刀立体定向放射治疗对正常肝脏组织的保护能力高于其他设备。放射治疗的并发症发生率主要与以下因素有关:①与照射体积及照射剂量相关;②靶区周围正常肝组织和危及器官接受阈值以上的剂量与体积和剂量密切相关。放射性肝损伤潜伏期 2 个月到半年不等,主要表现为短期内肝脏增大,大量腹水,黄疸,生化检查肝脏损伤。该症的表现要严格与肝脏放疗后复发和恶化相区别,碱性磷酸酶的增高是放射性肝病(RILD)最早出现的表现,CT 或MRI 的应用可帮助放射性肝炎的诊断,可见大于设计放射靶区的低密度区,其边界明显,据此结合放疗史有诊断意义。

部分肝癌患者放疗后出现肝功能异常或使原已异常的肝功能再度加重,导致不能坚持完成放射治疗

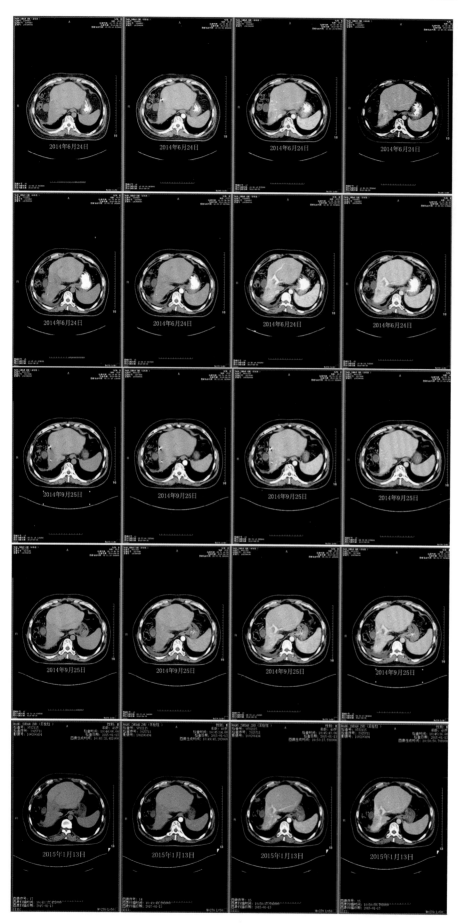

图 19-24-6 随访期间的腹部影像学检查，均未见明确肿瘤复发或转移。

计划或使总体病情加重。无论放射剂量几何分布多么理想，高剂量区会不可避免地包括一部分正常肝组织。因此，在肝癌的放射治疗中，RILD 依然难以避免。正常肝脏组织具有特殊强大的再生能力，故在设计靶体积时应对正常肝脏组织免于照射或少照射。RILD 的危险因素是患者原有肝硬化的严重程度和 Child-Pugh B 级的患者更易发生 RILD。作者认为，以肝硬化为背景的肝癌基础肝功能状态、肝功能分级与 RILD 密切相关；其是影响 RILD 发生的主要因素；放射治疗前对肝功能的评估非常重要，但肝硬化不是放疗的禁忌证，只要不是严重肝硬化伴有肝功能损害，放疗即可进行。作者在 2011 年 2 月至 2014 年 1 月对 63 例大肝癌患者(5~10cm)接受射波刀立体定向放射治疗后的肝功能情况进行评价，放疗后 ALT、AST、TBIL、DBIL、CHE 与放疗前对比均无统计学差异。

该患者放疗前肝功能损害明显，合并腹水、腹膜炎，对症支持治疗后予以射波刀立体定向放射治疗，放疗后多次复查肝功能较放疗前明显好转，腹水消退，这更加证明肝硬化不是放射治疗禁忌证，只要严格把握适应证，保护好残余的正常肝脏组织，不仅可以减少放射性肝损伤的发生率，而且可能改善肝功能。

3.疗效与作者关注

随访显示患者放疗后 AFP 进行性下降至正常范围，左肝代偿性增大。腹部影像学检查经历了从提示残留活性至未见确切复发的一系列过程，疗效达到了临床 CR。文献报道，未经治疗的门静脉癌栓患者，生存期仅为 2.4~2.7 个月，而该患者至今生存期达到了 36 个月，且至今未见肿瘤复发转移，如此出色的疗效不仅让患者获益，而且也为我们积累了经验，更加证实了射波刀立体定向放射治疗在中晚期肝癌患者中的出色疗效。

这名患者 Child-Pugh 分级为 B7 级，腹水感染，腹部 MRI 示右肝巨大肝癌伴门脉主干及部分右支癌栓形成，动脉-门脉瘘。在制订治疗方案过程中，作者重点关注：①因有动脉-门脉瘘，肝功能基础差，未行介入治疗；②左肝有无转移，左肝体积大小；③在设计右肝靶区时，首先考虑的是正常左肝受照射和辐射剂量；④立体定向放射治疗前应评估左肝潜在代偿能力；⑤右肝巨大肝癌分靶区照射，目的是减少左肝被照射和辐射剂量，降低危及器官剂量，所以在制订放射治疗计划时将靠近左肝较近的靶区设计较小，体积为 91.76cm³，距左肝较远的靶区设计较大，体积为 174.03cm³；⑥从理论上讲，患者应给予姑息性剂量，但作者给予根治性放射剂量，并获得很好的临床结果。从这个病例应该总结，今后此类患者应该怎样治疗？怎样使患者少走弯路，并获益。

（李玉　梁军　戴相昆）

病例 25 巨大肝癌分靶区、分阶段射波刀立体定向放射治疗

【诊断与治疗经过】

患者:男性,62 岁
以发现肝占位 2 个月为主诉

患者于 2014 年 6 月 28 日体检腹部 B 超提示肝占位性病变,AFP 10 000ng/mL, 腹部 CT 示肝内多血供病变,考虑肝内恶性病变,肝细胞癌可能性大。2014 年 8 月 18 日检查腹部 MRI(图 19-25-1);行腹部 CT (图 19-25-2),肺 CT 未见异常,AFP 大于 20 000ng/mL,结合病史、AFP 及腹部 CT、MRI 检查结果,临床诊断为原发性肝癌。根据 BCLC 分期为 C 期,首选肝动脉介入治疗。2014 年 8 月 22 日行肝动脉造影(图 19-25-3), 术后返回病房,经动脉导管泵入奥沙利铂 100mg,病情平稳,介入后给予保肝、抗肿瘤、免疫调节等治疗。因患者巨大肝癌,单纯介入治疗疗效欠佳,选择射波刀立体定向根治性放射治疗。因肿瘤体积过大,拟采用分靶区、分阶段放射治疗。于 CT 引导下行金标植入术,7 天后行 CT 定位, 治疗计划见图 19-25-4(1),治疗计划:7Gy/F,7 次后追加 1 次 5Gy;总剂量为 54Gy,加量计划见图 19-25-4(2),期间无乏力、食欲缺乏、恶心、呕吐等不适,监测血常规、肝肾功能较放疗前无明显变化。

第一阶段放疗后 1.5 个月,即 2014 年 10 月 8 日复查腹部 CT(图 19-25-5),肺 CT 未见异常,化验 AFP 降至 12 363ng/mL, 血常规及肝功能无异常,拟继续针对剩余病灶行放射治疗。行 CT 定位,治疗计划见图 19-25-6,治疗计划:10Gy/F,共 5 次,总剂量为 50Gy,期间无乏力、食欲缺乏、恶心、呕吐等不适,监测血常规、肝肾功能较放疗前无明显变化。第二阶段放疗后 2 个月, 即 2014 年 12 月 30 日复查腹部MRI (图 19-25-7),肺 CT 未见异常,化验 AFP 357ng/mL,继续动态观察。

2015 年 1 月 11 日复查 AFP 941ng/mL,为明确是否有活性残留,于 1 月 13 日行肝动脉造影,可见肝内

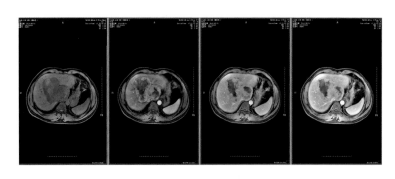

图 19-25-1 2014 年 8 月 18 日检查腹部 MRI,肝实质可见散在短 T2 结节影;肝左右叶交界处及尾叶可见巨大分叶样混杂稍长及短 T1 稍长 T2 信号,大小约为 13.1cm×10.9cm,DWI 呈高信号,反相位见局部信号减低,增强扫描动脉期病变明显不均匀强化,其内可见多条扭曲小血管样强化影,门脉期及延迟期病变呈稍低信号,考虑肝癌伴瘤内出血。

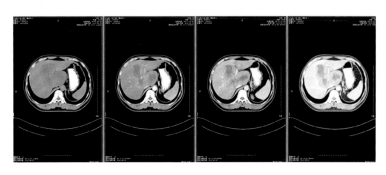

图 19-25-2 2014 年 8 月 18 日行腹部 CT,示肝门部及尾叶占位,考虑肝癌可能性大。

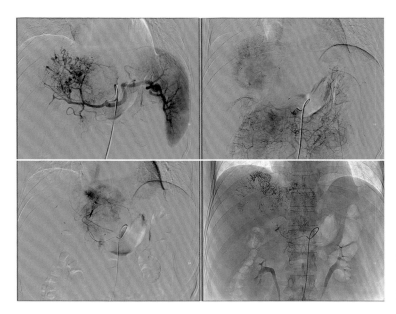

图 19-25-3　2014 年 8 月 22 日行介入的肝动脉造影，肝内可见大片状肿瘤染色，肝脏血管扭曲明显，用微导管插至其供血动脉后注入盐酸博安霉素 20mg 与 14mL 碘油混悬液，摄片见碘油聚积尚可。

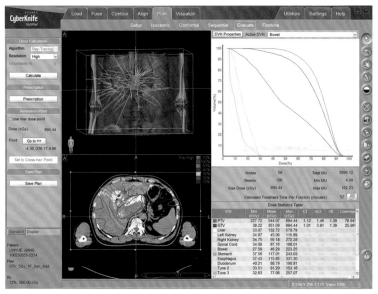

靶区名称	GTV	治疗时间	2014.08.26~ 2014.09.01
剂量	7Gy×7=49Gy	GTV 体积（cm³）	331.63
PTV 体积（cm³）	252.54	正常肝体积（cm³）	1519.86
空肠（D₅cc）	22.55	胃（D₁₀cc）	21.77
十二指肠（D₁₀cc）	12.44	脊髓（MAX）	21.05
肝（V₅）	36.55	肝（V₁₀）	28.77
肝（V₂₀）	21.00	肝（V₃₀）	16.33
肝（V₄₀）	14.00	肝（V₅₀）	11.66

图 19-25-4(1)　治疗计划。

原病变处淡淡片状染色，肝左动脉及肝右动脉均有血供，肝脏血管扭曲明显，用微导管分别插至肝左动脉及肝右动脉近肿瘤血管开口处后共注入 10mL 碘油，摄片见碘油聚积良好（图 19-25-8），术后复查腹部 CT 示肝癌介入治疗后局部碘油沉积（图 19-25-9）。

2015 年 3 月 23 日复查腹部 MRI（图 19-25-10），肺 CT 平扫未见异常，但 AFP 1098ng/mL，建议完善检查，明确是否存在骨及其他转移。行 PET/CT 未发现肿瘤复发及转移。2016 年 6 月随访患者一般情况可，可以正常工作生活。

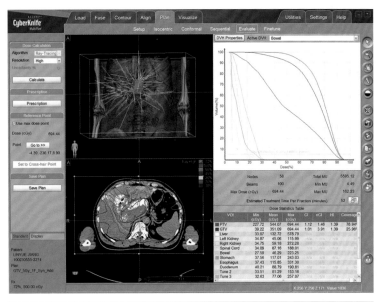

靶区名称	GTV 加量	治疗时间	2014.09.02
剂量	5Gy×1=5Gy	GTV 体积(cm³)	331.63
PTV 体积(cm³)	252.54	正常肝体积(cm³)	1519.86
空肠(D$_{5cc}$)	1.25	胃(D$_{10cc}$)	1.80
十二指肠(D$_{10cc}$)	1.59	脊髓(MAX)	1.88
肝(V$_5$)	3.40	肝(V$_{10}$)	2.63
肝(V$_{20}$)	1.94	肝(V$_{30}$)	1.45
肝(V$_{40}$)	1.25	肝(V$_{50}$)	1.04

图 19-25-4(2)　治疗计划加量。

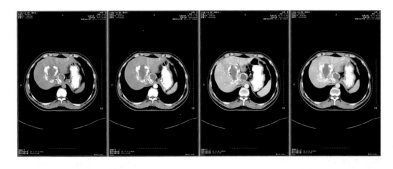

图 19-25-5　2014 年 10 月 8 日复查腹部 CT,肝门部及尾叶可见低密度肿块影，尾叶肿瘤比前明显缩小,其内可见碘油沉积影及金标影,增强扫描未见明显异常强化,考虑病灶凝固坏死尚可。

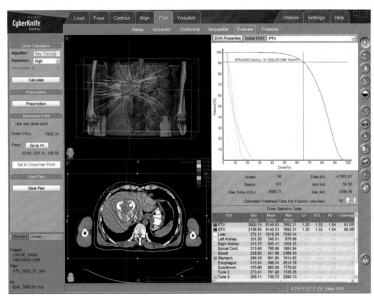

图 19-25-6　治疗计划。(待续)

靶区名称	GTV	治疗时间	2014.10.13~ 2014.10.17
剂量	10Gy×5=50Gy	GTV 体积（cm³）	221.96
PTV 体积（cm³）	221.96	正常肝体积（cm³）	1352.26
空肠（D_{5cc}）	16.15	胃（D_{10cc}）	11.53
十二指肠（D_{10cc}）	11.53	脊髓（MAX）	18.91
肝（V_5）	44.61	肝（V_{10}）	37.69
肝（V_{20}）	27.69	肝（V_{30}）	20.00
肝（V_{40}）	13.84	肝（V_{50}）	10.00

图 19-25-6（续）

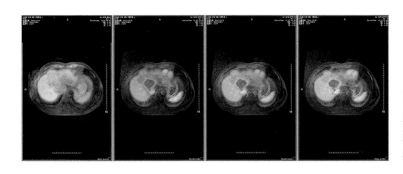

图 19-25-7　2014 年 12 月 30 日复查腹部 MRI,示肝癌综合治疗后改变,病变较前明显缩小,其周围环形异常对比强化, 放疗后反应与病变有少许活性待鉴别。

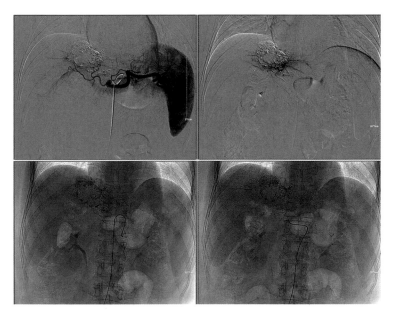

图 19-25-8　2015 年 1 月 13 日行介入的肝动脉造影,可见肝内原病变处淡淡片状染色,肝左动脉及肝右动脉均有血供,肝脏血管扭曲明显,栓塞后摄片见碘油聚积良好。

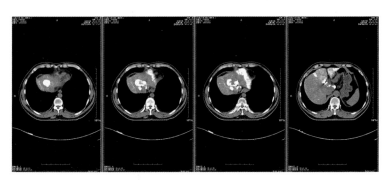

图 19-25-9　2015 年 1 月 14 日复查腹部 CT,示肝癌介入治疗后局部碘油沉积。

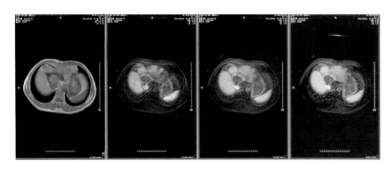

图 19-25-10　2015 年 3 月 23 日复查腹部 MRI,示肝癌综合治疗后改变,与 2014 年 12 月 30 日 MRI 比较,病变较前略缩小,肝内未见新发病变。

【讨论】

问题 1　是否可行放射治疗,可否获益,能否达到目的

该患者入院时肝硬化处于代偿期,肝功能基础尚可。初诊时肿瘤分期属于进展期,巨大肝癌伴肝门及腹膜后小淋巴结,病灶最大直径 13.9cm,无手术、肝移植、局部消融等治疗适应证。但肝内肿瘤位于肝尾叶及肝左右叶交界处,其他肝脏肿瘤治疗方法不可取。用射波刀立体定向放射治疗可否让患者获益?该患者病灶体积巨大,且合并淋巴结转移,不符合根治性放疗的条件,用姑息性放射治疗能否达到治疗目的?

问题 2　分阶段射波刀立体定向放射治疗如何分靶区?如何给予根治性放射剂量

靶区设计依据肿瘤位置、肿瘤大小、肝功能、肿瘤与危及器官关系。该患者是巨大肝癌,首先植入金标的位置非常重要(图 19-25-3)。第一阶段,设尾叶大肿瘤为靶区,该靶区紧邻肝门、胃肠,所以靶区设计既考虑危及器官,又考虑肝门部胆道系统,PTV 体积几乎等同于 GTV 体积,且在紧邻胃肠道处 PTV 进行适当内收,单次剂量为 7Gy,照射 7 次之后再加 1 次 5Gy,总剂量为 54Gy。单次剂量稍低一些,治疗时间适当延长,降低正常肝脏及周围危及器官受辐射体积及剂量。第一阶段放疗后 1.5 个月进行第二阶段放疗,靶区设计考虑肿瘤体积仍较大,PTV 体积等同于 GTV

体积,剂量为 10Gy,连续照射 5 次,总剂量为 50Gy。

【评论】

1.巨大肝癌相关概述

一般临床上将直径大于 10cm 的肝癌称为巨大肝癌,多数的巨大肝癌患者,由于患者储备功能差、肝硬化严重,易侵犯重要血管,手术风险大,在临床治疗中绝大多数患者可能不采取手术切除的治疗方式。目前其有效的治疗方式争议较大。

TACE 作为无法手术切除患者的治疗方法之一,可以控制肿瘤生长及改善预后。但作者认为对于巨大肝癌患者,介入不能完全栓塞病灶,TACE 术后虽然可以使 80% 以上的肿瘤出现坏死情况,但完全坏死的却仅占 5% 左右,而残存的癌细胞侵袭能力仍然存在。由于肝癌血供特点,TACE 治疗带来很多不确定性。目前多项研究表明:①肝癌确有门静脉和肝动脉双重血供,尤其在大肝癌周边由于癌细胞生长活跃,营养要求量大,往往有双重供血(占 75.3%)。②肝癌出现后,由于肝动脉压力及扩张使肝动脉交通支开放,肝动脉血通过交通支血管进入门静脉再进肿瘤。所以高压的动脉血可以阻止低压的门静脉血进入病灶,但如果肿瘤压迫肝动脉发生狭窄阻塞或肝动脉被栓塞时,动脉血流压力低,门静脉可代偿对肿瘤供血。肝动脉与门静脉之间这种互补关系可明确肝癌 TACE 治疗仅注意肝动脉的栓塞而忽视门静脉是不够的。③肝癌肝外动脉供血如下。A.指肝癌接受肝动脉以外的动脉

供血,与肝动脉是否闭塞或狭窄等无关,而与肝癌所在部位和大小有关,约占 66.0%。B.为肝动脉化疗栓塞后,供给动脉发生闭塞所致的肝癌肝外动脉供血约占 25.2%(血供来源主要取决于肝癌部位、范围及肝动脉闭塞的位置)。C.肝癌切除后复发小肝癌一般由网膜动脉供血, 是由于术中肝创面用网膜组织缝扎止血所致, 约占 8.8%。综合上述:只针对局部的治疗措施难以栓塞肿瘤的全部供血血管, 引起的肿瘤缺血会反馈刺激肿瘤血管的进一步生长,治疗后 VEGF 水平的升高影响 HCC 预后。就巨大肝癌患者来说,生存期普遍较短,预后差,在治疗方案中多考虑如何延长患者生存期, 这需要多种治疗手段联合应用。SBRT 作为一种无创、高效且毒副反应小的治疗方法,在肝癌中应用越来越多。但 TACE 联合 SBRT 在巨大肝癌的应用仍存在争议,需要进一步探讨。该患者为巨大肝癌,接受射波刀立体定向放射治疗后肿瘤较前明显缩小,肿瘤坏死较好,为巨大肝癌患者的治疗积累了临床经验。

2.放疗技术

作者认为用直线加速器的 3D CRT 或 IMRT 技术对巨大肝癌无法制订安全有效的放疗计划。故此,在以往肝癌被认为是放疗不敏感肿瘤。在大部分肿瘤中都能发挥抗肿瘤作用的 3D CRT 或 IMRT 放疗技术,在以肝硬化为背景的肝癌的临床应用中大大受限。射波刀立体定向放射治疗技术打破了巨大肝癌放疗的禁区,而且肿瘤内部达到了理想的剂量分布,危及器官的放射剂量大大降低。

作者认为,对于巨大肝癌患者,肿瘤体积较大,一个靶区无法完全覆盖肿瘤组织,应该用射波刀立体定向放射治疗技术的探讨——分靶区、分阶段放射治疗,就是先照射一部分肿瘤病灶,之后恢复一段时间,然后继续照射剩余病灶。该患者为巨大肝癌,我们先照射一部分病灶,1~1.5 个月后继续照射剩余病灶,随访至 2016 年 6 月,未发生放射性肝损伤。

(李玉　刘小亮　戴相昆)

病例 26　右肝癌伴门静脉癌栓放疗后左肝内转移接受介入联合局部消融治疗

【诊断与治疗经过】

患者：男性，52 岁

以发现 HBsAg 阳性 4 年，肝占位 9 天为主诉

患者于 2010 年 4 月体检时发现 HBsAg 阳性，化验肝功能正常，2014 年 11 月 26 日查 AFP 516ng/mL；腹部 MRI 示肝 S6 占位性病变，考虑肝癌，伴部分门脉右支癌栓；肝硬化（图 19-26-1），查腹部 CT（图 19-26-2），肺 CT 未见异常，AFP 552.8ng/mL，结合患者病史、影像学检查及 AFP，临床诊断为原发性肝癌，BCLC 分期为 C 期，根据原发性肝癌诊疗指南，中晚期肝癌推荐行介入联合放射治疗。遂于 2014 年 12 月 1 日行肝动脉造影（图 19-26-3）。因肿瘤大于 5cm，介

入治疗疗效差，选择立体定向放射治疗作为补充治疗。行 CT 引导下金标植入术，后行 CT 定位，治疗计划见图 19-26-4(1)，治疗计划：7Gy/F，连续 7 次之后予以加量 1 次 5Gy，加量计划见图 19-26-4(2)，总剂量 54Gy，期间无乏力、食欲缺乏、恶心、呕吐等症状，期间监测血常规、肝肾功能较放疗前无明显变化。

放射治疗后 3 个月，即 2015 年 3 月 10 日复查腹部 MRI（图 19-26-5）和腹部 CT（图 19-26-6），肺 CT 未见异常，AFP 降至 44.56ng/mL，肝功能无异常。针对新发肿瘤病灶，于 2015 年 3 月 16 日再次行肝动脉造影（图 19-26-7），术后复查 CT 示肝癌介入治疗后左肝微小病灶局部碘油沉积好（图 19-26-8）。2015 年 3 月 19 日针对左肝内碘油沉积较差病灶应用微波消融治疗，术后病情平稳。2016 年 4 月电话随访患者正常生活。

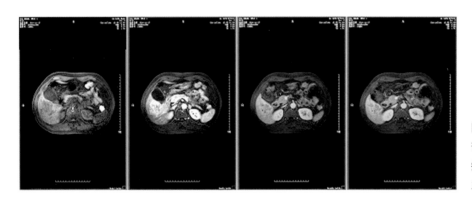

图 19-26-1　2014 年 11 月 26 日腹部 MRI 示肝 S6 占位性病变，考虑肝癌，伴部分门脉右支癌栓；肝硬化，多发再生结节。

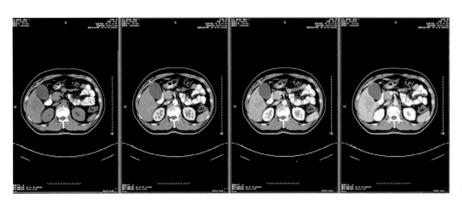

图 19-26-2　2014 年 11 月 26 日查腹部 CT，肝 S6 可见片状低密度影，范围约为 6.1cm×3.6cm，动脉期可见轻度强化，门脉期持续强化，延迟期造影剂消退，考虑肝癌可能性大。

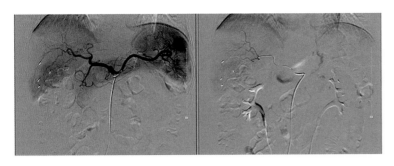

图 19-26-3　2014 年 12 月 1 日行介入的肝动脉造影,肝右叶血管扭曲明显,见肿瘤染色,肝左叶未见异常染色,用微导管插至肝右动脉近肿瘤血管开口处后注入 8mL 碘油,摄片可见碘油聚积尚可。

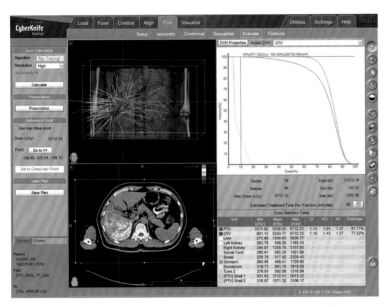

靶区名称	GTV	治疗时间	2014.12.04~ 2014.12.10
剂量	7Gy×7=49Gy	GTV 体积(cm^3)	235.73
PTV 体积(cm^3)	192.05	正常肝体积(cm^3)	1191.39
空肠(D_{5cc})	20.13Gy	胃(D_{10cc})	11.41Gy
十二指肠(D_{10cc})	14.09Gy	脊髓(MAX)	15.91Gy
肝(D_{700cc})	6.23Gy	全肝受量	13.09Gy

图 19-26-4(1)　治疗计划。

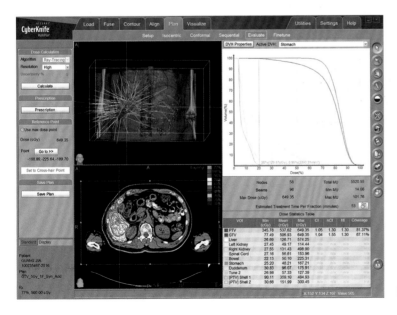

图 19-26-4(2)　加量治疗计划。(待续)

靶区名称	GTV 加量	治疗时间	2014.12.12
剂量	5Gy×1=5Gy	GTV 体积（cm³）	235.73
PTV 体积（cm³）	192.05	正常肝体积（cm³）	1191.39
空肠（D$_{5cc}$）	1.94Gy	胃（D$_{10cc}$）	1.29Gy
十二指肠（D$_{10cc}$）	1.36Gy	脊髓（MAX）	1.53Gy
肝（D$_{700cc}$）	0.73Gy	全肝受量	1.26Gy

图 19-26-4（2）（续）

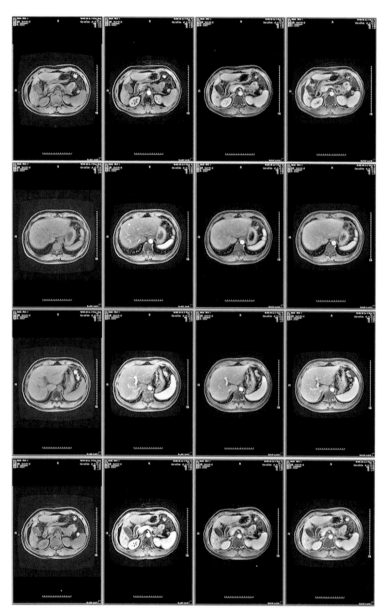

图 19-26-5　2015 年 3 月 10 日复查腹部 MRI，示肝右叶下段占位伴门脉右支癌栓综合治疗后改变，与 2014 年 11 月 27 日 MRI 比较，肝右叶下段异常信号，考虑放射治疗后改变，肝左内叶及左外叶多个新发结节，为肝内转移。

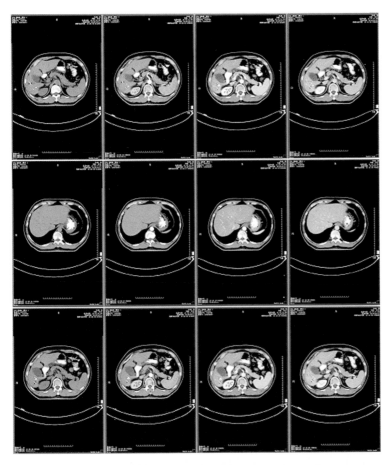

图 19-26-6　2015 年 3 月 10 日查腹部 CT，肝 S6 可见片状低密度影，大小约为 5.7cm×3.6cm，动脉期似见轻度强化，门脉期及延迟期造影剂未见消退；肝左内叶另见多发结节，动脉期轻度强化，门脉期及延迟期造影剂消退，考虑新发病灶。

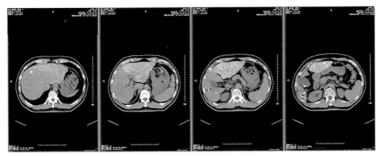

图 19-26-7　2015 年 3 月 16 日行介入的肝动脉造影，肝右叶肝脏被照射区域血管呈修剪、扭曲样改变，肝实质密度均匀，肝左叶可见多个结节状染色，用微导管插至肝左动脉近肿瘤血管开口处后注入 5mL 碘油，摄片可见碘油聚积良好。

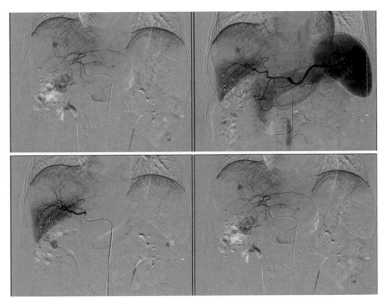

图 19-26-8　介入术后腹部 CT 示肝癌介入治疗后局部碘油沉积。

【讨论】

问题 1 右肝癌立体定向放射治疗获益后左肝内转移的处理

该患者肝硬化处于代偿期，肝功能基础尚可，右肝肿瘤最大径为 6.3cm。介入后给予低分割、高剂量射波刀立体定向放射治疗。治疗后右肝肿瘤稳定，AFP 从 552.8ng/mL 降至 44.56ng/mL。放射治疗后 3 个月再次行肝动脉造影，见右肝病灶未见肿瘤染色，但肝脏被照射区域血管呈修剪、扭曲样改变。但左肝可见多发肝内转移，进行碘油栓塞，栓塞后 CT 平扫评价栓塞效果。对栓塞效果不好的病灶补充微波消融治疗，栓塞效果好的病灶动态观察。

问题 2 确定放疗靶区、放射剂量

该患者有慢性肝病背景，腹部 CT 及 MRI 提示为肝癌，虽无病理诊断，但 AFP 大于 500ng/mL，肝动脉造影诊断为肝细胞癌。因此，在勾画 GTV 时要根据介入碘油沉积情况稍放大 GTV，靶区勾画需考虑以下情况：①肿瘤体积偏大；②肿瘤剂量覆盖率；③金标植入位置及数量；④肝功能情况；⑤射波刀治疗精度。由于肿瘤体积较大，PTV 基本等于 GTV，依据如下：①肿瘤相对较大，为保护残留正常肝组织；②射波刀立体定向放射治疗技术的实时追踪肿瘤照射。达到两个目的：①肿瘤给予根治性放射剂量；②正常肝组织少受照射或不受照射。剂量给予 7Gy/F，连续 7 次之后加量 1 次 5Gy，总剂量为 54Gy。

【评论】

1.肝癌放疗后肝内转移和复发因素分析

原发性肝癌 80%以上合并肝硬化、肝功能不全，虽然指南推荐首选手术切除或肝移植治疗，但手术切除率低、肝源稀少、费用昂贵导致患者初诊后选择介入、局部消融、放疗及靶向治疗等方法。无论采取何种治疗方法，肝内转移和复发或肝外转移一直是该病治疗的难点，严重影响了其治疗效果与生存率，因此需要针对其原因采取相应措施。随着各学科医疗技术的

发展，肝癌各学科综合治疗应根据肝癌治疗后复发时肿瘤大小、部位、数量、肝功能等采取适当治疗手段，以提高治疗效果。

原发性肝癌的复发类型主要有两类：①单中心起源，复发肝癌则类似于原发性肝癌，在生物学上也具有较高的相似性。这种现象多发生于未有肝硬化症状的患者中，且主要表现为多病灶。②多中心起源，患者出现肝内复发是因为出现多中心癌变，且为非同步。肿瘤复发后不同于原发性肿瘤，在生物学方面也有较大的差异。这种现象多发生于有肝硬化或肝炎背景的患者。而放疗后出现复发，除上述原因外，可能与放疗前已经存在多发微转移灶、肿瘤靶区或边缘剂量不足、肿瘤大小、分期、门脉癌栓等因素密切相关。临床认为左肝转移与门脉癌栓有关。该患者放疗前右肝癌合并门脉癌栓，放疗后 3 个月出现左肝内转移，故难以选择手术切除。

2.复发肝癌的治疗

复发肝癌该如何治疗呢？Nagasue 等在国际上率先报道了复发肝癌的切除治疗，而且证明，与非手术治疗相比，手术切除具有更高的生存率。复发肝癌的切除率的报道不一致，但总体上处于一个较低的水平。该患者于右肝癌放疗后 3 个月出现左肝内转移，转移肝癌首选手术切除，但因合并门脉癌栓，无手术切除适应证。患者需具备以下条件才能行手术切除：患者一般状况好，其凝血功能以及心肺功能处于正常状态；肝功能 Child-Pugh A 级，剩余肝脏能代偿良好；无远处转移；残肝内复发病灶数量少于 3 个，已经得到了有效控制；无门静脉、下腔静脉癌栓；肝外孤立的转移病灶或者肝外孤立转移病灶合并有肝内可切除的转移病灶也可一并切除。而临床通过大量试验发现，多种因素会对手术效果产生影响，如手术分期、大小、手术切缘、血管侵犯程度以及肝硬化等，同时上述因素也是导致切除术后复发的主要原因。除手术切除外，介入、局部消融、索拉非尼、SBRT 均可作为复发肝癌患者的选择。介入治疗对复发微小肝癌可能带来一定的临床效果，但多数学者认为，介入可作为无法耐受手术切除患者的首选治疗方法。Li 等对复发肝癌手术切除和介入治疗的效果进行了大量研究，但是多数研究只是一种治疗方案的描述，未能在同一基础水平对患者进行对比分析。对于身体条件可耐受手术切除

手术的患者,单纯介入是否为最佳治疗方法,仍需临床对照研究。

局部消融对于复发肝癌也是一种很好的选择,其优点是疗效确切、损伤小,但总体效果不如手术;缺点是临床应用受肿瘤位置、数量、大小等因素限制。作者根据国内外文献综合认为,局部消融的指征是:①伴有严重肝硬化,不适合外科手术或手术风险大者,但肝功能状况仍符合射频消融;②肝内多发转移肿瘤,数量少于 3 个;③肿瘤小于 5cm,最好肿瘤直径小于3cm;④各种原因拒绝手术者。

索拉非尼是用于中晚期肝癌治疗的靶向药物,是符合条件的复发肝癌患者的选择之一,有一定的疗效,SHARP 研究中索拉非尼组的生存期仅较安慰剂组延长 2.8 个月。SBRT 近年来在肝癌中的地位越来越受到肯定,原发性肝癌诊疗指南中明确推荐介入联合放疗用于中晚期肝癌,对于符合条件的复发肝癌患者可作为一种选择,而且毒副反应小、耐受性好。

3.介入联合局部消融治疗肝癌

对于失去手术机会的中晚期肝癌,TACE 的临床应用已相当普遍和成熟。但单纯 TACE 远期疗效仍不满意,同时反复多次的 TACE 可以加重肝功能的损害。局部消融治疗是肝癌的有效治疗手段之一,具有操作简单、安全性高、疗效确切的优点,在肝癌的综合治疗中已充分显示出其疗效和优越性,有良好的临床应用前景。为了进一步提高肝癌治疗疗效,临床上相继出现了 TACE 联合局部消融(包括射频消融、微波等)的治疗模式。作者综合国内外文献认为,TACE 联合微波消融后疗效提高可能与以下因素有关:①减少了"heat-sink"效应,TACE 后肿瘤血供减少,同时栓塞剂还可以通过大量的动脉-门脉交通支到达肿瘤周边的门静脉,暂时性地减少了肿瘤周边门静脉血流,从而使局部热量损失减少;②碘油中的碘离子在高强度射频波的作用下发生高温效应,使毁损范围增大;③高热可以增强化疗药物的细胞毒性作用;④TACE 后瘤区缺血缺氧组织水肿,使局部热效应增强;⑤TACE后病灶内碘油沉积,使肿瘤轮廓显示更加清楚,CT 引导下消融时更加彻底。而且两种治疗方法的联合使用可以减少 TACE 次数,这有利于减轻因多次治疗对患

者正常肝组织的损害等不良反应。因此,我们认为,对肝癌的治疗特别是血供丰富者,TACE 联合微波消融治疗有其独特的优越性。Zhou 等报道的 TACE 联合微波消融治疗中晚期肝癌的荟萃分析更加证实了这一结果,荟萃分析结果显示,TACE 联合微波对比单纯 TACE 治疗无法切除的中晚期肝癌,其 0.5 年、1年、2 年生存率、总有效率均好于单纯 TACE 治疗组。目前,这种联合治疗在临床上看是有效的,但尚需大量高质量的临床对照研究证实。

4.立体定向放射治疗前后的影像学表现

临床中通过大量的临床观察,我们发现 CT、MRI在评估放疗后的肿瘤活性方面存在不足,原因如下:肝癌患者放疗后早期在 CT 表现为低密度变化(平扫、动脉相、静脉相),随着时间推移,肿瘤进行性缺乏血供,坏死的区域随时间推移不断增加,CT 表现为慢性期改变,慢性期一般发生在放疗后 6 个月,CT 表现为静脉相高密度,为血管阻塞、中央静脉和肝血窦纤维蛋白进行性沉积。MRI 亦有相似表现。而肝动脉造影检查在评估肝癌活性剂发现微小病灶方面存在独特优势。作者根据临床低分割、高剂量照射肝癌患者后认为,大多数肝癌病灶在 SBRT 前肝动脉造影下表现为供血动脉增粗、肿瘤血管丰富和肿瘤染色浓密,接受低分割、高剂量 SBRT 后癌细胞受到辐射死亡,肿瘤内的血管内皮细胞也受损,血管密闭,肿瘤血供缓慢消失,出现肿瘤坏死。再次行肝动脉造影检查,影像上应表现为肿瘤染色消失,并出现原肿瘤区血管剪切样改变。

该患者于 2014 年 12 月针对肝右叶病灶行SBRT,放疗前肝动脉造影检查可在肝右叶见片状肿瘤染色(图 19-26-3);放疗后 3 个月再次行肝动脉造影检查,肝右叶肝实质密度不均匀,未见明确肿瘤染色(图 19-26-7),提示肝右叶肿瘤坏死好。通过对比可发现,放疗前后肝动脉造影变化完美地反映出放疗前后肿瘤活性变化,提示肝动脉造影可用于放疗后的肿瘤活性评估,值得临床推广。

(李玉　张素静　李纪伟)

病例 27 肝右叶多发肝细胞癌接受介入、微波及射波刀等综合治疗

【诊断与治疗经过】

患者：男性，61 岁
以发现 HBsAg 阳性 9 年，肝占位 1 年余为主诉

患者于 2005 年出现无明显诱因的恶心、厌油腻，化验 HBsAg 阳性，肝功能异常，给予保肝治疗 3 月后，上述症状好转。2012 年 3 月因牙龈出血，化验 HBV DNA 阳性，肝功能异常（具体值不详），给予保肝药物治疗，同时给予抗病毒治疗。2014 年 11 月 15 日查腹部 MRI（图 19-27-1），胸部 X 线片未见异常，化验 AFP 3.27ng/mL，为明确肝占位性质，于 2014 年 11 月 17 日行超声引导下肝脏穿刺术，术后病理回报：肝细胞癌，高分化。结合患者症状、影像学检查及病理结果，诊断为原发性肝癌。患者一般情况可，Child-Pugh 分级为 A5 级，BCLC 分期属于 A 期，可选择的治疗方案如下：手术切除、肝移植、局部消融（包括射频、微波及氩氦刀等）、TACE 及放射治疗等。向患者家属详细

交代病情及诊疗方案，患者及家属表示拒绝行手术及肝移植，表示自愿接受 TACE 及微波消融治疗。2014 年 11 月 24 日行肝动脉造影（图 19-27-2）。介入后 CT 示肝内存在 3 处病变，直径均小于 2cm，肝 S5、S8 交界处病灶点状碘油沉积，下腔静脉旁病灶碘油沉积尚可，肝 S6 病灶碘油沉积欠佳（图 19-27-3）。单纯介入效果不好，考虑行立体定向放射治疗配合微波消融治疗。由于肝右后下段病灶靠近膈肌及腹壁，定位困难；下腔静脉旁病灶靠近大血管，穿刺风险大，无法行局部消融术。遂于 2014 年 12 月 1 日仅针对肝 S5、S8 交界处病灶补充行微波消融治疗，手术顺利，术后复查腹部 CT 示肝 S5、S8 交界处病灶消融较好，肿瘤坏死明显（图 19-27-4）。而针对肝 S6 病灶及下腔静脉旁病灶推荐补充行放射治疗，仅考虑针对肝右后下段病灶行放射治疗。于 CT 引导下向肝内植入金标，6 天行 CT 定位，治疗计划见图 19-27-5（1）和图 19-27-5（2），治疗计划 1：下腔静脉旁病变给予 15Gy/F，连续 2 次，总剂量为 30Gy；S6 病变治疗计划 2：给予 10Gy/F，连续 3 次，总剂量为 30Gy。放疗期间无乏力、食欲缺

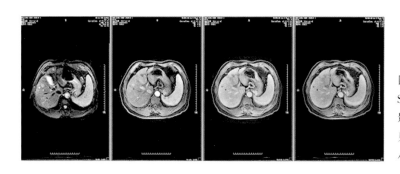

图 19-27-1 2014 年 11 月 15 日查腹部 MRI，肝 S5、S8 交界处可见类圆形稍长 T1 长 T2 信号结节影，直径约为 1.7cm，动脉期病变轻度强化，边缘可见环形低信号影，门脉期及延迟期呈稍低信号，考虑小肝癌的可能。

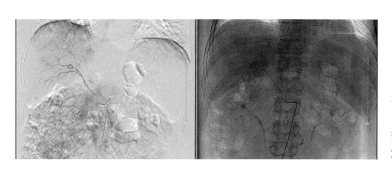

图 19-27-2 2014 年 11 月 24 日行介入的肝动脉造影，肝右叶多个小片状染色，肝左叶未见异常染色，肝脏血管扭曲明显，用微导管插至肝右动脉近肿瘤血管开口处后共注入碘油 4mL 与盐酸博安霉素 20mg 的混悬液，摄片见碘油聚积欠佳。

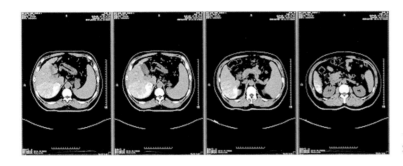

图 19-27-3 介入术后 CT 示肝 S5、S8 交界处病灶点状碘油沉积，下腔静脉旁病灶碘油沉积尚可，肝 S6 病灶碘油沉积欠佳。

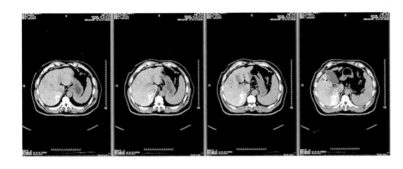

图 19-27-4 微波消融术后 CT 示肝 S5、S8 交界处病灶消融较好，肿瘤坏死明显。

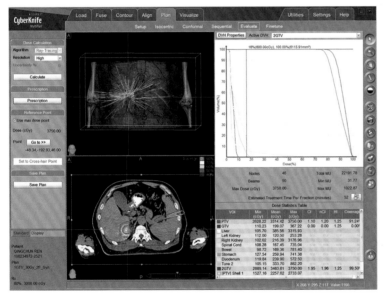

靶区名称	GTV1	治疗时间	2014.12.05~ 2014.12.07
剂量	15Gy×2=30Gy	GTV 体积（cm³）	6.11
PTV 体积（cm³）	11.82	正常肝体积（cm³）	1400.88
空肠（D₅cc）	6.75Gy	胃（D₁₀cc）	6.00Gy
十二指肠（D₁₀cc）	3.37Gy	脊髓（MAX）	7.35Gy
肝（D₇₀₀cc）	2.49Gy	全肝受量	3.85Gy

图 19-27-5(1) 治疗计划 1。

乏、恶心、呕吐等不适，期间监测血常规、肝肾功能无异常。

2015 年 3 月 11 日入院复查腹部 CT（图 19-27-6）和腹部 MRI（图 19-27-7）；双肺 CT 平扫未见异常，AFP5.27ng/mL，建议继续行抗肿瘤治疗，动态观察。2017 年 6 月电话随访患者正常生活。

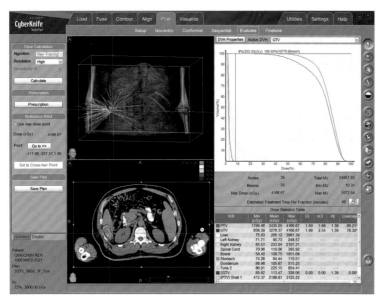

靶区名称	GTV2	治疗时间	2014.12.06~ 2014.12.09
剂量	10Gy×3=30Gy	GTV 体积（cm³）	10.77
PTV 体积（cm³）	12.51	正常肝体积（cm³）	1400.81
空肠（D_{5cc}）	9.16Gy	胃（D_{10cc}）	3.33Gy
十二指肠（D_{10cc}）	1.25Gy	脊髓（MAX）	3.85Gy
肝（D_{700cc}）	1.06Gy	全肝受量	2.05Gy

图 19-27-5(2)　治疗计划 2。

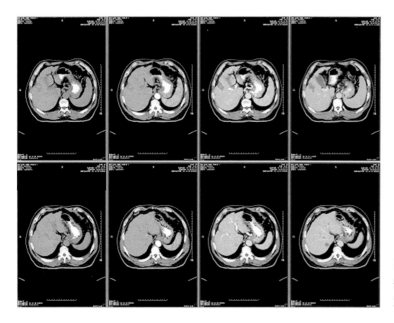

图 19-27-6　2015 年 3 月 11 日复查腹部 CT，示肝癌治疗术后改变，下腔静脉旁结节样强化多考虑为放疗后改变。

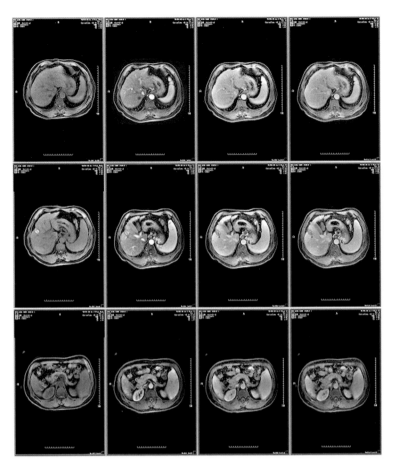

图 19-27-7　2015 年 3 月 11 日复查腹部 MRI,示肝 S5、S8 交界处占位治疗后改变, 与 2014 年 11 月 15 日 MRI 比较,病灶凝固坏死,肝下腔静脉旁结节和肝 S6 小结节,为放射治疗后改变,建议密切随访。

【讨论】

问题 1　肝内多发病灶介入与微波消融联合治疗患者能否获益

该患者介入治疗前腹部 MRI 示肝 S5、S8 交界处仅有一个病灶,为明确性质,行超声引导下肝脏穿刺术,术后病理回报:肝细胞癌,高分化。肝动脉造影注入碘油沉积(介入后)CT 扫描发现肝内有 3 个肿瘤病灶,其中两个病灶不适合行微波消融治疗。仅肝 S5、S8 交界处病灶位置适合行微波消融治疗。采用消融治疗后,多次复查效果很好。

问题 2　肝内多发病灶如何与其他疗法联用

MRI 示肝 S5、S8 交界处小肝癌,诊断时肿瘤分期属于早期,Child-Pugh 分级为 A5 级,介入治疗前腹部 MRI 提示肝内单发病灶,但肝动脉造影提示肝内多发占位,腹部 MRI 检查无淋巴结及肝内血管侵犯,仍可考虑行手术切除及肝移植,但患者拒绝手术及肝移植。每个病灶虽小但因病灶位置特殊,两处病灶(下腔静脉旁病灶和 S6 段)无法行微创消融治疗,单用介入治疗无法根治肿瘤,故选择立体定向放射治疗作为补充。

问题 3　确定放疗靶区、放射剂量

该患者有慢性肝病背景,腹部 MRI 提示为小肝癌,肝占位穿刺病理诊断为肝细胞癌(高分化),介入治疗后行 CT 检查发现肝内有 3 个病灶。靶区勾画依据碘油沉积情况进行,GTV 包括碘油沉积及残存活性区域,因病灶较小,GTV 外扩 1.5mm 定义为 PTV。处方剂量:下腔静脉旁病灶 15Gy/F,连续 2 次,总剂量为 30Gy。S6 病变 10Gy/F,连续 3 次,总剂量为 30Gy。

【评论】

1.肝癌应强调多学科综合治疗

由于肝细胞癌的特殊性,其多发生在有慢性肝病或者肝硬化疾病的基础上,高度恶性且复杂难治,特别强调多学科规范化的综合治疗;并且在此基础上,提倡针对不同的患者或者同一患者的不同阶段实施个体化治疗。可以依据 Child-Pugh 评分系统,分为 Child-Pugh A/B 级和 Child-Pugh C 级两组:

(1)Child-Pugh C 级患者往往无法承受抗肿瘤治疗,主要是给予支持对症治疗和中医药治疗。对于其中由于终末期肝病致肝功能失代偿的患者,如果符合肝癌肝移植适应证标准,建议进行肝移植治疗。目前,Milan 标准是全球应用最广泛的肝癌肝移植适应证标准。

(2)对于 Child-Pugh A/B 级患者,依据 UICC-TNM 评分系统,分为无肝外转移(包括远处及淋巴结转移)的患者(N0 或 M0)和有肝外转移的患者(N1 或 M1)。对于无肝外转移、无血管受侵的患者,再依据肿瘤数量、肿瘤最大直径(均依据术前影像学结果判断)进一步分层。对于肿瘤数量为 4 个以上的患者,建议用 TACE 控制肝脏肿瘤,一般不宜首先考虑手术切除治疗。上述治疗也可与消融治疗联合应用;对于肿瘤数量为 2~3 个、肿瘤最大直径大于 3cm 或单个肿瘤大于 5cm 的患者,手术切除的生存率高于 TACE,但应注意部分患者因为肝功能储备问题或包膜不完整而不能手术切除,建议对于这部分患者采用 TACE。需要从肝切除技术和肝功能储备两方面判断是否选择手术。一般认为,手术切除的患者 Child-Pugh 分级的分值应≤7 分。对于不能耐受或不适宜其他抗癌治疗措施的患者,若符合 UCSF 标准,也可以考虑肝移植治疗;对于单个肿瘤直径小于 5cm 或肿瘤数量为 2~3 个、肿瘤最大直径≤3cm 的患者,首先建议手术切除治疗。依据现有的循证医学证据,对于其中肿瘤最大直径≤3cm 的患者,也可以考虑消融治疗。对于拒绝手术的患者,或伴发心脏、肺等重要脏器疾病或麻醉禁忌证等不适合手术的患者也可以考虑进行立体定向放射治疗。

该患者有慢性肝病背景,腹部 MRI 提示为肝内单发小肝癌,但患者拒绝手术切除及肝移植治疗。DSA 显示肝内有 3 处肿瘤病灶,考虑单纯介入治疗效果不理想,配合微波消融治疗。微波消融治疗是一种安全可靠的局部治疗肝癌的方法。对直径小于 3cm 的肿瘤的疗效已得到充分肯定。然而微波消融治疗有其局限性。Web 等和 Bhardwaj 等报道,微波消融、TACE 和放疗的综合治疗模式可起到相同或协同的作用。作者对介入后的患者,将微波消融与立体定向放射治疗联合应用。该患者因 2 处病灶位置特殊(下腔静脉旁病灶和 S6 段),风险大,无法行消融治疗,故配合行放射治疗。

2.微波消融技术在肝癌中的临床应用

微波消融技术是 20 世纪 70 年代现代物理学与医学相结合的高新治疗技术, 至 21 世纪迅速发展成为临床肿瘤治疗技术的主要方法,即影像引导下的肿瘤原位灭活。目前,学术界公认该治疗技术具有微创、精准、高效、副作用小等优势。在临床上其有效弥补了传统外科切除的不足,又充分结合肿瘤介入、放射治疗等技术, 因此近年来日益受到临床医生的重视,成为肿瘤治疗领域的一项重要分支——微创消融治疗学。微波消融技术对比射频、激光等热消融技术具有升温快、瘤内温度高、受碳化及血流速度影响小、消融范围大等优点,在较大的实体脏器肿瘤(≥3cm)治疗中发挥越来越大的作用,临床应用的普及率也越来越高。

原发性肝癌是微波消融技术最早应用治疗的肿瘤。1991 年,Saitsu 等首次报道了微波消融治疗肝癌;1994 年,Seki 等对接受微波消融的 18 例小肝癌患者随访 11~33 个月,未见局部复发和严重并发症。近年来, 关于微波治疗肝癌的大样本研究报道陆续出现。Livraghi 等对经微波治疗的 736 例肝肿瘤患者共 1037 个病灶进行的一项多中心研究显示,22 例(3%)出现严重并发症,54 例(7.3%)出现轻微并发症,无并发症导致的死亡病例。Liang 等报道了 1007 例原发性肝癌患者经微波治疗情况, 其 1 年、3 年、5 年生存率分别为 91.2%、72.5%、59.8%。而对于经微波治疗的转移性肝癌患者,Pathak 等研究显示其 1 年、3 年、5 年的生存率分别为 73%、30%、16%,效果优于姑息性化疗;Bala 等研究显示微波术后中远期生存率与传统手术治疗无明显差异。目前,微波根治性治疗肝癌主要适用于以下情况:①单发病灶且直径≤5cm,或多个病灶(≤3 个)且直径小于 3cm;②无门脉癌栓;③无肝外转移灶。研究扩大微波治疗的范围是一个重要的发展方向。姑息性微波治疗肝癌可用于病灶直径大于 5cm 或多发病灶、肝外肿瘤负荷轻者。对于肝衰竭、严重的血液凝固障碍性疾病、肝内肿瘤高负荷或肝外肿瘤高负荷、体内有急性炎症或活动性感染、严重的慢性肾衰竭、心肺功能不全、肿瘤紧邻膈肌、胃肠道、胆囊、胰腺、肝门以及重要的胆管和血管等情况,属于微波消融治疗的禁忌证。在重视肿瘤综合治疗的今天,微波消融治疗与其他抗肿瘤的联合越来越多的应用于临床。文献报道,微波消融、TACE 和放疗的综合治疗模式可起到相同或协同的作用。

（张素静　李玉　李继伟）

病例 28　肝癌多次介入后进展伴门静脉癌栓接受射波刀治疗

【诊断与治疗经过】

患者：男性，48 岁

以发现 HBsAg 阳性 13 年，肝占位 10 个月为主诉

患者于 2001 年查体时发现 HBsAg 阳性，肝功能正常，无不适，未予治疗。2013 年 4 月 22 日无明显诱因自觉右上腹疼痛，无放射痛，无恶心、呕吐、食欲缺乏等不适，腹部 CT 示肝右叶占位，考虑"瘤卒中"，行介入治疗，患者腹痛消失。2013 年 5 月 21 日化验ALT

56U/L，HBV DNA $1.03×10^7$IU/mL，乙肝五项：HBsAg、HBcAb 阳性，进一步查腹部 CT（图 19-28-1），查 AFP 15.26ng/mL，肺 CT 示右下肺盘状肺不张，肝功能 Child-Pugh 评分为 A5 级，无介入治疗禁忌证，于 2013 年 5 月 28 日行肝动脉造影，肝右叶原病灶周边可见不规则斑片状肿瘤染色，将 SP 导管超选择性置于肝右动脉肿瘤供血血管处，再次造影肿瘤染色清晰，经此缓慢漂注碘油 14mL，之后注入适量吸收性明胶海绵颗粒，摄片示碘油沉积良好（图 19-28-2），术后恢复良好。

2013 年 6 月 30 日复查腹部 MRI（图 19-28-3），

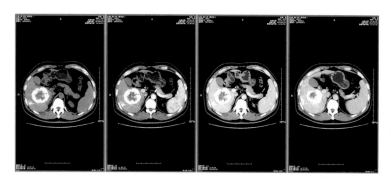

图 19-28-1　2013 年 5 月 21 日查腹部 CT，肝右叶下段可见类圆形混杂密度影，边缘可见致密影，大小约为 7.0cm×5.9cm，其旁可见不规则稍低密度影，大小约为 4.5cm×2.9cm，增强扫描上述病变未见强化，考虑为肝占位介入术后改变，碘油沉积不均匀。

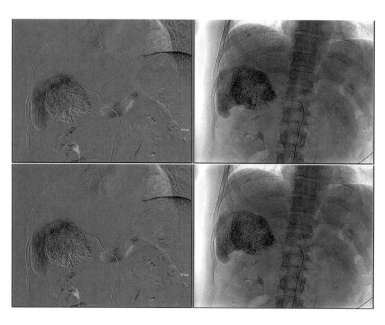

图 19-28-2　2013 年 5 月 28 日行介入的肝动脉造影，肝右叶原病灶周边可见不规则斑片状肿瘤染色，栓塞后摄片示碘油沉积良好。

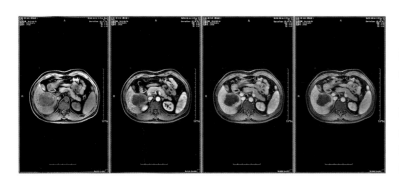

图 19-28-3　2013 年 6 月 30 日复查腹部 MRI,肝右叶可见块状混杂信号影,双回波序列可见病变内含大量脂质成分;动脉期病变呈不均匀强化影,门脉期及延迟扫描上述病变造影剂消退, 延迟扫描病变呈不均匀低信号影,病变范围为 7.0cm×6.4cm,病变部分突出肝脏轮廓之外,考虑肝占位介入术后改变,考虑病变周边尚存活性。

查肺 CT 未见异常,AFP 14ng/mL,2013 年 7 月 4 日再次行肝动脉造影(图 19-28-4),术后恢复出院。

2013 年 8 月 6 日查腹部 CT(图 19-28-5),胸部 X 线片未见异常,化验 AFP 18.89ng/mL,于 2013 年 8 月 8 日再次行肝动脉造影(图 19-28-6)。

2013 年 9 月 11 日复查腹部 MRI (图 19-28-7),双肺 CT 平扫未见异常,化验 AFP 23ng/mL,2013 年 9 月 13 日行肝动脉造影(图 19-28-8),术后恢复出院。

2013 年 10 月 28 日复查腹部 MRI, 示病变部分突出肝脏轮廓之外,考虑病变周边尚存活性,门脉右支癌栓形成,病变较前进展(图 19-28-9),肺 CT 平扫未见异常,化验 AFP 21ng/mL,动态观察。

2013 年 11 月 30 日查腹部 MRI (图 19-28-10),肺 CT 平扫未见明确异常,AFP 11ng/mL,动态观察。

2014 年 1 月 6 日查腹部 MRI (图 19-28-11),肺 CT 平扫未见异常,AFP 7ng/mL,2014 年 1 月 8 日再

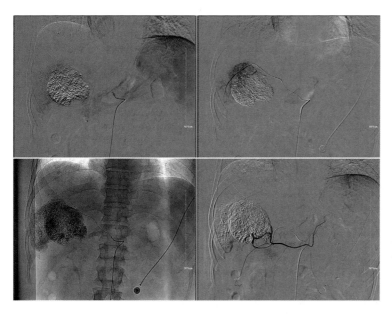

图 19-28-4　2013 年 7 月 4 日行介入的肝动脉造影,肝右叶可见团块状肿瘤染色,将 SP 导管超选择性置于肝右动脉肿瘤供血血管处,再次造影肿瘤染色清晰,经此缓慢漂注 10mL 超液态碘油,摄片示碘油沉积良好,再次造影肿瘤染色消失。

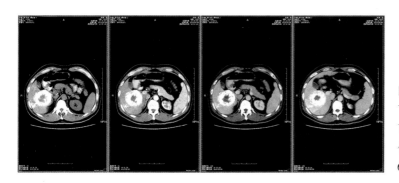

图 19-28-5　2013 年 8 月 6 日查腹部 CT,肝右叶下段可见类圆形混杂密度影,边缘可见致密影,其旁可见不规则稍低密度影, 增强扫描上述病变未见强化,考虑介入术后改变,碘油沉积不均匀,与 2013 年 6 月 30 日 MRI 对比,未见显著变化。

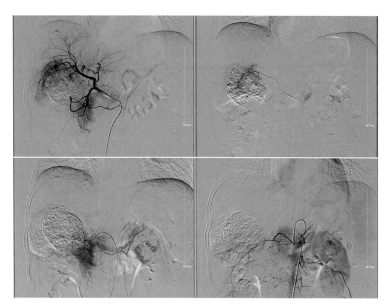

图 19-28-6　2013 年 8 月 8 日行介入的肝动脉造影,肝右叶可见斑片状肿瘤染色,将 SP 导管超选择性置于肝右动脉肿瘤供血血管处,再次造影肿瘤染色清晰,经此缓慢漂注超液态碘油约 15mL,之后注入适量吸收性明胶海绵颗粒,摄片示碘油沉积良好。

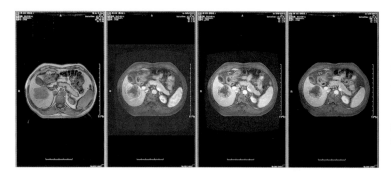

图 19-28-7　2013 年 9 月 11 日复查腹部 MRI,肝右叶可见块状混杂信号影,双回波序列可见病变内含大量脂质成分;动脉期病变周边呈不均匀强化影,门脉期及延迟扫描造影剂渗入但仍呈不均匀低信号影,中心部分无强化,病变范围为 7.6cm×5.7cm,病变部分突出肝脏轮廓之外,考虑病变周边尚存活性伴门脉右支癌栓。

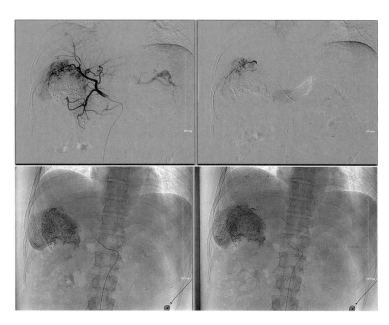

图 19-28-8　2013 年 9 月 13 日行介入的肝动脉造影,肝右叶原碘油沉积区周围可见多发肿瘤染色,将微导管超选择性置于肝右动脉肿瘤供血血管处,再次造影肿瘤染色清晰,经此缓慢漂注超液态碘油 17mL,摄片示碘油沉积良好。

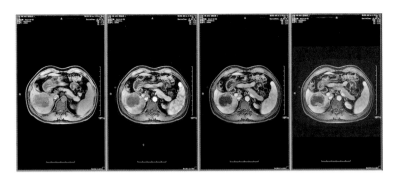

图 19-28-9 2013 年 10 月 28 日复查腹部 MRI,肝右叶可见块状混杂信号影, 双回波序列可见病变内含大量脂质成分;动脉期病变周边呈不均匀强化影,门脉期及延迟扫描造影剂渗入但仍呈不均匀低信号影,中心部分无强化,病变范围为 7.6cm×6.7cm,病变部分突出肝脏轮廓之外,考虑病变周边尚存活性,门脉右支癌栓形成,肝门淋巴结,病变较前进展。

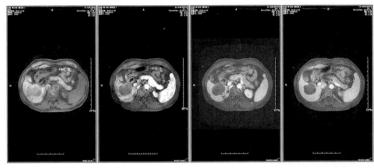

图 19-28-10 2013 年 11 月 30 日查腹部 MRI,示肝右叶下段占位介入术后改变,与 2013 年 10 月 28 日 MRI 比较,病灶大部分凝固坏死,病灶前上缘残留少许活性,病灶较前缩小,伴门脉右支癌栓形成,肝门淋巴结。

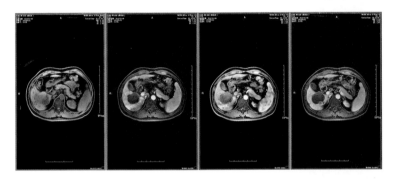

图 19-28-11 2014 年 1 月 6 日查腹部 MRI,示肝右叶下段占位介入术后改变,病灶边缘有活性,伴门脉右支癌栓。

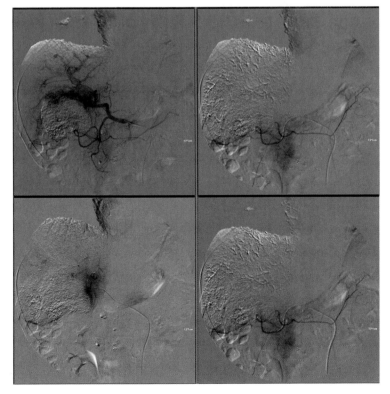

图 19-28-12 2014 年 1 月 8 日行介入的肝动脉造影,可见肝右动脉供血区内明确肿瘤染色影,并见门脉右支走行区条形肿瘤染色影及部分门脉右支显影;将 SP 导管进一步插至肝右动脉近肿瘤血管开口附近造影,可见明确肿瘤染色,将 SP 导管插至肝右动脉内肿瘤血管附近,漂注 6mL 碘油,可见碘油明确沉积。

次行肝动脉造影(图 19-28-12),术后恢复出院。

2014 年 3 月 4 日查腹部 MRI（图 19-28-13),肺 CT 未见转移性病变。其 BCLC 分期为 C 期,根据原发性肝癌诊疗指南,中晚期肝癌推荐行介入联合放射治疗。于 2014 年 3 月 4 日行金标植入术,7 天后行 CT 定位,治疗计划见图 19-28-14,治疗计划:7Gy/F,连续 7 次,总剂量为 49Gy。放疗期间加用放疗增敏药物,无不适反应,监测血常规、肝肾功能较放疗前无变化。

放疗后 3 个月, 即 2014 年 6 月 17 日查腹部 CT（图 19-28-15)和腹部 MRI（图 19-28-16),与 2014 年 3 月 3 日 MRI 相比,病灶凝固坏死较前缩小,伴门

脉右支癌栓,范围较前缩小,肺 CT 未见转移性病变,AFP 4.35ng/mL,继续动态观察。

放疗后 6 个月,2014 年 9 月 18 日查腹部 MRI（图 19-28-17),双肺 CT 平扫未见异常,AFP 3.85ng/mL,予以动态观察。

放疗后 9 个月,2014 年 12 月 18 日复查腹部 MRI（图 19-28-18),AFP 正常,予以动态观察。

放疗后 12 个月,2015 年 3 月 3 日复查腹部 MRI（图 19-28-19),肺 CT 平扫未见异常,AFP 7.03ng/mL,为明确病变数量及进一步治疗, 于 2015 年 3 月 5 日行肝动脉造影,肝右叶可见多发斑片状染色,肝左叶

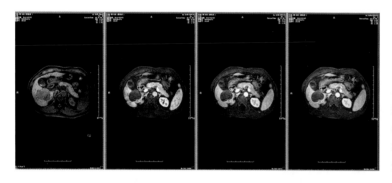

图 19-28-13　2014 年 3 月 4 日查腹部 MRI,肝右叶可见块状混杂信号影, 双回波序列可见病变内含大量脂质成分;动脉期病变周边呈不均匀强化影,门脉期及延迟扫描造影剂渗入但仍呈不均匀低信号影,中心部分无强化,病变范围为 5.1cm×5.6cm,病变部分突出肝脏轮廓之外,考虑介入术后改变凝固坏死灶较前略变小,病灶边缘残留活性;伴门脉右支癌栓,并较前进展。

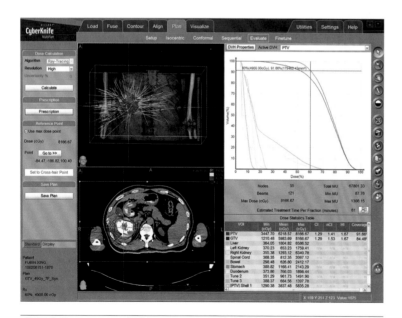

靶区名称	GTV	治疗时间	2014.03.12~2014.03.18
剂量	7Gy×7=49Gy	GTV 体积（cm³)	211.48
PTV 体积（cm³)	195.79	正常肝体积（cm³)	1165.22
空肠（D_{5cc})	20.41Gy	胃（D_{10cc})	18.78Gy
十二指肠（D_{10cc})	13.06Gy	脊髓（MAX)	20.97Gy
肝（D_{700cc})	10.89Gy	全肝受量	18.04Gy

图 19-28-14　治疗计划。

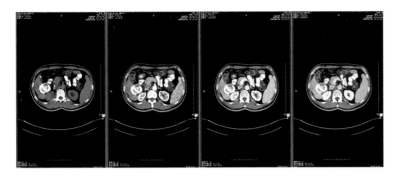

图 19-28-15　2014 年 6 月 17 日查腹部 CT，肝右叶后下段可见低密度肿块影，其内可见金标影及碘油沉积影，增强扫描未见明显异常强化，考虑肝内占位综合治疗后改变，伴门脉右支癌栓。

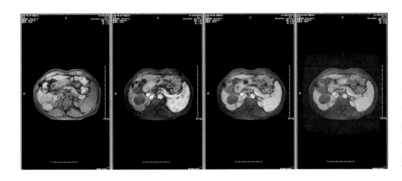

图 19-28-16　2014 年 6 月 17 日查腹部 MRI，肝右叶后下段可见团块状混杂 T1 混杂 T2 信号影，动脉期病灶未见明显异常强化，门脉期及延迟期呈低信号影，考虑肝占位介入术后改变，病灶凝固坏死较前缩小，伴门脉右支癌栓，范围较前缩小。

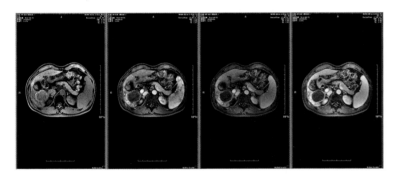

图 19-28-17　2014 年 9 月 18 日查腹部 MRI，肝右叶后下段可见团块状混杂 T1 混杂 T2 信号影，大小约为 5.2cm×4.3cm，病灶旁可见大片稍长 T1 等 T2 信号影，动脉期病灶未见明显异常强化，门脉期及延迟期呈低信号影，病灶周边异常信号呈不均匀稍低信号影，考虑肝占位介入及放疗术后改变，肝 S6 病灶凝固坏死好。

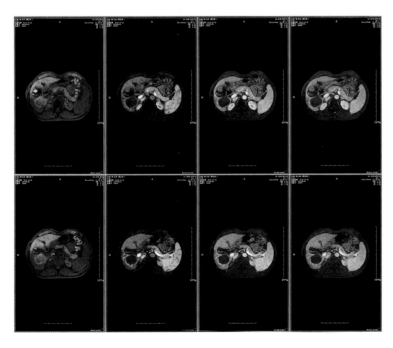

图 19-28-18　2014 年 12 月 18 日复查腹部 MRI，肝右叶后下段可见团块状凝固坏死区，病灶旁可见大片稍长 T1 等 T2 信号影，动脉期病灶未见明显异常强化，门脉期及延迟期呈低信号影，病灶周边异常信号呈不均匀稍低信号影；肝 S4 可见小圆形长 T1 稍长 T2 信号影，动脉期呈轻度对比强化，门脉期及延迟扫描呈稍低信号改变，直径约为 0.5cm，考虑肝癌复发的可能。

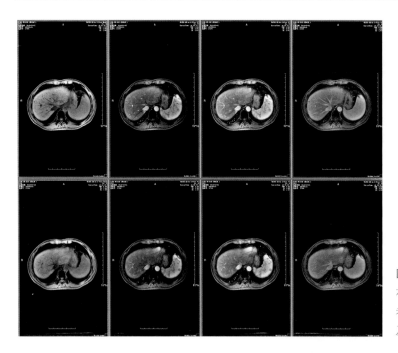

图 19-28-19　2015 年 3 月 3 日复查腹部 MRI,肝右叶内可见多发小圆形长 T1 稍长 T2 信号影,最大者直径为 0.8cm,动脉期呈环形轻中度强化,门脉期及延迟扫描呈稍低信号,考虑肝癌复发。

肝实质染色欠均匀,肝脏血管扭曲明显,用微导管插至肝右动脉近肿瘤血管开口处后注入 6mL 碘油,摄片肿瘤周边未见碘油聚积 (图 19-28-20),查腹部 CT,肝右叶可见原照射病灶高密度碘油沉积影,但肿瘤周边未见碘油聚积(图 19-28-21)。2016 年 5 月电话随访患者一般情况可,生活能自理。

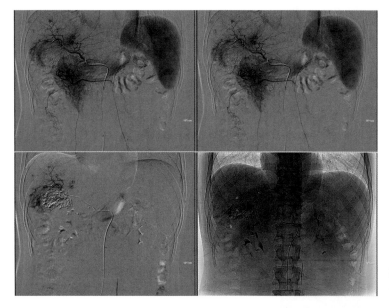

图 19-28-20　2015 年 3 月 5 日行介入的肝动脉造影,肝右叶可见多发斑片状染色,肝左叶染色欠均匀,栓塞后摄片可见碘油聚积良好。

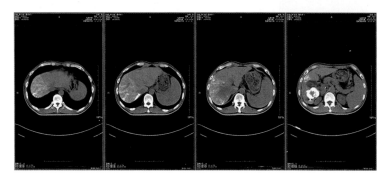

图 19-28-21　介入后复查腹部 CT,肝右叶可见片状及病灶状高密度碘油沉积影。

【讨论】

问题 1　反复介入致门脉癌栓形成，放疗可否获益

　　该患者为乙肝肝硬化代偿期，伴有门静脉高压、侧支循环形成，但肝功能基础尚可。确诊肝癌后，从 2013 年 4 月至 2013 年 9 月的 5 个月内反复介入治疗 5 次。每次介入时肝动脉造影均可见肿瘤周边肿瘤血管染色，而致肿瘤未控、门脉癌栓形成。2014 年 1 月再次行介入治疗，血管造影可见明确肿瘤血管染色。这说明单纯介入治疗无法根治较大肿瘤，并使其形成门脉癌栓。从治疗的历程判断，选择射波刀立体定向放射治疗是正确的，直至最后一次随访，未出现照射野内复查，至 2016 年 5 月最后一次随访日期，行立体定向放射治疗后已存活 26 个月。

问题 2　确定放疗靶区、放射剂量

　　该患者放疗靶区设计的一个重要原则是充分了解反复介入会造成肝功能受损，同时肿瘤周边其他动脉和门静脉供血增加致复发。在勾画靶区时要行适当外扩。由于正常肝组织具有强大的再生能力，在设计照射靶区时，最好能保留一部分正常肝组织不受照射。在放疗设备中，射波刀立体定向放射治疗技术可以达到部分正常肝脏组织不受或少受放射线辐射，这部分肝脏能得到再生。该患者符合根治性放疗条件，针对肝内病灶行射波刀立体定向放射治疗，给予处方剂量：7Gy/F，总剂量 49Gy，连续照射。

【评论】

1.立体定向放射治疗在中晚期原发性肝癌中的应用

　　肝脏属于并联器官，SBRT 技术可清楚地了解肝脏受照体积大小，因射波刀立体定向放射治疗的定位更加准确并可实时追踪肿瘤，照射精度可靠，可以提高单次和总放射剂量，同时肿瘤周围正常组织和器官能得到很好保护，显著降低了正常肝脏组织和危及器官的受照射剂量。既往认为原发性肝癌直径在 10cm 以下、腔静脉无癌栓、无远处转移、肝硬化不明显者，立体定向放射治疗有可能根治或者得到较长时间的缓解。近年来作者在这方面的深入研究认为，SBRT 的适应证在肝癌患者中应用更广。大肝癌、巨大肝癌均可采用射波刀立体定向放射治疗技术，根据肿瘤大小、位置、肝功能等情况应用分靶区、分阶段方式给予肿瘤根治性放射剂量。相信随着 SBRT 技术不断完善，立体定向放射治疗作为恶性肿瘤的一种主要的治疗手段，在肝癌 SBRT 与外科治疗比例上可以缓慢发生变化。目前各种病期肝细胞癌 SBRT 的临床报道的循证医学证据级别均不高，但是，其他的治疗手段也未能显示更高的循证医学证据或更好的治疗效果。作者认为对局限于肝内不能切除的肝细胞癌的肿瘤最大直径大于 5cm 的患者，TACE 很难达到肿瘤根治。临床上也观察到肿块越大，TACE 效果越不理想。射波刀立体定向放射治疗联合 TACE 可以弥补单纯介入的不足，可延长中晚期肝细胞癌患者的生存期，提高其生活质量。文献报道显示，其在肝癌原发灶的治疗中显现出较为显著的疗效，但是，其对门静脉癌栓的疗效如何，目前的报道较少。

2.疗效

　　作者接手患者时为肝内大肝癌合并门静脉癌栓，BCLC 分期为 C 期，如不治疗，生存期仅为 2.4~2.7 个月。给予射波刀立体定向放射治疗，随访至放疗后 26 个月，未出现照射野内复发，因患者属于肝硬化失代偿期，随着病情的进展，可出现肝硬化结节癌变，随访期间肝内出现多发结节，其不一定与前期肝内病变有关，也可能与肝硬化结节癌变有关。射波刀立体定向放射治疗的疗效不仅让患者获益，而且也为我们积累了经验，更加证实了 SBRT 在中晚期肝癌患者中的出色疗效。射波刀作为一种 SBRT，如何根据患者肝功能状态、肝硬化程度及受照射肝体积等情况估算最高耐受量，如何在可耐受的剂量范围内给予最高剂量、采取最佳治疗方案，临床尚待进一步研究。

（李玉　柴广金　李纪伟）

病例 29　右肝大肝癌射波刀分靶区放射治疗

【诊断与治疗经过】

患者:男性,53 岁

患者于 2012 年 6 月 22 日检查腹部 CT(图 19-29-1);肺 CT 未见转移性病变,AFP 91.13ng/mL,CA199 为正常范围,肝功能无异常,患者拒绝行外科切除及肝穿刺活检术。为明确诊断,于 2012 年 6 月 26 日行肝动脉造影,肝右叶可见大片状肿瘤染色,肝左叶未见异常染色,考虑为原发性肝癌,用微导管插至肝右动脉近肿瘤血管开口处后注入盐酸博安霉素 21.84mg

与 10mL 碘油混悬液,摄片见碘油聚积尚可(图 19-29-2),介入术后出现一过性肝功能波动,进行保肝、降酶治疗后肝功能恢复。介入后复查腹部 CT (图 19-29-3)。因患者肿瘤大,单纯介入治疗效果欠佳,遂决定选择射波刀立体定向放射治疗。行 CT 引导下金标植入术,因肿瘤体积较大,为保护正常肝脏组织,行分靶区放射治疗。治疗计划 1(靶区 1):13Gy/F,连续照射 3 次,3 次结束后予以加量至 8Gy 1 次[图 19-29-4(1)和图 19-29-4(2)],总剂量为 47Gy;治疗计划 2(靶区 2):13Gy/F, 连续照射 3 次,3 次结束后予以加量 8Gy 1 次 [图 19-29-5 (1) 和图 19-29-5(2)], 总剂量为 47Gy,放疗期间无恶心、呕吐、乏力、食欲缺乏等症状,

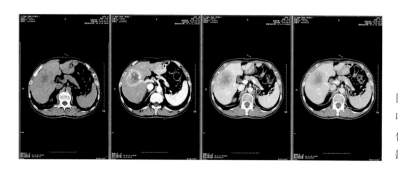

图 19-29-1　2012 年 6 月 22 日检查腹部 CT,肝右叶可见 7.9cm×6.3cm 略低密度影, 增强扫描明显强化,门脉期及延迟扫描呈低密度影,门脉内未见充盈缺损影,考虑为肝癌。

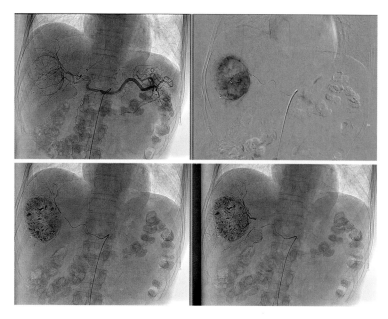

图 19-29-2　2012 年 6 月 26 日行介入的肝动脉造影,肝右叶可见大片状肿瘤染色,栓塞后摄片见碘油聚积良好。

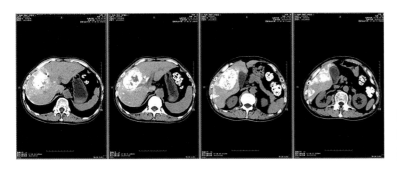

图 19-29-3 介入术后复查腹部 CT，肝右叶可见 6.3cm×7.9cm 低密度影内斑片状高密度碘油聚影，其周边可见淡淡片状高密度影。

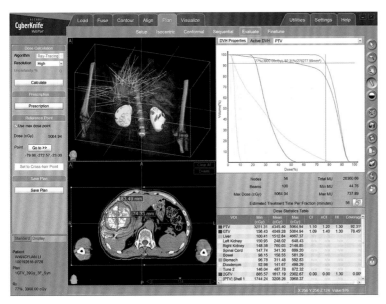

靶区名称	GTV1	治疗时间	2012.07.06~ 2012.07.11
剂量	13Gy×3=39Gy	GTV 体积（cm³）	355.25
PTV 体积（cm³）	299.30	正常肝体积（cm³）	1274.28
空肠（D$_{5cc}$）	5.81Gy	胃（D$_{10cc}$）	5.92Gy
十二指肠（D$_{10cc}$）	4.98Gy	脊髓（MAX）	6.99Gy
肝（D$_{700cc}$）	14.38Gy	全肝受量	15.12Gy

图 19-29-4(1) 治疗计划 1。

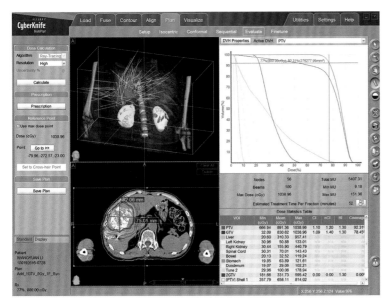

图 19-29-4(2) 治疗计划 1 加量。(待续)

靶区名称	GTV1 加量	治疗时间	2012.07.12
剂量	8Gy×1=8Gy	GTV 体积（cm³）	355.25
PTV 体积（cm³）	299.30	正常肝体积（cm³）	1274.28
肝（D$_{700cc}$）	3.08Gy	全肝受量	3.10Gy

图 19-29-4(2)(续)

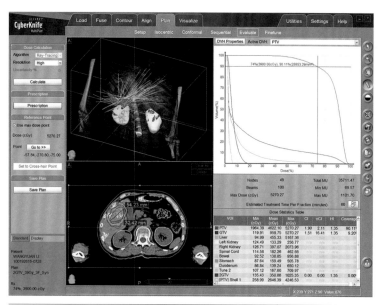

靶区名称	GTV2	治疗时间	2012.07.07~ 2012.07.11
剂量	13Gy×3=39Gy	GTV 体积（cm³）	355.25
PTV 体积（cm³）	28.80	正常肝体积（cm³）	1274.28
空肠（D$_{5cc}$）	9.56Gy	胃（D$_{10cc}$）	5.05Gy
十二指肠（D$_{10cc}$）	6.50Gy	脊髓（MAX）	4.62Gy
肝（D$_{700cc}$）	2.57Gy	全肝受量	4.55Gy

图 19-29-5(1)　治疗计划 2。

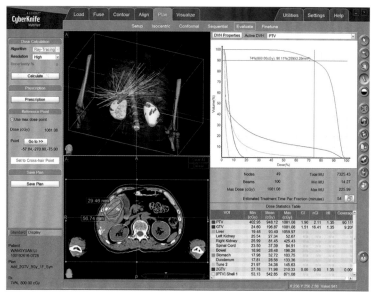

靶区名称	GTV2 加量	治疗时间	2012.07.13
剂量	8Gy×1=8Gy	GTV 体积（cm³）	355.25
PTV 体积（cm³）	28.80	正常肝体积（cm³）	1274.28
空肠（D$_{5cc}$）	1.96Gy	胃（D$_{10cc}$）	1.03Gy
十二指肠（D$_{10cc}$）	1.33Gy	脊髓（MAX）	0.94Gy
肝（D$_{700cc}$）	0.43Gy	全肝受量	0.93Gy

图 19-29-5(2)　治疗计划 2 加量。

随访肝功能及血常规无异常。

放射治疗后 2.5 个月,即 2012 年 9 月 21 日查腹部 CT(图 19-29-6)和腹部 MRI(图 19-29-7),肺 CT 未见明确转移性病变,AFP 降至 1.88ng/mL,肝功能未见异常,动态观察。

2012 年 11 月 9 日、2013 年 1 月 29 日、2013 年 5 月 13 日、2013 年 11 月 21 日、2014 年 4 月及 2014 年 12 月多次入院复查,腹部 MRI 均未见肿瘤残留活性或明确复发转移(图 19-29-8),肺 CT 未见转移性病变,AFP 在正常范围内,肝功能无异常。

2014 年 12 月 1 日,复查腹部 MRI(图 19-29-9);肺 CT 无异常,AFP 1.19ng/mL, 肝功能:ALT32U/L、ALB 33g/L、DBIL 58.1μmol/L、TBIL 72.6μmol/L, 结合化验及影像学检查,不支持梗阻性黄疸诊断,考虑为肝损害所致黄疸,予以保肝、退黄等对症治疗,肝功能好转。2015 年 8 月电话随访,患者一般情况良好,偶有轻微肝区不适感,无其他伴随症状。

【讨论】

问题 1　选用射波刀治疗能否获益

该患者无肝病背景,肝功能基础好,确诊时肿瘤较大,具备手术治疗适应证,但患者本人拒绝手术治疗,通过全科讨论后,建议患者行介入联合射波刀立体定向放射治疗。作者认为,单发病灶、未发现其他部位存在病灶、肝功能 Child-Pugh 评分为 A 级,完全符合射波刀立体定向根治性放疗的条件,行射波刀立体定向放射治疗后,直至随访时,该患者无病生存期达到 46 个月。

问题 2　放疗靶区、放疗目的、根治性剂量

该患者病变体积相对较大,若采用单靶区治疗,剂量限制较严格,可能会造成肿瘤周边剂量不足,达不到根治性治疗效果, 同时为了降低正常肝脏和危及器官受量,采用射波刀技术性分靶区治疗模式。靶区设计:上靶区偏大 PTV 299cm³(依据:①与左肝有一定距离;②周边无重要危及器官),下靶区偏小 PTV 28cm³(周

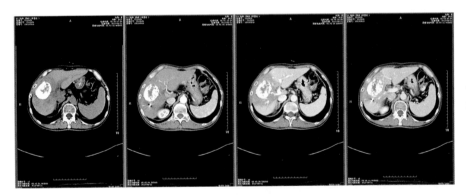

图 19-29-6　2012 年 9 月 21 日查腹部 CT,肝右叶可见大片状低密度影,其内有 57mm×43mm 高密度碘油聚集影,边缘欠规则,增强扫描肝内未见确切强化灶,门脉期及延迟扫描肝右叶低密度影显示清晰,提示未见肿瘤残留活性。

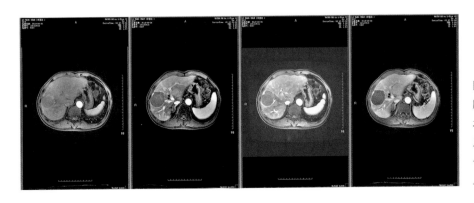

图 19-29-7　2012 年 9 月 21 日查腹部 MRI,肝 S5、S8 可见类圆形凝固坏死区,双回波序列见其内含大量脂质成分,动态增强扫描:未见对比强化,最大径约为 60mm,考虑综合治疗后改变,未见活性残留。

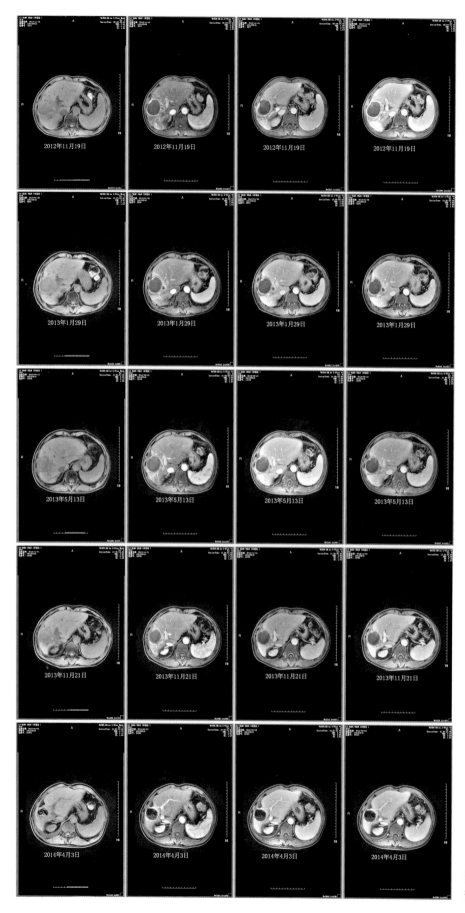

图 19-29-8　随访期间多次复查腹部 MRI,未见肿瘤残留活性。

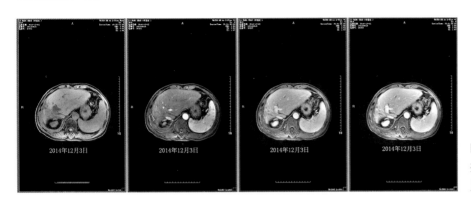

图 19-29-9 2014 年 12 月 1 日复查腹部 MRI，肝内肿瘤明显缩小，未见残留活性或复发转移。

边有危及器官，特别是十二指肠）。剂量采用目前常用的立体定向放射治疗分割模式。两个靶区分别均给予单次剂量 13Gy，连续 3 次后追加 1 次照射，剂量为 8Gy，每个靶区总剂量均为 47Gy。虽然两个靶区大小不一样，但都是给予根治性剂量，都不会造成危及器官损伤。这种治疗理念和方法必须有可靠的照射技术，目前仅有射波刀立体定向放射治疗技术可以采用。

【评论】

1.肝动脉造影是肝癌影像学诊断方法之一

目前制订了原发性肝癌的临床诊断标准：①AFP≥400ng/mL，可排除妊娠、生殖系统胚胎源性肿瘤、活动性肝病及转移性肝癌，并可触及肿大、坚硬及有大结节状肿块的肝脏或影像学检查有肝癌特征的占位性病变者；②AFP<400ng/mL，可排除妊娠、生殖系统胚胎源性肿瘤、活动性肝病及转移性肝癌，并且两种影像学检查有肝癌特征的占位性病变或有两种肝癌标志物（DCP、GGTII、AFU 及 CA199 等）阳性及一种影像学检查有肝癌特征的占位性病变。

该患者初诊阶段，AFP 较正常升高，但小于 400ng/mL，腹部 CT 见原发性肝癌典型"快进快出"影像学表现，但患者无慢性肝炎肝硬化病史，不能确诊为原发性肝癌。为明确诊断，进行 DSA 下肝动脉造影，术中可见肝右叶肿瘤染色，明确诊断为原发性肝癌，遂针对病灶行化疗栓塞术。

2.局限于肝内的直径大于 5cm 肝癌的治疗选择

原发性肝癌诊疗指南对于单发的直径大于 5cm 的肝癌，首选手术切除或肝移植；但由于其他原因（如高龄、严重肝硬化等）不能或不愿接受手术的患者，介入治疗可以作为非手术治疗中的首选方法。但对于直径大于 5cm 肿瘤，TACE 无法完全使其坏死，术后复发率高，故此，该指南明确指出，对局限于肝内肝细胞癌，放疗联合肝动脉介入治疗可以显著提高有效率和生存率。对于局限于肝内的多发肝癌（最大直径大于 5cm），根据 BCLC 分期为 B 期，如肿瘤局限于一叶或半肝，在患者一般情况好且肝储备功能满意情况下，可考虑手术切除，但术后复发率明显高于早期肝癌；也可选择 TACE 联合或不联合消融术。近期，Yin 等报道一项临床随机对照研究表明，对于 BCLC 分期为 B 期的患者，手术切除较介入栓塞治疗能明显延长患者的生存。该研究纳入了 173 患者，其中 88 例行手术切除，85 例行介入栓塞治疗，两组患者的中位生存时间分别为 41 个月和 14 个月，接受手术切除的患者肝癌相关死亡风险降低了 56.6%。

3.长期生存受益于分靶区放射治疗

在我国，巨大肝癌约占 74%，如何在巨大肝癌中应用射波刀立体定向放射治疗急需解决。近年来，越来越多的学者不仅在小肝癌的放疗中取得了一定的成绩，而且在大肝癌的放疗中也进行了初步的尝试。

该患者放疗前最大肿瘤直径约为 8.3cm，如一次性给予治疗剂量的射线，可能因肿瘤边界剂量不足使肿瘤在短时间内出现肿瘤复发，且可能出现肝功能损害。射波刀立体定向放射治疗作为一种精确放射治疗手段，病灶较大时物理计划上无法达到满意覆盖率，无法保证靶区内肿瘤组织达到有效治疗剂量和危及器官的低剂量。因此，分靶区照射不仅保护了正常肝组织，而且保证了靶区内理想的剂量分布。分靶区立体定向放射治疗完美地解决了肝脏组织低剂量、肿瘤组织高剂量这一难题。

4.小结

该患者第一次入院期间明确诊断为原发性肝癌，并给予 TACE 联合射波刀立体定向放射治疗。患者入院时肝右叶病灶大小约为 8.3cm×6.3cm，无门脉癌栓，化验 AFP 为 91.13ng/mL，给予立体定向放射治疗后肝内肿瘤控制较好，AFP 逐渐降至正常，最低值为 1ng/mL，至 2016 年 4 月为止，未出现明确复发转移，PFS 为 46 个月，证实放射治疗大肝癌疗效确切，为我们积累了临床经验。

（李玉　康静波　李继伟）

参考文献

［1］ JJG 589 - 2008 医用电子加速器辐射源. 国家质量监督检验检疫总局. 1999:8 - 12.

［2］ GB/T 19046 - 2003 医用电子加速器验收试验和周期检验规程. 国家质量监督检验检疫总局. 2003:16 - 20.

［3］ JJG 1027 - 2007 医用.

［4］ JJG 912 - 2010 治疗水平电离室剂量计. 国家质量监督检验检疫总局. 2010:32 - 36.

［5］ 胡逸民. 肿瘤放射物理学. 北京:原子能出版社,1999:45 - 49.

［6］ 牛道立,杨波,杨振,等. 影像引导调强放射治疗学. 天津:天津科技翻译出版有限公司,2011:32 - 39.

［7］ 刘宜敏,石俊田. 放疗物理学. 北京:人民卫生出版社,2011:12 - 19.

［8］ Jaffray D, Kupelian P, Djemil T and Macklis RM. Review of image-guide radiation therapy(IGRT)［J］. Expert Rev. Anticancer Ther. ,2007,7(1):89 - 103.

［9］ Kielar K, Mok E, Hsu A, et al. Verification of dosimetric accuracy on the TureBeam STx:Rounded leaf effect of the high definition MLC［J］. Med. Phys. ,2012,39:6360 - 6371.

［10］ Llacer J, Solberg TD, Promberger C. Comparative behavior of the dynamically penalized likelihood algorithm in inverse radiation therapy planning［J］. Med. Phys. Biol. ,2001,46 (10):2637 - 2663.

［11］ Mackie TR. History of Tomo therapy［J］. Phys. Med. Biol. , 2006,51:R427 - 453.

［12］ Mackie TR, Holmes T, Swerdloff S, et al. Tomo therapy:A new concept for the delivery of dynamic conformal radiotherapy［J］. Med. Phys. ,1993,20(6):1709 - 1719.

［13］ Miyabe Y, Sawada A, Takayama K, et al. Positioning accuracy of a new image-guided radiotherapy system［J］. Med. Phys. ,2011,38(5):2535 - 2541.

［14］ Ackerly T, Lancaster cm, Geso M, et al. Clinical accuracy of ExacTrac intracranial frameless stereotactic system［J］. Med. Phys. ,2011,38:5040 - 5048.

［15］ Adler JR, Chang SD, Murphy MJ, et al. The CyberKnife:A frameless robotic system for radiosurgery. Stereotact. Funct. Neurosurg［J］. 1997,69:124 - 128.

［16］ Niranjan A, Lunsford LD. Radiosurgery:Where we were, are,and may be in the third millennium［J］. Neurosurgery, 2000,46:531 - 543.

［17］ Leksell L, Backlund EO. Stereotactic gamma capsulotomy. Hitchcock ER,Ballantine HT. Modern Concepts in Psychi-atric Surgery［M］. Amsterdam:Elsevier. 1979:213 - 216.

［18］ Ryu SI, Chang SD, Kim DH, et al. Image-guided hypofractionated stereotactic radiosurgery to spinal lesions［J］. Neurosurg,2001,49:838 - 846.

［19］ Meli JA. Dosimetry of Some Interstitial and Intracavitary Sources and their Applicators in Brachytherapy Physics ［M］. Madison,WI:Medical Physics Publishing,1994:185 - 207.

［20］ American Association of Physicists in Medicine. Clinical Electron Beam Dosimetry. AAPM Report No. 32, Task Group 25［J］. Med Phys. ,1991,18:73 - 109.

［21］ American Association of Physicists in Medicine. Intraoperative Electron Beam Radiation Therapy Technique,Dosimetry and Dose Specification. Task Group 48,Radiation.

［22］ Parkin DM,Bray F,Ferlay J,Pisani P(2002). Global cancer statistics,2002. CA Cancer J Clin 55:74 - 108.

［23］ Blum HE(2005). Hepatocellular carcinoma:therapy and prevention. World J Gastroenterol 11:7391 - 400.

［24］ El-Serag HB (2004). Hepatocellular carcinoma:recent trends in the United States. Gastroenterology 127:S27 - 34.

［25］ Lam CM,Chan AO,Ho P,et al. (2004). Different presentation of hepatitis B - related hepatocellular carcinoma in a cohort of 1863 young and old patients implications for screening. Aliment Pharmacol Ther 19:771 - 777.

［26］ Sanders CF(1968). The plain chest radiograph in seventy-five cases of primary carcinoma of the liver. Clin Radiol 19:341 - 346.

［27］ Kew MC,Hodkinson J(1991). Rupture of hepatocellular carcinoma as a result of blunt abdominal trauma. Am J Gastroenterol 86:1083 - 1085.

［28］ Okuda K,Okuda H(1993). Carcinome primitif du foie. In:Benhamou JP,Bircher J,McIntyre N,et al. (eds.), Hepatologie Clinique, Medecine-Sciences Flammarion, Paris,France,pp. 1010 - 1053.

［29］ Lang BH,Poon RT,Fan ST,Wong J(2004). Outcomes of patients with hepatocellular carcinoma presenting with variceal bleeding. Am J Gastroenterol 99:2158 - 2165.

［30］ Yeo W,Sung JY,Ward SC,et al. (1995). A prospective study of upper gastrointestinal hemorrhage in patients with hepatocellular carcinoma. Dig Dis Sci 40:2516 - 2521.

［31］ Humbert P,Sarmiento J,Boix J,et al. (1987). Hepatocellular carcinoma presenting with bleeding due to duodenal perforation by the tumor. Endoscopy 19：37 – 38.

［32］Lau WY, Leung KL, Leung TW, et al. (1997). A logical approach to hepatocellular carcinoma presenting with jaundice. Ann Surg 225：281 – 285.

［33］Lau WY, Leow CK, Leung KL, et al. (2000). Cholangiographic features in the diagnosis and management of obstructive icteric type hepatocellular carcinoma. HPB Surg 11：299 – 306.

［34］Okuda K. Kondo Y, Nakano M, et al. (1991). Hepatocellular carcinoma presenting with pyrexia and leukocytosis：report of five cases. Hepatology 13：695 – 700.

［35］Saisse J, Hardwigsen J, Castellani P, et al. (2001). Budd-Chiari syndrome secondary to intracardiac extension of hepatocellular carcinoma. Two cases treated by radical resection. Hepatogastroenterology 48：836 – 839.

［36］Lau K. K. Wong KW, Ho WC, et al. (2000). Hepatocellular carcinoma presenting with right supraclavicular lymph node metastasis and superior mediastinal syndrome. Liver 20：184 – 185.

［37］Si MS, Amersi F, Golish SR, et al. (2003). Prevalence of metastases in hepatocellular carcinoma：risk factors and impact on survival. Am Surg 69：879 – 885.

［38］Liaw CC, Ng KT, Chen TJ, Liaw YF(1989). Hepatocellular carcinoma presenting as bone metastasis. Cancer 64：1753 – 1757.

［39］Doval DC, Bhatia K, Vaid AK, et al. (2006). Spinal cord compression secondary to bone metastases from hepato-cellular carcinoma. World J Gastroenterol 12：5247 – 5252.

［40］Zhou L, Liu J, Luo F(2006). Serum tumor markers for detection of hepatocellular carcinoma. World J Gastroenterol 12：1175 – 1181.

［41］Soresi M, Magliarisi C, Campagna P, et al. (2003). Usefulness of alphafetoprotein in the diagnosis of hepatocellular carcinoma. Anticancer Res 23：1747 – 1753.

［42］Qin LX, Tang ZY(2004). Recent progress in predictive biomarkers for metastatic recurrence of human hepatocellular carcinoma：a review of the literature. J Cancer Res Clin Oncol 130：497 – 513.

［43］Perry JF, Poustchi H, George J, et al. (2005). Current approaches to the diagnosis and management of hepatocellular carcinoma. Clin Exp Med 5：1 – 13.

［44］Cui R, He J, Zhang F, et al. (2003). Diagnostic value of protein induced by vitamin K absence(PIVKAII) and hepatoma-specific band of serum gammaglutamyl transferase (GGTII) as hepatocellular carcinoma markers complementary to alpha-fetoprotein. Br J Cancer 88：1878 – 1882.

［45］Khan KN, Yatsuhashi H, Yamasaki K, et al：Prospective analysis of risk factors for early intrahepatic recurrence of hepatocellular carcinoma following ethanol injection. J Hepatol 2000；32：269.

［46］李玉. 肝胆胰恶性肿瘤的微创治疗新技术. 北京：科学技术出版社,2009,35 – 48.

［47］Bray F, Ferlay J, Soerjomataram I, et al. Global Cancer Statistics 2018：Globalcan Estimates of Incidence and Mortality Worldwide for 36 Cancer in 185 Countries,CA：A Cancer Jounal for Clinicians 2018 ；O：1 – 31. doi：10. 3322/caac. 21492.

［48］Okamoto E, Kyo A, Yamanaka N, etal. (1984). Prediction of the safe limits of hepatectomy by combined volumetric and functional measurements in patients with impared hepatic function. Surgery 95：586 – 592.

［49］Belghiti J, Ogata S(2005). Assessment of hepatic reserve for the indication of hepatic resection. J Hepatobiliary pancreat Sura 12：1 – 3.

［50］Makuuchi M, Sanok(2004). The surgical approach to HCC：our progress and results in Japan. Liver Transpl 10(suppl)：S46 – 52.

［51］Sitzmann I, Greene P (1994). Perioperative predictors of morbidity following hepatic resection for neoplasm. Ann Surg219：13 – 17.

［52］Mori K, Ozawa K, Yamamoto T, etal. (1990). Response of hepatic mitochondrial redox state to oral slucose load：redox tolerance test as a new predictor of surgical risk in hepatectomy. Ann Surg 211：438 – 446.

［53］Ercolani G, Grazi G, Calliva R, etal. (2000). The lidocane (MEGX)test as an imdex of hepatic function：ifs clinical usefulness in liver surgery. Surgery 127：464 – 471.

［54］Pugh R, Murray – Lyon 1, Dawson J, et al. (1973). Transection of the oesophagus for bleeding oesghageal varies. Br J Surg 60：646 – 649.

［55］李玉,徐慧军,张素静. 射波刀的技术优势与应用经验回顾[J]. 世界医疗器械.2013；5(19)：72 – 74.

［56］徐慧军,李玉,张素静,等. 探讨建立射波刀治疗肝癌的流程质量控制方案[J]. 生物医学工程,2014；31(2)：298 – 301.

［57］李玉,徐慧军,张素静,等. 巨大肝癌分靶区与单靶区计划设计对比[J]. 中国医学物理学杂志.2013 .

［58］李玉,张素静,徐慧军. 最新全身肿瘤立体定向放射外科系统——第四代射波刀. 肿瘤学杂志,2012.

［59］张素静,李玉. 504 例体部恶性实体瘤患者金标植入探讨. 临床肿瘤学.2013,18(5)：431 – 434.

［60］李玉,徐慧军,张素静,韩萍. G4 射波刀照射精度的验证与评价[J]. 中国现代医生,2012；50(15)：112 – 115.

[61] 徐慧军,李玉,张素静,等. 治疗前植入与治疗中追踪的金标数量统计与评价[J]. 中国辐射卫生. 2013; 22(3) 321 – 323.

[62] 徐慧军,李玉,张素静,等. 射波刀治疗前植入与治疗中追踪的金标数量统计与评价[J]. 现代肿瘤医学. 2013; 21(9):2097 – 2100.

[63] 徐慧军,李玉,张素静,等. 探讨巨大肝癌的分靶区治疗计划设计[J]. 中国医学工程. 2013; 21(7):1 – 2.

[64] Sujing Zhang, Yu Li, Huijun Xu, et al, Experience of Implanting Fiducial Markers for 504 Cases of Patients with Body Malignant Solid Tumors. Chinese-German Journal of Clinical Oncology, 2014; 13(3):119 – 122.

[65] Kuo JS, Yu C, Petrovich Z, Apuzzo ML. The CyberKnife stereotactic radiosurgery system: description, installation, and an initial evaluation of use and functionality. Neurosurgery 2003; 53:1235 – 1239.

[66] Quinn AM. CyberKnife: a robotic radiosurgery system. Clin J Oncol Nurs 2002; 6:149 – 156.

[67] Hoogeman M, Prevost J B, Nuyttens J, et al. Clinical accuracy of the respiratory tumour tracking system of the Cyberknife: assessment by analysis of log files. Int J Radiat Oncol Biol Phys 2009; 74:297 – 303.

[68] A. K. Ho, D. Fu, C. Cotrutz, S. L. Hancock, S. d. Chang, I. C. Gibbs, C. R. Maurer Jr., "A study of the accuracy of CyberKnife spinal radiosurgery using skeletal structure tracking," Neurosurgery 60, ONS147 – 156 discussion ONS156 (2007).

[69] E. Pantelis, L. Petrokokkinos, C. Antypas. Image guidance quality assurance of a G4 Cyberknife robotic stereotactic radiosurgery system. 2009 JINST 4 P05009.

[70] Yu C, Main W, Taylor D, Kuduvalli G, Apuzzo ML, Adler JR Jr. An anthropomorphic phantom study of the accuracy of Cyberknife spinal radiosurgery. Neurosurgery 2004; 55: 1138 – 1149.

[71] Sotiropoulou E, Stathochristopoulou I, Stathopoulos K, et al. CT – guided fiducial placement for cyberknife stereotactic radiosurgery: an initial experience. Cardiovasc Intervent Radiol 2010; 33:586 – 589.

[72] Mallarajapatna GJ, Susheela SP, Kallur KG, et al. Image guided internal fiducial placement for stereotactic radiosurgery(CyberKnife). Indian J Radiol Imaging 2011; 21:3 – 5.

[73] Christos Antypas, Evaggelos Pantelis. Performance evaluation of a CyberKnife G4 image-guided robotic stereotactic radiosurgery system. Phys. Med. Biol. 2008; 53 4697 – 4718.

[74] S. D. Change, W. Main, D, P. Martin, I. C. Gibbs and M. P. Heibrun, "An analysis of the accuracy of the CyberKnife: A robotic frameless stereotactic radiosurgical system," Neurosurgery 52, 140 – 147(2003).

[75] Shirato H, Harada T, Harabayshi T, Hida K, Endo H, Kitamura K, et al. Feasibility of insertion/implantation of 2. 0 – mm-diameter gold internal fiducial markers for precise setup and real-time tumor tracking in radiotherapy. Int J Radiat Oncol Biol Phys 2003; 56:240 – 247.

[76] Jae Hyun Kim, Seong Sook Hong, Jung Hoon Kim, et al. Safety and efficacy of ultrasound-guide fiducial marker implantation for CyberKnife radiation therapy. Korean J Radiol 13(3), May/Jun 2012; 307 – 313.

[77] Nishita Kothary, Sonja Dieterich, John D. Louie, et al. Percutaneous implantation of fiducial markers for imaging-guided radiation therapy. AJR 2009; 192:1090 – 1095.

[78] Christopher Lee. Airway Migration of Lung Fiducial Marker After Autologous Blood-Patch Injection. Cardiovasc Intervent Radiol. 2012; 35:711 – 713.

[79] Wouter Wunderink, Alejandra Mendez Romero, Yvette Seppenwoolde, et al. Potentials and limitations of guiding liver sterotactic body radiation therapy set-up on liver-implanted fiducial markers. Int J Radiat Oncol Biol Phys 2009; 77: 1573 – 1583.

[80] Kothary N, Heit JJ, Louie JD, et al. Safety and efficacy of percutaneous fiducial marker implantation for image-guide radiation. J Vasc Interv Radiol 2009; 20(2):235 – 239.

[81] Chan SD, Main W, Martin DP, Gibbs IC, Heilbrun MP. An analysis of the accuracy of the Cyberknife: a robotic frameless stereotactic radiosurgical system. Neurosurgery 2003; 52:140 – 146.

[82] Devanand Anantham, David Feller-Kopman, Lakshmi N. Shanmugham, et al. Electromagnetic navigation bronchoscopy – guided fiducial placement for robotic syereotactic radiosurgery of lun tumors. Chest 2007; 132(3):september:930 – 935.

[83] Berbeco RI, Nishioka S, Shirato H, Chen GT, Jiang SB. Residual motion of lung tumors in gate radiotherapy with external respiratory surrogates. Phys Med Biol 2005; 50:3655 – 3667.

[84] Ryu SI, Chang SD, Kim DH, Murphy MJ, Le QT, Martin DP, et al. Image-guide hypo-fractionated stereotactic radiosurgery to spinal lesions. Neurosurgery 2001; 49:838 – 846.

[85] Wouter Wunderink, Alejandra Mendez Romero, Willy de Kruijf, et al. Reuduction of respiratory liver tumour motion by abdominal compression in stereotactic body frame, analyzed by tracking fiducial markers implanted in liver. Int J Radiat Oncol Biol Phys 2008; 71:907 – 915.

[86] 中华医学会肝病学分会,中华医学会感染病学分会,慢性乙型肝炎防治指南(2011 年版)[J]. 中国医学前言杂志(电子版),2011,3(1):66 – 82.

[87] 中华医学会肝病学分会肝癌学组,HBV/HCV 相关性肝细胞癌抗病毒治疗专家建议[J]. 中华肝脏病杂志,2013,21(2):96 – 100.

[88] El-SerarHB. Epodemology of viral hepatitis and hepatocellular carcinoma [J]. Gastroterology,2012,142(6):1264 – 1273.

[89] Lai CL, Yuen MF. Prevention of hepatitis B virue-related hepatpcellular carcinoma with antivial therapy[J]. Hepatology,2013,57(1):399 – 408.

[90] Kimer N, Dahl EK, Gluud LL, et al. Antiviral therapy for prevention of hepatocellular carcinoma in chronic hepatitis C:systematic review and meta-analysis of randomized controlled trials[J]. BMJ Open,2012,2(5):e001313.

[91] Ghany MG, Nelson DR, Strader DB, et al. An update on treatment of genotype 1 chronic hepatitis C virus infection:2011 practice guideline by the American Association for the Study of Liver Diseases[J]. Hepatology,2011,54(4):1433 – 1444.

[92] Liaw YF, Kao JH, Piratvisuth T, et al. Asian-Pacfic consensus statement on the management of chronic hepatitis B:a 2012 update[J]. Hepatol Int,2012,6(5):531 – 561.

[93] 中华医学会肝病学分会,中华医学会感染病分会. 慢性乙型肝炎防治指南(2010 年版)[J]. 中华内科杂志,2011,50(2):168 – 179.

[94] Koda M, Nagahara T, Matono T, et al. Nucleotide analogs for patients with HBV-related hepatocellar carcinoma increase the survival rate through improved lover function[J]. Inter Med,2009,48(1):11 – 17.

[95] Wu CY, Chen YJ, Ho HJ, et al. Association between nucleoside analogues and risk of hepatitis B vitus-related hepatocellular carcinoma recurrence following liver resection[J]. JAMA,2012,308(18):1906 – 1805.

[96] Kim YS, Lin HK, Rhim H, et al. Ten-year outcomes of percutaneous radiofrequency ablation as first-line therapy of early hepatocellular carcinoma:analysis of prognostic factors [J]. Hepatol,2013,58(1):89 – 97.

[97] Lao XM, Wang D, Shi M, et al, Changes in hepatitis B virus DNA levels and liver function after transcatheter arterial chemoembolization of hepatocellular carcinoma[J]. Hepatol Res,2011,41(6):553 – 563.

[98] Peng JW, Lin GN, Xiao JJ, et al. Hepatitis B virus reactivation in hepatocellular carcinoma patients undergoing transcatheter aterial chemoembolization therapy[J]. Asia Pac J Clin Oncol,2012,8(4):356 – 361.

[99] Yin JH, Li N, Han YF, et al. Effect of antiviral treatment with nucleotide/nucleoside analogs on postoperative prognosis of hepatitis B virus-related hepatocellular carcinoma:a two-stage longitudinal clinical study[J], J Clin Oncol,2013,31(29):3647 – 3655.

[100] Huang G, Yang Y, Shen F, et al. Early vival suppression predicts good postoperative survivals in patients with hepatocellular carcinma with a high baseline HBV DNA load [J]. Ann Surg Oncol,2013,20(5):1482 – 1490.

[101] Huang G, Lai EC, Lau WY, et al. Posthepatectomy HBV reactivation in hepatitis B-related hepatocellular carcinoma influences postoperative survival in patients with preoperative low HBV – DNA levels[J]. Ann Surg,2013,257(3):490 – 505.

[102] Tanimoto Y, Tashiro H, Aikata H, et al. Impact of pegylated interferon therapy on outcomes patients with hepatitis C vitus-related hepatocellular carcinoma after curative hepatic resection[J]. Ann Surg Oncol,2012,19(2):418 – 425.

[103] Hagihara H, Nouso K, Kobayashi Y, et al. Effect of pegylated interferon therapy on intrahepatic recurrence after curative treatment of hepatitis C virus-relatde hepatocellular carcinoma[J]. Int J Clin Oncol,2011,16(3):210 – 220.

[104] Lai EC, Lau WY(2005). The continuing challenge of hepatic cancer in Asia. Surgeon 3:210 – 215.

[105] Wu CC, Cheng SB, Ho WM, et al. (2005). Liver resection for hepatocellular carcinoma in patients with cirrhosis. Br J Surg 92:348 – 55.

[106] F ranco D, Borgonovo G(2002). Liver resection in cirrhosis of the liver. In: Blumgart LH, Fong Y(eds.), Surgery of the Liver and Biliary Tract,3rd ed. , WB Saunders, London, England, pp. 1725 – 1742.

[107] Capussotti L. Muratore A, Ferrero A, et al. (2006). Randomized clinical trial of liver resection with and without radical clamping. Br J Surg 93:685 – 689.

[108] Lin TY, Lee CS, Chen KM, et al(1987). Role of surgery in the treatment of primary carcinoma of the liver:a 31 – year experience. Br J Surg 74:839 – 842.

[109] Wu CC, Huang CR, Liu TJ, et al. (1996). Effects and limitations of prolonged intermittent ischemia for hepatic resection of the cirrhotic liver. Br J Surg 83:121 – 124.

[110] Wu CC, Kang SM, Ho WM, et al. (1998). Prediction and limitations of hepatic tumor resection without blood transfusion. Arch Surg 133:1007 – 1010.

[111] Wu CC, Ho WL, Yeh DC, et al. (1996). Hepatic resection of hepatocellular carcinoma in cirrhotic livers:is it un-justified in impaired liver function? Surgery 120:34 – 39.

[112] Blumgart LH(2002). Liver resection of benign disease

and for liver and biliary tumors. In：Blumgart LH，Fong Y（eds.），Surgery of the Liver and Biliary Tract，3rd ed.，WB Saunders，London，England，pp. 1639－1698.

［113］Chen MF，Hwang FL，Hung CF（1991）. Human liver regeneration after major hepatectomy. A study of liver volume by computed tomography. Ann Surg 213：227－229.

［114］Wu CC，Ho WM，et al.（2003）. Bacterial translocation after cirrhotic liver resection：a clinical investigation of 181 patients. J Surg Res 111：209－214.

［115］Wu CC，Cheng SB，Ho WM，et al.（2004）. Appraisal of concomitant splenectomy in liver resection for hepatocellular carcinoma in cirrhotic patients with hypersplenic thrombocytopenia. Surgery 136：660－668.

［116］Wu CC，Yeh DC，Lin MC，et al.（2001）. Improving operative safety for cirrhotic liver resection. Br J Surg 88：210－215.

［117］Poon RTP，Fan ST，Lo CM，et al.（2004）. Improving perioperative outcome expands the role of hepatectomy in management of benign and malignant hepatobiliary diseases：analysis of 1222 consecutive patients from a pro－spective database. Ann Surg 240：698－710.

［118］Baron RL，Brancatelli G（2004）. Computed tomographic imaging of hepatocellular carcinoma. Gastroenterology 127（Suppl 1）：S133－143.

［119］Uka K，Aikata H，Takaki S，et al.（2007）. Clinical features and prognosis of patients with extrahepatic metastases from hepatocellular carcinoma. World J Gastroenterol 13：414－420.

［120］Verhoef C，Valkema R，de Man RA，et al.（2002）. Fluorine－18 FDG imaging in hepatocellular carcinoma using positron coincidence detection and single photon emission computed tomography. Liver 22：51－56.

［121］Seo S，Hatano E，Higashi T，et al.（2007）. Fluorine－18 fluorodeoxyglucose positron emission tomography predicts tumor differentiation，P－glycoprotein expression，and outcome after resection in hepatocellular carcinoma. Clin Cancer Res 13：427－433.

［122］李玉，徐慧军，张素静. 射波刀的技术优势与应用经验回顾［J］. 世界医疗器械. 3013；5（19）：72－74.

［123］张素静，李玉. 504 例体部恶性实体瘤患者金标植入探讨. 临床肿瘤学. 2013，18（5）：431－434.

［124］Lin MC，Wu CC，Chen JT，et al.（2005）. Surgical results of hepatic resection for hepatocellular carcinoma with gross diaphragmatic invasion. Hepatogastroenterology 52：1497－501.

［125］Llovet JM，Fuster J，Bruix J；Barcelona-Clinic Liver Cancer Group（2004）. The Barcelona approach：diagnosis，staging，and treatment of hepatocellular carcinoma. Liver Transpl 10（Suppl）：Sl 15－20.

［126］Pawlik TM，Poon RT，Abdalla EK，et al.（2005）. Hepatectomy for hepatocellular carcinoma with major portal or hepatic vein invasion：results of a multicenter study. Surgery 137：403－410.

［127］Zhou J，Tang ZY，Wu ZQ，et al.（2006）. Factors influencing survival in hepatocellular carcinoma patients with macroscopic portal vein tumor thrombosis after surgery，with special reference to time dependency：a single-center experience of 381 cases. Hepatogastroenterology 53：275－280.

［128］Lau WY（1997）. The history of liver surgery. JR Coll Surg Edinb 42：303－309.

［129］Lau WY，Leow CK，Li AKC（1996）. Hepatocellular carcinoma—current management and treatment. GI Cancer 2：35－42.

［130］Child CG，Turcotte JG（1964）. Surgery and portal hypertension. In：Dunphy JE（ed.），The Liver and Portal Hypertension，WB Saunders，Philadelphia，PA，pp. 50－52.

［131］李玉，徐慧军，张素静，等. G4 射波刀照射精度的验证与评价［J］. 中国现代医生，2012；50（15）：112－115.

［132］徐慧军，李玉，张素静，等. 立体定向体部放疗肿瘤金标追踪数量及影响因素分析［J］. 中华放射肿瘤学杂志，2013；22（1）：58－60.

［133］徐慧军，李玉，张素静，等. CT 引导下在肝脏中单针植入双金标用于射波刀 SBRT 治疗［J］. 中国医学工程. 2013；21（1）：1－3.

［134］徐慧军，李玉，张素静，等. 探讨巨大肝癌的分靶区治疗计划设计［J］. 中国医学工程. 2013；21（7）：1－2.

［135］Sujing Zhang，Yu Li，Huijun Xu，et al，Experience of Implanting Fiducial Markers for 504 Cases of Patients with Body Malignant Solid Tumors. Chinese-German Journal of Clinical Oncology，2014；13（3）：119－122.

［136］Quinn AM. CyberKnife：a robotic radiosurgery system. Clin J Oncol Nurs 2002；6：149－156.

［137］Hoogeman M，Prevost J B，Nuyttens J，et al. Clinical accuracy of the respiratory tumour tracking system of the Cyberknife：assessment by analysis of log files. Int J Radiat Oncol Biol Phys 2009；74：297－303.

［138］E. Pantelis，L. Petrokokkinos，C. Antypas. Image guidance quality assurance of a G4 Cyberknife robotic stereotactic radiosurgery system. 2009 JINST 4 P05009.

［139］Sotiropoulou E，Stathochristopoulou I，Stathopoulos K，et al. CT-guided fiducial placement for cyberknife stereotactic radiosurgery：an initial experience. Cardiovasc Intervent Radiol 2010；33：586－589.

[140] Mallarajapatna GJ, Susheela SP, Kallur KG, et al. Image guided internal fiducial placement for stereotactic radiosurgery(CyberKnife). Indian J Radiol Imaging 2011;21:3 – 5.

[141] Jae Hyun Kim, Seong Sook Hong, Jung Hoon Kim, et al. Safety and efficacy of ultrasound-guide fiducial marker implantation for CyberKnife radiation therapy. Korean J Radiol 13(3), May/Jun 2012;307 – 313.

[142] Nishita Kothary, Sonja Dieterich, John D. Louie, et al. Percutaneous implantation of fiducial markers for imaging-guided radiation therapy. AJR 2009;192:1090 – 1095.

[143] Christopher Lee. Airway Migration of Lung Fiducial Marker After Autologous Blood-Patch Injection. Cardiovasc Intervent Radiol. 2012;35:711 – 713.

[144] Wouter Wunderink, Alejandra Mendez Romero, Yvette Seppenwoolde, et al. Potentials and limitations of guiding liver sterotactic body radiation therapy set-up on liver-implanted fiducial markers. Int J Radiat Oncol Biol Phys 2009;77:1573 – 1583.

[145] Kothary N, Heit JJ, Louie JD, et al. Safety and efficacy of percutaneous fiducial marker implantation for image-guide radiation. J Vasc Interv Radiol 2009;20(2):235 – 239.

[146] Devanand Anantham, David Feller-Kopman, Lakshmi N. Shanmugham, et al. Electromagnetic navigation bronchoscopy-guided fiducial placement for robotic syereotactic radiosurgery of lun tumors. Chest 2007;132(3):september:930 – 935.

[147] Berbeco RI, Nishioka S, Shirato H, Chen GT, Jiang SB. Residual motion of lung tumors in gate radiotherapy with external respiratory surrogates. Phys Med Biol 2005;50:3655 – 3667.

[148] Wouter Wunderink, Alejandra Mendez Romero, Willy de Kruijf, et al. Reuduction of respiratory liver tumour motion by abdominal compression in stereotactic body frame, analyzed by tracking fiducial markers implanted in liver. Int J Radiat Oncol Biol Phys 2008;71:907 – 915.

[149] 王建华,周康荣. 肝癌综合性介入治疗规范化方案(草案)[J]. 临床放射学杂志,2002,21(7):497 – 500.

[150] 王峰,郎志谨,翟仁友,等. 暂时性阻断肝静脉后行肝动脉化疗栓塞术治疗肝癌的药代动力学研究. 中华放射学杂志,1998,7:473.

[151] Llovert JM, Real MI, Montana X, et al. Barcelona liver Cancer Group(2002). Arterial embolization or chemoembolization versus symptomatic treatment in patients with unresectable heaptocellular carcinoma:a randomised controlled trial,Lancet 359:1734 – 1739.

[152] Belghiti J, Regimbeau JM, Durand F, et al. (2002). Resection of hepatocellular carcinoma:a European experience on 328cases. Hepatogastro enterology 49:41 – 46.

[153] Shimozama N, Hanazaki K(2004). longterm prognosis after hapatic resection for small hepatocellular carcinoma. J Am Coll Surg 198:356 – 365.

[154] Makuuchi M, lmamura H Sugawra Y, et al, (2000) Progress in surgical treatment of hepatocellular carcinoma. Oncology 62(Suppll):74 – 81.

[155] Lmamura H, Matsuyama Y, Tanaka E, er al. (2003). Risk factors contributings to early and late phase intrahepatic recurrence of hepatocellular carcinoma after hepatectomy J Hepatol 38:200 – 207.

[156] 李玉. 肝胆胰恶性肿瘤的微创治疗新技术. 北京:北京科学技术出版社,2009.

[157] 李玉. 肿瘤立体定向放疗与介入治疗. 北京:人民军医出版社,2004.

[158] 曾辉英,李槐,姜文浩,等. 肝癌经肝动脉化疗栓塞后 II 期切除的疗效. 中国医学影像技术,2000,11:921.

[159] 李玉,等. 现代肿瘤放射物理学. 中国原子能出版社,2015.

[160] Meng MB, Cui YL, Lu Y, etal. Transcatheter arterial chemoembolization in combination with radiotherapy for unresectable hepatocellular carcinoma:a systematic review and metaanalysis. Radiother Oncol. 2009,92(2):184 – 194.

[161] Guo WJ, Yu EX:Evaluation of combined therapy with chemoembolization and irradiation for large hepatocellular carcinoma. Br J Radiol 2000;73:1091 – 1097.

[162] Lawrence TS, Ten Haken RK, Kessler ML, etal. the use of 3D dose volume analysis to predict radiation hepatitis. Int J Radiat Oncol Biol Phys 1992;23:781 – 788.

[163] Kawasakj S, Makuuchi M, Miyagawa S, et al. Results of hepatic resection for hepatocelatocellular carunoma. World J Surg 1995;19:31 – 34.

[164] 于金明,等. 2005 肿瘤精确放疗进展. 济南出版社,2005.09.

[165] 戴建荣,等. 图像引导放疗的实现方式. 中华放射肿瘤学杂志,2006,15(2):132 – 135.

[166] John Wong. Evolution and Challenges of Adaptive Radiation Therapy. Presentation in First AAPM/EFOMP Scientific Symposium, Nuremberg, Germany, 2005.

[167] Lau WY, Yu Sc, Lai EC, etal. (2006). Transarterial chemombolization for hepabcellular carcinoma. J Am Coll Surg 202:155 – 168.

[168] Lai EC, Lau WY(20085). The continuing challenge of hepatic cancer in Asia. Surgeon 3:210 – 215.

[169] 杨业发,等,肝癌的放射介入治疗. 北京:北京大学医学出版社,2010:179 – 230.

[170] Llovert JM, Real MI, Montana X, et al. Barcelona liver Cancer Group(2002). Arterial embolization or chemoembolization versus symptomatic treatment in patients with unresectable heaptocellular carcinoma: a randomised controlled trial, Lancet 359:1734 – 1739.

[171] Belghiti J, Regimbeau JM, Durand F, et al. (2002). Resection of hepatocellular carcinoma: a European experience on 328cases. Hepatogastro enterology 49:41 – 46.

[172] Shimozama N, Hanazaki K(2004). longterm prognosis after hapatic resection for small hepatocellular carcinoma. J Am Coll Surg 198:356 – 365.

[173] Makuuchi M, lmamura H Sugawra Y, et al, (2000) Progress in surgical treatment of hepatocellular carcinoma. Oncology 62(Suppll):74 – 81.

[174] Lmamura H, Matsuyama Y, Tanaka E, er al. (2003). Risk factors contributings to early and late phase intrahepatic recurrence of hepatocellular carcinoma after hepatectomy J Hepatol 38:200 – 207.

[175] Seki S, Sakaguchi H, Kadoya H, et al. Laparoscopic microwave coagulation therapy for hepatocellular carcinoma. Endoscopy, 2000, 32:591 – 597.

[176] Beer E. Removal of neoplasms of the urinary bladder: a new method employing high frequency (oudin) currents through a cauterizing cystoscope. JAMA 1910;54:1768 – 1769.

[177] Denier A. Les ondes hertzienne ultracourtes de 80cm. Journal de Radiologie et d`electrologie 1936;20:193 – 197.

[178] McGuff PE, Bushnell D., et al. Studies of the surgical applications of. laser(light amplification by stimulated emission of radiation). Surg Forum. 1963; 14:143 – 145.

[179] Szwarnowski, S RJ Sheppard, EH Grant, and NM Bleehen: A broad band microwave applicator for heating tumours Br J Radiol 1980 53: 31 – 33.

[180] Coughlin, CT, EB Douple, JW Strohbehn, WL Eaton Jr, BS Trembly, and TZ Wong: Interstitial hyperthermia in combination with brachytherapy Radiology 1983 148: 285 – 288.

[181] Tabuse Y, Tabuse K, Mori K, et al. Percutaneous microwave tissue coagulation in liver biopsy: experimental and clinical studies. Nippon Geka Hokan 1986; 55: 381 – 392.

[182] Seki T, Wakabayashi M, Nakagawa T, et al. Ultrasonically guided percutaneous microwave coagulation therapy for small hepatocellular carcinoma. Cancer, 1994, 74:817 – 825.

[183] Matsukawa T, Yamashita Y, Arakawa A, et al. Percutaneous microwave coagulation therapy in liver tumors Acta Radiol 1997;38:410 – 415.

[184] Weber SM, Lee FT Jr, Chinn DO, et al. Perivascular and intralesional tissue necrosis after hepatic cryoablation: results in a porcine model. Surgery 1997;122:742 – 747.

[185] Strasberg SM, Dehdashti F, Siegel BA, Drebin JA, Linehan D. Survival of patients evaluated by FDG-PET before hepatic resection for metastatic colorectal carcinoma: a prospective database study. Ann. Surg. 2001; 19:59 – 71.

[186] Kuszyk BS, Boitnott JK, Choti MA, et al. Local tumor recurrence following hepatic cryoablation: radiologic-histologic correlation in an animal model. Radiology 2000; 217:477 – 486.

[187] Lezoche E, Paganini AM, Feliciotti F, et al. Ultrasoundguided Laparoscopic cryoablation of hepatic tuimors: preliminary Report. World J Surg, 1998, 22(8):829 – 836.

[188] Cuschieri A, Crosthwaite G, Shimi S, et al. Hepatic cryotherapy for liver tumors. Development and clinical evaluation of a high – efficiency insulated multineedle probe system for open and laparoscopic use. Surg Endosc 1995; 9: 483 – 489.

[189] Zhou XD, Tang ZY, Yu YQ, Ma ZC. Clinical evaluation of cryosurgery in the treatment of primary liver cancer. Report of 60 cases. Cancer 1988;61:1889 – 1892.

[190] Zhou XD, Tang ZY, Yu YQ. Cryosurgery for liver tumors. In: Springer, ed. Novel regional therapies for liver tumors. Austin: R. G. Landes, 1995:187 – 196.

[191] Wren SM, Coburn MM, Tan M, Daniels JR, Yassa N, Carpenter. Is cryosurgical ablation appropriate for treating hepatocellular cancer. Areb Surg 1997;132:599 – 604.

[192] Adam R, Akpinar E, Johann M, Kustlinger F, Majno P, Bismuth H. Place of cryosurgery in the treatment of malignant liver tumors. Ann. Surg. 1997; 225(1):39 – 50.

[193] Wong WS, Patel SC, Cruz FS, Gala KV, Turner AF. Cryosurgery as a treatment for advanced stage hepatocellular carcinoma: results, complications and alcohol ablation. Cancer 1998;82:1268 – 1278.

[194] Clavien PA, Kang KJ, Selzner N, Morse MA, Suhocki PV. Cryosurgery after chemoembolization for hepatocellular carcinoma in patients with cirrhosis. J Gastrointest Surg 2002;6:95 – 101.

[195] Zeng MS, Ye HY, Guo L, Peng WJ, Lu JP, Teng GJ, Huan Y, Li P, Xu JR, Liang CH, Breuer J. Gd-EOBDTPA-enhanced magnetic. resonance imaging forfocal liver lesions in Chinese patients: a multicenter, open-label, phase III study. Hepatobiliary PancreatDis Int 2013; 12: 607 – 616.

[196] Kierans AS, Kang SK, Rosenkrantz AB. TheDiagnostic Performance of Dynamic ContrastenhancedMR Imaging for Detection of SmallHepatocellular Carcinoma Measuring Up to 2cm: A Meta-Analysis. Radiology 2016; 278: 82 – 94.

[197] Geisel D, Lüdemann L, Malinowski M, Stockmann M, Baron A, Gebauer B, Seehofer D, Prasad V, Denecke T. Imaging-based evaluationof liver function: comparison of 99mTc-mebrofeninhepatobiliary scintigraphy and Gd-EOB-DTPAenhancedMRI. EurRadiol 2015; 25: 1384 – 1391.

[198] 杨钧,靳二虎,马大庆. 肝脏磁共振成像的临床应用现状. 世界华人消化杂志,2010; 18: 467 – 471.

[199] Leonhardt M, Keiser M, Oswald S, KʺuhnJ, Jia J, Grube M, et al. Hepatic uptake of themagnetic resonance imaging contrast agentGd-EOB-DTPA: role of human organic aniontransporters. Drug MetabDispos 2010; 38: 1024 – 1028.

[200] Choi Y, Huh J, Woo D-C, Kim KW. Use of gadoxetate disodium for functional MRI based on its unique molecular mechanism. Br J Radiol 2016; 89: 20150666.

[201] Reimer P, Rummeny EJ, Shamsi K, Balzer T, Daldrup HE, Tombach B, Hesse T, Berns T, Peters PE. Phase II clinical evaluation of Gd-EOB-DTPA: dose, safety aspects, and pulse sequence. Radiology 1996; 199: 177 – 183.

[202] Bluemke DA, Sahani D, Amendola M, BalzerT, Breuer J, Brown JJ, Casalino DD, Davis PL, Francis IR, Krinsky G, Lee FT, Lu D, PaulsonEK, Schwartz LH, Siegelman ES, Small WC, Weber TM, Welber A, Shamsi K. Efficacy andsafety of MR imaging with liver – specifi c contrastagent: U. S. multicenter phase III study. Radiology2005; 237: 89 – 98.

[203] Omata M, Cheng AL, Kokudo N, Kudo M, Lee JM, Jia J, Tateishi R, Han KH, Chawla YK, Shiina S, Jafri W, Payawal DA, Ohki T, Ogasawara S, Chen PJ, Lesmana, Lesmana LA17, Gani RA, Obi S, Dokmeci AK, SarinSK. Asia-Pacific clinical practice guidelines on the management of hepatocellular carcinoma: a 2017 update. Hepatol Int. 2017 Jul;11(4):317 – 370.

[204] Nilsson H, Karlgren S, Blomqvist L, Jonas E. Theinhomogeneous distribution of liver function: possible impact on the prediction of postoperativeremnant liver function. HPB (Oxford)2015; 17: 272 – 277.

[205] Nilsson H, Karlgren S, Blomqvist L, Jonas E. Theinhomogeneous distribution of liver function: possible impact on the prediction of postoperativeremnant liver function. HPB (Oxford)2015; 17: 272 – 277.

[206] Geisel D, Lüdemann L, Fr? ling V, Malinowski M, Stock-

mann M, Baron A, Gebauer B, Seehofer D, Prasad V, Denecke T. Imaging-based evaluationof liver function: comparison of 99mTc-mebrofeninhepatobiliary scintigraphy and Gd-EOB-DTPA enhanced MRI. EurRadiol 2015; 25: 1384 – 1391.

[207] 饶圣祥,曾蒙苏. 肝特异性对比剂 Gd-EOB-DTPA 增强磁共振成像评价肝功能的研究进展. 世界华人消化杂志,2016 年 10 月 8 日: 24(28): 3940 – 3945.

[208] Takatsu Y, Kobayashi S, Miyati T, Shiozaki T. Hepatobiliary phase images using gadolinium-ethoxybenzyl-diethylenetriaminepenta-acetic acid-enhanced MRI as an imaging surrogate for the albumin-bilirubin grading system. European Journal of Radiology 2016 Dec;85(12):2206 – 2210.

[209] 李莉,唐鹤菡,刘洋洋,等. Gd-EOB-DTPA 增强 MRI 定量评估肝脏储备功能的可行性研究. 放射学实践. 2016(1):19 – 25.

[210] Ding Y, Rao SX, Chen C, Li R, Zeng MS. Assessingliver function in patients with HBV-related HCC: a comparison of T1 mapping on Gd-EOB-DTPAenhancedMR imaging with DWI. EurRadiol 2015;25: 1392 – 1398.

[211] Zhou ZP1,2, Long LL1, Qiu WJ2, Cheng G2, Huang LJ1, Yang TF1, Huang ZK. Evaluating segmental liver function using T1 mapping on Gd-EOB-DTPA-enhanced MRI with a 3. 0 Tesla. BMC Med Imaging. 2017 Mar 1;17(1):20.

[212] Fukugawa Y, Namimoto T, Toya R, Saito T, Yuki H, Matsuyama T, Ikeda O, Yamashita Y, Oya N. Radiation-induced Liver Injury after 3D-conformal Radiotherapy for Hepatocellular Carcinoma: Quantitative Assessment Using Gd-EOB-DTPA-enhanced MRI. Acta Med Okayama. 2017 Feb;71(1):25 – 29.

[213] Sanuki N, Takeda A, Oku Y, Eriguchi T, Nishimura S, Aoki Y, Mizuno T, Iwabuchi S, Kunieda E. Threshold doses for focal liver reaction after stereotactic ablative body radiation therapy for small hepatocellular carcinoma depend on liver function: evaluation on magnetic resonance imaging with Gd-EOB-DTPA. Int J RadiatOncolBiol Phys. 2014 Feb 1;88(2):306 – 11.

[214] Lau H, Man K, Fan ST, et al. Evaluation of preoperative hepatic function in patients with hepatocellular carcinoma undergoing hepatectomy. Br J Surg,1997,84(9): 1255 – 1259.

[215] Fan ST, Lai EC, Lo CM, et al. Hospital mortality of major hepatectomy for hepatocellular carcinoma associated with cirrhosis. Arch Surg,1995,130(2): 198 – 203.

[216] Franco D, Capussotti L, Smadja C, et al. Resection of hepatocellular carcinomas. Results in 72 European patients with cirrhosis. Gastroenterology. 1990,98:733 – 738.

［217］ Bruix J，Castells A，Bosch J，Feu F，Fuster J，Garcia JC，Visa J，et al：Surgical resection of hepatocellular carcinoma in cirrhotic patients：Prognosis value of preoperative portal pressure. Gastroenterology 1996，111：1018 – 1022.

［218］ Hasegawa H，Yamazaki S，Makuuchi M，et al. Hépatectomies pour hépatocarcinome sur foie cirrhotique：schémas décisionnels et principes de réanimation périopératoire. Expérience de 204 cas. J Chirurgie 1987，124：425 – 431.

［219］ Makuuchi M，Kosuge T，Takayama T，et al. Surgery for small liver cancers. Semin Surg Oncol 1993，9：298 – 304.

［220］ Noun R，Jagot P，Farges O，et al. High preoperative serum alanine transferase levels：effect on the risk of liver resection in Child grade A cirrhotic patients. World J Surg，1997，21（4）：390 – 395.

［221］ Ercolani G，Grazi GL，Calliva R，et al. The lidocaine（MEGX）test as an index of hepatic function：its clinical usefulness in liver surgery. Surgery，2000，127（4）：464 – 471.

［222］ Yin XY，Lu MD，Huang JE，Liang LJ. Significance of Portal Hemodynamic Investigation in Prediction of Hepatic Functional Reserve in patients with Hepatocellular Carcinoma undergoing Operative Treatment. Hepatogastroenterology 2001，48（42）：1701 – 1704.

［223］ Yoshida Y，Kanematsu T，Mastumata T，Takenaka K，. Sugimachi K. Surgical margin and recurrence after resection of hepatocellular carcinoma in patients with cirrhosis. Ann Surg 1989，209：297 – 301.

［224］ Vauthey JN，Klimstra D，Franceschi D，Tao Y，Fortner JG，Blumgart LH，Brennan MF. Factors affecting long-term Outcome after hepatic resection for hepatocellular carcinoma. Am J Surg 1995，169：28 – 35.

［225］ Poon RT，Fan ST，Lo CM，et al：Intrahepatic recurrence after curative resection of hepatocellular carcinoma：Long – term results of treatment and prognostic factors. Ann Surg 1999，229：216 – 222.

［226］ Nagasue N，Kohno H，Yamanoi A，Uchida M，Yamaguchi M，Tachibana M，Kubota H，Ohmori H：Resection of the caudate lobe of the liver for primary and recurrent hepatocellular carcinomas. J Am Coll Surg 1997，184：1 – 8.

［227］ Grazi GL，Ercolani G，Pierangeli F，et al. Improved results of liver resections for hepatocellular carcinoma on cirrhosis give the procedure added value. Ann Surg. 2001，234：71 – 78.

［228］ Figueras J，Ramos E，Ibanez L，et al. Surgical treatment of hepatocellular carcinoma in cirrhotic and non-cirrhotic pa-

tients. Transplant Proc 1999，31（6）：2455 – 2456.

［229］ Franco D，Smadja C，Meakins JL，Berthoux L，Grange D. Improved early. results of elective hepatic resection for liver tumors：one hundred secutive hepatectomies in cirrhotic and noncirrhotic patients. Arch Surg. 1989，124：1033 – 1037.

［230］ Belghiti J，Noun R，Zante E，Ballet T，Sauvanet A. Portal triad clamping or hepatic vascular exclusion for major liver resection. A controlled study. Ann Surg 1996，224：155 – 161.

［231］ Folkman J. Tumor angiogenesis：therapeutic implications. New England Journal of Medicine 1971，285：1182 – 1186.

［232］ Drixler TA，Voest EE，van Vroonhoven TJ，Rinkes IH. Angiogenesis and surgery：from mice to man. Eur J Surg 2000，166：435 – 446.

［233］ Giancotti FG，Ruoslahti E：Integrin signaling. Science 1999，285：1028 – 1032.

［234］ Coman DR，Sheldon WF. The significance of hyperemia around tumor implants. Am J Pathol 1946，22：821 – 826.

［235］ Folkman J. What is the evidence that tumors are angiogenesis dependent. J Natl Cancer Inst，1990，82（1）：4 – 6.

［236］ Rosen EM，Grant DS，Kleinman HK，et al. Scatter factor（hepatocyte growth factor）is a potent angiogenesis factor in vivo. Symposia of the Society for Experimental Biology 1993，47：227 – 234.

［237］ Yamane A，Seetharam L，Yamaguchi S，Gotoh N，Takahashi T，Neufeld G，Shibuya M：A new communication system between hepatocytes and sinusoidal endothelial cells in liver through vascular endothelial growth factor and Flt tyrosine kinase receptor family（Flt – 1 and KDR/Flk – 1）. Oncogene 1994，9：2683 – 2690.

［238］ Schuppan D，Cramer T，Bzaer M，et al. Hepatocytes as a source of collagen tye XⅧ endostatin. Lancet，1998，352：879 – 880.

［239］ Fukumura D，Yuan F，Monsky WL，Chen Y，Jain RK：Effect of host microenvironment on the microcirculation of human colon adenocarcinoma. Am J Pathol 1997，151：679 – 688.

［240］ Pettersson A，Nagy JA，Brown LF，et al. Heterogeneity of the angiogenic response induced in different normal adult tissues by vascular permeability factor/vascular endothelial growth factor. Lab Invest. 2000，80：99 – 115.

［241］ Drixler TA，Vogten JM，Voest EE，et al. Liver regeneration is an angiogenesis-associated phenomenon. Submitted for publication.

［242］ Gleadle JM，Ebert BL，Firth JD，Ratcliffe PJ. Regulationof angiogenic growth factor expression by hypoxia transition metals,and chelating agents. Am J Physiol,1995,Jun;268 (6 Pt 1);C1362 - C1368.

[243] Mise M,Arii S,Higashitsuzi H,Furutani M,Niwano M, Harada T,et al. Clinical significance of vascular endothelial growth factor and basic fibroblast growth factor gene expression in liver tumor. Hepatology 1996,23; 455 - 464.

[244] Chow NH,Hsu PI,Lin XZ,Yang HB,Chan SH,Cheng KS, Huang SM, Su IJ. Expression of vascular endothelial growth factor in normal liver and hepatocellular carcinoma; an immunohistochemical study. Hum Pathol,1997; jun;28;698 - 703.

[245] Li XM,Tang ZY,Zhou G,et al. Significance of vascular endothelial growth factor mRNA expression in invasion and metastasis of hepatocelluar carcinoma. J Exp Clin Cancer Res,1998,17;13 - 17.

[246] An FQ,Matsuda M,Fujii H,et al. Expression of vascular endothelial growth factor in surgical specimens of hepatocellular carcinoma. J Cancer Res Clin Oncol,2000,126; 153 - 160.

[247] Park YN,Kim YB,Yang KM,Park C. Increased expression of vascular endothelial growth factor and angiogenesis in the early stage of multistep hepatocarcinogenesis. Arch Pathol Lab Med,2000;124;1061 - 1065.

[248] El-Assal ON,Yamanoi A,Soda Y,et al. Clinical significance of microvessel density and vascular endothelial growth factor expression in hepatocellular carcinoma and surrounding liver; possible involvment of vascular endothelialgrowth factor in the angiogenesis of cirrhotic liver. Hepatology 1998,27;1554 - 1562.

[249] Torimura T,Sata M,Ueno T,et al. Increased expression of vascular endothelial growth factor is associated with tumor progression in hepatocellular carcinoma. Hum Pathol, 1998,29; 986 - 991.

[250] Yamaguchi R,Yano H,Iemura A,Ogasawara S,Haramaki M,Kojiro M. Expression of vascular endothelial growth factor in human hepatocellular carcinoma. Hepatology, 1998,28;68 - 77.

[251] Yamaguchi R,Yano H,Nakashima Y,et al. Expression and localization of vascular endothelial growth factor receptors in human hepatocellular carcinoma and non-HCC tissues. Oncol Rep,2000,7;725 - 729.

[252] Peverali FA,Mandriota SJ,Ciana P,et al. Tumor cells secrete an angiogenic factor that stimulates basic fibroblast growth factor and urokinase expression in vascular endothelial cells. J Cell Physiol 1994,161;1 - 14.

[253] Motoo Y,Sawabu N,Yamaguchi Y,Terada T,Nakanuma Y. Sinusoidal. capillarization of human hepatocellular carcinoma; possible promotion by. fibroblast growth factor. Oncology 1993,50(4);270 - 274.

[254] Vlodavsky I,Friedmann Y,Elkin M,et al. Mammalian heparanase; gene cloning, expression and function in tumor progression and metastasis. Nat Med,1999,5(7); 793 - 802.

[255] El-Assal on,Yamanoi A,Ono T,et al. the clinicopathological significance OF heparanase and basic fibroblast growth factor expressions in hepatocellular carcinoma. Clin cancer Res,2001,7;1299 - 1305.

[256] Tanigawa N,Lu C,Mitsui T,Miura S; Quantitation of sinusoid-like vessels in hepatocellular carcinoma; Its clinical and prognostic significance. Hepatology 1997,26;1216 - 1223.

[257] Ng IO,Poon RT,Lee JM,et al. Microvessel density,vascular endothelial growth factor and its receptors Flt - 1 and Flk - 1/KDR in hepatocellular carcinoma. Am J Clin Pathol,2001,116;838 - 845.

[258] Jinno K,Tanimizu M,Hyodo I,et al. Circulating vascular endothelial growth factor(VEGF)is a possible tumor marker for metastasis in human hepatocellular carcinoma. J Gastroenterol,1998,33;376 - 382.

[259] Poon RT,Ng IO,Lau C,Zhu LX,Yu WC,Lo CM,Fan ST, Wong J. Serum vascular endothelial growth factor predicts venous invasion in hepatocellular carcinoma; a prospective study. Ann Surg 2001,233;227 - 235.

[260] Hsu PI,Chow NH,Lai KH,Yang HB,Chan SH,Lin XZ,et al. Implications of serum basic fibroblast growth factor levels in chronic liver diseases and hepatocellular carcinoma. Anticancer Res 1997,17(4A);2803 - 2809.

[261] Poon RT,Ng IO,Lau C,Yu WC,Fan ST,Wong J. Correlation of serum basic fibroblast growth factor levels with clinicopathologic features and postoperative recurrence in hepatocellular carcinoma. Am J Surg 2001,182;298 - 304.

[262] Yamagata M,Shiratori Y,Dan Y,et al. Serum endostatin levels in patients with hepatocellular carcinoma. Ann Oncol,2000,11; 761 - 762.

[263] Warren RS,Yuan H,Matli MR,et al. Regulation by vascular endothelial growth factor of human colon cancer tumorigenesis in a mouse model of experimental liver metastasis. J Clin Invest,1995,95;1789 - 1797.

[264] Kang SM,Maeda K and Onada N; Combined analysis of p53. and vascular endothelial growth factor expression in colorectal. carcinoma for determination of tumor vascularity and liver. metastasis. Int J Cancer 74; 502 - 507,

1997.

[265] Choi HJ,Hyun MS,Jung GJ,et al. Tumor angiogenesis as a prognostic predictor in colorectal carcinoma with special reference to mode of metastasis and recurrence. Oncology. 1998,55:575 – 581.

[266] Nanashima A,Ito M,Sekine I,et al. Significant of factors in liver metastatic tumors originating from colorectal cancers. Dig Dis Sci,1998,43: 2634 – 2640.

[267] Naumov GN,Wilson SM,MacDonald IC,et al. Cellular expression of green fluorescent protein,coupled with high-resolution in vivo videomicroscopy,to monitor steps in tumor metastasis. J Cell Sci,1999,112:1835 – 1842.

[268] Gervaz P,Scholl B,Mainguene C,Poitry S,Gillet M,Wexner S. Angiogenesis of liver metastases:role of sinusoidal endothelial cells. Dis Colon Rectum,2000;43:980 – 986.

[269] Kerbel RS:Clinical trials of antiangiogenic drugs:Opportunities,problems,and assessment of initial results. J Clin Oncol 2001;19:45S – 51S.

[270] Warren RS,Yuan H,Matli MR,et al. Regulation by vascular endothelial growth factor of human colon cancer tumorigenesis in a mouse model of experimental liver metastasis. J Clin Invest,1995,95:1789 – 1797.

[271] Yoshiji H,Kuriyama S,Yoshii J,Yamazaki M,Kikukawa M,Tsujinoue H,Nakatani T,Fukui H:Vascular endothelial growth factor tightly regulates In vivo development of murine hepatocellular carcinoma cells. Hepatology 1998, 28:1489 – 1496.

[272] Ellis LM,Liu W,Fan F,Jung YD,Reinmuth N,Shaheen RM,Ahmad,SA. Role of angiogenesis inhibitors in cancer treatment. Oncology 15:39 – 46,2001.

[273] Ellis LM,Takahashi Y,Liu W,Shaheen RM. Vascular endothelial growth factor in human colon cancer:biology and therapeutic implications. Oncologist 2000,5 (Suppl 1): 11 – 15.

[274] Shaheen RM,Tseng WW,Vellagas R,Liu W,Ahmad SA, Jung YD,Reinmuth N,Drazan KE,Bucana CD,Hicklin DJ,Ellis LM. Effects of an antibody... model of colon carcinomatosis. Int J Oncol 2001,18(2):221 – 226.

[275] Bruns CJ,Solorzano CC,Harbison MT,et al:Blockade of the epidermal growth factor receptor signaling by a novel tyrosine kinase inhibitor leads to apoptosis of endothelial cells and therapy of human pancreatic carcinoma. Cancer Res,2000,60: 2926 – 2935.

[276] Bruns CJ,Harbison MT,Davis DW,et al. Epidermal Growth Factor Receptor Blockade with C225 plus gemcitabine results in regression OF human pancreatic carcinoma growing orthotopically in nude mice by anti-angiogenic

mechanisms. Clin Cancer Res 2000,6(5):1936 – 1948.

[277] O' Reilly MS,Holmgren L,Shing Y et al. Angiostatin:a novel angiogenesis inhibitor that mediates the suppression of metastases by a Lewis lung carcinoma. Cell,1994,79: 315 – 328.

[278] O' Reilly MS,Holmgren L,Chen C,Folkman J. Angiostatin induces and. sustains dormancy of human primary tumors in mice. Nat Med 1996,2:689 – 692.

[279] Stolz DB,Mars WM,Petersen BE,Kim TH,Michalopoulos GK:Growth factor signal transduction immediately after two-thirds partial hepatectomy in the rat. Cancer Res 1999,59:3954 – 3960.

[280] Drixler TA,Borel Rinkes IHM,Ritchie ED,et al. Continuous administration OF angiostatin inhibits accelerated growth OF colorectal liver metastases after partial hepatectomy. cancer Res,2000,60:1761 – 1765.

[281] Gorrin Rivas MJ,Arii S,Furutani M,et al. Expression of human macrophage metalloelastase gene in hepatocellular carcinoma: correlation with angiostatin generation and its clinical significance. Hepatology,1998,28:986 – 993.

[282] Gorrin-Rivas MJ,et al. Implications of human macrophage metalloelastase and vascular endothelial growth factor gene expression in angiogenesis of hepatocellular carcinoma. Ann Surg 2000 Jan;231(1):67 – 73.

[283] O' Reilly MS,Boehm T,Shing Y,Fukai N,Vasios G,Lane WS,Flynn E,Birkhead JR,Olsen BR,Folkman J. Endostatin:an endogenous inhibitor of angiogenesis and tumor growth. Cell,1997,88:277 – 285.

[284] Yoon SS,Eto H,Lin CM,Nakamura H,Pawlik TM,Song SU,Tanabe KK. Mouse endostatin inhibits the formation of lung and liver metastases. Cancer Res 1999,59:6251 – 6256.

[285] Feldman AL,Alexander HR Jr,Bartlett DL,Kranda KC, Miller MS,Costouros NG,Choyke PL,Libutti SK:A prospective analysis of plasma endostatin levels in colorectal cancer patients with liver metastases. Ann Surg Oncol 2001,8:741 – 745.

[286] Musso O,Rehn M,Theret N,et al. Is assocated with a singificant decrease in the expression of the endostain precursor collagen ⅩⅧ in human hepatocellular carcinomas. Cancer Res,2001,61: 45 – 49.

[287] Musso O,Theret N,Heljasvaara R,Rehn m,Turlin B,. Campion jp,Pihlajaniemi T and Clement B:tumor hepatocytes. and basement membrane-producing cells specifically express. Two different forms of the endostatin precursor,collagen ⅩⅧ,in human liver cancers. Hepatology, 2001,33:868 – 876.

［288］Aguayo A，Patt YZ. Nonsurgical treatment of hepatocellular carcinoma. Semin Oncol. 2001,28:503－513.

［289］Ingber D，Fujita T，Kishimoto S，Sudo K，Kanamaru T，Brem H，Folkman J. Synthetic analogues of fumagillin that inhibit angiogenesis and suppress tumour growth. Nature 1990,348: 555－557.

［290］Yamaoka M，Yamamoto T，Masaki T，et al. Inhibition of tumor growth and metastasis of rodent tumors by the angiogenesis inhibitor O（chloroacetyl-carbamoyl）fumagillol（TNP-470；AGM-1470）. Cancer Res. 1993,53:4262－4267.

［291］Takatsuka，N. Yamada，M. Ohira et al:Contribution of angiogenesis to the progression of colon cancer:Possible inhibitory effect of angiogenesis inhibitor TNP－470 on tumor growth and hepatic metastasis. Int. J. Oncol 2000, 17: 253－258.

［292］Kin M，Torimura T，Ueno T，et al. Angiogenesis inhibitor TNP－470 suppresses the progression of experimentally induce hepatocellular carcinoma in rats［J］. Int J Oncol, 2000,16:375－382.

［293］Itoh T，Tanioka M，Yoshida H，Yoshioka T，Nishimoto H et al. Reduced angiogenesis and tumor progression in gelatinase A-deficient mice. Cancer Res 1998, 58: 1048－1051.

［294］Prontera C，Mariani B，Rossi C，et al. Inhibition of gelatinase A（MMP－2）by batimastat and captopril reduces tumor growth and lung metastases in mice bearing Lewis lung carcinoma. Int J Cancer. 1999,81:761－766.

［295］Watson SA，Morris TM，Crosbee DM，et al. Inhibition of organ. invasion by the matrix metalloproteinase inhibitor, batimastat.（BB－94）,in two human colorectal carcinoma metastasis models. Cancer Research 55: 3629－3633; 1995.

［296］Evans JD，Stark A，Johnson CD，et al. A phase Ⅱ trial of marimastat in advanced pancreatic cancer. Br J Cancer, 2001,85（12）:1865－1870.

［297］Wojtowicz-Praga SM，Torri J，Johnson M，et al. Phase I trial of Marimastat，a novel matix metalloproteinase inhibitor, administered orally to patients with advanced lung cancer. J Clin Oncol,1998,16:2150－2156.

［298］Kruger A，Soeltl R，Sopov I，Kopitz C，Arlt M，Magdolen V，Harbeck N，Gansbacher B，Schmitt M: Hydroxamate-type matrix metalloproteinase inhibitor batimastat promotes liver metastasis. Cancer Res 61: 1272－1275,2001.

［299］Zucker S，Cao J，Chen WT. Critical appraisal of the use of matrix metalloproteinase inhibitors in cancer treatment. Oncogene,2000,19:6642－6650.

［300］Oba K，Konno H，Tanaka T，Baba M，Kamiya K，Ohta M，Kaneko T，Shouji T，Igarashi A，Nakamura S. Prevention of liver metastasis of human colon cancer by selective matrix metalloproteinase inhibitor MMI－166. Cancer Lett 2002;175:45－51.

［301］Heath EI，O'Reilly S，Sundaresan P，Donehower RC，Sartorius S，Kennedy MJ，et al. Phase I trial of the matrix metalloproteinase inhibitor BAY 12－9566 in patients with advanced solid tumors. Cancer Chemother Pharmacol 2001, 48:269－274.

［302］Folkman J. Angiogenesis research: from laboratory to clinic. Trends Exp Clin Med 1999,9. 3（3）:59－62.

［303］M. Haq，A. Shafii，EE Zervos，and AS Rosemurgy Addition of Matrix Metalloproteinase Inhibition to Conventional Cytotoxic Therapy Reduces Tumor Implantation and prolongs survival in a murine model of human pancreatic cancer. Cancer Res., June 1, 2000, 60（12）: 3207－3211.

［304］te Velde EA，Vogten JM，Gebbink MF，van Gorp JM，Voest EE & Borel Rinkes IHM.（2002）Enhanced antitumour efficacy by combining conventional chemotherapy with angiostatin or endostatin in a murine metastasis model. 2002. in press.

［305］Rosen P.，Amado R.，Hecht J.，Chang D.，Mulay M.，Parson M.，Laxa B.，Brown J.，Cropp G.，Hannah A.，Rosen L. A Phase I/II study of SU5416 in combination with 5－FU/leucovorin in patients with metastatic colorectal cancer. Proc Am Soc Clin Oncol 2000;19:3a. abstract 5D.

［306］Chang YS，di Tomaso E，McDonald DM，et al. Mosaic blood vessels in tumors:frequency of cancer cells in contact with flowing blood. Proc Natl Acad Sci USA,2000,97（26）: 14608－14613.

［307］Hobbs SK，Monsky WL，Yuan F. Regulation of transport pathways in tumor vessels:role of tumor type and microenvironment. Proc Natl Acad Sci USA, 1998, 95:4607－4612.

［308］Jain RK. Normalizing tumor vasculature with anti-angiogenic therapy: A new paradigm for combination therapy. Nat Med 2001;7:987－989.

［309］Kim DK，Kinne DW，Fortner JG. Occlusion of the hepatic artery in man. Surg Gynecol Obstet 1973;136（6）:966－968.

［310］Livraghi T. Treatment of hepatocellular carcinoma by interventional methods. Eur Radiol. 2001; 11: 2207－2219.

［311］Ruegg C，Yilmaz A，Bieler G，Bamat J，Chaubert P，Lejeune FJ：Evidence for the involvement of endothelial cell integrin alphaVbeta3 in the disruption of the tumor vasculature induced by TNF and IFN-gamma. Nat Med 1998, 4：408 – 414.

［312］ Bloemendal HJ,Logtenberg T,Voest EE. New strategies in anti-vascular cancer therapy. Eur J Clin Invest 1999；29：802 – 809.

［313］ Kim DG. Differentially expressed genes associated with hepatitis B virus HBx and MHBs protein function in hepatocellular carcinoma. Methods Biol,2006,317：141 – 155.

［314］ Ou C,Wu FX,Luo Y,et al. Expression and significance of epidermal growth factor receptor variant type Ⅲ in hepatocellular carcinoma ［J］. Ai Zheng,2005,24（2）：166.

［315］ Zhu AX,Blaszkowsky L,Enzinger PC,et al. Phase Ⅱ study of cetuximab in patients with unresectable or metastatic hepatocellular carcinoma. American Society of Clinical Oncology Gastrointestinal Cancers Symposium, San Francisco,CA,January 26 – 28,2006.

［316］ Chao Y,Li CP,Chau GY,et al. Progn ostic significance of vascular endothelial growth factor,basic fibreblast growth factor,and angiogenin in patients with resectable hepatocellular carcinoma after surgery. Ann Surg Oncol,2003, 10：355.

［317］ Poon RT,Ho JW,Tong CS,et al. Prognostic significance of serum vascular endothelial growth factor and endostatin in patients with hepatocellular carcinoma. Br J surg,2004, 91：1354.

［318］ Schwartz JD,Schwartz M,Lehrer D,et al. Bevacizumab in unresectable hepatocellular carcinoma（HCC）for patients without metastasis and without invasion of the portal vein［J］. J Clin Oncol,2006,24（18）：213S.

［319］ Herrmann E,Bierer S,Gerss J,et al. Prospective comparison of sorafenib and sunitinib forsecond-line treatment of cytokinerefractory kidney cancer patients［J］. Oncology, 2008,74（3 – 4）：216 – 222.

［320］ Llovet JM,Ricci S,Mazzaferro V,et al. Sorafenib in advanced hepatocellular carcinoma［J］. N Engl J Med,2008, 359：378 – 390.

［321］ Cheng A,Kang Y,Chen Z,et al. Randomized phase Ⅲ trial of sorafenib versus placebo in Asian patients with advanced hepatocellular carcinoma ［J］. J Clin Oncol, 2008,26Suppl：215s.

［322］ Zhao Y,Wang WJ,Guan S,et al. Sorafenib combined with transarterial chemoembolization for the treatment of advanced hapetocellular carcinoma：a large-scale multicentre study of 222 patients. Ann Oncol,2013,24：1786 – 1792.

［323］ Goldenberg A,Volm M,Hochster H,et al. Thalidomide

（Thal）tolerance in patients treated with transarterial chemoembolization（TACE）for hepatocellular carcinoma （HCC）［J］. Journal of Clinical Oncology,2004 ASCO Annual Meeting Proceedings（Post M eeting Edition）, 2004,22（14S）：4255.

［324］ Hsu WC,Chan SC,Ting LL,et al. Results of three dimensional conformal radiotherapy and thalidomide for advanced hepatocellular carcinoma［J］. J Clin Oncol,2006, 36（2）：93 – 99.

［325］ Zhou Ld,Huang Y,Li Jd,et al. The mTOR pathway is associated with the poor prognosis of human hepatocellular carcinoma［J］. Med Oncol,2010,27,255 – 261.

［326］ Bassullu N,Turkmen I,Dayangac M,et al. The Predictive and Prognostic Signifance 0f c-erb-B2, EGFR, PTEN, mTOR,PI3K,P27,and ERCC1 Expression in Hepatocellular Carcinoma［J］. Hepat Mon,2012,10：5812.

［327］ Menon S,Yecies JL,Zhang HH,et al. Chronic Activation of mTOR complex 1 is suffcient to Cause Hepatocellular carcinoma［J］. Sci Signal,2012,10：1126.

［328］ Zhou Q,Liu VW,Lau CP,et al. Sustained antitumor activity by co-targeting mTOR and the microtublule with temsirolimus/Vinblastine combination in hepatocellular carcinoma［J］. Biochem Pharmacol,2012,83：1146 – 1158.

［329］ Masuda M,Shimomura M,Kobayashi K,et al. Growth inhibition by NVP-BEZ235,a dual P13K/mT0R inhibitor, in hepatocellular carcinoma cells［J］. 0ncol Rep,2011, 26：1273 – 1279.

［330］ Jing Chen,Chengya Zhou,Yu Long,et al. Sunitinib combined with transarterial chemoembolization versus transarterial chemoembolization alone for advanced-stage hepatocellular carcinoma：a propensity score matching study. Tumor Biol,2015,36：183 – 191.

［331］ Boige V,Malka D,Bourredjem A,et al. Efficacy,safety, and biomarkers of single-agent bevacizumab therapy in patients with advanced hepatocellular carcinoma［J］. Oncologist,2012,17（8）：1063 – 1072.

［332］ Richly H,Schultheis B,Adamietz IA,et al. Combination of sorafenib and doxorubicin in patients with advanced hepatocellular carcinoma：results from a phase I extension tria［J］. Eur J Cancer,2009,45（4）：579 – 587.

［333］ Cainap C,Qin S,Huang WT. Linifanib versus Sorafenib in patients with advanced hepatocellular carcinoma：results of a randomized phase III trial. J Clin Oncol, 2012, 30 （suppl 4）：abstr 249.

［334］ Cheng AL,Kang YK,Lin DY,et al. Sunitinib Versus Sorafenib in Advanced Hepatocellular Cancer：Results of a Randomized Phase III Trial. J Clin Oncol,2013,31（32）：

4067 – 4075.

［335］Bruix J, Tak WY, Gasbarrini A, et al. Regorafenib as second-line therapy for intermediate or advanced hepatocellular carcinoma: multicentre, open-label, phase Ⅱ safety study［J］. Eur J Cancer, 2013, 49(16):3412 – 3419.

［336］Santoro A, Rimassa L, Borbath I, et al. Tivantinib for second-line treatment of advanced hepatocellular carcinoma: A randomised, placebo-controlled phase 2 study［J］. Lancet Oncol, 2013, 14(1):55 – 63.

［337］Yeo W, Chung HC, Chan SL, et al. Epigenetic therapy using belinostat for patients with unresectable hepatocellular carcinoma: A multicenter phase Ⅰ / Ⅱ study with biomarker and pharmacokinetic analysis of tumors from patients in the mayo phase Ⅱ consortium and the cancer therapeutics research group［J］. J Clin Oncol, 2012, 30(27):3361 – 3367.

［338］Glazer ES, Piccirillo M, Albino V, et al. Phase Ⅱ study of pegylated arginine deiminase for nonresectable and metastatic hepatocellular carcinoma［J］. J Clin Oncol, 2010, 28(13):2220 – 2226.

［339］Yang TS, Lu SN, Chao Y, et al. A randomised phase Ⅱ study of pegylated arginine deiminase(Adi-Peg 20) in Asian advanced hepatocellular carcinoma patients［J］. Br J Cancer, 2010, 103(7):954 – 960.

［340］Zhu AX, Rosmorduc O, Evans TR, et al. SEARCH: a phase Ⅲ, randomized, double-blind, placebo-controlled trial of sorafenib plus erlotinib in patients with advanced hepatocellular carcinoma. J Clin Oncol, 2015, 33(6):559 – 566.

［341］Bai W, Wang WJ, Zhao Y, et al. Sorafenib in combined with transarterial chemoembolization imprives the survival of patients with unresectable hepatocellular carcinoma: a propensity score matching study. J Dig Dis, 2013, 14:181 – 190.

［342］Dufour JF, Hoppe H, Heim MH, et al, continuous administration of sorafenib in combination with transarterial chemoembolizatlon in patients with hepatocellular carcinoma: resuhs 0f a phase I study. Oncologist, 2010, 15:1198 – 1204.

［343］Hsu C, Chen CN, Chen LT, et al. Low-dose thalidomide treatment for advanced hepatocellular carcinoma［J］. Oncology, 2003, 65(3):242 – 249.

［344］Patt YZ, Hassan MM, Lozano RD, et al. Thalidomide in the treatment of patients with hepatocellular carcinoma: a phase II trial. Cancer, 2005, 103:749 – 755.

［345］Lin AY, Brophy N, Fisher GA, et al. Phase II study of thalidomide in patients with unresectable hepatocellular carci-

noma. Cancer, 2005, 103:119 – 125.

［346］Han SH, Park SH, Kim JH, et al. Thalidomide for treating metastatic hepatoeellular carcinoma: a pilot study［J］. Korean J Intern Med, 2006, 21(4):225 – 229.

［347］Chuah B, Lim R, Boyer M, et al. Muhi – centre phase Ⅱ trial of Thalidomide in the treatment of unresectable hepatocellular carcinoma［J］. Acta Oncol, 2007, 46(2):234 – 238.

［348］Shao YY, Lin ZZ, Hsu C, et al. Efficacy, safety, and potential biomarkers of thalidomide plus metronomic chemotherapy for advanced hepatocellular carcinoma. Oncology, 2012, 82(1):59 – 66.

［349］王永中. 恩度静脉滴注联合介入化疗栓塞治疗中晚期肝癌的临床研究. 现代预防医学杂志, 2011, 38(2):399 – 401.

［350］齐秀恒, 武振明, 刘琪, 等. 恩度肝动脉灌注联合介入化疗栓塞治疗中晚期肝癌的临床观察［J］. 中国肿瘤临床杂志, 2008, 35(1):5 – 7.

［351］马继恒, 华海清, 戴婷婷, 等. 消癌平与奥沙利铂及恩度联合对人肝癌细胞株 SMMC – 7721 的体外增殖抑制实验. 世界华人消化杂志, 2014, 29:4461 – 4464.

［352］杨云锋, 王士勇, 张远, 等. 重组人血管内皮抑素联合顺铂治疗小鼠肺转移癌实验研究. 中华肿瘤防治杂志, 2011, 18(13):997 – 1001.

［353］Wu J, Long Q, Xu S, et al. Study of tumor blood perfusion and its variation due to vascular normalization by antiangiogenic therapy based on 3D angiogenic microvasculature［J］. J Biomech, 2009, 42(6):712 – 721.

［354］林清, 张少言, 黄念, 等. 重组人血管内皮抑素注射液联合经肝动脉化疗栓塞治疗原发性肝癌的 Meta 分析. 世界华人消化杂志, 2015, 23(4):655 – 664.

［355］Xiang Q, Chen W, Ren M, et al. Cabozantinib suppresses tumor growth and metastasis in hepatocellular carcinoma by a dual blockade of VEGFR2 and MET. Clin Cancer Res, 2014, 20:2959 – 2970.

［356］李绮云, 李太东, 陈思现, 等. 恩度联合吉西他滨治疗晚期肝细胞癌临床观察. 2014, 5:397 – 399.

［357］Bao Y, Feng WM, Tang CW, et al. Endostatin inhibits angiogenesis in hepatocellular carcinoma after transarterial chemoembolization. Hepatogastroenterology, 2012, 59(117):1566 – 1568.

［358］Ren ZH, Wang YA, Jiang WH, et al. Anti-Tumor Effect of a Novel Soluble Recombinant Human Endostatin: Administered as a Single Agent or in Combination with Chemotherapy Agents in MouseTumor Models. PLOS ONE, 2014, 9(9):1 – 8.

［359］Meng MB, Jiang XD, Deng L, et al. Enhanced radioresponse with a novel recombinant human endostatin protein via tumor vasculature remodeling: Experimental and clinical evidence. Radiotherapy and Oncology, 2013, 106:: 130 - 137.

[360] Jiang XD, Qiao Y, Dai P, et al. Preliminary clinical study of weekly recombinant human endostatin as a hypoxic tumour cell radiosensitiser combined with radiotherapy in the treatment of NSCLC. Clin Transl Oncol, 2012, 14:: 465 - 470.

[361] Jiang XD, Dai P, Wu J, et al. Effects of recombinant human endostatin on radiosensitive in patients with Non-small-lung-cancer. Int J Radiat Oncol Biol Phys, 2012, 83 (4):1272 - 1277.

[362] Xu MF, Huang H, Xiong YL, et al. Combined chemotherapy plus endostar with sequential stereotactic radiotherapy as salvage treatment for recurrent esophageal cancer with severe dyspnea: A case report and review of the literature. ONCOLOGY LETTERS, 2014, 8:291 - 294.

[363] Kuo YC, Lin WC, Chiang IT, et al. Sorafenib sensitizes human colorectal carcinoma to radiation via suppression of NF-κB expression in vitro and in vivo[J]. Biomed Pharmacother, 2012, 66(1):12 - 20.

[364] Waghray A, Balci B, El-Gazzaz G, et al. Safety and efficacy of sorafenib for the treatment of recurrent hepatocellular carcinoma after liver transplantation[J]. Clin Transplant, 2013, 27(4):555 - 561.

[365] Sherman JH, Kirzner J, Siu A, et al. Sorafenib tosylate as a radiosensitizer in malignant astrocytoma. J Clin Neurosci, 2014, 21(1):131 - 136.

[366] Jihye Cha, Jinsil Seong, Ik Jae Lee, et al. Feasibility of Sorafenib Combined with Local Radiotherapy in Advanced Hepatocellular Carcinoma. Yonsei Med J, 2013, 54(5): 1178 - 1185.

[367] Bekaii-Saab T, Markowitz J, Prescott N, et al. A multi-institutional phase II study of the efficacy and tolerability of lapatinib in patients with advanced hepatocellular carcinomas. Clin Cancer Res, 2009, 15(18):5895 - 5901.

[368] Jiang XD, Dai P, Wu J, et al. Effects of recombinant human endostatin on radiosensitive in patients with Non-small-lung-cancer. Int J Radiat Oncol Biol Phys, 2012, 83 (4):1272 - 1277.

[369] Xu MF, Huang H, Xiong YL, et al. Combined chemotherapy plus endostar with sequential stereotactic radiotherapy as salvage treatment for recurrent esophageal cancer with severe dyspnea: A case report and review of the literature. ONCOLOGY LETTERS, 2014, 8:291 - 294.

[370] Kuo YC, Lin WC, Chiang IT, et al. Sorafenib sensitizes hu-

man colorectal carcinoma to radiation via suppression of NF-κB expression in vitro and in vivo[J]. Biomed Pharmacother, 2012, 66(1):12 - 20.

[371] Waghray A, Balci B, El-Gazzaz G, et al. Safety and efficacy of sorafenib for the treatment of recurrent hepatocellular carcinoma after liver transplantation[J]. Clin Transplant, 2013, 27(4):555 - 561.

[372] Sherman JH, Kirzner J, Siu A, et al. Sorafenib tosylate as a radiosensitizer in malignant astrocytoma. J Clin Neurosci, 2014, 21(1):131 - 136.

[373] Jihye Cha, Jinsil Seong, Ik Jae Lee, et al. Feasibility of Sorafenib Combined with Local Radiotherapy in Advanced Hepatocellular Carcinoma. Yonsei Med J, 2013, 54(5): 1178 - 1185.

[374] Bekaii-Saab T, Markowitz J, Prescott N, et al. A multi-institutional phase II study of the efficacy and tolerability of lapatinib in patients with advanced hepatocellular carcinomas. Clin Cancer Res, 2009, 15(18):5895 - 5901.

[375] 殷蔚伯, 余子豪, 徐国镇, 等. 肿瘤放射治疗学. 北京:中国协和医科大学联合出版社, 2008.

[376] Al-Hajj M, Wicha MS, Benito-Hernandez A, et al. Prospective identification of tumorigenic breast cancer cells. Proc Natl Acaci Sci USA, 2003, 100:3983 - 3988.

[377] Bao S, Wu Q, McLendon RE, et al. Glioma stem cells promote radioresistance by preferential activation of the DNA damage response. Nature, 2006, 444:756 - 760.

[378] Barendsen GW. Dose fractionation, dose rate and iso-effect relationships for normal tissue responses. Int J Radiat Oncol Biol Phys, 1982, 8:1981 - 1997.

[379] Bentzen SM. Potential clinical impact of normal-tissue intrinsic radiosensitivity testing. Radiother Oncol, 1997, 43: 121 - 131.

[380] Bentzen S, Thames HD. Clinical evidence for tumor clonogen regeneration: interpretations of the data. Radiother Oncol, 1991, 22:161 - 166.

[381] Bentzen SM, Tucker SL. Quantifying the position and steepness of radiation dose-response curves. Int J Radiat Biol, 1997, 71:531 - 542.

[382] Bergonié J, Tribondeau L. Interpretation of some results from radiotherapy and an attempt to determine a rational treatment technique. Yale J Biol Med, 2003, 76:181 - 182.

[383] Brahme A. Optimized radiation therapy based on radiobiological objectives. Semin Radiat Oncol, 1999, 9:35 - 47.

[384] Brenner DJ. Dose, volume, and tumor-control predictions in radiotherapy. Int J Radiat Oncol Biol Phys, 1993, 26: 171 - 179.

[385] Brenner DJ, Hall EJ. Conditions for the equivalence of continuous to pulsed low dose rate brachytherapy. Int J Radiat Oncol Biol Phys,1991,20:181 – 190.

[386] Brenner DJ, Hall EJ. Stereotactic radiotherapy of intracranial tumors——an ideal candidate for accelerated treatment. Int J Radiat Oncol Biol Phys, 1994, 28:1039 – 1041.

[387] Brenner DJ, Hlatky LR, Hahnfeldt PJ, et al. A convenient extension of the linear-quadratic model to include redistribution and reoxygenation. Int J Radiat Oncol Biol Phys, 1995,32:379 – 390.

[388] Chen LN, Suy S, Uhm S, et al. Stereotactic body radiation therapy(SBRT)for clinically localized prostate cancer: the Georgetown University experience. Radiat Oncol,2013,8:58 – 67.

[389] Combs S E, Edler L, Burkholder I, et al. Treatment of patients with atypical meningiomas Simpson grade 4 and 5 with a carbon ion boost in combination with postoperative photon radiotherapy: The MARCIE trial. BMC Cancer, 2010,10:615 –622.

[390] Coutard H. The results and methods of treatment of cancer by radiation. Ann Surg,1937,106:584 – 598.

[391] Cox JD, Pajak TF, Asbell S, et al. Interruptions of high-dose radiation therapy decrease long-term survival of favorable patients with unresectable non-small cell carcinoma of the lung: analysis of 1244 cases from 3 radiation therapy oncology group (RTOG) trials. Int J Radiat Oncol Biol Phys,1993,27:493 – 498.

[392] Dische S, Saunders M, Barrett A, et al. A randomized multicentretrial of CHART versus conventional radiotherapy in head and neck cancer. Radiother Oncol,1997,44:123 – 136.

[393] Elkind MM. DNA damage and cell killing. Cause and effect? Cancer,1985,56:2351 – 2365.

[394] Elkind MM. Repair processes in radiation biology. Radiat Res,1984,100:425 – 449.

[395] Emami B, Lyman J, Brown A, et al. Tolerance of normal tissue to therapeutic radiation. Int J Radiat Oncol Biol Phys,1991,21:109 – 122.

[396] Finkelstein SE, Timmerman R, McBride WH, et al. The confluence of stereotactic ablative radiotherapy and tumor immunology. Clin Dev Immunol,2011:439752.

[397] Floyd NS, Woo SY, The BS, et al. Hypofractionated intensity-modulated radiotherapy for primary glioblastoma multiforme. Int J Radiat Oncol Biol Phys,2004,58:721 –126.

[398] Fowler JF. The linear-quadratic formula and progress in fractionated radiotherapy. Br J Radiol, 1989, 62:679 – 694.

[399] Fowler JF, Chappell R. Non small cell lung tumors repopulate rapidly during radiation therapy. Int J Radiat Oncol Biol Phys,2000,46:516 – 517.

[400] Fowler JF, Lindstrom MJ. Loss of local control with prolongation in radiotherapy. Int J Radiat Oncol Biol Phys, 1992,23:457 – 467.

[401] Garcia-Barros M, Paris F, Cordon-Cardo C, et al. Tumor response to radiotherapy regulated by endothelial cell apoptosis. Science,2003,300:1155 – 1159.

[402] Grutters JP, Kessels AG, Pijls-Johannesma M, et al. Comparison of the effectiveness of radiotherapy with photons, protons and carbonions for non-small cell lung cancer: a meta-analysis. Radiother Oncol,2010,95:32 – 40.

[403] Hall EJ. Intensity-modulated radiation radiation therapy, protons, and the risk of second cancers. Int J Radiat Oncol Biol Phys,2006,65:1 – 7.

[404] Hellevik T, Pettersen I, Berg V, et al. Changes in the secretory profile of NSCLC-associated fibroblasts after ablative radiotherapy: potential impact on angiogenesis and tumor growth. Transl Oncol,2013,6:66 – 74.

[405] Hermanto U, Frija EK, Lii MJ, et al. Intensity-modulated radiotherapy (IMRT) and conventional three-dimensional conformal radiotherapy for high-grade gliomas: dose IMRT increase the integral dose to normal brain? Int J Radiat Oncol Biol Phys,2007,67:113 – 144.

[406] Hewitt HB. Studies of the dissemination and quantitative transplantation of a lymophocytic leukaemia of CBA mice. Br J Cancer,1958,12:378 – 401.

[407] Iuchi T, Hatano K, Narita Y, et al. Hypofractionated high-dose irradiation for the treatment of malignant astrocytomas using simultaneous integrated boost technique by IMRT. Int J Radiat Oncol Biol Phys,2006,64:1317 – 1324.

[408] Jones L, Hoban P. A comparison of physically and radiobiologically based optimization for IMRT. Med Phys,2002, 29:1447 – 1455.

[409] Jordan CT, Guzman ML, Noble M. Cancer stem cells. N Eng J Med,2006,355:1253 – 1261.

[410] Kallman RF. The phenomenon of reoxygenation and its implications for fractionated radiotherapy. Radiology, 1972, 105:135 – 142.

[411] Kim DW, Cho LC, Straka C, et al. Predictors of rectal tolerance observed in a dose-escalated phase 1 – 2 trial of stereotactic body radiation therapy for prostate cancer. Int J Radiat Oncol Biol Phys,2014,89:509 – 517.

[412] Kirk J, Gray WM, Watson ER. Cumulative radiation effect. I. Fractionated treatment regimes. Clin Radiol,1971,22:

145 – 155.

［413］ Kutcher GJ. Quantitative plan evaluation：TCP/NTCP models. Front Radiat Ther Oncol,1996,29：67 – 80.

［414］ Kutcher GJ,Burman C. Calculation of complication probability factors for non-uniform normal tissue irradiation：the effective volume method. Int J Radiat Oncol Biol Phys, 1989,16：1623 – 1630.

［415］ Lee SP,Leu MY,Smathers JB,et al. Biologically effective dose distribution based on the linear quadratic model and its clinical relevance. Int J Radiat Oncol Biol Phys,1995, 33：375 – 389.

［416］ Lyman JT,Wolbarst AB. Optimization of radiation therapy, Ⅲ：A method of assessing complication probabilities from dose-volume histograms. Int J Radiat Oncol Biol Phys, 1987,13：103 – 109.

［417］ Lyman JT,Wolbarst AB. Optimization of radiation therapy, Ⅳ：A dose-volume histogram reduction algorithm. Int J Radiat Oncol Biol Phys,1989,17：433 – 436.

［418］ Mackillop WJ,Ciampi A,Till JE,et al. A stem cell model of human tumor growth：implication for tumor cell clonogenic assays. J Natl Cancer Inst,1983,70：9 – 16.

［419］ Majumder D,Choudhury K,Das P,et al. Different fractionation schedules of radiotherapy in locally advanced head and neck malignancy：A prospective randomized study to compare the results of treatment and toxicities of different protocols. South Asian J Cancer,2013,2：31 – 35.

［420］ Marks LB,Yorke ED,Jackson A,et al. Use of normal tissue complication probability models in the clinic. Int J Radiat Oncol Biol Phys,2010,76(3 Suppl)：10 – 19.

［421］ Martel MK,Ten Haken RK,Hazuka MB,et al. Estimation of tumor control probability model parameters from 3-D dose distributions of non-small cell lung cancer patients. Lung Cancer,1999,24：31 – 37.

［422］ Michalowski A. Effects of radiation on normal tissues：hypothetical mechanisms and limitations of in situ assays of clonogenicity. Radiat Environ Biophys,19：157 – 172.

［423］ Miyakawa A,Shibamoto Y,Otsuka S,Iwata H. Applicability of the linear-quadratic model to single and fractionated radiotherapy schedules：an experimental study. J Radiat Res,2014,55：451 – 454.

［424］ Mizoe JE,Hasegawa A,Jingu K,et al. Results of carbon ion radiotherapy for head and neck cancer. Radiother Oncol,2012,103：32 – 37.

［425］ Moody TW,Leyton J,Garcia-Marin L,et al. Nonpeptide gastrin releasing peptide receptor antagonists inhibit the proliferation of lung cancer cells. Eur J Pharmacol,2003,

474：21 – 29.

［426］ Narayana A,Yamada J,Berry S,et al. Intensity-modulated radiotherapy in high-grade gliomas：clinical and dosimentric results. Int J Radiat Oncol Biol Phys,2006,64：892 – 897.

［427］ Niemierko A. Reporting and analyzing dose distributions：a concept of equivalent uniform dose. Med Phys,1997,24： 103 – 110.

［428］ Niemierko A,Goitein M. Calculation of normal tissue complication probability and dose-volume histogram reduction schemes for tissues with a critical element architecture. Radiother Oncol,1991,20：166 – 176.

［429］ Niemierko A,Goitein M. Implementation of a model for estimating tumor control probability for an inhomogeneously irradiated tumor. Radiother Oncol,1993,29：140 – 147.

［430］ Paris F,Fuks Z,Kang A,et al. Endothelial apoptosis as the primary lesion initiating intestinal radiation damage in mice. Science,2001,293：293 – 297.

［431］ Park HJ,Griffin RJ,Hui S,et al. Radiation-induced vascular damage in tumors：implications of vascular damage in ablative hypofraction-atedradiotherapy(SBRT and SRS). RadiatRes,2012,177：311 – 327.

［432］ Rodier F,Coppé JP,Patil CK,et al. Persistent DNA damage signaling triggers senescence-associated inflammatory cytokine secretion. Nat Cell Biol,2009,11：973 – 939.

［433］ Rubin P,Finkelstein JN,Siemann DW,et al. Predictive biochemical assays for late radiation effects. Int J Radiat Oncol Biol Phys,1986,12：469 – 476.

［434］ Ruggieri R,Stavreva N,Naccarato S,et al. Computed 88% TCP dose for SBRT of NSCLC from tumour hypoxia modelling. Phys Med Biol,1986,12：469 – 420.

［435］ Schneider BF,Eberhard DA,SteinerLE. Histopathology of arteriovenous mal-formations after gamma knife radiosurgery. J Neurosurg,1997,87：352 – 357.

［436］ Schulz-Ertner D,Nikoghosyan A,Didinger B,et al. Therapy strategies for locally advanced adenoid cystic carcinomas using modern radiation therapy techniques. Cancer,2005, 104：338 – 344.

［437］ Shibamoto Y,Otsuka S,Iwata H,et al. Radiobiological evaluation of the radiation dose as used in high-precision radiotherapy：effect of prolonged delivery time and applicability of the linear-quadratic model. J Radiat Res,2012, 53：1 – 9.

［438］ Singh SK,Clarke ID,Terasaki M,et al. Identification of a cancer stem cells in human brain tumors. Cancer Res, 2003,63：5821 – 5828.

［439］ Slotman BJ,Antonosse IE,Njo KH. Limited field irradiation in early stage(T1 – 2N0):non-small cell lung cancer. Radiother Oncol,1996,41:41 – 44.

[440] Suit H,Skates S,Taghian A,et al. Clinical implications of heterogeneity of tumor response to radiation therapy. Radiother Oncol,1992,25:251 – 260.

[441] Thames HD. An incomplete-repair'model for survival after fractionated and continuous irradiations. Int J Radiat Biol Relat Stud Phys Chem Med,1985,47:319.

[442] Thames HD Jr,Withers HR,Peters LJ,et al. Changes in early and late radiation responses with altered dose fractionation:implications for dose-survival relationships. Int J Radiat Oncol Biol Phys,1982,8:219 – 226.

[443] Thomlinson RH. An experimental method for comparing treatments of intact malignant tumours in animals and its application to the use of oxygen in radiotherapy. Br J Cancer,1960,14:555 – 576.

[444] Thomlinson RH,Gray LH. The histological structure of some human lung cancers and the possible implications for radiotherapy. Br J Cancer,1955,9:539 – 549.

[445] Timmerman,Papiez L,McGarry R,et al. Extracranial stereotactic radioablation:results of a phase I study in medically inoperable stage I non-small cell lung cancer. Chest,2003,124:1946 – 1955.

[446] Tomé WA,Fowler JF. On cold spots in tumor subvolumes. Med Phys,2002,29:1590 – 1598.

[447] Tomé WA,Fowler JF. Selective boosting of tumor subvolumes. Int J Radiat Oncol Biol Phys,2000,48:593 – 599.

[448] Travis EL,Tucker SL. Isoeffect models and fractionated radiation therapy. Int J Radiat Oncol Biol Phys,1987,13:283 – 287.

[449] Wheldon TE,Michalowski AS,Kirk J. The effect of irradiation on function in self-renewing normal tissues with differing proliferative organisation. Br J Radiol,1982,55:759 – 766.

[450] Withers HR. Biological basis of radiation therapy for cancer. Lancet,1992,339:156 – 159.

[451] Withers HR. Some changes in concepts of dose fractionation over 20 years. Front Radiat Ther Oncol,1988,22:1 – 13.

[452] Withers HR. Treatment-induced accelerated human tumor growth. Semin Radiat Oncol,1993,3:135 – 143.

[453] Withers HR,Taylor JM,Maciejewski B. The hazard of accelerated tumor clonogen repopulation during radiotherapy. Acta Oncol,1988,27:131 – 146.

[454] Withers HR,Taylor JM,Maciejewski B. Treatment volume and tissue tolerance. Int J Radiat Oncol Biol Phys,1988,14:751 – 759.

[455] Withers HR,Thames HD. Dose fractionation and volume effects in normal tissues and tumors. Am J Clin Oncol,1988,11:313 – 329.

[456] Yaes RJ,Patel P,Maruyama Y. On using the linear-quadratic model in daily clinical practice. Int J Radiat Oncol Biol Phys,1991,20:1353 – 1362.

[457] Zietman AL,Bae K,Slater JD,et al. Randomized trial comparing conventional-dose with high-dose conformal radiation therapy in early-stage adenocarcinoma of the prostate:long-term results from proton radiation oncology group/american college of radiology 95 – 09. J Clin Oncol,2010,28:1106 – 1111.

[458] Parkin DM,Bray F,Ferlay J,et al. Global cancer statistics,2005. CA Cancer J Clin. 2005,55:74 – 108.

[459] American Cancer Society. 2009. Cancer facts & figures 2009. Atlanta,GA:American Cancer Society.

[460] Chen W,Zhang R,Baade PD,et al. Cancer statistics in China,2015. CA Cancer J Clin. 2016,66(2):115 – 132.

[461] Esnaola NF,Mirza N,Lauwers GY,et al. Liver resection for hepatocellular carcinoma on cirrhosis:Univariate and multivariate analysis of risk factors for intrahepatic recurrence. Ann Surg. 2003,237:536 – 543.

[462] Ercolanli G,Grazi GL,Ravaioli M,et al. Liver resection for hepatocellular carcinoma on cirrhosis:Univariate and multivariate analysis of risk factors for intrahepatic recurrence. Ann surg. 2003,47:536 – 543.

[463] Shah SA,Wei AC,Cleary SP,et al. Prognosis and results after resection of very large(≥10cm)hepatocellular carcinoma. J Gastrointest Surg. 2007,11:589 – 595.

[464] Cummings LC,Payes JD and Cooper GS. Survival after hepatic resection in metastatic colorectal cancer:A population-based study. Cancer,2007,109:718 – 726.

[465] Fong Y,Fortner J,Sun RL,et al. Clinical score for prediction recurrence after hepatic resection for metastatic colorectal cancer:Analysis of 1001 consecutive cases. Ann Surg. 1999,230:309 – 321.

[466] Wei AC,Greig PD,Grant D,et al. Survival after hepatic resection for colorectal metastases:A 10-year experience. Ann Sur Oncol. 2006,13:668 – 676.

[467] Liu JH,Chen PW,Asch SM,et al. Surgery for hepatocellular carcinoma:Does it improve survival? Ann Surg Oncol. 2004,11:298 – 303.

[468] Russell AH,Clyde C,Wasserman TH,et al. Accelerated hyperfractionated hepatic irradiation in the management of patients with liver metastases:Results of the RTOG dose escalating protocol. Int J Radiat Oncol Biol Phy. 1993,

27:117 - 123.

[469] Emami B, Lyman J, Brown A, et al. Tolerance of normal tissue to therapeutic irradiation. Int J Radiat Oncol Biol Phys,1991. 21:109 - 122.

[470] Lawrence TS, Robertson JM, Anscher MS, et al. Hepatic toxicity resulting from cancer treatment. Int J Radiat Oncol Biol Phys,1995,21:1237 - 1248.

[471] Mohiuddin M, Chen E and Ahmad N. Combined liver radiation and chemotherapy for palliation of hepatic metastases from colorectal cancer. J Clin Oncol. 1996,14: 722 - 728.

[472] Lawrence TS, Dworzanin LM, Walker-Andrews SC, et al. Treatment of cancers involving the liver and portahepatis with exteral beam irradiation and intraarterial hepatic fluorodeoxyuridine. Int J Radiat Oncol Biol Phys. 1991,20: 555 - 561.

[473] Lawrence TS, Ten Haken RK, Kessler ML, et al. The use of 3-D dose volume analysis to predict radiation hepatitis. Int J Radiat Oncol Biol Phys. 1992,23: 781 - 788.

[474] Lawrence TS, Tesser RJ and Ten Haken RK. An application of dose volume histograms to the treatment of intrahepatic malignancies with radiation therapy. Int J Radiat Oncol Biol Phys. 1990,19: 1041 - 1047.

[475] Robertson JM, Lawrence TS, Dworzanin LM, et al. The treatment of primary hepatobiliary cancers with conformal radiation therapy and regional chemotherapy. J Clin Oncol. 1993,11:1286 - 1293.

[476] Robertson JM, Lawrence TS, Walker S, et al. The treatment of colorectal liver metastases with conformal radiation therapy and regional chemotherapy. Int J Radiat Oncol Biol Phys. 1995,32: 445 - 450.

[477] McGinn CJ, Ten Haken RK, Ensminger WD, et al. Treatment of intrahepatic cancers with radiation doses based on a normal tissue complication probability model. J Clin Oncol. 1998,16: 2246 - 2252.

[478] Jackson A, Ten Haken RK, Robertson JM, et al. Analysis of clinical complication data for radiation hepatitis using a parallel architecture model. Int J Radiat Oncol Biol Phys. 1995,31: 883 - 891.

[479] Dawson LA, Normolle D, Balter M, et al. Analysis of radiation-induced liver disease using the Lyman NTCP model. Int J Radiat Oncol Biol Phys. 2002,53: 810 - 821.

[480] Cheng JC, Wu JK, Lee PC, et al. Biologic susceptibility of hepatocellular carcinoma patients treated with radiotherapy to radiation-induced liver disease. Int J Radiat Oncol Biol Phys. 2004,60: 1502 - 1509.

[481] Xu ZY, Liang SX, Zhu J, et al. Prediction of radiation-induced liver disease by Lyman normal-tissue complication probability model in three-dimensional conformation radiation therapy for primary liver carcinoma. Int J Radiat Oncol Biol Phys. 2006,65: 189 - 195.

[482] Dawson LA, McGinn CJ, Normolle, et al. Escalated focal liver radiation and concurrent hepatic artery fluorodeoxyuridine for unresectable intrahepatic malignancies. J Clin Oncol. 2000,18: 2210 - 2218.

[483] Dawson LA, Eccle C and Craig T. Individualized image guided iso-NTCP based liver cancer SBRT. Acta Oncol. 2006,45: 856 - 864.

[484] Kato H, Tsujii H, Miyamoto T, et al. Results of the first prospective study of carbon ion radiotherapy for hepotocellular carcinoma with liver cirrhosis. Int J Radiat Oncol Biol Phys. 2004,59: 1468 - 1476.

[485] Fukumitsu N, Sugahara S, Nakayama H, et al. A prospective study of hypofractionated proton beam therapy for patients with hepatocellular carcinoma. Int J Radiat Oncol Biol Phys. 2009,74: 831 - 836.

[486] Dawson LA and Jaffray. Advances in image-guided radiation therapy. J Clin Oncol. 2007,25: 938 - 946.

[487] Lee M, Kim J, Dinniwell R, et al. Phase I study of individualized stereotactic body radiotherapy of liver metastases. J Clin Oncol. 2009,27: 1585 - 1591.

[488] Rusthoven KE, Kavanagh BD, Cardenes H, et al. Multiinstitutional phase I/II trail of stereotactic body radiation therapy for liver metastases. J Clin Oncol. 2009, 27: 1572 - 1578.

[489] Tse RM, Hawkins M, Lockwood G, et al. Phase I study of individulized stereotactic body radiotherapy for hepotocellular carcinoma and intrahepatic cholangiocarcinoma. J Clin Oncol,2008,26: 657 - 664.

[490] Katz AW, Carey-Sampson M, Muhs AG, et al. Hypofractionated stereotactic body radiation therapy (SBRT) for limited hepatic metastases. Int J Radiat Oncol Biol Phys. 2007,67:793 - 798.

[491] Schefter TE, Kavanagh BD, Timmerman RD, et al. A phase I trail of stereotactic body radiation therapy(SBRT) for liver metastases. Int J Radiat Oncol Biol Phys. 2005,62: 1371 - 1378.

[492] Hawkins MA and Dawson LA. Radiation therapy for hepatocellular carcinoma from palliation to cure. Cancer. 2006,106: 1653 - 1663.

[493] Wang MH, Ji Y, Zeng ZC, et al. Impact factor for microinvasion in patients with hepatocellular carcinoma: Possible application to the definition of clinical tumor volume. Int J Radiat Oncol Biol Phys. 2010,76: 467 - 476.

［494］ Cheng JC,Chuang VP,Cheng SH,et al. Local radiotherapy with or without transcatheter arterial chemoembolization for patients with unresectable hepatocellular carcinoma. Int J Radiat Oncol Biol Phys. 2000,47: 435－442.

［495］ Seong J,Park HC,Han KH,et al. Clinical results and prognostic factors in radiotherapy for unresectable hepatocellular carcinoma: A retrospective study of 158 patients. Int J Radiat Oncol Biol Phys. 2003,55: 329－336.

［496］ Li B,Yu J,Wang L,et al. Study of local three-dimensional conformal radiotherapy combined with transcatheter arterial chemoembolization for patients with stage III hepatocellular carcinoma. Am J Clin Oncol. 2003,26: e92－99.

［497］ Wu DH,Liu L and Chen LH. Therapeutic effects and prognostic factors in three-dimensional conformal radiotherapy combined with transcatheter arterial chemoembolization for hepatocellular carcinoma. World J Gastroenteral,2004,10: 911－919.

［498］ Liu MT,Li SH,Chu TC,et al. Three-dimensional conformal radiation therapy for unresectable hepatocellular carcinoma patients who had failed with or were unsuited for transcatheter arterial chemoembolization. Jpn J Clin Oncol. 2004,34: 532－539.

［499］ Zeng ZC,Tang ZY,Fan J,et al. A comparison of chemoembolization combination with and without radiotherapy for unresectable hepatocellular carcinoma. Cancer J, 2004, 10: 307－316.

［500］ Ben-Josef E,Normolle D,Ensminger WD,et al. Phase II trial of high-dose conformal radiation therapy with concurrent hepatic artery floxuridine for unresentable imtrahepatic malignancies. 2005,23: 8739－8747.

［501］ Park W, Lim DH,Paik SW,et al. Local radiotherapy for patients with unresectable hepatocellular carcinoma. Int J Radiat Oncol Biol Phys. 2005,61: 1143－1150.

［502］ Liang SX,Zhu XD,Lu HJ,et al. Hypofractionated three-dimensional conformal radiation therapy for primary liver carcinoma. Cancer. 2005,103: 2181－2188.

［503］ Kim TH,Kim DY,Park JW,et al. Three-dimensional conformal radiotherapy of unresectable hepatocellular carcinoma patients for whom transcatheter arterial chemoembolization was ineffective or unsuitable. Am J Clin Oncol. 2006,29: 568－575.

［504］ Mornex F,Girard N,Beziat C,et al. Feasibility and efficacy of high-dose three-dimensional-conformal radiotherapy in cirrhotic patients with small-size hepatocellular carcinoma non-eligible for curative therapies: Mature results of the French phase II RTF-1 trial. Int J Radiat Oncol Biol Phys. 2006,66: 1152－1158.

［505］ Zhou ZH,Liu LM,Chen WW,et al. Combined therapy of transcatheter arterial chemoembolization and three-dimensional conformal radiotherapy for hepatocellular carcinoma. Br J Radiol. 2007,80:194－201.

［506］ Ben-Josef E and Lawrence TS. Radiotherapy for unresectable hepatic malignancies. Semin Radiat Oncol. 2005, 15: 273－278.

［507］ Bush DA,Hillebrand DJ,Slater JM,et al. High-dose proton beam radiotherapy of hepatocellular carcinoma: Preliminary results of a phase II trial. Gastroenterology. 2004,127: S189－193.

［508］ Kawashima M,Furuse J,Nishio T,et al. Phase II study of radiotherapy employing proton beam for hepatocellular carcinoma. J Clin Oncol. 2005,23: 1839－1846.

［509］ Chiba T,Tokuuye K and Matsuzaki Y. Proton beam therapy for hepatocellular carcinoma: A retrospective review of 162 patients. Clin Cancer Res. 2005,11: 3799－3805.

［510］ Tai A,Erickson B and Li XA. Estimate of radiobiological parameters from clinical data for biologically based treatment planning for liver irradiation. Int J Radiat Oncol Biol Phys. 2008,70: 900－907.

［511］ Dawson LA,Eccle C,Bissonnette JP,et al. Accuracy of daily image guidance for hyperfractionated liver radiotherapy with active breathing control. Int J Radiat Oncol Biol Phys. 2005,62: 1247－1252.

［512］ Park HC,Seong J,Han KH,et al. Dose-response relationship in local radiotherapy for hepatocellular carcinoma. Int J Radiat Oncol Biol Phys. 2002,54: 150－155.

［513］ Lee IJ,Seong J,Shim J,et al. Radiotherapeutic parameters predictive of liver complications induced by liver tumor radiotherapy. Int J Radiat Oncol Biol Phys. 2009,73: 154 －158.

［514］ Kim TH,Kim DY,Park JW,et al. Dose-volumetric parmeters predicting radiation-induced hepatic toxicity in unresectable hepatocellular carcinoma patients treated with three-dimensinal conformal radiotherapy. Int J Radiat Oncol Biol Phys. 2007,67: 225－231.

［515］ Liang SX,Zhu XD,Xu ZY,et al. Radiation-induced liver disease in three-dimensional conformal radiation therapy for primary liver carcinoma: The risk factors and hepatic radiation tolerance. Int J Radiat Oncol Biol Phys. 2006, 65: 426－434.

［516］ Ten Haken RK,and Dawson LA. Prediction of radiation-induced liver disease by Lyman normal-tissue complication probability model in three-dimensional conformal radiation therapy for primary liver carcinoma: In regards to Xu,et al. Int J Radiat Oncol Biol Phys. 2006,66:1272.

［517］ Dawson LA and Ten Haken. Partial volume tolerance of the liver to radiation. Semin Radiat Oncol. 2005,15: 279 – 283.

［518］ Tai A,Erickson B and Li XA. Extrapolation of normal tissue complication probability for different fractionations in liver irradiation. Int J Radiat Oncol Biol Phys. 2009,74: 283 – 289.

［519］ Tome WA and Fenwick J. Analysis of radiation-induced liver disease using the Lyman NTCP model: In regards to Dawson et al. Int J Radiat Oncol Biol Phys. 2004,58: 1318 – 1319.

［520］ Dawson LA,Lawrence TS and Ten Haken RK. In response to Dr. Tome and Dr. Fenwick. Int J Radiat Oncol Biol Phys. 2004,58:1319 – 1320.

［521］ Cao Y,Platt JF,Francis IR,et al. The prediction of radiation-induced liver dysfuction using a local dose and regional venous perfusion model. Med Phys. 2007,34: 604 – 612.

［522］ Ten Haken RK,Balter JM,Marsh LH,et al. Potential benefits of eliminating planning target volume expansions for patient breathing in the treatment of liver tumors model. Int J Radiat Oncol Biol Phys. 1997,38: 613 – 617.

［523］ Pan T,Lee T,Rietzel E,et al. 4D – CT imaging of a volume influenced by respiratory motion on multislice CT. Med Phys. 2004,31:333 – 340.

［524］ Linthout N,Bral S,Vondel IV,et al. Treatment delivery time optimization of respiratory gated radiation therapy by application of audio-visual feedback. Radiather Oncol. 2009,91: 330 – 335.

［525］ Wagman R,Yorke E,Ford E,et al. Respiratory gating for liver tumors: Use in dose escalation. Int J Radiat Oncol Biol Phys. 2003,55:659 – 668.

［526］ Xi M,Liu MZ,Zhang L,et al. How many sets of 4DCT images are sufficient to determine internal target volume for liver radiotherapy? Radiother Oncol. 2009, 92: 255 – 259.

［527］ Kimura T,Hirokawa,Murakami Y,et al. Reproducibility of organ position using voluntary breath-hold method with spirometer for extracranial stereotactic radiotherapy. Int J Radiat Oncol Biol Phys. 2004,60: 1307 – 1313.

［528］ Eccle C,Brock K,Bissonnnette JP,et al. Reproducibility of liver position using active breathing coordinator for liver cancer radiotherapy. Int J Radiat Oncol Biol Phys. 2006, 60: 751 – 759.

［529］ Wunderink W,Méndez-Romero A,Kruijf D,et al. Reduction of respiratory liver tumor motion by abdominal compression in stereotactic body frame, analyzed by tracking fiducial markers implanted in liver. Int J Radiat Oncol Biol Phys. 2008,71: 907 – 915.

［530］ Hernzerling JH,Anderson JF,Papiez L,et al. Four-dimansional computed tomography scan ananysis of tumor and organ motion at varying levels of abdominal compression during stereotactic treatment of lung and liver. Int J Radiat Oncol Biol Phys. 2008,71: 1571 – 1578.

［531］ Shirato H,Shimizu S,Kitamura K,et al. Organ motion in image-guided radiotherapy: Lessons from real-time tumor-tracking radiotherapy. Int J Clin Oncol. 2007,12:8 – 16.

［532］ Wong JW,Sharpe MB,Jaffray DA,at al. The use of active breathing control (ABC) to reduce margin for breathing motion. Int J Radiat Oncol Biol Phys. 1999,44: 911 – 919.

［533］ Dawson LA,Brock KK,Kazanjian S,et al. The reproducibility of organ position using active breathing control (ABC)during liver radiotherapy. Int J Radiat Oncol Biol Phys. 2001,51: 1410 – 1421.

［534］ Li XA,Stepaniak C and Gore E. Technical and dosimetric aspects of respiratory gating using a pressure-sensor motion monitoring system. Med Phys. 2006,33: 145 – 154.

［535］ Li XA,Qi XS,Pitterle M,et al. Interfractional variations in patient setup and anatomica change esessed by daily computed tomography. Int J Radiat Oncol Biol Phys. 2007, 68: 581 – 591.

［536］ Case RB,Sonke JJ,Monseley DJ,et al. Inter-and intrafraction variability in liver position in non-breath-hold stereotactic body radiotherapy. Int J Radiat Oncol Biol Phys. 2009,75: 302 – 308.

［537］ Eccle CL,Patel R and Lockwood G. Comparison of liver motion with and without abodominal compression using cine-MRI. Int J Radiat Oncol Biol Phys. 2008,72: S50.

［538］ Lee MT,Brack KK and Dawson LA. Multimodality image-guided radiotherapy of the liver. Imaging Decis MRI. 2008,12: 32 – 41.

［539］ Hawkins MA,Brock KK,Eccles C,et al. Assessment of residual error in liver position using kV cone-beam computed tomography for liver cancer high-precision radiation therapy. Int J Radiat Oncol Biol Phys. 2006,66: 610 – 619.

［540］ Tai A,Christensen JD,Gore E,et al. Gated treatment delivery verification with on-line megavoltage fluoroscopy. Int J Radiat Oncol Biol Phys. 2010,76: 1592 – 1598.

［541］ Hoyer M,Roed H,Hansen AT,et al. Phase II study on stereotactic body radiotherapy of colorectal metastases. Acta Oncol. 2006,45:823 – 830.

［542］ Méndez-Romero A,Wunderink W,Hussain SM,et al. Stereotactic body radiation therapy for primary and metastatic liver tumors: A single institution phase I-II study. Acta Oncol. 2006,45: 831－837.

[543] Kavanagh BD, Schefter TE and Cardenes. Interimanalysis of a prospective phase I/II trial of SBRT for liver metastases. Acta Oncol. 2006,45: 848－855.

[544] Wulf J, Hadinger U, Oppitz U, et al. Stereotactic radiotherapy of targets in lung and liver. Strahlenther Oncol. 2001,177: 645－655.

[545] Wulf J, Guckenberger M, Haedinger U, et al. Stereotactic radiotherapy of primary liver cancer and hepatic metastases. Acta Oncol. 2006,45: 838－847.

[546] Méndez-Romero A, Wunderink W, van OS RM, et al. Quality of life after stereotactic body radiation therapy for primary and metastatic liver tumors review. Int J Radiat Oncol Biol Phys. 2008,70: 1447－1452.

[547] Benedict SH, Lin PS, Zwicker RD, et al. The biological effectiveness of intermittent irradiation as a fuction of overall treatment time: Development of correction factors for linac-based stereotactic radiotherapy. Int J Radiat Oncol Biol Phys. 1997,37: 765－769.

[548] Fowler JF, Welsh JS and Howard SP. Loss of biological effect in prolonged fraction delivery. Int J Radiat Oncol Biol Phys. 2004,59:242－249.

[549] Guerrero M and Li XA. Extending the linear-quadratic model for large fraction doses pertinent to stereotactic radiotherapy. Phys Med Biol. 2004,49: 4825－4835.

[550] Park C, Papiez L, Zhang S, et al. Universal survival curve and single fraction equivalent dose: : Useful tools in understanding potency of ablative radiotherapy. Int J Radiat Oncol Biol Phys. 2008,70: 847－852.

[551] Ahunbay E, Peng EC, Chen GP, et al. An on-line replanning scheme for interfractional variation. Med Phys. 2008,35: 3607－3615.

[552] Brock KK, Hawkins Eccles C, et al. Improving image-guided target localization through deformable registration. IGRT 2008 special. Acta Oncol. 2008,47:1279－1285.

[553] Malinen E, Olsen DR. Strategies for biologic image-guided dose escalation: A review. Int J Radiat Oncol Biol Phys. 2009,73: 650－658.

[554] Eccles CL, Haider EA, Haider MA, et al. Change in diffusion weighted MRI during liver cancer radiotherapy: Preliminary observations. Acta Oncol. 2009, 48: 1034－1043.

[555] Han KH, Lee JT and Seong J. Treatment of nonresectable hepatocellular carcinoma. J Gastroenterol Hepatol. 2002, 17:S424－427.

[556] Dawson LA. Protons or photons for hepatocellular carcinoma? Let's move forward together. Int J Radiat Oncol Biol Phys. 2009,74:661－663.

[557] 李玉,梁军.三维适形与调强放射治疗的基础与临床,北京科学技术出版社,2010,260－267.

[558] Kim TH, Kim DY, Park JW, Kim YI, Kim SH, Park HS, Lee WJ, Park SJ, Hong EK, Kim CM. Three-dimensional conformal radiotherapy of unresectable hepatocellular carcinoma patients for whom transcatheter arterial chemoembolization was ineffective or unsuitable. Am J Clin Oncol 2006.

[559] Wulf J, Hidinger U, Oppitz U, et al. Stereotactic radiotherapy of targets in the lung and liver[J]. Strahlenther Onkol, 2001,177(12).

[560] Guckenberger M, Sweener RA, Wilbert J, et al. Image-guided radiotherapy for liver cancer using respiratory-correlated computed tomography and cone-beam computed tomography. Int J Radit Oncal Biol Phys. 2000,47(5): 1331－1335.

[561] Colombo F, Francescon P, Cavedon C. A concise history of radiosurgery: From head frames to image guidance. Robotic Radiosurgery [M]. The CyberKnife Society Press, 2005,13－22.

[562] Adler JR, Chang SD, Murphy MJ, et al. The Cyberknife: a frameless robotic system for radiosurgery[J]. Stereotact Funct Neurosurg,1997,69(1－4 Pt 2): 124－128.

[563] Chang SD, Main W, Martin DP, et al. An analysis of the accuracy of the CyberKnife: a robotic frameless stereotactic radiosurgical system[J]. Neurosurgery,2003,52(1): 1402146.

[564] Cheng W, Adler J. An review of Cyberknife radiosurgery [J]. Chin J Clin Oncol,2006,3(4): 2292243.

[565] Schweikard A, Glosser G, Bodduluri M, et al. Robotic motion compensation for respiratory movement during radiosurgery[J]. Comput Aided Surg,2000,5(4): 263－277.

[566] 陈光耀. 临床肿瘤医师如何善用放射外科的新利器[J]. 中国肿瘤临床,2007,34(1): 125.

[567] Olsen CC, Welsh J, Kavanagh BD, et al. Microscopic and macroscopic tumor and parenchymal effects of liver stereotactic body radiotherapy. Int J Radiat Oncol Biol Phys, 2009,73: :1414.

[568] Tombesi P, Di Vece F, Sartori S. Resection vs thermal ablation of small hepatocellular carcinoma: : What's the first choice? World J Radiol,2013,5:1－4.

[569] Shiina S, Teratani T, Obi S, et al. A randomized controlled trial of radiofrequency ablation with ethanol injection for small hepatocellular carcinoma. Digest of the World Core

Medical Journals-Gastroenterology. 2005,12:122 – 130.

［570］ LeneioniR,Cioni D,Crecetti L,et al. Early-stage hepatocellular carcinoma in patientswith cirrhosis: long-term results of percutanoous imageguided radiofrequency ablation. Radiology,2005,234:961 – 967.

［571］ Howells CC,Stinauer MA,Diot Q,et al. Normal liver tissue density dose response in patients treated with stereotactic body radiation therapy for liver metastases. Int J Radiat Oncol Biol Phys,2012,84:E441.

［572］ Huang WY,Jen YM,Lee MS,et al. Stereotactic body radiation therapy in recurrent hepatocellular carcinoma［J］. Int J Radiat Oncol Biol Phys,2012,84(2): 355.

［573］ Sanuki N,Takeda A,Oku Y,et al. Stereotactic body radiotherapy for small hepatocellular carcinoma: A retrospective outcome analysis in 185 patients［J］. Acta Oncol,2014,53(3):399 – 404.

［574］ Seo YS,Kim MS,Yoo SY,et al. Preliminary result of stereotactic body radiotherapy as a local salvage treatment for inoperable hepatocellular carcinom［J］. J Surg Oncol,2010,102(3):209 – 214.

［575］ Louis C,Dewas S,Mirable X,et al. Stereotactic radiotherapy of hepatocellular carcinoma: preliminary results［J］. Technol Cancer Res Treat,2010,9(5):479 – 487.

［576］ Price TR,Perkins SM,Sandrasegaran K,et al. Evalution of response after stereotactic body radiotherapy for hepatocellular carcinoma. Cancer,2012,118:3191.

［577］ 李玉,张素静,刘小亮,等. 立体定向放射治疗 50 例早期原发性肝癌临床疗效观察. 肿瘤学杂志,2016,22(1):49 – 52.

［578］ Hou JZ,Zeng ZC,Zhang JY,et al. Influence of tumor thrombus location on the outcome of external-beam radiation therapy in advanced hepatocellular carcinoma with macrovascular invasion. Int J Radiat Oncol Biol Phys,2012,84:362 – 368.

［579］ Nanashima A,Sumida Y,Abo T,et al. Surgical treatment and adjuvant chemotherapy in hepatocellular carcinoma patients with advanced vascular involvement. Hepato-gastroenterology 2008,55(82 – 83):627 – 632.

［580］ Luo J,Guo R P,Lai EC,et al. Transarterial chemoembolization for unresectable hepatocellular carcinoma with portal vein tumor thrombosis: a prospective comparative study［J］. Ann Surg Oncol,2011,18(2): 413 – 420.

［581］ Yoon SM, Lim YS, Won HJ, et al. Radiotherapy plus transarterial chemoembolization for hepatocellular carcinoma invading the portal vein: long-term patient outcomes［J］. Int J Radiat Oncol Biol Phys,2012,82(5): 2004 – 2011.

［582］ Ministry of Health of the People's Republic of China. Diagnosis,management,and treatment of hepatocellular carcinoma(V2011)［J］. J Clin Hepatol,2011,27(11): 1141 – 1159.

［583］ Yu JI,Park HC,Lim do H,et a1. Prognostic index for portal vein tumor thrombosis in patients with hepatocellular carcinoma treated with radiation therapy. J Korean Med Sci,2011,26:1014 – 1022.

［584］ Nakazawa TAdachi S,Kitano M,et a1. Potential prognostic benefits of radiotherapy as an initial treatment for patients with unresectable advanced hepatocellular carcinoma with invasion to intrahepatic large vessels. Oncology,2007,73:90 – 97.

［585］ Cheng AL,Guan Z,Chen Z,et a1. Efficacy and safety of sorafenib in patients with advanced hepatocellular carcinoma according to baseline status: subset analyses ofthe phase Ⅲ sorafenib asia-pacific trial. Eur J Cancer,2012,48:1452 – 1465.

［586］ Llovet JM,Bustamante J,Castells A,et al. Natural history of untreated nonsurgical hepatocellular carcinoma: rationale for the design and evaluation of therapeutic trials［J］. Hepatology,1999,29(1):62 – 67.

［587］ Tse RV,Hawkins M,Lockwood G,et al. Phase I study individualized stereotactic body radiotherapy for hepatocellular carcinoma and intrahepatic cholangiocarcinoma［J］. J Clin Oncol,2008,26(4):657 – 664.

［588］ Shimada M,Yamashita Y,Aishma S,et al. Value of lymph node dissection during resection of intrahepatic cholangiocarcinoma. Br J Surg,2001,88:1463 – 1466.

［589］ Cho SY,Park SJ,Kim SH. Survival of intrahepatic cholangiocarcinoma after resection. Ann Surg Oncol,2010,17(7):1823 – 1830.

［590］ Ttanley H. Benedict,Chairman. Steretactic hody radiation therapy:The report of AAPM Task Group 101. Med. Phys. 37(8):4078 – 4101.

［591］ Morimoto Y,Tanaka T. Ito T,et al. Long-term survived and prognostic factors in the surgical treatment for intrahepatic cholangiocarcinoma［J］. J Hepatobiliary Pancreat Surg,2003,10(6):432 – 440.

［592］ Park SY,Kim JH,Yoon HJ,et al. Transarterial chemoembolization versus supportive theraapy in the palliative treatment of unresectable intrahepatic cholangiocarcinoma. Clin Radiol,2011,66(4):322 – 328.

［593］ Kin JH,Yoon HK,Sung KB. Transcatheter arterial chemoembolization or chemoinfution for unresectable intraahepatic cholangiocarcinom: clinical efficacy and factors influencing outcomes. Cancer,2008,113(7):1614 – 1622.

［594］ Gaba RC, Omene BO, Podczerwinski ES, et al. TIPS for

Treatment of Variceal Hemorrhage: Clinical Outcomes in 128 Patients at a Single Institution over a 12Year Period[J]. J Vasc Interv Radiol,2012,23(2): 227 - 235.

[595] Qin S,Cheng Y,Liang J,et al. Efficacy and Safety of the FOLFOX4 Regimen Versus Doxorubicin in Chinese Patients With Advanced Hepatocellular Carcinoma: A Subgroup Analysis of the EACH Study. Oncologist. 2014 Nov;19(11):1169 - 1178.

[596] Trevisani F,Notariis S,Rossi C,et al. Randomized control trails on chemoembolization for hepatocellular carcinoma. J Clin Gastroenterol,2001,32:383 - 389.

[597] Gesschwind JF,Ramsey DE,Choti MA,et al. Chemoembolization of hepatocellular carcinoma. Am J Clin Oncol (CCT),2003,26:344 - 349.

[598] Zaanan A,Williet N,Hebbar M,et al, Gemcitabine plus oxaliplatin in advanced hepatocellular carcinoma: a large-multicenterAGEO study. J Hepatol,2013,58(1):81 - 88.

[599] Coia LR,Myerson RJ. Late effects of radiation therapy on the gastrointestinal tract. In J Radiat Oncol Biol Phys, 1995,31:1213 - 1236.

[600] Young EC,Jinsil S. Gastroduodenal complications after concurrent chemoradiation therapy in patients with hepatocellular carcinoma:endoscopic fingdings and risk factors. In J Radiat Oncol Biol Phys,2011,81:1343 - 1351.

[601] Xiaohong S,Huikai L,Feng W,et al. Clinical significance of lymph node metastasis in patients undergoing partial hepatectomy for hepatocellular carcinoma [J]. World J Surg,2010,34(5):1028 - 1033.

[602] Utsumi M,Matsuda H,Sadamori H,et al. R esection of Metachronous Lymph Node Metastases from Hepatocellular Carcinoma after Hepatectomy::Report of Four Cases[J]. Acta Med Okayama,2012,66(2): 177 - 182.

[603] Lee CW,Chan KM,Lee CF,et al. Hepatic resection for hepatocellular carcinoma with lymph node metastasis:clinicopathological analysis and survival outcome[J]. Asian J Surg,2011,34(2): 53 - 62.

[604] Sun HC,Zhuang PY,Qin LX,et al. Increased and prognostic values of lymph node metastasis in operable hepatocellular carcinoma and evalution of routine complete lymphadenectomy. J Surg Oncol,2007,96,37 - 45.

[605] Kobayashi S,Takahashi S,Kato Y,et al. Surgical yreatment of lymph node metastasis form hepatocellular carrcinoma. J Hepatobiliary Pancreat Sci,2011,18:559 - 566.

[606] Watanabe J,Nakashima O,Kojiro M. Clinicopathologic study on lymph node metastasis of hepatocellular carrcinoma: a restrspective study of 660 consecutive autopsy ca-

ses. Jpn J Clin Oncol,1994,24:37 - 41.

[607] Yuki K,Hirohashi S,Sakamoto M,et al. Growth and spread of hepatocellular carcinoma: a review of 240 consecutive autopsy cases. Cancer,1990,66:2174 - 2179.

[608] Liaw W,Zeng ZC. Is it time to adopt external beam radiotherapy in the NCCN guidelines as a therapeutic strategy for intermediate/advanced hepatocellular carcinoma ? Oncology,2013,84(S1):S69 - S74.

[609] Nathan H,Aloia TA,Vauthey JN,et al. A proposed staging systerm for intrahepatic cholangiocarcinoma. Ann Surg Oncol,2009,16:14 - 22.

[610] Jiang W,Zeng ZC,Tang ZY,et al. A prognostic scoring system based on clinical features of intrahepatic cholangiocarcinoma:the Fudan score. Ann Oncol,2011,22(7): 1644 - 1652.

[611] Herfarth KK,Int J Radiat Oncol Biol Phys 2003;57:444 - 451.

[612] Chen YX,Zeng ZC,Tang ZY,et al. Prediction of the lymph node status in patinets with intrahepatic cholangiocarcinoma and concurrent lymph node metastases. J Cancer Res Clin Oncol,2010,136(9):1323 - 1331.

[613] Valle JW,Wasan H,Palmer DD,et al. Gemcitabine with or without cisplatin in patients with advanced or metastatic biliary tract Cancer:results of a multicenter randomized phase III trail(The UK ABC - 02 Trail). Pro Am Soc clin Oncol,2009,202:4503.

[614] Dewas S,Bibault JE,Mirabel X,et al. Prognostic factors affecting local control of hepatic tumors treated by stereotactic body radiation therapy. Radiat Oncol,2012,7: 166.

[615] Barney BM,Olivier KR,Miller RC,et al. Clinical outcomes and toxicity using stereotactic body radiotherapy (SBRT)for advanced cholangiocarcinoma. Radiat Oncol, 2012,7:67.

[616] Luo J,Guo RP,Lai EC,et al. Transarterial chemoembolization for unresectable hepatocellular carcinoma with portal vein tumor thrombosis:a prospective comparative study[J]. Ann Surg Oncol,2011,18:413 - 420.

[617] Kang MK,Kim MS,Kim SK,et al. High-dose radiotherapy with intensity-modulated radiation therapy for advanced hepatocellular carcinoma [J]. Tumori,2011,97(6): 72.

[618] Bruix J,Sherman M. American association for the study of liver disease. Management of hepatocellular carcinoma: an update[J]. Hepatology,2011,53(3):1020 - 1022.

[619] Yang T,Lin C,Zhai J,et al. Surgical resection for advanced hepatocellular carcinoma according to Barcelona Clinic Liver Cancer (BCLC) staging[J]. J Cancer Res

Clin Oncol,2012,138(7):1121 – 1129.

[620] 程树群,等.肝癌门静脉癌栓分型的影像学意义[J].中华普通外科杂志,2004,19:200 – 205.

[621] 程树群,等.肝细胞癌伴门静脉癌栓不同治疗方法的疗效比较[J].中华肿瘤杂志,2005,27:183 – 185.

[622] 中华人民共和国卫生部(卫办医政发[2011] 121 号).原发性肝癌诊疗规范(2011 年版).临床肿瘤学杂志,2011,16:929 – 946.

[623] 马虹,张盛,丁乾,等. HBV 感染与放射性肝损害关系的 Meta 分析. 实用预防医学,2012,19(7):998 – 1000.

[624] Bruix J,Sherman M. Management of hepatocellular carcinoma[J]. Hepatocellular,2005,42(5):1208 – 1236.

[625] Tanaka A,Morlmoto T,Ozaki N,et al. Extension of surgical indication for advanced hepatocellular carcinoma:is it possible to prolong life span or improve quality of life[J]. Hepatogastroenterology,1996,43(11):1172 – 1181.

[626] Ueda M,Takeuchi T,Takayasu T,et al. Classification and surgical treatment of hepatocellular carcinoma with bile duct thrombi [J]. Hepatogastreenterology,1994,41(4):349 – 354.

[627] Shiomi M,Junichi K,Nagino M。et al. Hepatocellular carcinoma with biliary tumor thrombi:aggressive operative approach after appropriate management[J]. Surgery,2001,129(6):692 – 698.

[628] Satoh S,Ikai I,Honda G,et al. Clinicopathologic evaluation of hepatocellular carcinoma with bile duet thrombi[J]. Surgery,2000,128(5):779 – 783.

[629] Matsueda K,Yamanoto H,et al. Efectiveness of endoscopic biliary drainage for unrestable hepatocellular carcinoma associated with obstructive jaundice[J]. J Gastrocnterol,2001,36(3):173 – 180.

[630] Fukuda S,Okuda K,Imamura M,et al. Su cal resection combined with chemotherapy for advanced hepatocellular carcinoma with tumor thrombus:report of 19 cases[J]. Surgery,2002,131(3):300 – 310.

[631] Uka K,Aikata H,Takaki S,et al. Clinical features and prognosis of patients with extrahepatic metastases from hepatocellular carcinoma. World J Gastoenterol,2007,13(3):414 – 420.

[632] Park JS,Yoon DS,Kim KS,et al. What is the best treatment modality for adrrenal metastasis from hepatocellular carcinoma J. Surg Onco,2007,196(1):32 – 36.

[633] Momoi H,Shimahara Y,Terajima H,et al. Management of adrenal metastasis from hepatocellular carcinoma. Surg Today,2002,32(12):1035 – 1041.

[634] Zhou LY,Zeng ZC,Fan J,et al. Radiotherapy treatment of adrenal glandmetastases from hepatocellular carcinoma:clinical features and prognostic factors. BMC Cancer.2014,14:878.

[635] Yin L,Li H,Li AJ,et al. Partial hepatectom vs transcatheter arterial chemoembolization for resectable multiple hepatocellular carcinoma beyond Milan Criteria:a RCT. J Hepatol,2014,61(1):82 – 88.

[636] Yu JI,Park HC,Lim do H,et al. Prognostic index for portal vein tumor thrombosis in patients with hepatocellular carcinoma treated with radiation therapy. J Korean Med Sci,201 1,26:1014 – 1022.

[637] Nakazawa T,Adachi S,Kitano M,et al. Potential prognostic benefits of radiotherapy as an initial treatment for patients with unresectable advanced hepatocellular carcinoma with invasion to intrahepatic large vessels. Oncology,2007,73:90 – 97.

[638] Huang WY,Jen YM,Lee MS,et al. Stereotactic body radiationtherapy in recurrent hepatocellular carcinoma[J]. Int J Radiat Oncol Biol Phys,2012,84(2):355.

[639] Sanuki N,Takeda A,Oku Y,et al. Stereotactic body radiotherapy for small hepatocellular carcinoma:A retrospective outcome analysis in 185 patients[J]. Acta Oncol,2014,53(3):399 – 404.

[640] Kalaitzakis E,Gunnarsdottir SA,,Josefsson A,et al. Increased risk for malignant neoplasms among patients with cirrhosis. Clin Gastroenterol Hepatol,2011,9:168 – 174.

[641] Kim JH,Park JW,Kim TH,et al. Hepatitis B virus reactivation after three-dimensional conformal radiotherapy in patients with hepatitis B virus-related hepatocellular carcinoma. Int J Radiat Oncol Biol Phys,2007,69:813 – 819.

[642] Chou CH,Chen PJ,Lee PH,et al. Radiation-induced hepatitsB virus reactivation in liver mediated by the bystander effect from irradiated endothelial cells. Clin Cancer Res,2007,13:851 – 857.

[643] Chan AC,Poon RT,Cheung TT,et al. Survival analysis of re-resection versus radiofrequency ablation for intrahepatic recurrence after hepatectomy for hepatocellular carcinoma[J]. World J Surg,2012,36(1):151 – 156.

[644] Choi JW,Park JY,Ahn SH,et al. Efficacy and safety of transarterial chemoembolization in recurrent hepatocellular carcinoma after curative surgical resection[J]. Am J ClinOncol,2009,32(6):564 – 569.

[645] Seo YS,Kim MS,Yoo SY,et al. Preliminary result of stereotactic body radiotherapy as a local salvage treatment for inoperable hepatocellular carcinom [J]. J Surg Oncol,2010,102(3):209 – 214.

[646] Louis C,Dewas S,Mirable X,et al. Stereotactic radiothera-

py of hepatocellular carcinoma：preliminary results［J］. Technol Cancer Res Treat,2010,9(5):479 – 487.

［647］ Herfarth KK,Int J Radiat Oncol Biol Phys 2003,57:444 – 451.

［648］ Ministry of Health of the People's Republic of China. Diagnosis,management,and treatment of hepatocellular carcinoma(V2011)［J］. J Clin Hepatol,2011,27(11): 1141 – 1159.

［649］ Yoon SM,Lim YS,Won HJ,et al. Radiotherapy plus transarterial chemoembolization for hepatocellular carcinoma invading the portal vein：long-term patient outcomes［J］. Int J Radiat Oncol Biol Phys,2012,82(5): 2004 – 2011.

［650］ Luo J,Guo R P,Lai EC,et al. Transarterial chemoembolization for unresectable hepatocellular carcinoma with portal vein tumor thrombosis：a prospective comparative study［J］. Ann Surg Oncol,2011,18(2): 413 – 420.

［651］ Ministry of Health of the People's Republic of China. Diagnosis,management,and treatment of hepatocellular carcinoma(V2011)［J］. J Clin Hepatol,2011,27(11): 1141 – 1159.

［652］ Yu JI,Park HC,Lim do H,et al. Prognostic index for portal vein tumor thrombosis in patients with hepatocellular carcinoma treated with radiation therapy. J Korean Med Sci,2011,26:1014 – 1022.

［653］ Kim K,Chic EK,Kim w,et al. Absence of symptom and intact liver function are positive prognosticators for patients undergoing radiotherapy for lymph node metastasis from hepatocellular carcinoma. Int J Radiat Oncol Biol Phys,2010,78:729 – 734.

［654］ Yin L,Li H,Li AJ,et al. Partial hepatectomy vs. transcatheter arterial chemoembolization for resectable multiple hepatocellular carcinoma beyond Milan Criteria：a RCT. J Hepatol,2014,61(1): 82 – 88.

［655］ Ttanley H. Benedict,Chairman. Steretactic hody radiation therapy：The report of AAPM Task Group 101. Med. Phys. 37(8):4078 – 4101.

［656］ Bruix J,Sherman M. American association for the study of liver disease. Management of hepatocellular carcinoma：an update［J］. Hepatology,2011,53(3):1020 – 1022.

［657］ Luo J,Guo RP,Lai EC,et al. Transarterial chemoembolization for unresectable hepatocellular carcinoma with portal vein tumor thrombosis：a prospective comparative study［J］. Ann Surg Oncol,2011,18:413 – 420.

［658］ Forner A,Reig ME,de Lope CR,et al. Current strategy for staging and treatment：the BCLC update and future prospects［J］. Semin Liver Dis,2010,30(1):61 – 74.

［659］ Price TR,Perkins SM,Sandrasegaran K,et al. Evalution of

［660］ 周振东,张乐鸣,汪婷婷,等. 肝动脉栓塞化疗联合微波消融治疗中晚期肝癌的 Meta 分析. 临床肝胆病杂志,2013,29(8):591 – 595.

［661］ Rucci N,Sanitā P,Delle Monache S,et al. Molecular pathogenesis of bone metastases in breat cancer：proven and emerging therapeutic targets［J］. World J Clin Oncol,2014,5(3):335 – 347.

［662］ Li MJ,Yin YC,Wang J,et al. Green tea compounds in breat cancer prevention and treatment［J］. World J Clin Oncol,2014,5(3):520 – 528.

［663］ Nagasue N,Yukaya H,Qgawa Y,et al. Second hepatic resection for recurrent hepatocellular carcinoma［J］. Br J Surg,1986,73(6):434 – 438.

［664］ Bala MM,Riemsma RP,Wolff R,et al. Microwave coagulation for liver metastases. Cochrance Database Syst Rev,2013,10:CD10163.

［665］ Webb H,Lubner MG,Hinshaw JL. Thermal ablation ［J］. Semin Roentgenol,2011,46(2):133 – 141.

［666］ Bhardwaj N,Dormer J,Ahmad F,et al. Microwave ablation of the liver：a description of lesion evolution over time and an investigation of the heat sink effect［J］. Pathology,2011,43(7):725 – 731.

［667］ Saitsu H,Yoshida M,Taniwaki S,et al. Laparoscopic coagulonecrotic therapy using microtase for small hepatocellular carcinoma. Nihon Shokakibyo Gakkai Zasshi,1991,88(10):2727.

［668］ Seki T,Wakabayashi M,Nakagawa T,et al. Ultrasonically guided percutaneous microwave coagulation therapy for small hepatocellular carcinoma. Cancer,1994,74(3):817 – 825.

［669］ Livraghi T,Meloni F,Solbiati L,et al. Complications of microwave ablation for liver tumors：Results of a multicenter study. Cardiovasc Intervent Radiol,2012,35(4): 868 – 874.

［670］ Liang P,Yu J,Yu XL,et al. Percutaneous cooled-tip microwave ablation under ultrasound guidance for primary liver cancer：A multicenter analysis of 1363 treatment-na? ve lesions in 1007 patients in China. Gut,2012,61(7): 1100 – 1101.

［671］ Pathak S,Jones R,Tang JM,et al. Ablative therapies for colorectal liver metastases：A systematic review. Colorectal Dis,2011,13(9):e252 – e265.

［672］ Bala MM,Riemsma RP,Wolff R,et al. Microwave coagulation for liver metastases. Cochrance Database Syst Rev,2013,10:CD10163.

［673］ Yoon SM, Lim YS, Won HJ, et al. Radiotherapy plus transarterial chemoembolization for hepatocellular carcinoma invading the portal vein: long-term patient outcomes ［J］. Int J Radiat Oncol Biol Phys,2012,82(5): 2004 – 2011.

［674］ Ministry of Health of the People's Republic of China. Diagnosis, management, and treatment of hepatocellular carcinoma(V2011)［J］. J Clin Hepatol,2011,27(11): 1141 –1159.

［675］ Yin L,Li H,Li AJ,et al. Partial hepatectomy vs. transcatheter arterial chemoembolization for resectable multiple hepatocellular carcinoma beyond Milan Criteria: a RCT. J Hepatol,2014,61(1): 82 –88.

［676］ Jang JW,Kay CS,You CR,et al. Simultaneous multitarget irradiation using helical tomotherapy for advanced hepatocellular carcinoma with multiple extrahepatic metastases［J］. Int J Radiat Oncol Biol Phys,2009,74(2): 412 – 418.

［677］ Kang MK,Kim MS,Kim SK,et al. High-dose radiotherapy with intensity-modulated radiation therapy for advanced hepatocellular carcinoma ［J］. Tumori,2011,97(6): 72.

［678］ Utsumi M, Matsuda H, Sadamori H, et al. R esection of Metachronous Lymph Node Metastases from Hepatocellular Carcinoma after Hepatectomy: :Report of Four Cases［J］. Acta Med Okayama,2012,66(2): 177 –182.

［679］ Hashimoto M,Matsuda M,Watanabe G. Metachronous resection of metastatic lymph nodes in patients with hepatocellular carcinoma ［J］. Hepatogastroenterology,2009,56 (91 –92): 788 –792.

索　引